U0386433

健康成都·中医药文化系列

中医男女科诊疗学

主　编　杨殿兴　林　红

编　委　杨殿兴　林　红　徐姗姗　谢　语
　　　　　　殷海宽　崔　笛　尚鹏鑫

四川科学技术出版社
·成都·

图书在版编目(CIP)数据

中医男女科诊疗学／杨殿兴，林红主编. —成都：四川科学技术出版社，2018.7

ISBN 978 - 7 - 5364 - 9119 - 9

Ⅰ．①中⋯ Ⅱ．①杨⋯ ②林⋯ Ⅲ．①中医男科学 – 诊疗 ②中医妇产科学 – 诊疗 Ⅳ．①R277.57②R271

中国版本图书馆 CIP 数据核字(2018)第 155605 号

中医男女科诊疗学
ZHONGYI NANNUKE ZHENLIAOXUE

出 品 人　钱丹凝
主　　编　杨殿兴　林　红
责任编辑　胡小华
封面设计　韩建勇
责任出版　欧晓春
出版发行　**四川科学技术出版社**
　　　　　成都市槐树街 2 号　邮政编码 610031
　　　　　官方微博:http://e. weibo. com/sckjcbs
　　　　　官方微信公众号:sckjcbs
　　　　　传真:028 - 87734039
成品尺寸　165mm×235mm
　　　　　印张 30　字数 620 千
印　　刷　郫县犀浦印刷厂
版　　次　2018 年 10 月第一版
印　　次　2018 年 10 月第一次印刷
定　　价　95.00 元
ISBN 978 - 7 - 5364 - 9119 - 9

健康成都
历史理性与文化智慧交融的城市

——写在《健康成都·中医药文化系列》刊行之际

明清以降，"西学东渐"，中国传统文化"面临千年未有之大变局"，中医作为其主要组成部分，同样经历了艰难、曲折的生存发展历程。但正所谓"否极泰来"，随着我国综合国力的提高，群众对健康的渴求、对文化回归的期盼，使中医面临着近现代以来前所未有的发展机遇。

仰观俯察，重返历史深度，延伸历史视野，无论何时，当我们凝视传统医学这一古老而崭新的学科时，都无法回避历史与现实。大的历史纵横，无不由小纵横叠加；再大的历史事件，亦无不由细小的史实构成。我们都在宇宙时空中并与宇宙时空一同运动，因此，"所有的历史都是当下史"，我们每个人，都处在当下历史的前沿，因之而具有宏通的史识和历史洞察力。

所以，洞彻中华民族"观乎人文，化成天下"的文

化特质,则"为天地立心,为生民立命,为往圣继绝学,为万世开太平"的崇高理念,仍是全体中医人必须承担的责任、义务与精神价值所在,亦中医回归主流医学的必然选择。

中医之道,是升华生命的生生不息之道;中医之学,是生命健康的文化与艺术;中医之术,则是生命健康法则的实践与运用;中医的精神,如传统文化一样,能达于生命时空的全体处所。我市建设"国际知名的文化之都"的目标,为中医事业的发展,开辟了宏大的领域,涵盖了更为广泛的人事因缘,于激荡的历史张力中深植历史理性与历史智慧,因此有该系列书之刊行。借此,愿成都更从容睿智,更健康美丽,更祥和温煦! 是为序。

傅勇林

傅勇林,著名学者、博士生导师,原成都市人民政府副市长,现任四川省旅游发展委员会主任。

中医男女科诊疗学

前　言

　　在浩如烟海的古今中医书籍中,有关男、女科及性相关疾病的论述是相当丰富的,这些宝贵的文献资料,虽然散见于中医各科书籍中,但对于防治疾病、保障健康,以及优生优育等,都发挥了重要作用,对我国民族的繁衍昌盛做出了重要贡献。中国古代医学家们,很早就对男女两性的生理、心理、病理和房事损益以及各种男、女科及性相关疾病的诊治做了认真的研究,在唐代以前便已达到了一定水平。后世医家在不断的医疗实践中,大胆探索,勇于实践,又积累了很多宝贵的经验,使其内容更加丰富。这些理论和经验,一直有效地指导着临床实践,已经成为中医药学中一个重要组成部分。

　　早在 1990 年,我们就编辑出版了《实用中医性病学》(该书荣获了 1990、1991 年西南西北地区优秀科技图书一等奖;1992 年荣获首届成都高校青年师生科技学术成果三等奖),受到了读者的广泛赞誉;1996 年又应中医药大学的教学需求,编著了学校内部教材《中西医性传播疾病防治学》。最近几年,在上述两书的基础上,我们对这一课题的研究范围进一步扩展,扩大了研究病种和内容,查阅、搜集了大量文献资料,整理了大宗病案,从男、女科及性相关疾病入手,深入研究了男女性传播疾病、男女性功能障碍疾病、男女性激素异常疾病和与男女生殖器密切相关的疑难杂症,定名为《中医男女科诊疗学》。

　　由于近些年来,性传播疾病来势汹汹,给中医工作者提出了新的课题,特别是面对西医药治疗性传播疾病时出现耐药反应的病例不断增加,病毒性疾病的增加,男女性功能障碍、性激素异常患者的增加,对用中医药诊治男女科疾病的需求也日益增多,事实上,中医不仅在这类疾病的治疗上积累了丰富的经验,而且疗效可靠。

　　本书中男女性传播疾病采用了现代医学病名,由于性传播疾病,特别是一些"经典"性病属于法定需要上报疫情的疾病,在诊断上只借助中医四诊尚嫌不足,故本书吸收了现代医学实验室检查一项,以帮助确切诊断。另

1

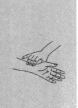

外,在每个病后附有世界卫生组织(WHO)顾问团组提出并在其后补充通过的现代医学性传播疾病的最佳治疗方案,因为性传播疾病传染性强、危害大,可以考虑中西医结合治疗,提供的现代医学治疗方案可供参考。

本书分为上下两编,上编总论分为五章,较为全面地介绍了中医学对男女两性的生理认识、男女性生活的基本原则、男女科疾病的病因病理及防治原则,使读者对相关问题能够获得一个较为系统的认识。下编各论分为四章,分别对男女性传播疾病、性功能障碍疾病、性激素异常疾病和性相关疾病作了详细介绍,在所选的 60 个病种中,对每个病种的病因病机、诊断要点、立法处方,逐一作了论述,在每病的治疗中,还列举了单秘验方、现代治疗效方以及验案作为佐证,以期将理论与临床实践紧密结合起来,使之更切合实用。

感谢为本书付出心血的研究人员、出版编辑人员和提供帮助的成都市中医药学会,书中罅、漏、舛、谬在所难免,敬望各位同仁、学者不吝批评指教。

中 华 中 医 药 学 会　　副 会 长

四 川 省 中 医 药 学 会　　会 长　　杨 殿 兴

成都中医药大学教授　博士生导师

2017 年 5 月于蓉城雅兴轩

目 录

mu lu

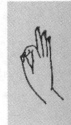

上编 总 论

下编 各 论

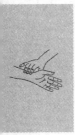

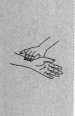

上编　总　论

第一章　绪　论

　　《礼记·礼运》说:"饮食男女,人之大欲存焉。"《孟子·告子》说:"食色,性也。"可见古代对男女性事的认识是客观公正的。男女性欲是人类的本能,是人类生存繁衍的基本特征。

　　回顾中国古老的发展历史,随着人类性观念的逐渐深化,由此而奠定了母系氏族社会和随之的父系氏族社会的社会发展阶段。由于古人对朦胧的世界、神秘的万物缺乏理解和解释,对人类自身的生殖器、性行为亦感神秘莫测,因而使人类最早经历了对女阴、男茎的崇拜,正是这种崇拜,在古人的行为规范中,它是高洁的、神圣的。在中国甲骨文中,"妣"即女阴的象形字,"祖"即男茎的象形字。古人崇拜"妣""祖"的迹象,从出土文物以及民俗遗风中都能看到。人类进入石器时期后,懂得了繁衍生息与自身有关,特别是与性器官的密切关系,于是便出现了母系氏族社会的"妣"崇拜。如西安半坡母系氏族公社以鱼为象征的女性生殖器,举行"鱼祭"以求生殖繁盛,其祭器便是精美的鱼纹彩陶。随着母系氏族社会的解体到向父系氏族社会的转变,男性生殖器被作为崇拜的象征物,如现在中国各地父系氏族社会遗址出土的鼎、鬲、尊等均为祭器,上绘鸟、蛇、龙、山等纹样,以及鸟状、葫芦状等造型和陶器的三足,均是男性生殖器的象征。蛇是古人崇拜男茎的象征。《路史·后记》说:"帝女在华胥之渊游玩,感蛇而孕,经十二载生伏羲。"可见,对人性的这一文化现象是被古人顶礼膜拜的。不但古人如此,至今中国贵州丹寨苗族人在祭祖的社节里,仍习惯将杉木雕成男性生殖器形状的"告端",女子将"告端"扶置于下身处,象征交媾求孕,妇女们不能羞怯回避和戏言,围观者也都虔诚肃然。这些均说明,人类社会在发展生产、认识自然、推进社会进程的同时,逐渐认识自我,从而形成了一种原始的神圣的性观念。

　　中国性文化有着数千年的历史,5 000 年前就有伏羲画八卦、教婚娶。1988 年 3 月 16 日《人民日报》报道了新疆发现举世罕见的"生殖岩画",清楚地显示出生殖器,表现交媾的动作,距今已有 3 000 余年的历史,可见古代性学研究的渊源之久远。早在《周易》中就有："天地絪缊,万物化醇,男女媾精,万物化生。"道出了人之本性。先秦以后,研究性学之风日渐兴起,据《汉书·艺文志》记载,西汉时期流传过的性学著作有:《容成阴道》《务成子阴道》《黄帝三王养阳方》《三家内房有子方》等共 180 多卷。记载有丰富的性医学内容,可惜均已失传。1973 年前后,长沙马王堆汉墓出土了大批竹(木)简和帛书,其中出土的 200 支竹(木)简书,《十问》《合阴阳》《杂禁方》及《天下至道谈》四种医书,实属我国,也是世界上现存最早的性医学专著,书中所论述的有关性医学知识十分丰富,其下葬年限距今已有 2100 多年,著书年代还要久远。晋、隋以后,据《隋书·经籍志》记载,有不少性学、性医学著作,如《素女秘道经》《玄女经》《养生要术》等,共十一部,三十四卷,但这些书早已在国内失传。值得庆幸的是,其中的一些专著内容在日本丹波康赖氏于公元 982 年编撰的《医心方》中得以保存,如《素女经》《玄女经》《玉房指要》《洞玄子》等,给后世性医学的研究提供了重要的依据。唐代著名医药学家、养生家孙思邈,其除了对医药学的贡献外,对有关性学知识也有精辟论述。在他所著的《备急千金要方·房内补益》中比较详细地阐述了房内养生、性生活的原则等,具有重要的研究参考价值。宋代以后,由于理学的兴起,使性学、性医学的研究逐渐减少,明代虽然仍有新的专著出现,如《素女妙论》《紫金光耀大仙修真演义》(均保存于日本)等,但流传很少,很快就销声匿迹了。在国内宋以后的医著中,一些涉及性医学的问题多散见于论述养生和种子求嗣等内容中,如宋代陈自明的《妇人大全良方·求嗣门》;元代李鹏飞的《三元延寿参赞书》;明代万全的《万氏家传养生四要》《广嗣纪要》中的《寡欲》《配合》《协期》等篇;明代张景岳《景岳全书·妇人规》等。

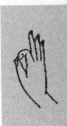

随着历史的发展,对性事的认识有了不同的看法。宋代理学的复兴,四书五经的强调,实行"男女授受不亲",视性事为禁区。理学家的禁欲主义思想干预人们的日常生活,把"天理"与"人欲"绝对地对立起来,要"存天理,灭人欲",贞洁受到崇敬,寡妇改嫁遭到指责,离婚对妇女是一种耻辱,男女隔绝甚为严重。元代以后,禁欲主义被广泛地宣传,并逐渐被大众接受。两性的结合完全从属于婚姻和传宗接代的社会目的,而绝不考虑性爱的因素。中国传统文化虽然在明代得到了空前的繁荣,但同时也孕育着保守和停滞的萌芽。对夫妇男女闺居情趣清规戒律甚多,禁令森严。

近代"五四"新文化运动时期,鲁迅先生率先对旧礼教、性观念、性道德问题提出了尖锐的看法,他说:"一见短袖子,立刻想到白臂膊,立刻想到全裸体,立刻想到生殖器,立刻想到性交,立刻想到杂交,立刻想到私生子。中国人的想象惟在这一层能够如此跃进。"指出了性禁锢给中国人带来的是一种丑陋的变态的心理现象。

新中国成立以后,由于中国思想文化仍然受到一些封建残余思想的影响,这种封建残余思想影响的结果,使男女人性的高洁、神圣常常被扭曲,甚至将其与邪恶、肮脏、淫荡、罪孽联在一起。周恩来总理,早在1963年就提出普及性卫生知识,他还说:"女孩子把月经叫'倒霉',一提怀孕就脸红。因此,要普及性卫生知识,就不单纯是讲讲科学的问题,要想收到良好的效果,就一定要把它当作一件破除封建思想和移风易俗的大事来抓。"[1]随着改革开放的进程,封闭被打破,性知识被正大光明地介绍给中国人,使人们有机会能够正确认识自然现象和人类自我,促进身心的健康,增进个人幸福、家庭的稳定、社会的繁荣。

中医历经2 000多年不衰,其理论博大精深,其有关男科女科学内容极为丰富,可以说,中国古代性医学研究居世界之首,有其独特的见解和精辟的认识,对有关男女科疾病的诊治,独辟蹊径,疗效显著。

中医认为肾精是人体男女两性的物质基础,我国古代的哲学家早就把精看作生命之源,如《易·系辞》说:"男女媾精,万物化生。"明代大医学家张景岳说:"人生系命于精。"中医所谓"精",不仅指生殖之精,一些激素之类,也属中医"精"的概念。如垂体后叶能够储存下丘脑分泌的多种激素,并使其与载体分离,必要时则排出;垂体前叶能分泌各种重要激素,促使生长发育,调节新陈代谢,控制其他内分泌腺的活动,内中的促性腺激素即能刺激生殖之精的成熟与排出。所以,肾精在男女两性的生长发育中占有重要地位,决定了性的发育成熟及生殖能力。《素问·上古天真论》正是指出了这一事实:"女子七岁,肾气盛,齿更发长;二七而天癸至,任脉通,太冲脉盛,月事以时下,故有子……丈夫八岁,肾气实,发长齿更;二八,肾气盛,天癸至,精气溢泻,阴阳和,故能有子。"由此可以明确地看出,中医所指的肾精,并不单指精液,而是包括人类先天禀赋的精华,是人体的重要物质基础,受到中医的高度重视。但是,民间所谓"一滴精液十滴血"的说法,与中医理论的认识并不相同,它是民间的片面看法。中医认为,夫妇的性生活和谐与否,与男女双方的体质、情欲、动作、生活习惯、身体发育、时机的选择和性知识的掌握密切相关。正如《合阴阳》所说"合男女必有则",即指需掌握一定的性知识。如动情的时机,交合的方法及注意事项等,提倡房事适宜,藏泻有度,反对太过与不及。荀子《礼论》倡导礼以养性,说:"制礼义以分之,以养人之欲,给人以求。"既反对纵欲,也反对禁欲,指出:"欲虽不可尽,可以近尽也;欲虽不可去,求节可也。"中医还十分强调节欲保精,养性颐寿,认为男女色欲过度,是导致精亏肾伤,体衰寿夭的主要原因之一,故保精护肾首重节欲。吕不韦说:"圣人修节以止欲,故不过行其情也。"《汉书·艺文志》认为,对房事应"乐而有节,则和平寿考,及迷者弗顾,以生疾而陨性命。"一定的性知识,还包括要注意房事禁忌,也就是说在什么情况下,不能进行房事生活,中医也十分讲究。强调夫妇房事生活要避开四时虚日、恶劣气候、不良环境,另外还强调情志异常不同房,特殊情况(如月经期、妊娠期、劳倦、醉饱、感病)不同房,其目的在于保证夫妇的身心健康,防止男女科相关疾病的发生。

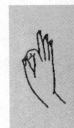

对于男女性传播疾病,早在中华人民共和国成立初期,由于采取了坚决措施,封闭妓院,取缔娼妓,普查梅毒、淋病患者,1960年左右,基本消灭了梅毒、淋病。但是到20世纪80年代以后,性传播疾病死灰复燃。2009年11月24日,联合国艾滋病规划署和世界卫生组织联合发布的2009年全球艾滋病流行趋势报告显示,全球有大约3 340万艾滋病感染者。数据显示,艾滋病流行至今,全球大约已有6 000万人感染了艾滋病病毒,2 500万人死于艾滋病相关疾病。我国自1985年发现第一例艾滋病病例以来,艾滋病病毒感染者迅速增加,截至2014年10月底,报告现存活的艾滋病感染者和病人已达49.7万例,死亡15.4万例。男女性功能障碍疾病、性激素异常疾病以及与性器官密切相关的一些男女科疑难怪病的发病率更高。由于群众对性知识的缺乏,以及性疾病的困扰,给很多家庭蒙上了阴影,不仅给患者的心理上造成压抑、痛苦,而且也影响到家庭、婚姻关系,给社会带来不安定。

中医对有关男女科疾病的诊治,内容翔实,理法方药契合,有效地指导着临床实践。本书所指男女科疾病是指影响男女性功能,妨碍性生活,与性激素异常有关,以及由性交传染引起的一类疾病,范围较广。包括了以下四方面内容:①男女性传播疾病,如梅毒、淋病、软下疳、尖锐湿疣、艾滋病等;②男女性功能障碍疾病,如阳痿、早泄、不射精、阳强、交接出血、交媾阴痛、同房晕厥等;③男女性激素异常引起的有关疾病,如男子阴茎短小、女子多毛症、女子乳房发育不全症等；④男女科性相关疾病，讨论了其他各科不收（或少收）的，与性器官密切相关的疑难杂症，如阴缩（缩阳）、阴吹、白淫、白崩、精浊、阴疮等病，以及男子不育症和女子不孕症等。

　　人之性，是与生俱来的，将伴随着人的一生。在人的一生中，男女如何幸福地过好两性生活，解除性困扰和性疾病对人类生理、心理、社会的危害，是广大医务工作者的责任。我国古代性医学曾经处于世界领先地位，对于男女科疾病的防治积累了丰富的经验，今天中医药仍然有效地指导着临床实践，为患者解除痛苦，造福于人类。

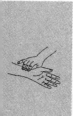

第二章　中医对男女两性生理的认识

中医学对人体生命的认识,具有独特的理论,早在2 000多年前,就对人体生命的本质进行了探索;中医经典著作《黄帝内经》中明确了男女两性生长、发育、成熟、衰老各个年龄段的生理过程,并提出了肾精在人的整个生命过程中以及对性发育、生殖功能方面的重要作用,从而为后世养生家一贯倡导的保精护肾的重要学术思想和对性医学的研究奠定了基础。

第一节　男女媾精,生命起源

孤阴不生,独阳不长,阴阳交合乃自然规律。男女之精相合,意味着又一个新的生命开始。"男女媾精,万物始生",这是大自然赋予人类的本能。2 000多年前的大思想家孔子的至理名言,道出了人类的两大自然属性,"饮食男女,人之大欲存焉。"饮食使人类得以生存,男女性欲使人类得以延续。

男女两性随着肾中精气的不断充盛,生殖机能成熟,女子排卵,月事以时下,男子精子成熟,精气泻溢,性欲萌动,此时男女媾合,在父精母卵的作用中,生命才能够得以延续产生,它纯属于自然属性,带有最原始的本能色彩。这是人类在数万年的自然界中形成的本能,也是人、物赖以繁衍的基础。人类正是由于具有性的特征和性的能力,才有男女两性的结合,产生婚姻,生儿育女,种族才能得以不断地繁衍、进化。

男女相合之精,是肾中"先天之精",是禀受于父母的生殖之精,为生命的起源物质,《灵枢·本神》说:"故生之来,谓之精。"它是构成胚胎发育的原始物质,是生命的基础。人的生成必从精始,而后生成身形,故《灵枢·经脉》说;"人始生,先成精,精成而脑髓生,骨为干,脉为营,筋为刚,肉为墙,皮肤坚而毛发长,谷入于胃,脉道以通,血气乃行。"说明具有生命的形体,是由精化育而来,这种精正是父母阴阳两精媾合以后的遗传物质,它具有生命体的各种信息,因而能够化育出人体的各种组织,当脉道通,血气行之后,就形成了具有生命机能的形体。这是符合现代受精卵发育成胚胎过程的认识。

第二节　肾精的重要作用

精与生俱来,禀受于先天,为生命的起源物质。《内经》说:"两神相搏,合而成形,常先身生是谓精。"说明万物化生,必从精始。后人将此与生俱来之精,称为先天之精。此精即是生命的基础,具有遗传的信息,是构成胚胎发育的原始物质,又是生命的原发动力。明代赵献可将其(藏于命门之精)比喻为走马灯中的烛光焰火,烛火存在,火焰燃烧,则马灯转动,永不歇止,烛尽火熄,则马灯停转。即所谓:"火旺则动速,火微则动缓,火熄则寂然不动。"正好比人身之精,精盛则生命力旺盛,精衰则生命力虚衰,精竭则生命停止。《素问·六节脏象论》说:"肾者主蛰,封藏之本,精之处也。"说明肾主藏精,肾藏之精,除上述先天之精外,还藏有后天之精。所谓后天之精,是指出生之后,人体摄入的饮食物,经过脾胃的运化后而生成的水谷精气,以及脏腑生理活动中化生的精气通过代谢平衡后的剩余部分,藏之于肾,故《素问·上古天真论》说:"肾者主水,受五脏六腑之精而藏之。"虽然先天之精与后天之精的来源不同,但均同归于肾,两者相互依存,相互为用,先天之精是摄取后天水谷之精和形成气血的先决条件。后天之精的化生,要依赖于先天之精的活力资助,先天之精也要依赖后天之精的不断培育和充养,才能充分发挥其生理效应,二者相辅相成,在肾中密切结合而组成肾中精气。张景岳说:"人生系命于精。""精盈则气盛,气盛则神全,神全则身健,身健则病少。神气坚强,老而益壮,皆本乎精。"肾中精气在机体生命的发生、发育、成熟、衰老过程中以及对性机能、生殖能力等具有极为重要的作用。

一、决定两性生长壮老

肾是人体生命的根本,肾所藏精是构成人体的基本物质,肾精所化之气是保障机体各种功能正常的原动力。李中梓说:"肾为脏腑之本,十二脉之根,呼吸之门,三焦之源,而人资之以为始者也。"所以,肾在整个生命活动中起着主导作用,决定了人的生、长、壮、老,肾中精气盛衰贯穿于机体生长、发育、衰老的全过程。《素问·上古天真论》以女子七岁为基数递进,以男子八

中医男女科诊疗学

岁为基数递进,论述了肾中精气盛衰与男女人体生命的生、长、壮、老的自然规律密切相关。并明确提出以齿、骨、发的生长状况作为观察肾中精气盛衰的标志,以此来判断机体的发育、壮盛、衰老,有较高的科学价值。

（一）生长发育期

生长发育期是指女子0~14岁,男子0~16岁的年龄阶段,此时期包括了婴幼儿时期、幼年期和青春发育期。

肾主藏精,主生殖发育。《灵枢·天年》用问答的形式指出了人体成形与先天禀赋有关:"愿闻人之始生,何气筑为基? 何立以为楯……以母为基,以父为楯。"意思是说,人体胚胎的形成,全赖父精母血,男女阴阳两性结合而成。这就是说,人之先天禀受于父母,即现代所说的遗传。肾主藏精,先天之本在肾,明代医家张景岳说:"夫禀受者,先天肾也……先天责在父母。"父母媾精,胚胎形成,新的生命开始,这是父母所藏肾中生殖之精媾合的结果。正如《傅青主女科》所说:"胎之成,成于肾藏之精。"

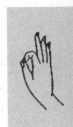

婴幼儿时期,肾气未充,脏腑娇嫩,机体各器官的生理功能都未臻成熟完善,宋代《小儿药证直诀》说:"五脏六腑,成而未全……全而未壮。"明代《育婴家秘》说:"血气未充,肠胃脆薄,精神怯弱。"小儿禀父母先天之精而来,可凭借母体遗传带来免疫功能,但幼儿自身肾气未充,机体柔嫩,气血未盛,精气未足,神气怯弱,呈稚阴稚阳的生理特点,故婴幼儿发病也是以易虚易实、易于传化为特点。

进入幼年期,由于先天之精不断地得到后天之精的培育充养,肾中精气亦逐渐旺盛,此时期生机蓬勃,发育迅速,体重增长加快,更换乳牙,长出第一二磨牙,大脑皮质功能更加发达,特别是第二信号系统发育迅速,已能适应复杂的学校和社会环境。出现最具特征的齿更发长及脑的发育健全的生理现象,主要原因是由于肾气盛实,"精化为气",肾精所化之气为肾气。"女子七岁,肾气盛,齿更发长""丈夫(男子)八岁,肾气实,发长齿更。"肾主骨生髓,齿为骨之余,《素问·阴阳应象大论》说:"肾生骨髓";《素问·六节脏象论》说:肾"其充在骨",都是说肾中精气充盈,骨髓得以充养。"齿为骨之余",齿、骨同出一源。牙齿也由肾中精气充养,故《杂病源流犀烛·口齿唇舌病源流》说:"齿者,肾之标,骨之本也。"牙齿的生长与脱落,与肾中精气的盛衰密切相关。肾中精气旺盛,则乳牙脱落长出恒牙和一二磨牙。肾藏精,其华在发,发的生长与脱落,润泽与枯槁,也要赖于肾中精气的充养,同时也有赖于血液的濡养,有发为血之余之说。由此看出,齿更发长的变化,主要依赖于肾中精气的充盛。幼年期大脑发育迅速,也是肾中精气充盛的结果,肾主骨生髓,髓有骨髓、脊髓和脑髓之分,此三者均属于肾中精气所化生。脊髓上通于脑,髓聚而成脑,《灵枢·海论》说:"脑为髓之海。"故称脑为髓海。肾中精气充盈,则髓海得养,脑的发育就健全,就能充分发挥其精明之府的生理功能。因此,肾中精气的充盛,不仅产生齿更发长的生理变化,而且也促进了脊髓和脑髓的充盈和发育。《灵枢·海论》指出:"髓海有余,则轻劲多力,自过其度,髓海不足,则脑转耳鸣,胫酸眩冒,目无所见,懈怠安卧。"

幼年期后,人体进入青春发育期,这个时期,身体发育的速度突然增快,尤其是生殖系统发育很快,以性成熟为基本标志。女子"二七而天癸至,任脉通,太冲脉盛,月事以时下,故有子。"这里的有子,是指有生殖能力。天癸是肾中精气充盈到一定程度时的产物,具有促进性腺发育而至成熟的生理效应。冲、任二脉,同起于胞中,冲为血海,任主胞胎,《内经》说,"冲任之本在肾。"冲任二脉的盛衰,受着天癸的调节,天癸来源也在肾,肾赅括了生殖之大系统。肾气盛,天癸至,则女子生殖器官才能发育成熟,月经来潮,为孕育胎儿准备条件,具备生殖能力。男子"二八,肾气盛,天癸至,精气溢泻,阴阳和,故能有子。"男子肾气盛,精子成熟,精气泻溢,从而具备生殖能力,一般说来,女性的性成熟期要比男性早两年;因此,女性青春发育期从 11~13 岁开始,而男子则从 13~15 岁才开始,故有"女子二七""男子二八"之说。这个时期,除了性成熟外,在肾中精气的作用下,身高体重迅速增长,骨骼加长、变粗,肌肉增长,同时大脑皮质细胞的机能和结构也在特别迅速地发育着,记忆力增强,思维能力不断扩大。

(二)壮盛成熟期

随着肾中精气的进一步充盛,达到"肾气平均",即肾气充满的程度,人体随之进入了青壮年时期,身体完全成熟,女子在 18~20 岁身高停止增长,男子在 20~23 岁身高停止增长。这时体重的增加也缓慢下来,骨骼也不继续增长,最后的真牙(第三磨牙)也长出来了。女子"三七,肾气平均,故真牙生而长极;四七,筋骨坚,发长极,身体盛壮。"男子"三八,肾气平均,筋骨劲强,故真牙生而长极;四八,筋骨隆盛,肌肉满壮。"此时的生理特点,身体壮实,头发茂盛,智齿(第三磨牙)长出,精力充沛,生机勃勃,生命力旺盛。这

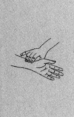

是人生最美好的时期。

（三）衰老退化期

肾中精气达到极盛期持续一段时间后，则开始衰退，人体机能活动也随之下降，人步入中老年时期。《灵枢·天年》说："四十岁，五脏六腑，十二经脉，皆大盛以平定，腠理始疏，荣华颓落，发颇斑白，平盛不摇，故好坐。"《素问·阴阳应象大论》说："年四十，而阴气自半也，起居衰矣。年五十，体重，耳目不聪明矣。年六十，阴痿，气大衰，九窍不利，下虚上实，涕泣俱出矣。"（现代由于营养的改善等原因，人的衰老时期有所延迟）这里的"大盛以平定""阴气自半"集中地概括了中年人的生理特点。心输出量从 30～80 岁，约减少 30%；收缩压在中年以后，每增加 10 岁约升高 10 毫米汞柱。肾气渐衰，气血不足，在外表上有明显的变化，女子"五七，阳明脉衰，面始焦，发始堕；六七，三阳脉衰于上，面皆焦，发始白。"男子"五八，肾气衰，发堕齿槁；六八，阳气衰竭于上，面焦，发鬓颁白。"中年之后，肾气渐衰，导致其他脏腑功能的衰退，气血不足，以致面色憔悴，鬓发颁白，齿槁发落。步入中年后，人体的多种机能开始减退，大体上每增长一岁，减退 1%。如骨骼和肌肉逐渐变弱，表现为骨密度降低，关节软骨再生能力缺乏，脊椎骨略有压缩，背部和下肢各部的肌肉强度减弱，在 30～60 岁之间约减弱 10%，由于骨骼中的矿物成分增高，骨软骨发生纤维性变化或钙化，骨的脆性增加，物理强度下降，关节凝结不活，转动幅度缩小，同时骨质易于增生，容易发生骨折和骨关节病。血液胆固醇含量，从 30 岁以前的 4.68 mmol/L，每 10 年平均递增 0.995 8 mmol/L，使血压和血脂升高。消化功能和代谢率均明显下降，50 岁后消化能力可下降 60%。30 岁后，基础代谢平均每年以 0.5% 的速度下降[2]。中年是肾气由盛而衰的转变时期，从生机勃勃的青壮年转变到衰退的中年，随之进入老年阶段。

人体进入老年时期，肾气虚衰，天癸告竭，引起了机体、形态的变化。衰老是一种随着年龄增长、组织细胞衰老、器官功能下降引起的不可避免的生理过程。中医认为肾为先天之本，主生长、发育、衰老的过程。肾虚辨证标准如腰脊酸痛，腿软，双耳失聪，齿发脱落，性功能减退等都是老年人生理机能衰退的外象，这种外象，可称为生理性肾虚。《素问·上古天真论》说：女子"七七，任脉虚，太冲脉衰少，天癸竭，地道不通，故形坏而无子也。"男子"七八，肝气衰，筋不能动，天癸竭，精少，肾脏衰，形体皆极，八八，则齿发去。"说明了衰老与肾虚的关系,肾虚是人体衰老的先天原因,现代医学证明,脱氧核糖核酸(DNA)的代谢失调和衰退,是人体衰老的内在因素。而DNA的代谢失调和衰退又与肾虚密切相关。有人从分子水平看肾的本质,认为肾包括神经、内分泌、生殖、泌尿、免疫、消化、骨、呼吸等系统内细胞的核酸,环核苷酸相对平衡的调节,当其相对平衡失调时,则可导致不同程度的肾虚而出现一系列未老先衰的症状[3]。并且观察到肾阳虚时下丘脑 - 垂体 - 性腺功能低下,相关的核酸代谢水平也下降。经补阳药物治疗后,不同程度地恢复了核酸代谢水平,同时恢复了正常的性生理功能。这充分说明了肾虚与核酸代谢有关。也有人观察到老年人的肾上腺对脑垂体分泌的促肾上腺皮质激素的反应性降低,肾上腺重量减少,尿中17酮皮质类固醇排泄量比青壮年低,血中嗜酸性细胞减少[4]。进一步证明衰老与中医的肾是密切相关的,从而也更清楚地说明了肾在人体生、长、壮、老变化中的重要意义。

二、决定男女性发育及生殖功能

(一)决定性发育

1. 第一性征

《灵枢·经脉》说:"人始生,先成精。"即指肾中所藏先天之精,来源于父母之精的遗传,受后天的充养,主生殖,男女两性交合媾精的瞬间,即为胚胎的男女属性作出了分野。清代程国彭说:"乾刚用事,得阳气之专者,则多男;坤柔用事,得阴事之全者,则多女,此定理也。"也就是说,在生理上男女性别是在男女生殖之精媾合时,即卵子受精时就已经定型了,是在胎内形成的。男子在出生时就有阴茎和睾丸,女子出生时便有卵巢和子宫。

男子二八,女子二七,肾气日充,当肾中精气充盈到一定程度时,天癸至,男女在天癸的促发下,性器官才能发育成熟,天癸具有促进性腺发育以致成熟的生理效应。结合现代医学的研究来看,天癸实质上包括了现代所说的促性腺激素,即促滤泡素、促黄体素、雌激素、雄激素等。

正是在天癸的作用下男女生殖器官逐渐发育成熟。女子二七以后,卵巢、子宫迅速发育,卵巢逐渐发育成熟并具备了周期性的排卵功能;子宫宫体长大,内膜呈现周期性改变,而出现"月事以时下",则女子初潮,阴道变长变宽,颜色变为灰色,黏液腺发育,排出分泌物,润滑阴道。与此同时,外生

殖器官也从幼稚型变为成人型,如阴阜隆起,阴毛出现,大阴唇变肥厚,小阴唇变大,并出现色素沉着。

男子二八以后,在天癸作用下,睾丸发育,容积增大,曲细精管长度及曲折程度增加,管腔增粗,管壁基膜上的精原细胞不断分裂繁殖,出现各期生精细胞,最后产生精子。此时,男子时有精气溢泻而发生遗精。附睾、输精管和射精管也逐渐增粗、增长。外生殖器官也逐渐过渡到成人型,睾丸、阴茎粗大,并长出较浓密的阴毛。

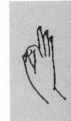

以上便是通常所说的男女生殖器官发育的第一性征。中医认为,第一性征是由肾精所决定的,实践中发现,肾虚的青少年会引起性成熟障碍,第二性征不出现。重庆医学院曾研究过虚证患者的内分泌腺,发现肾阳虚患者常伴有性腺的变化,而运用补肾药物可使其恢复[5]。又有试验证明:补肾药(补骨脂、肉苁蓉、仙茅、淫羊藿等)有明显促进 DNA 合成,促进生物功能蛋白的生成(包括酶),促进肾上腺皮质激素分泌,促进性机能和促进精液分泌等功效,其中有的还具有肾上腺皮质激素样或性激素样作用[6]。由此可以反证说明,肾精对生殖器官发育成熟的作用。

2. 第二性征

《素问·金匮真言论》说:"夫精者,身之本也。"肾精的充盈关系到生殖、生长、发育的能力、骨骼的坚固以及毛发(包括阴毛、腋毛、体毛等)的生长荣泽等,从而奠定了男女第二性征的出现。

女子第二性征,除了阴毛、腋毛等的出现外,其最具特征的是女子乳房的发育。乳房的发育可早至 8 岁,多数在 13 岁以前开始。乳房的发育可分为 V 期,I 期:从出生到青春期开始,乳房尚未发育。II 期:蓓蕾期,乳房和乳头隆起如小丘状,乳晕直径增大,是青春期乳房发育的第一个象征。III期:乳房和乳晕进一步增大,隆起的圆形轮廓颇似小型成年乳房。IV 期:乳晕和乳头进一步增大,并在乳房上形成一个继发的丘状突起。V 期:典型的成年期,具有光滑的圆形轮廓,IV 期中出现的继发丘状突起消失。中医认为乳房发育与肾气密切相关,天癸源于先天,藏之于肾,是肾气充盛而产生的一种促使人体生长发育和生殖的一种阴精,在女子,能导致任脉流通,冲脉盛满,月事以时下。乳房作为女性重要副性器官,其发育毫不例外,归肾所主。冲为血海,任主胞胎,胞脉系于肾,冲脉与肾脉相并而行,得肾阴滋养,故曰冲任之本在肾。肾气化生天癸,天癸激发冲任通盛,冲任下起胞宫,上

13

连乳房,故冲任两脉之血气既外循经络,内荣脏腑,又可上行乳房,下行胞中,促使胞宫和乳房的发育。肾气、天癸、冲任密切联系,互相起作用,构成一个"性轴",而肾气则是这个轴的核心。肾气的盛衰决定着女子月经初潮和绝经年龄、女性第二性征的发育及有无生殖功能等。现代医学认为,"女性第二性征伴随着性器官的发育,通常乳房发育是最早的标志。"故青春期女子出现的最早特征,即外观变化,就是乳房开始发育隆起,乳晕下可伴硬结,并有轻微的胀痛感觉,这些变化都是肾气渐盛,化生天癸,激发冲任之血上行乳房的结果,乳房的发育体现了性成熟的程度,一定程度上也反映了肾气的盛衰。

　　女子阴毛、腋毛的出现,也是与肾气、天癸的促进、激发作用分不开的。女子阴毛出现的年龄,多数与乳房开始发育时间相近,腋毛出现一般在阴毛出现半年以后,至 18 岁时一般女子腋毛均已全部发育。女子腋毛发育年龄平均比男子大约早两年。

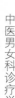

　　男子第二性征,以毛发的生长变化最为突出,毛发主要指阴毛、腋毛、胡须等。同时伴有声音、喉结等方面的变化。《灵枢·五音五味》说:"宦者去其宗筋,伤其冲脉,血泻不复,皮肤内结,唇口不荣,故须不生……其有天宦者……此天之所不足也,其冲任不盛,宗筋不成,有气无血,唇口不荣,故须不生。"男子去势(去掉睾丸,即阉人),认为是伤其冲脉;先天缺陷之天宦,认为是冲任不盛,而冲任之本在肾,天癸来源也在肾。先天缺陷之天宦,由于先天肾气禀赋不足,导致冲任不盛,以致睾丸及生殖器均不发育,天癸当至而不能至,性不能发育成熟,则胡须不生,体毛不长;手术去势之男子,既损伤冲脉,又断了天癸之路,因为人体在肾气日盛的作用下,性器官发育到一定程度,才能激发天癸阴精,外肾(睾丸)已被去掉,肾气不能作用于性器官,天癸从何而生? 则此类人既无生殖能力,又无第二性征出现。由上述可见,肾气、天癸、冲任这个性轴,对第二性征的出现同样起着决定作用。男子阴毛开始发育最早为 11 岁,16 岁时,98% 的男子均已发育。阴毛发育可分Ⅳ期,Ⅰ期:无阴毛出现;Ⅱ期:阴茎根部及耻骨部出现短小、色淡、细软的阴毛,量稀少;Ⅲ期:阴茎根部及耻骨部阴毛稠密而长,色较黑,稍硬,其分布扩展到耻骨联合上缘及腹股沟部而呈倒三角形;Ⅳ期:阴毛密而长,色黑而硬,分布较广,两侧继续向腹股沟部扩展,上方越过耻骨联合上缘,并伸向下腹部呈菱形或盾形,也有的始终呈倒三角形。腋毛发育一般比阴毛晚 1~2 年。

腋毛出现后一年左右,唇颏部开始长出胡须,额部发际后移,体毛也逐渐长出,逐步形成男性成人面貌。男子第二性征,还表现在12岁以后逐渐长出喉结,13岁以后声音逐渐变粗,另外有1/3~1/2的男子乳房也发育,经常是一侧,有时两侧都有,表现为乳头突出,偶尔在乳晕下有硬块,少数有轻微触痛,数月后即消失,属正常现象。

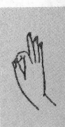

(二)决定生殖功能

肾气充盛到一定程度,激发天癸,使性器官发育成熟的标志,是女子"月事以时下",男子"精气溢泻",此时说明已初步具备生殖能力,"若阴阳和,故能有子"。男子到二八之年,肾气盛,天癸至,精子成熟。女子到二七之年,肾气日充,天癸至,任脉通,太冲脉盛,胞宫发育逐渐充分,开始发挥行经、孕育的生理功能。十二经脉像河流,奇经八脉像湖泊,冲脉为血海,是诸经气之大汇,在天癸与任脉的作用下,血海按时蓄盈满溢,产生了月经。男女媾精,成胎于胞宫,精血由任脉下行充养胎儿,月经不潮,胞胎日长。分娩之后,精血上行为乳,以哺养婴儿,胞宫失养,其形略小。回乳之后,精血又复下行,按期蓄溢,月经复潮。男子七八之年,天癸告竭,精少而丧失生殖能力;女子到了七七之年,天癸数穷,任脉虚,太冲脉衰少,精血不再下行充养胞宫,胞宫萎缩而丧失行经、孕育的功能。从肾气盛激发"天癸至"到"天癸竭"止,为时约40年之久。

肾精充盛决定了人体的生殖功能,若肾中精气不足,则生殖孕育功能障碍。在现代医学对中医肾本质的研究中,发现肾与性腺密切相关,中医理论中的肾→天癸→冲任→胞宫,与现代医学中下丘脑→垂体→卵巢轴功能极为相似。动物实验证实,以补肾药为主的促卵泡汤,可使去势小白鼠的阴道分泌物增多,并出现大量角化细胞[7]。临床上应用以补肾为基础的"中药人工周期",可使部分患者恢复排卵功能,治愈了许多月经障碍疾患[8]。有学者在"肾阳虚证的研究中也发现,主要有下丘脑→垂体系统及其所属靶腺,包括肾上腺、性腺、甲状腺功能低下"。在尸体解剖中,"发现肾阳虚患者的肾上腺、甲状腺、睾丸、卵巢都有功能低下的形态学改变"[9],注意到了肾虚与生殖功能低下的内在联系。

肾之精气不足,水亏其源,火衰其本。在男子,藏精不足可发生精少不盈;作强不能可发生阳痿、不射精症;封藏失固则发生遗精、滑泄、早泄。在女子常表现为性欲低下、月经不调、崩漏、闭经。而这一系列变异,必然导致

15

射精、受精、着床、胎孕的生殖生理过程中某些环节障碍受阻,致使不孕不育。总之,肾精匮乏,则影响人体的生殖孕育功能。肾为先天之本,以藏精气,主骨生髓,髓通于脑,为人体生长发育和生殖的根源。脑为髓海,髓海空虚,肾精不足时可导致生殖功能衰退。

第三章　中医对男女性生活的基本原则

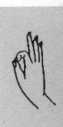

中医学把人类男女两性生活称为房事生活，或简称为合房、行房。人类男女两性问题，是社会发展中的一个重要问题，男女两性结合产生婚姻，并由此组成个体家庭。唐代孙思邈说："夫婚姻养育者，人伦之本，王化之基。"婚、育、性事自古如是，作为家庭的基本成员，无论夫妻之间在性生活问题上是否和谐舒畅、快乐幸福，首先要树立健康的性道德观念。另外，男女性生活需要有科学的态度，并非"无师自通"之事。正确、健康、和谐、融洽的性生活，不但可以使夫妻加深感情，成为婚姻美满、家庭幸福的源泉，更重要的是正确的男女性生活是夫妇身心健康，怡心养性，延年益寿的保障。我国古代性医学的研究是处于世界领先地位的，对性生活的要领、原则、注意事项都有具体要求，至今仍对保障夫妻身心健康，防止疾病发生有着现实的指导意义。

第一节　房事生活，重情有则

一向重视礼义道德的儒家，尽管有"男女授受不亲"之说，但对男女房事生活的看法是公正的，认为男女性生活是人类生活的需要，"饮食男女，人之大欲存焉"（《礼记·礼运》）。古代医学对房事的认识，是从人的生理特征角度来看的，因而也是十分合乎道理的。晋代葛洪在《抱朴子》中指出："人不可以阴阳不交，坐致疾患。""人复不可都绝阴阳，阴阳不交，则坐致壅阏之病，故幽闭怨旷，多病而不寿也。"唐代孙思邈在《千金要方》中则更加明确地指出："男不可无女，女不可无男，无女则意动，意动则神劳，神劳则损寿。"男女正常的性生活，可以协调体内的各种生理机能，促进性激素的正常分泌，而且是健康的心理需要，中医认为，男女性生活应首重情感的交流，情动神和而后行，汉代《合阴阳》谓之"戏道"，明代张景岳谓之"情机"。其次，男女性生活须得要领，"合男女必有则"（《合阴阳》），熟悉掌握这些有关的、必要的性知识,夫妻相互配合恰当,则性生活和谐、满足,有益于身心健康。明代张景岳在《景岳全书》中说:"阴阳之道,合则聚,不合则离,合则成,不合则败。"

一、合男女必有则

长沙马王堆汉墓出土的简书《天下至道谈》中,对男女性生活做了高度概括,提出"故贰生者食也,孙(损)生者色也,是以圣人合男女必有则也。"性生活要掌握一定要领、原则,才能使夫妻满意,共享乐趣,而不致造成心理、身体的伤害,甚至造成病痛。夫妻性生活首先要本着两相情愿的原则,强迫的性生活是要绝对禁止的。性生活要掌握动情时机,两情融洽时,再由外入内;性生活中精神需要高度集中,排除杂念;注意控制调整两性的性兴奋的同步等。中医强调房事生活要适宜,注意藏泻适度。若不能遵守上述原则,则会造成身、心的伤害,甚至产生疾病。

(一)藏泻有度

阴阳的对立统一是自然界的普遍规律。在一般情况下,阴阳是平衡的,人体也必须维持阴阳平衡,才能保证健康,"阴平阳秘,精神乃治"。若阴阳出现偏盛偏衰现象,就会生病,"亢则害,承乃治"。适度的房事生活,正是调和阴阳的重要手段。元代李鹏飞《三元延寿参赞书》在"欲不可绝"篇中对房事生活的必要性认识比较有见地,他说:"黄帝曰:一阴一阳之谓道,偏阴偏阳之谓疾。又曰:两者不和,若春无秋,若冬无夏,因而和之,是谓圣度。圣人不绝和合之道,但贵于闭密以守天真也。"说明房事既不可缺少,也不能过滥,倘能恰到好处,就能有效地维护人体的阴阳平衡。《玉房秘诀》说:"男女相成,犹天地相生也,天地得交会之道,故无终竟之限。人失交接之道,故有夭折之渐。能避渐伤之事而得阴阳之术,则不死之道也。"可见房事生活原本合乎自然之道,只是房事生活要藏泻适度,恰到好处,方能有益于人。故应顺应自然,不能强忍不泻,强制则有害,也不能施泻无度,过用则衰竭。其要在有藏有泻,藏泻适度。

1. 强制有害

中国古代医学家所论述"房中术"的合理的性知识,在于它具有朴素的唯物主义自然观。顺应自然规律,是健康长寿的基础;违背自然规律,就会给人体健康带来危害。正常的男女房事生活,是正常人体的生理需要,精气藏久则满,满则溢泻,未婚之人有生理性遗精,已婚之人可以交合泻溢,本人之常。宋代理学所谓"存天理,灭人欲",根本违反了自然规律。

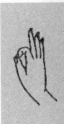

　　绝对的禁欲,对人体的健康也是有害无益的。古人早已认识到了这些问题。《玉房指要》说:"黄帝问素女曰:今欲长不交接,为之奈何? 素女曰:不可。天地有开阖,阴阳有施化,人法阴阳,随四时。今欲不交接,神气不宣布,阴阳闭隔,何以自补? 练气数行,去故纳新,以自助也。"强调了人要顺其自然的观点。《千金要方·房中补益》载:"或曰:年未六十,当闭精守一。为可尔否? 曰:不然。男不可无女,女不可无男。无女则意动,意动则神劳,神劳则损寿。若念真正无可思者,则大佳,长生也。然而万无一有。强抑郁闭之,难持易失,使人漏精,尿浊,以致鬼交之病,损一而当百也。"唐代孙思邈所论很有道理,性欲是随着人体生理发展到一定程度而自然萌动的,男无女,女无男,所愿不遂而意动神劳则损寿,强迫抑制这种生理现象,则会造成郁闭之疾。提倡一定的、有节制的性生活,既不可强忍不泄,又要适可而止。《玄女经》亦说:"人复不可阴阳不交,则生壅瘀之疾,故幽闭怨旷,多病而不寿。"这与茕茕独处或旷男怨女多病不寿的事实是一致的。现代医学调查发现,终身未嫁、离婚、孀居者,乳腺癌发病率比一般人高。据国外资料报道,结婚的人比独身的人平均寿命要长。他们发现:保持性行为超过60岁的人,能增寿 8 ~ 10 年[10]。现代医学及心理学研究认为,正常的性生活可以协调体内的各种生理机能,促进性激素的正常分泌,是健康的心理需要。

　　2. 太过衰竭

　　房事生活是人之天性,不能够绝,强制则有害,使人得病而且损寿;但又不能无节制而太过。清代徐灵胎说:"强制者有害,过用衰竭,任其自然而无勉强,则自然之法也。"此话说得十分中肯。《素问》指出:"夫精者,身之本也。"中医认为精是构成人体和维持生命活动的基本物质。肾精充盛,则身健寿长,反之则身病寿短,故应节制性欲,不能太过,以保养肾精,固其根本。古人对此论述颇多,强调节欲保精的重要性。晋代葛洪在《抱朴子》中说:"人复不可都绝阴阳,阴阳不交则坐致壅阏之病,故幽闭怨旷,多病而不寿也。任情肆意,又损年命,唯有得其节宣之和,可以不损。"强调房事生活要有节制,必须适度,如果极情纵欲,不能节宣,任其耗散阴精,势必损伤年命。并进一步提出:"凡言伤者,亦不便觉也,谓久则寿损耳。"这是告诫人们,此种房劳损伤短时间还看不出来,但积久成疾,由微成剧,因此要谨慎对待。

西汉枚乘所写的《七发》指出了纵欲的害处:"越女侍前,齐姬奉后,往来游燕,纵恣于曲房隐间之中,此甘餐毒药,戏猛兽之爪牙也。"封建帝王三宫六院七十二妃,纵情恣欲,到头来,虽有山珍海味、人参燕窝,亦不免短命折寿。古代帝王短命者多,与纵欲太过关系极为密切。我国历史上可以查出生卒年份的皇帝共 209 位,其中活到 80 岁的仅四位,号称"古稀天子"的高宗乾隆皇帝,是几千年来帝王中的长寿冠军,他活到 89 岁,其著名的长寿秘诀之一,就是"色勿迷"。

3.有藏有泻

房事生活是健康的成年男女所必需的,人不可阴阳不交,阴阳不交反而会导致疾病;又不可相交太过,纵情恣欲。强制则有害,太过则衰竭。精气藏久则满,满则溢泻。因此,要有藏有泻,藏泻适宜,才是中医对阴阳交合的指导原则。《玄女经》说:"玄女曰:天地之间动须阴阳,阳得阴而化,阴得阳而通。男有八节,女有九宫,用之失度,男发痈疽,女害月经,百病生长,寿命消亡。能知其道,乐而且强,寿即增延,色如华英。"正是说明了这一道理,阴阳相交,万物化生,人类也不能违背这一自然规律,适度的房事生活能增进人体健康,并且将给人们带来快乐。

怎样安排性生活才能算得上"有藏有泻"呢?《广嗣纪要·寡欲篇》说:"尝见男子近女,一宿数度,初则精,次则清水,其后则是血,败之甚矣。"可见,"一宿数度"是用之太过,对健康影响甚大。性生活的合理安排要因人而异,包括根据人的年龄、体质而异,顺应四时变化,因时而异。

①因人而异。《千金要方·房中补益》说:"御女之法,能一月再泄,一岁二十四泄,皆得二百岁;有颜色,无疾病,若加以药,则可长生也。人年二十者,四日一泄;三十者,八日一泄;四十者,十六日一泄;五十者,二十日一泄;六十者,闭精勿泄,若体力强壮者,一月一泄。凡人自有气力强盛过人者,亦不可抑忍,久而不泄,致生痈疽。若年过六十而有数旬不得交会,意中平平者,自可闭固也。"孙思邈指出,凡已婚的成年男女,随着年龄的增长,行房的次数也应递减,因为随着年龄的增长体质亦随之由盛而衰,虽然列出的数字并不是绝对标准,也不一定适合每个人,但随着年龄的增长,房事递减倒是合乎人体生理自然规律的。《医心方·卷二十八·房内》中讨论了不同年龄特征与不同体质条件的人,应当如何安排每月行房的次数问题。在《施泻篇》说:"年二十,常二日一施;三十,三日一施;四十,四日一施;五十,五日

中医男女科诊疗学

一施;年过六十以去,勿复施泻。"总之,大体如是,年龄较小、体质强者,房事生活可多一些;年龄大、体质弱者,则要减少房事生活;年老体弱多病者,最好要禁绝房事。

②因时而异。中医认为人与自然界是统一的整体,《素问·四气调神大论》指出:"故四时养生者,万物之终始也,死生之本也。逆之则灾害生,从之则苛疾不起,是谓得道。道者,圣人行之,愚者佩(背)之。"强调人与自然统一的"天人相应"观。自然界的一切生物受四时春温、夏热、秋凉、冬寒气候变化的影响,于是形成了春生、夏长、秋收、冬藏的自然规律。中医认为,男女房事安排也要考虑寒暑变化等季节特点。《养生要集》说:"道人蒯京云:春天三日一施精,夏及秋当一月再施精,冬当闭精勿施。夫天道冬藏其阳,人能法之,故得长生,冬一施当春百。"认为房事应根据春生、夏长、秋收、冬藏的自然规律来安排。春季同房次数可多一点,盛夏酷暑则宜少一些,冬季阳气潜藏,当固精不泻。现代研究认为,春夏秋冬,四时交替,太阳升落,月亮盈亏,朝来暮去,花开花谢,都有着自己的规律而不停地运动着。各种生物也随着四季、昼夜的节律而循环交替地显示出节律周期,这个定时节律称为生物钟。人体生理活动与自然界的时间过程的周期变动是同步的、统一的。顺应这种四时阴阳消长节律,则能保持体内外阴阳之气的平衡协调,使人体机能旺盛。故此,我们说虽然古人强调的行房次数不是绝对的,但顺应自然规律来安排男女房事生活,却是符合人与自然相通的整体观和人体生命活动规律的。

(二)不慎则伤

《医方类聚·养生门》指出:"房中之事,能杀人,能生人,故知能用者,可以养生,不能用者,立可致死。"这种用辩证的观点来看待男女房事生活,是正确的。房事生活要遵循一定的法度,符合男女生理、心理的需求,否则容易造成病痛或损伤。古人对此论述颇详,简述于后,示人规矩,可谨慎从之。

1. 不慎七损

马王堆出土的竹简医书《天下至道谈》,以及《玉房秘诀》均载有"七损"的情况,两书所载内容基本相似,指出行房时要遵守法度,谨慎行事,否则后患立至。《玉房秘诀》具体论述了七损内容:"一损谓绝气。绝气者,心意不欲而强用之,则汗泄气少,令心热目冥冥。""二损谓溢精。溢精者,心意贪爱,阴阳未和而用之,精中道溢。又醉饱而交接,喘息气乱则伤肺,令人咳逆上气,消渴,喜怒或悲惨惨,口干身热而难久立。""三损谓夺脉。夺脉者,阴不坚而强用之,中道施泻,精气竭,及饱食讫,交接伤脾,令人食不化,阴痿无精。""四损谓气泄。气泄者,劳倦汗出,未干而交接,令人腹热唇焦。""五损谓机关厥伤。机关厥伤者,适新大小便,身体未定而强用之,则伤肝。及卒暴交会,迟疾不理,不理劳疲筋骨,令人目茫茫,痈疽并发,众脉槁绝,久生偏枯,阴痿不起。""六损谓百闭。百闭者,淫佚于女,自用不节,数交失度,竭其精气,用力强泻,精尽不出,百疾并生,消渴目冥冥。""七损谓血竭。血竭者,力作疾行,劳困汗出,因此交合,俱已之时,偃卧推深,没本暴急,剧病因发,连施不止,血枯气竭,令人皮虚肤急,茎痛囊湿,精变为血。"用现代观点来看,大多数内容都是符合实际情况,房事必须加以注意。心意不欲不能强用;阴阳未和,男女性欲没有充分发动则不能强用;阴茎不坚不能强用。若醉而入房,饱食后交接,汗泄未干而行,卒暴交会,用力强泻,连施不止等,都会影响身体健康,或者造成病痛。《医心方·卷二十八·房内》在治伤篇还强调了不能忍大小便而交接,曰:"当溺不溺以交接,则病淋,少腹气急,小便难,茎中疼痛。""当大便不大便而交接,即病痔,大便难。"这些告诫,值得重视。不可不知,亦不可不慎。

2. 不慎五伤

《养生经》说:"交合之时,女有五伤之候;一者阴户尚闭不开,不可强刺,强刺则伤肺;二者女兴已动欲男,男或不从,兴过始交则伤心,伤心则经不调;三者少阴而遇老阳,玉茎不坚,茎举而易软,虽入不得摇动,则女伤其目,必至于盲;四者女经水未尽,男强迫合则伤其肾;五者男子饮酒大醉,与女子交合,茎物坚硬,久刺之不止,女情已过,阳兴不休则伤腹。五伤之候,欲求子者,交合之时,不可不慎也。"以上五伤与上述七损有些内容是一致的。着重强调了男女房事生活要情深意至,两相交感,才有水到渠成之事。孙思邈说:"醉不可以接房,醉饱交接,小者面黯咳喘,大者伤脏损命。"至于房事不慎而损伤何脏,并不是绝对的。人们应当理解房事生活的注意事项,避免不慎的举动,免致损伤,这对男女房事生活是有指导意义的。

第二节　节欲保精,养性颐寿

《金匮要略》说:"水能浮舟,亦能覆舟。"指出事物具有两面性,用之得当

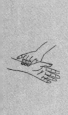

则有利，用之不当则有害。男女两性房事生活具有同理，正如古人所说："房中之事，能生人，能煞人。譬如水火，知用之者，可以养生；不能用之者，立可尸矣。"中医历来提倡节欲，认为对待房事宜"节""少""和"，指出："壮而声色有节者，强而寿"（《养性延命》）。节欲确有其特殊意义。

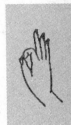

一、节欲固精

我国古代哲学家早就把精看作是生命之源，《易系辞》说："男女媾精，万物化生。"《素问》说："夫精者，身之本也。"精是人类繁衍的物质基础，人之形体即由精所生成。无论先天后天之精，五脏六腑之精，以及生殖之精，都匿藏于肾，同源而相通。若肾精充盛，内则五脏敷华，阴阳匀协，气血冲和；外则体态强健，肌肤润泽，容颜焕发，耳目聪明。所以，"善养生者，必宝其精"。精生则人成，精盛则人壮，精虚则人衰，精绝则人死。中医一贯提倡节欲，节欲不同于禁欲，节欲是指有节制的性生活，量力而行，适可而止。节欲的目的，在于固精。若男女长期房事不节，必然导致肾精耗泄太甚，斫伤肾元，损害肾阴肾阳，进而可劫夺五脏六腑之精，严重影响整体的生理功能。全元起说："乐色不节则耗精，轻用不止则精散，圣人爱精重施，髓满骨坚。"万全在《万氏家传养生四要》中对节欲的重要性作了精辟的分析："交接多，则伤筋，施泄多，则伤精。肝主筋，阴之阳也，筋伤则阳虚而易痿。肾主精，阴中之阴也，精伤则阴虚而易举。阴阳俱虚，则时举时痿，精液自出，念虚虽萌，隐曲不得矣。"并提出了节欲的方法："远色断想，移神于清净法界，歌舞以适其情，谷肉以养其身，上药以补其虚，则屋破堪补矣。"说明通过歌舞等文化娱乐方式来移情养性，对节欲养生有着十分积极的意义。保养肾精，固其根本是养生的关键，故古人有"精宜常固"之说，可见节欲以固精的重要意义。

二、保精健体

节欲的目的在于固精，固精的目的在于健体，体健则人可长寿颐养天年。肾精在人体中具有重要作用，决定人的生、长、壮、老、已的全过程，决定了人体的性发育及生殖功能（第二章已详述）。人体肾精有限，如果纵情施泄，则使肾精枯竭，未老先衰，体弱多病。唐代孙思邈所说甚是："所以善摄生者，凡觉阳事辄盛，必谨而抑之，不可纵心竭意以自贼也。若一度制得，则一度火灭，一度增油；若不能制，纵情施泻，即是膏火将灭，更去其油，可不深自防！所患人少年时不知道,知道亦不能信行之,至老乃知道,便已晚矣,病难养也。"明代万全主张节制房事,也说得在情在理,他说:"孟子曰:'养心莫善于寡欲'。寡之者,节之也,非若佛老之徒,弃人伦,灭生理也。构精者,所以续纲常也,寡欲者,所以养性命也。"强调"欲不可纵,纵欲成灾;乐不可极,乐极生衰",此说十分有道理,具有辩证观点。

　　纵欲可耗精,"精少则病,精尽则死"(《千金要方》)。晚近谢利恒在《中国医学大辞典·房劳》中说:"若色欲不节,纵情逞意,真精日耗,肾脏空虚;或意淫于外,欲火内煽,虽不交会,暗流疏泄。初由君火不宁,久则相火擅权,精元不固,或因梦寐而遗,或随小便而出,或见女色而流。于是精涸而不能复,气馁而不能充,神涣而不能聚,渐至尪然羸瘦,或痨成瘵而不可救。"对房劳精伤的危害叙述得十分详细。实践证明,精失过多,可以导致早衰,常出现牙齿松动,智力下降,记忆力减退,头昏耳鸣眼花,鬓发早白,身体笨重等,正如《素问·阴阳应象大论》所说:"能知七损八益,则二者可调,不知用此,则早衰之节也……年五十,体重,耳目不聪明矣。年六十,阴痿,气大衰……知之者强,不知则老。"现代很多年轻人常有"手淫"的不良习惯,这对身体是有害的,应该克制,以免耗精早衰。《内经》说:"精气夺则虚",房事不节,肾精耗损,伤人正气,则使体衰多病。因房事过度而致肾亏者,致使肾之精气不足,男子则发生阳痿、遗精、早泄,女子则表现为月经不调,腹痛白带多等症。同时由于房事过频,往往淫欲悬念、心气浮游、肾气不固,故男女均可伴有腰膝酸软,头晕耳鸣,健忘乏力,面色晦暗,思维迟钝,小便频数等症状。不仅如此,由于肾精不足,影响射精、排卵、受精、着床等生理过程,还可能导致不孕不育;纵使怀孕,亦无法达到优生。因为肾精匮乏,发育迟缓,痿软无力,智能迟钝,动作笨拙,形衰易老,生殖功能低下,这种男精女卵基因遗传,势必危及后代素质。

　　现代研究认为,男子精液是包含多种氨基酸、脂质、碳水化合物、蛋白质、果糖、前列腺素、锌等重要物质的高能聚合液。女子除了有按月排卵行经的消耗,在性兴奋时,阴道下1/3段充血,阴道漏出液增加,阴道液中含有血清蛋白酶、溶酶体、转铁蛋白、白蛋白、淀粉酶、抗胰蛋白酶、抗糜蛋白酶等,其浓度相当于血清浓度。这些都是人体所必需的物质,过多消耗必然损伤阴精津液。南齐褚澄说:"合男子多则沥沽虚人。"可谓言之有理。从现代医学角度来看,肾精亏与男女性激素亏损也是密切相关的。性激素包括雄激素和雌激素,如雄激素,除了促进生殖器官发育成熟外,它在机体内有激发蛋白组织形成的作用,使机体组织生长,特别是肌肉、皮肤、骨、喉及肾等,还能增强血液循环,调节全身内分泌和基础代谢率等作用。现代生理研究证明,性的因素还能造成内分泌功能的紊乱。有人做过这样的实验观察:给健康的猴子注射性激素,催发猴子动情而频繁性交,一星期后,猴子的体重明显减轻,测定猴子的 24 小时尿 17 - 羟皮质类固醇和受 17 - 酮皮质类固醇含量,有明显升高或明显降低两种变化,与对照组同样注射性激素而雌雄猴子相隔离对比,差异十分显著。说明猴子的垂体—肾上腺皮质功能可因频繁交配而受影响。还有人对性交后的兔子的脑垂体前叶进行过细胞学研究,发现其嗜碱性细胞与嗜酸性细胞的染色体均有所改变,显示兔子在性交后垂体前叶功能降低。此外,纵欲还能使人体免疫系统的调节功能受到影响而减弱。国外有人对患不育症而又性生活过频的夫妇进行免疫功能测定,发现大部分患者的血清免疫球蛋白较正常人明显降低,可见过度房劳,引起肾精匮乏,对保障身体健康是不利的。若能节制性欲,保精护肾,则肾精充沛,内则五脏调和,外则肌肤润泽,容颜光彩,精神焕发,身强力壮,耳聪目明。

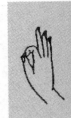

三、养性颐寿

肾精的盛衰,决定着人的盛衰,与人的健康长寿息息相关。《古今医统》说:"天元之寿,精气不耗者得之。"可见,保精是强身的重要基础,固精则健康长寿。明代高濂在他所著的《尊生八笺》中专门论述了《色欲当知所戒论》,讨论了房中养生节欲、保精延年的问题,提出了戒色欲有十大延年之功。其中有些论述有深刻的内涵,很具道理。如"阴阳好合,接御有度,可以延年""惜精如金,惜身如宝,可以延年""外色莫贪,自心莫乱,可以延年""少不贪欢,老能知戒,可以延年"。《类经·卷一》指出:"善养生者,必宝其精,精盈则气盛,气盛则神全,神全则身健,身健则病少,神气坚强,老而益壮,皆本乎精也。"说明养生以肾精为本,肾精盛则体健寿长。

1976~1978 年,有人对我国 70~105 岁的 109 位老人作了调查,在这些健康老人中,不少人都强调保健,更有的老人强调节制性欲与保健的关系,认为房事有节,是保持健康长寿的重要因素[11]。如果不能节制房事,不注意保养肾精则折寿短命。如我国历代封建士大夫,府中美女盈庭,娇妾盈房,

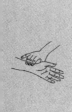

花天酒地,荒淫无度,虽然有美味佳肴,补益药物不断,但纵欲无度使肾精衰竭,都事与愿违地或早衰,或短命。正如《素问·上古天真论》所说:"肾者主水,受五脏六腑之精而藏之。若不藏精,则五脏皆衰,筋骨懈惰……发鬓白,身体重,行步不正。"孙思邈在《千金方》中也告诫说:"倍力行房,不过半年,精髓枯竭,惟向死近。少年极须慎之。"肾中精气虚衰则早衰、早死。近有研究资料显示,选择平均 50 岁的典型肾阳虚患者 10 例,测定其下丘脑—垂体—甲状腺轴的异常值,与平均 69 岁的老年人组相同,从这个角度表明,肾阳虚患者下丘脑—垂体—甲状腺功能可提前衰老 15 年左右[12]。房劳伤肾可导致肾阳不足,因此纵欲促使衰老,提示我们可能同样是以影响相应的内脏器官提前老化而形成的。人至老年,五脏始衰,肾精日渐衰少,中医认为此时要减少房事,或者绝欲以保精,则有利于健康长寿。"老年断欲,亦盛衰之道"(《老老恒言》)。因"年高之人,血气既弱,阳气辄盛,必慎而抑之,不可纵心竭意……若不制而纵情,则是膏火将灭,更去其油"(《寿世保元》)。可见,老年人节欲养性,保精护肾,在养生长寿方面更具重要意义。

总之,纵欲可导致疾病,促使衰老;节欲有利于健康,跻登上寿。这是古今人类千百年来在实践中已经证实了的。中医传统的节欲保精护肾的思想,对卫生保健,养生长寿有着重要的现实意义。

第三节　房事须避,谨守禁忌

并不是所有的夫妻都可以随心所欲地过房事生活,时间、地点、环境、情志、人体特殊情况必须考虑,从而才能取其益,避其害。什么情况下要禁止性生活? 中医历经 2 000 多年的临床实践,对此有十分切合实际的经验。当禁不禁,对于身、心的健康都是不利的,甚至是有害的。《广嗣纪要》说:"神力劳倦,愁闷恐惧,悲忧思怒,疾病走移,发赤面黄,酒醉食饱,病体方痊,女子行经,以上交合禁忌,不可犯之,令人虚损,耗散元气。"本节是从预防的角度,提出房事禁忌的问题,旨在防患于未然。

一、四时虚日

古代医家在朴素辩证法思想指导下,认为天地万物无时不在运动变化之中,人生于天地气交之中,自然界阴阳气化密切地影响着人体生命活动。

《内经》中反复申述"人与天地相参,与日月相应",把天、地、人统而论之,置于同一体系之中考察,因而产生了中医学独特的整体观念的理论。《宝命全形篇》说:"人以天地之气生,四时之法成。""天有阴阳,人有十二节;天有寒暑,人有虚实。能经天地阴阳之化者,不失四时;知十二节之理者,圣智不能欺也。"

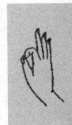

近年来,有学者作了有关"天人相应"的观察,其结果很有说服力。他们对日全食时病人机能的异常变化作了系列观察,发现其血浆环核苷酸、血浆皮质醇含量下降,尿17－羟类固醇排量减少,交感神经兴奋性被显著抑制[13][14][15]。这种天文学上的"阴侵于阳"与人体内的"阳衰阴盛"同步出现,是对天人相应规律的绝好证明。说明人类的各种生理活动都是与自然界节律相适应的,若能顺应自然的变化,则人体健康无病。在男女房事生活上,古代医家同样强调这一点。明代万全《广嗣纪要·协期篇》指出:"夫妇交合之时,三虚四忌,不可不讲。三虚者,谓冬至阳生,真火正伏,夏至阴生,真水尚微,此一年之虚也;上弦前,下弦后,月廓空,此一月之虚也;天地晦冥日月,此一日之虚也。遇此三虚,须谨避之。"这是说:一年二十四节气中的二至(冬至、夏至)是阴阳转折时期,冬至是阴消阳生,夏至是阳消阴生,是阴阳交替的枢机,故为一年当中的虚日,人体亦随之有阴阳交替的变化,故此时不宜行房。古人在长期的生活实践过程中已观察到,人体内的很多生理状态与月亮盈虚存在着某些内在联系。调查发现,就像引起海洋潮汐变化一样,月球引力可能也以同样方式作用于人体生物潮,从而使人体机能变化表现出月节律特征,如人的体温、血压、痛阈、性激素分泌等,无不呈现出与月相相关的周期性变化[16]。《素问·八正神明论》就人体气血盛衰随月消长的具体过程作了描述:"月始生,则血气始精,卫气始行;月廓满,则血气实,肌肉坚;月廓空,则肌肉减,经络虚,卫气去,形独居。"显然,人体营卫气血的生理性波动,与月相朔弦望晦的规律性变化直接相关。近年来,据调查,发现女子月经周期较多开始于朔望月的朔日附近(农历每月初一日附近),而排卵期多发生在望日附近(农历每月十五日附近),月经节律与朔望月周期呈现同步效应,证明人体确实存在与月相周期相应节律[17]。上弦前,下弦后,正是在望日的一头一尾,朱熹说:"一息之间,便有晦朔弦望。上弦者,气之方息,自上而下也;下弦者,气之方消,自下而上也;望者,气之盈也,日沉于下,而月圆于上也"(朱熹注《周易参同契》)。若按上述观察看,上弦下弦时正在月经期或子宫内膜的修复期,以及月经前期,此时身体虚弱,不宜交合,这也符合《黄帝内经》所说"月生无泻,月满无补"的理论。上弦下弦之间,又正是望日(月满)时,排卵期大约在此时,此时不但性欲较浓,而且男女交合多能有子。月廓空禁房事也是十分恰当的,中医认为"逢月之空"时,不仅正气不足,"亦邪基甚也",故有"月廓空无治"之说。月生而泻则为藏虚。一日当中的日出日落、月升月尽时(晦,月尽;冥,月始亏),此一日之阴阳消长转折之时。中医学认为,人体的生理活动,是随着阴阳消长过程而发生相应变化的。《黄帝内经》提出:"阳气者,一日而主外,平旦人气生,日中而阳气隆,日西而阳气已虚,气门乃闭"的日人相应节律。并指出:日出、日落之时,乃一日中阳气不足之时。《素问·八正神明论》提出:"月始生,则血气始精,卫气始行……月廓空,则肌肉减,经络虚,卫气去,形独居"的月人相应节律。并指出:月升月尽时,亦为人体气血经络空虚之时。值此一日虚时,阴阳之气均不充盛,行房则对人体不利。朱丹溪十分重视人身"阴气之消长,视月之盈虚"。他把"日月薄蚀"称为"一日之虚",告诫"暂远帷幕,各自珍重",对养生具有重要的指导意义。孙思邈在《千金翼方》中说:"夜半合阴阳生子,上寿贤明;夜半后合会生子,中寿聪明智慧;鸡鸣合会生子,下寿……"亦指出旦起阴将尽,阳始生,交会生子则不寿,因为先天禀受不足。这种从人与自然相适应的生物节律观点出发,提出的最佳受孕时间是有一定道理的。故《黄帝内经》谆谆告诫说:切不可"乘年之衰,逢月之空,失时之和",并指出:"论不知三虚。工反为粗。"意即不知避此三虚者,作为医生则不是高明的医生。同理,不知此三虚而养生者,当早衰折寿。

现代科学证明,人的一切生命活动随着四时的变更、昼夜的交替,呈现着周期性活动。人的体温升降、心率的快慢、血压的高低、血糖的高低、激素的分泌、尿中电解质的排泄、基础代谢率、生长激素和睡眠醒觉周期以及经络电势等,均有近似24小时的节律。人体尚有年周期以及其他不同周期的变化。例如肾上腺皮质激素与尿中17-酮类的排泄量,除了昼夜周期外,尚有一星期、一月、一年等不同周期。近年生物学把这种周期性活动称为生物钟,又分别以日钟与年钟来说明。古代医家以天人相应理论,根据四季节律春生、夏长、秋收、冬藏,来安排房事生活。"春气之应"以养生,"夏气之应"以养长,"秋气之应"以养收,"冬气之应"以养藏。故《养生要集》说:"春天三日一施精,夏及秋当一月再施精,冬当闭精勿施。"春夏秋冬,寒热交替,人体阴阳亦随之消长,"春夏则阳气多而阴气少,秋冬则阴气盛而阳气衰。"故须顺从四时以养生,"逆之则灾害生,从之则苛疾不起",体现了顺应自然的养生观,这是很有价值的。

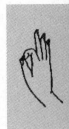

二、恶劣气候

正常的寒热暑湿燥火是自然界六种不同的气候变化,是万物生长的条件,对人体是有益无害的。如果六气超常太过则变为不正之气,称为六淫,是威胁人体的致病因素。中医特别重视外邪六淫致病,强调"虚邪贼风,避之有时"。所以,要求在寒热异常,风雹雷雨等恶劣气候时,应避免房事。孙思邈在《千金要方》中说:"御女之法,交会者当避丙丁日,及弦望、晦朔、大风、大雨、大雾、大寒、大暑、雷电霹雳、天地晦冥、日月薄蚀、虹霓地动。若御女者,则损人神,不吉。损男百倍,令女得病,有子必癫痴顽愚,喑哑聋聩,挛跛盲眇,多病不寿,不孝不仁。"由于恶劣的气候超过了人体的自身调节功能,使人体阴阳失于平衡,发生气血逆乱,邪气极易侵犯人体,加之恶劣气候对人的心理干扰很大,这种超常气候下不宜行房。现代医学也证实,在气候异常的情况下,妇女的抗病能力也相应低下,若怀孕则往往影响胎儿的发育。因此,古人提出恶劣气候下禁止房事是有道理的。

三、不良环境

气候适宜,环境舒适优雅,对男女房事有利。唐代孙思邈认为:"御女之法……又避日月星辰,火光之下,神庙佛寺之中,井灶圊厕之侧,冢墓尸枢之旁,皆悉不可。"明代万全也指出:"忌日月星辰寺观坛庙灶墓之处。"不良的环境对人的感官会产生不良的刺激,影响正常的心理,神庙佛寺坛观之内令人敬而生畏,冢墓尸枢之旁令人惊悸不安,井灶圊厕之侧,卫生极差,令人生厌,凡此类不良环境,不符合性生活的心理要求,故此应避免交会。现代研究认为,由于性生活是精神的产物,所以,周围的环境或条件十分重要,良好的环境与条件,可以大大促进相爱双方的性满足度。优良的环境将给人们带来和谐美满的房事生活。

四、情志异常

情志指人的精神状态,它与脏腑功能关系密切。《素问·五藏别论》说:

29

"人有五脏化五气，以生喜怒悲忧恐。"说明五脏皆寓有情志。这里所说的情志，是指夫妇双方的情志而言。情志精神因素的好坏，往往会影响性感，直接影响性生活。《广嗣纪要》认为："愁闷恐惧，悲忧思怒"不可交合。"忌触忤恼怒骂詈击搏之事。"情志的异常变化影响脏腑功能，脏腑功能失调，则气血紊乱，若此时行房对身体有害。元代李鹏飞《三元延寿参赞书·欲有所忌篇》指出："忿怒中尽力房事，精虚气节，发为痈疽。恐惧中入房，阴阳偏废发厥，自汗盗汗，积而成劳。"说明在恼怒、愤慨、惊悸、恐惧等情况下，最忌交合，七情过激本为内伤，脏腑失调气血已乱，若此时行房，房劳后又会使内伤加剧，不仅损害自身健康，且不利于优生。《万氏妇人科》说："地震土陷，山崩水溢，忧思悲恐……则交而不孕，孕而不育……不惟令人无子，且致夭也。"因此，具备良好的精神状态对房事生活是十分必要的。《素女经》有精辟的论述："黄帝曰：夫阴阳交接节度为之奈何？素女曰：交接之道，故有形状，男致不衰，女除百病，心意娱乐气力强，然不知行者，渐以衰损。欲知其道。在于定气、安心、和志，三气皆至，神明统归。不寒不热，不饥不饱，宁身立体，性必舒迟，浅内（纳）徐动，出入欲希（稀），女快意，男盛不衰，以此为节。"即是说，房事生活的法度在于安心、凝神、定气，心情愉快，两情欢畅，动作舒缓轻柔，要以保护和增进男女双方的身心健康为最高准则。

五、特殊情况

特殊情况是指夫妇的身体状况处于一个特别时期，如妇女月经期、妊娠期、劳倦异常、饱食过度、醉酒、身体染病、大病初愈等情况，此时由于身体处于异常状况，应当禁止房事。

（一）经期

女子月经按月而至，此时由于经血排出体外，子宫内膜脱落有创面，身体处于虚弱时期，此时期应该绝对禁止性生活。古人对此十分强调。孙思邈指出："妇人月事未绝而与交合，令人成病。"《三元延寿参赞书》指出："月事未绝而交接，生白驳；又冷气入内，身面痿黄不产。"女子月经未尽时不宜交接，既不卫生，又将给妇女带来各种损伤和痛苦，甚至造成严重的妇科病，如痛经、崩漏、宫颈糜烂、带下、盆腔炎、附件炎等，有的难以治愈而痛苦终生。现代医学认为，月经是在激素的作用下，使子宫内膜呈周期性地缺血、坏死，呈碎片状脱落，与血液一并流出，即为月经。月经期一直持续到子宫内膜的功能层几乎全部剥脱,内膜表面仅留下腺管和血管的断端,无上皮遮盖。以后子宫内膜从基底层再生,修复内膜的创面。这样一种创面大、子宫颈口张开的状态,加之经血是细菌最好的温床,不但要绝对禁止性生活,而且要十分注意清洁卫生,才不致染病。经期禁止性生活是科学的,有十分重要的意义。

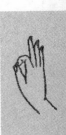

(二)妊娠

妇女怀孕期间,对待性生活要谨慎从事。古人对此要求甚严,元代王珪《泰定养生主论》强调,孕妇应停止性生活,"当异寝,始终无犯",则"胎壮母安,起居运动不失其常,则易产而少病。"张曜孙在《产孕集》也提出:"怀孕之后,首忌交合。"《广嗣纪要》也指出:"妇人有娠,即居侧室,以养其胎气也。"避免因房劳而造成肾气亏耗,冲任受损,胎元不固。这种妊娠全期都禁止性生活的说法,按现代观点似乎又嫌禁闭太严,但对有经常滑胎、早产之人则是必要的。明代张景岳《景岳全书》撰有《小产篇》说:"故凡受胎之后,极宜节欲,以防泛滥。而少年纵情,罔知忌惮,虽胎固,欲轻者,保全亦多,其有兼人之勇者,或恃强而不败,或既败而复战。当此时也,主方欲静,客不肯休,无奈狂徒敲门撞户,顾彼水性热肠,有不启扉而从。随流而逝者乎?斯时也,落花与粉蝶齐飞,火枣共交梨并逸,合污同流;已莫知其昨日孕而今日产矣;朔日孕而望日产矣,随孕随产,本无形迹。盖明产者,胎已成形,小产必觉;暗产者,胎仍以水直溜何知?"指出妊娠不能节欲带来流产的恶果。明代万全也指出:"孕而多堕者,男子贪淫纵情,女子好欲性偏。"事实上,正如张景岳所说,男子应负主要责任。

古代医家也有提出与现代医学认识大体相同的妊娠早期和妊娠后期禁止房事的看法。如《保产要录》指出:妊娠"两月内,不露怒,少劳碌,禁淫欲,终身无病。"孙思邈也指出:"妊娠二月名始膏,无食辛臊,居必静处,男子勿劳。"清代唐桐园《大生要旨》也指出:"初交后,最宜将息,勿复交接,致扰子宫,盗泄母阴,夺养胎之气……勿谓年壮,纵亦不妨,一次既堕,肝脉受伤,他次亦堕。"都认为妊娠早期胎元不固,要戒房事。《三元延寿参赞书》在妊娠所忌篇指出:"成胎后父母不能禁欲,已为不可,又有临产行淫,致其子头戴白被而出,病夭之端也。"强调妊娠后期也要禁止房事,反之,容易导致早期破水、早产和产后感染。据国外医学权威认为,在正常情况下,在怀孕头三个月和末一月要节制性生活,而其他时间则是安全的。在这方面的权威,阿兰·卡特马彻说:"怀孕期女子达到性高潮是无害的,和平时一样有益。[18]"

中医还提出:妇女产后百日内禁止房事。孙思邈指出:"妇人产后百日以来,极须殷勤、忧畏,勿纵心犯触,及即便行房,若有所犯,必身反强直,犹如角弓张,名曰褥风……凡产后满百日,乃可会合,不尔至死,虚羸百病滋长,慎之。凡妇人皆患风气脐下虚冷,莫不由此,早行房故也。"妇人产后,冲任损伤,去血过多而亡血伤津,百脉空虚,加之生产之时用力过甚,耗气亦多,气血均不足,抵抗力低下,此时若不认真调摄静养,反而合房行泻,则更耗伤精血,邪气可乘虚而入,造成疾病,如产后房劳则易引起血崩、带下、阴挺、腰腹疼痛等。故中医提出产后百日后行房,道理即在于此。

(三)醉饱

《素问·上古天真论》指出:"以酒为浆,以妄为常,醉以入房,以欲竭其精,以耗散其真,不知持满,不时御神,务快其心,逆于生乐,起居无节,故半百而衰也。"醉酒入房,自己难以控制,必竭精尽而后快,恣欲无度,肾精耗损,并能伤其五脏,使人早衰。历代医家无不对此十分重视,对醉酒入房视为夫妻之大戒。不惟醉酒,过食饱餐亦当为戒,唐代孙思邈指出:"醉不可以接房,醉饱交接,小者面黯咳喘,大者伤脏损命。"《医心方·卷二十八·房内》在治伤篇中讲到:醉酒而交接,即病黄疸、黑瘅、胁下痛,"甚者胸背痛,咳吐血";饮食过饱而交接,则"病创,胸气满,胁下如拔,胸中若裂,不欲饮食,心下结塞,时呕吐青黄"。《三元延寿参赞书》也指出:"大醉入房,气竭肝肠,丈夫则精液衰少,阴痿不起;女子则月事衰微,恶血淹留生恶疮。""饱食过度,房室劳损,血气流溢,渗入大肠,时便清血腹痛,病名肠癖。"指出了醉、饱入房的严重后果。

近年来,现代医学发现,酒精中毒的患者有自身免疫现象。有人研究了40名酒精中毒男性患者,其中65%有睾丸萎缩,55%胡须减少,50%的阴毛呈女性分布,部分患者出现了阳痿,他们的血液中都存在抗睾丸抗体,17.5%有抗精子的自身抗体(如肾上腺、甲状旁腺、胰腺等)并未见增加。据推测,这是由于酒精损害了睾丸,使睾丸的抗原漏过了睾丸血液屏障,从而刺激淋巴细胞产生了自身抗体所致。另外发现,慢性酒精中毒不仅影响性欲,有时还伴有内分泌紊乱。酒精中毒伴有肝功能异常的患者,29%的男性和57%的女性有周围神经疾患,并多伴有贫血[19]。这与古人记载的精液衰少则阴痿不起,黄疸,胁下痛,早衰是一致的。

酒色二字历来相联系,酒历来被看作"媚药"之将帅,能够催淫、兴奋性功能,其实并不完全。据现代研究,酒对性功能的影响具有双重性,酒精的药理作用可分为四期:①朦胧期;②兴奋期;③麻醉期;④呼吸麻痹期。其中兴奋期特别长。如果饮酒适量,使人处于朦胧期或兴奋期的早期,就可以使人感觉松弛,失去焦虑和内疚感,甚至失去一切责任感,行为也放荡起来,这一阶段可以导致性兴奋;如果饮酒过量,使人进入兴奋后期,酩酊大醉而产生性抑制。如果酒醉过度,甚至急性酒精中毒,则已进入麻醉期或呼吸抑制期,那引起性抑制是肯定无疑了。这也就是西方学者认为,酒精可以产生性抑制和增强性欲的两种不同认识。总之,酒精对性功能的影响,一般说来,在酒醉水平以下者表现为性兴奋;达到酒醉水平后,则多表现为性抑制,甚至不能完成性行为。《泰定养生主论》提出,不可过量饮酒,因"醴醪过多,则令子胎毒恶疾,风热抽搦。"《玉房秘诀》也指出:"新饮酒饱食,谷气未行,以合阴阳,腹中膨脬,小便白浊,以是生子,子必癫狂。""大醉之子必痴狂。"《千金翼方》中指出:"老子曰:命不长者是大醉之子。"实践证明,西方所谓的"星期天婴儿",即是醉饱入房或孕妇酗酒产生的恶果,其胎儿畸形、智力迟钝等是肯定的。患有胎儿酒精综合征的新生儿有智力低下,注意力不集中等神经系统障碍以及面部畸形。所以,医学界人士呼吁,要控制星期天婴儿,这与中国古人早就提出酒后禁欲的思想是一致的。

（四）劳倦

劳倦指过度劳累,包括劳力过度和劳神过度。劳力过度则伤气。气伤则气少力衰,神疲倦怠。《素问·举痛论》说:"劳则气耗。""劳则喘息汗出,外内皆越,故气耗矣。"劳神过度,是思虑太过,劳伤心脾,耗伤心血,损伤脾气。此时身体只可将息调摄,静心休养,才能恢复。若不遵此法,在机体虚损劳伤的情况下反而行房施泻,输其精血,则对身体有害,使脏腑更受损伤,引起各种疾病。《玉房秘诀》说:"劳倦重担,志气未定,以合阴阳,筋腰苦痛,以是生子必残废。"孙思邈说:"远行疲乏勿入房,为五劳虚损,少子。"万全也明确提出"神力劳倦",应禁止交合。这对于人体是有益无害的。

（五）感病

人体染病之后,脏腑、经络等生理活动异常,气血阴阳平衡协调关系受到破坏,导致阴阳失调。人之所以感病,正气不足是疾病发生的内在根据。《素问》说:"正气存内,邪不可干""邪之所凑,其气必虚"。说明人体正气相对虚弱,卫外不固,抗邪无力,因而邪气乘虚而入,若此时合房,则因耗伤精血,损伤机体而加重病情。《三元延寿参赞书》说:"金疮未瘥而交会,动于血气,令疮败坏。""赤目当忌房事,免内障""时病未复,犯者舌出数寸死",指出房劳易造成病情加剧。如果病体行房受孕,则对母体及胎儿的发育危害更大。《幼幼集成》说:"胎婴在腹,与母同呼吸,共安危。"孙思邈在《千金方》中指出:"疾病而媾精,精气薄恶,血脉不充,既出胞脏……胎伤孩病而脆。"《博集方论》也说:"然而在腹中,必借母气所养,故母热子热,母寒子寒,母惊子惊,母弱子弱,所以有胎热、胎寒、胎惊、胎弱之证。"无疑这是符合现代遗传学观点的。

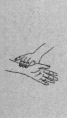

病情初愈,机体处在恢复时期,气血尚虚,此时仍当要禁欲,否则病情复发,甚至危及生命。孙思邈在《千金要方》中指出:"新差后当静卧……余劳尚可,女劳则死。""妇女温病虽差(瘥),若未平复,血脉未和,尚有热毒而与之交接得病者,名为阴易之病。其人身体重,热上冲胸,头重不能举,眼中生眵,四肢拘急,小解离,经脉缓弱,血气虚,骨髓竭,便嘘嘘吸吸;气力转少,着床不能动摇,起止仰人,或引岁月方死。"指出了病后房劳将带来严重的后果。东汉张仲景在《伤寒杂病论》中记载了由于大病瘥后,正气尚虚,气血未复,余邪未尽,因于房事,男女之病交相传易之阴阳易病。"伤寒阴阳易之为病,其人身体重,少气,少腹里急,或引阴中拘挛,热上冲胸,头重不欲举,眼中生花,膝胫拘急者,烧裈散主之。"强调了病方始愈,当静心调养,若不谨慎,房事最易伤人精气。元代李鹏飞在《三元延寿参赞书·欲有所忌篇》中引《三国志·华佗传》所载顿子献殒命为例,说明大病初愈后不禁房事的危害。曰:"《三国志》子献病已瘥,华佗视脉曰:尚虚,未复,勿为劳事,色复即死,当舌出数寸。其妻从百里外省之,止宿交接,三日病发,一如佗言。可畏哉。"虽然中医强调感病和初愈后禁止性生活,但又不是所有病人都绝对禁止性生活,有些慢性病人,可视其自身体质、病情等情况,有适量轻松的性生活,但不能过于激动、剧烈,更不能多欲。病情重、体质弱者,应该绝对禁止性生活。

第四章　中医对男女科疾病的病因病理认识

第一节　主要病因

中医男女科疾病是一种广义的、涉及男女与性相关的一类疾病,包括了男女性传播疾病、男女性功能障碍疾病、男女性激素异常疾病,以及与男女性器官密切相关的疑难怪病,因此,引起这类男女科疾病的原因,也是十分复杂的。外因有接触传染,六淫侵袭,手淫习惯的影响,甚则跌仆碰撞直接损伤;内因有房事不节,房劳伤肾,饮食劳伤,内伤七情,五志化火,甚至先天禀赋不足,先天生理缺陷。男女科疾病的病因如此复杂,临证时应以临床表现为依据,详查精思,审证求因,研究病因的性质和致病特点,对于正确的治疗是十分重要的。

一、不洁性交

男女性传播疾病的主要病因,是由于不洁性交引起,男女性关系混乱相互传染而致病。性传播疾病是 1975 年世界卫生组织常任理事会通过确定的。它与过去常说的"性病"定义不同之处是范围扩大了。性传播疾病除包括性交时性器官间的直接接触传染的疾病外,还包括性器官外的皮肤黏膜等的直接接触传染的疾病。到目前为止,性传播疾病已增至 30 余种,特别是20 世纪 80 年代初,艾滋病的出现及其严重后果,使人们对性乱导致的性传播疾病的危害认识更加清楚。

对不洁性交触染淫毒导致性病的发生及危害,中医学已有明确认识。清代顾世澄《疡医大全》对梅毒的成因指出:"……皆由入房不净,淫火郁结之毒,若疮毒传染气化者轻……若淫女构精,精化欲染者重。"胡公弼在《无愧青囊》中也指出:"其患皆因色欲过度,染受秽污之恶毒,或先患下疳,或先患横痃,然后始发此疮。"

性乱包括阴交、肛交、口淫，是导致性传播疾病发生的最直接和主要原因。另外，输血、注射、接种等使用的不洁器皿，或密切接触病人等，也能导致性传播疾病的发生。

二、房事不节

清代医家徐灵胎指出："故精之为物，欲动则生，不动则不生，故自然不动者有益，强制者有害，过用衰竭，任其自然而无勉强，则自然之法也。"既反对禁欲，又反对纵欲，这是中医对待房事的基本原则。中医认为，精、气、血、津液是构成人体生命活动的物质基础。肾精的盛衰与肾气的盛衰对人体性器官的成熟、性功能、生殖功能均起着重要作用，与人的健康和长寿更是息息相关。若房事不节，必然要耗伤肾精，伤害人之正气，致使性疾病发生。男女性功能是受肾阳的温养，靠肾阳资助而发挥正常作用的。因房事过度而肾亏之人，常常会发生阳痿、早泄、遗精、不孕、阴冷、性欲低下等性疾病。如《外台秘要·虚劳阴痿候》说："病源肾开窍于阴，若劳伤于肾，肾虚不能荣于阴气，故痿弱也""五劳七伤阴痿，十年阳不起，皆繇(音尤，由意)少小房多损阳"，指出房劳伤肾，肾中精气亏损，阳气不足而导致阳痿。在治疗上，补肾益精，是中医常用的方法。

三、内伤七情

七情六欲，人皆有之，属于正常的情志活动。《素问·气交变大论》说："有喜有怒，有忧有丧，有泽有燥，此象之常也。"指出人的喜、怒、忧、伤，与自然界气候的晴、雨同理，是一种正常现象。但是，内外刺激引起的七情太过，即喜、怒、忧、思、悲、恐、惊七种情感或心情，对人体刺激过大过强，或者是刺激时间过久，就会导致阴阳失调，气血不和。经络阻塞，脏腑功能失常而生病证。《素问·阴阳应象大论》指出："怒伤肝""喜伤心""思伤脾""忧伤肺""恐伤肾"。陈无择在《三因极-病证方论·五劳证治》中也指出："五劳者，皆用意施为，过伤五脏，使五神不宁而为病，故曰五劳。以其尽力谋虑则肝劳，曲运神机则心劳，意外致思则脾劳，预事而忧则肺劳，矜持忘节则肾劳。"

过喜，可使精气消耗太多，心气弛缓，血气涣散，不能上奉于心，神不守舍。过喜伤阳，会导致同房晕厥，或心神失控，欲念顿生。性欲亢盛，阳强不倒。

大怒或盛怒不已，致肝郁气滞，疏泄失常，可导致性功能障碍而引起不育、阳痿、遗精、不射精、交媾阴痛、射精疼痛、阴道痉挛、男子乳肿等病证。《古今医案按》载："一男子郁怒房劳，左胁肿赘如赤桃，服疏气化痰之药，其人愈甚。"

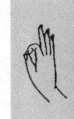

忧愁苦闷，意志消沉，自悲失望，会使气机不畅，气滞郁结。陈士铎在《石室秘录》中指出："怀抱忧愁，而阳事因之不振，或临炉而兴已阑，或对垒而戈忽倒……"现代医学也认为，情绪焦虑可以导致心因性阳痿。

思虑过度，朝思暮想，个人欲望得不到满足而心情不畅，一厢情愿，所愿不遂，则常常出现遗精、梦交、花癫、失合症、白淫、阴缩、白崩等病。《女科指要》说："白淫乃思想无穷，所欲不遂，一时放白，寡妇尼姑此症居多，乃郁火也。"《疡医大全》亦指出："忧思之苦，欲心蒙而不遂，有失交欢，气血欠和，阴阳乖戾……必须调经舒郁安神之药，随证治之为当。"

悲伤、悲哀，以致沮丧、绝望，悲则气消，悲哀过度可使上焦郁而化热，消耗肺气。悲哀忧愁则心动，心动则五脏六腑皆摇。所以，悲伤肺，又伤心，导致性功能抑制，亦能引起阴缩等病症。《灵枢·本神》指出："肝，悲哀动中则伤魂，魂伤则狂妄不精，不精则不正，当人阴缩而挛筋，两胁骨不举，毛悴色夭……"

惊恐不安，精神过分紧张，惊则气乱，恐则气下，精气下陷，耗散肾气，神志被扰，可有阳痿、遗精、早泄、不育等证。《景岳全书·阳痿》指出："凡惊恐不释者，亦致阳痿。经曰：恐伤肾，即此谓也。故凡遇大惊卒恐，能令人遗失小便，即伤肾之验。又或于阳旺之时，忽有惊恐，则阳道之萎，亦其验也。"《类证治裁·阳痿》认为："伤于内则不起，故阳之痿多由色欲竭精，所丧太过，或思虑伤神，或恐惧伤肾……而致阳痿者。"

情志抑郁可使气机壅滞，郁久化火，即五志化火，可导致肝火、胃火、心火、阴虚阳亢等，而引起阳强不倒、射精疼痛、性欲亢进、妇女阴疮等。薛生白指出："妇人阴中生疮，乃七情郁火，伤损肝脾，湿热下注。"

四、外感六淫

在正常情况下，风、寒、暑、湿、燥、火是自然界的正常气候变化，它并不致病.故称为六气。但是，在失常的情况下，太过或不及，均可使人致病，故称为六淫。

风为百病之长,善行数变,具有发病急、变化快、游走不定等特点,常兼夹它邪致病,如风热、风寒、风湿等合邪致病。而阴囊湿疹、外阴白斑,以及一些传染性强、变化快的性传播疾病,均与风邪致病有关。

寒为阴邪,伤人阳气,致病具有清冷、凝滞、收引、阻碍气血运行等特点。寒邪伤人阳气,内寒便生,寒邪滞于经脉,气血不通,可导致射精疼痛、交媾阴痛、交接阴茎痛等痛证,以及不育、不孕、阴茎硬结症等;寒主收引,伤人经筋,可导致阴道痉挛、阴缩、阴冷、阴汗等。如《疡医大全》指出:"阴缩,谓前阴受寒,入腹内也……经曰:足厥阴之筋,伤于寒,则阴缩入。"

热为阳邪,易耗气伤津,损伤阴液,灼伤血络,动血迫精,使精血不固而有血精、遗精、交接出血等;亦可致阴臭、阴热、阴纵等。如《疡医大全》指出:"阴纵,谓前阴受热,挺长不收也。"若热与湿合,湿热下注,是导致性病的最主要病因。

湿为阴邪,重着缠绵,阻遏阳气,善伤人下部,病情反复,如阴囊湿疹、龟头糜烂、阴疮等,具有湿痒粘腻,流滋溃烂,反复发作等湿邪致病特点。湿热相合,流注下焦,也是性传播疾病的主要病因。

燥为阳邪,易伤津液,温燥伤人则出现津液不足的病症。如女子阴痿、阴痛、阴道痉挛、外阴白斑等,与燥邪致病有关。

火性炎热,燔灼焚焰,火热同性,均为阳邪,伤害人体,病情严重。火邪伤人阴部则焮热生疮,溃破成脓。性传播疾病中的梅毒、下疳、疱疹、淋巴肉芽肿等,均与火毒之邪有关。火易生风动血。灼伤脉络,则出现各种血症。风、寒、暑、湿、燥,皆可化火,即所谓六气化火,火热伤津耗液,炼精伤阴,造成肾阴亏损,阴虚阳亢,又是性病中的一个重要病理机制。

六邪可以单独致病,亦可二邪或三邪合而为患。因此,临证时要慎审明辨。

五、饮食劳伤

饮食劳伤是指饮食不节和劳倦损伤人,劳伤包括劳作太过与不及和房劳。

饮食不节包括进食不洁之物或生冷食物,暴饮暴食,过食膏粱厚味,偏食,饮酒过度等不良嗜好。饮食不节,不但可以直接导致性功能的损伤,还能损伤脾胃,使其生痰、生湿、生热,是造成脏腑病理变化的重要原因。过食膏粱厚味,或暴饮暴食,痰湿内生,筋骨懈惰,肌肉松弛,痰湿阻于精窍则不射精,阻于胞宫则不孕。偏食暴饮,如过食辛辣之品,可以助阳化热,过食生冷则损伤阳气,过量饮酒可损伤生殖功能和妨碍性功能而导致男子不育、女子不孕。房后过食生冷,则容易造成阴缩,中医认为"足厥阴之筋,伤于寒,则阴缩入。"饮食不节损伤脾胃,一旦脾胃失常,则会产生各种病理反应而引起疾病。

劳作太过则劳倦伤脾,导致元气虚弱;贪图享乐,不爱劳动,劳作不及则筋骨懈惰,气血不足,身体虚胖,都可能引起性功能障碍。房事不节,性生活过度,早婚,早育,多育或人工流产过多,使肾精耗伤,甚至直接损伤冲任,是性疾病产生的重要因素。

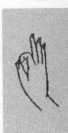

六、手淫习惯

手淫是一种不良习惯,男女均可发生。长期进行手淫自慰,可直接影响个人的身心健康。过度手淫与房劳同理,可耗伤肾精,甚至导致性功能障碍,易产生遗精、早泄等病。男子手淫可以在阴茎松弛的情况下进行,长此以往,阴茎需要强烈持久的刺激才能勃起,而且长期手淫的人,阴茎很难达到"怒、大、热、坚"的良好程度,导致阳痿的可能性是很大的。女子手淫,不但容易造成盆腔炎等妇科病,而且长期手淫的女子,婚后性高潮障碍的可能性更大,因为手淫的刺激程度远比正常性生活的刺激大得多,由手淫寻求正常性生活达不到的性高潮造成的恶性循环,将影响个人身心健康。

七、跌仆损伤

性器官位于两腿之间,在跨越、跑、跳、搏击等运动中,容易受到跌仆损伤,直接损伤性器官,造成性器官病症;或者间接损伤冲、任、督、带脉,而导致性功能障碍等病。

八、先天因素

先天因素包括先天缺陷和先天不足两个方面。先天生理缺陷,如先天无阴道、两性畸形、无睾丸等,中医称为五不女、五不男。明代万全《广嗣纪要·择配篇》指出:五不女为螺、纹、鼓、角、脉;五不男为天、漏、犍、怯、变,均为男女生殖器官先天发育畸形。先天不足,是由于先天禀赋不足所造成,与中医的肾精、天癸密切相关,先天不足除了造成性功能障碍外,主要是造成性激素异常疾病,如男子阴茎短小,女子乳房发育不全,女子多毛,性早熟等病症。

第二节　主要病理

男女科疾病的病理机制,与男女两性性器官局部染毒,脏腑、经络、气血功能失调有着密切关系。

一、局部触染淫毒

男女不洁性交可使性器官沾染毒邪,造成性传播疾病。清代顾世澄《疡医大全》指出:"有因嫖妓娈童,沾染秽毒,其肿紫黯,上有黄衣,溺管必痛,小便淋漓,否则茎皮收紧,包住龟头,即成袖口疳疮;亦有龟头之下,红胞如瘤坚硬;亦有所患之胞如水光亮,即为鸡嗉疳疮。"指出了与带毒患者性交直接受毒气传染,染毒后湿热毒邪内生,进而影响脏腑组织而发病。

现代医学则明确指出了性传播疾病的病原体,认为从微小的病毒、衣原体、支原体、细菌、真菌、螺旋体到较大的原虫、寄生虫,皆可通过性接触感染而造成病原体的扩散和性传播疾病的流行。

二、脏腑功能失调

疾病在其发生、发展过程中,脏腑的正常生理功能遭到破坏,使其功能失调,这是疾病发生、发展的内在机理。

（一）肾虚不固

中医认为,肾藏先天、后天之精,主前后二阴,为冲任之本,与性功能的生理病理密切相关。在生理方面,肾气的盛衰决定着男女的性发育、性功能和生殖功能。在病理方面,肾气虚、肾阴虚、肾阳匮乏,或肾阴肾阳俱虚,以及肝肾不足,脾肾阳虚,心肾不交等一系列病理变化,会导致性激素异常,性功能障碍,以及性相关等一系列性疾病的发生。

（二）肝失调和

足厥阴之脉,入毛中,过阴器,抵少腹,与性器官直接联系。肝主疏泄,对人体情志的调节,对女子月经、男子精液的生成排泄均有着重要作用。肝主藏血,精血相互转化,肝血不足则影响肾精的生成。女子以血为本,肝主藏血、主疏泄,体阴而用阳,所以肝对女子性功能有着重要意义。肝气郁滞,肝血不足,肝火亢盛,以及肝肾阴亏,会导致多种性疾病。肝经湿热,随经下注于前阴,是性传播疾病及其他性疾病发生的一个重要病理机制。

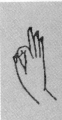

(三)脾虚失运

脾主健运,主中气,转输精微,化生气血,又主运化水湿,统摄血液。脾气旺盛,则气血生化正常,精血相互转化资助,肾精充盈,性功能正常。若脾气虚损,中气不足,升降失常则出现阴挺下脱、白崩、淋浊久不愈;若脾阳虚损,命门火衰,则出现宫寒不孕,精薄不育,阳痿,早泄,遗精等病症。外感湿热或饮食失宜而致脾胃湿热,湿热流注下焦,也是导致性疾病的重要病理因素之一。

(四)心虚不足

心主血藏神,为人身之大主,主宰着人体的精神活动,对性功能、性行为有调节和控制的作用,所以,中医认为主明则下安。若心气不足,心阳虚衰,心血亏虚,心阴耗损,或心火亢盛,心肾不交,以及心脾两虚等,皆能造成性疾病的发生,如失合症、花癫,女子白淫、梦交,男子遗精、早泄,更年期综合征等,便有上述病理变化。

三、气血功能失调

气为血帅,血为气母,气和血互根互用,气血运行于全身,是人体各个组织器官生理活动的物质基础。血可生精,精可化气,气血周流不息,气血充足,精血互相资生,对血室、精室有滋养和调节作用,气血是精液和月经的资源。另外,气血又是脏腑功能活动的产物,脏腑有病,可导致气血失常,从而引起气血的病理变化。气和血在生理上互相为用,在病理变化中互相影响。气血虚弱,气滞血瘀,气血逆乱;或血虚、血热、血瘀、血寒;或气虚、气郁、气逆等均会导致多种性疾病的发生。

四、冲任督带损伤

冲脉上至于头,下至于足,贯注全身,成为气血的要冲,能调节十二经气血,故有十二经脉之海之称,又称血海。《景岳全书》说:"脏腑之血,皆归冲脉,而冲为五脏六腑之血海……太冲脉盛,则月事以时下。"任脉行于腹面正

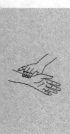

中线,能总任一身之阴经,故称为阴脉之海,凡精血津液都为任脉所司。任脉起于胞中,出于会阴,与女子妊娠有关,故有任主胞胎之说。只有任脉通,冲脉盛,女子才能按时排卵、行经,男子精液才能正常盈泄。督脉起于胞中,下出会阴,行于背部正中,沿脊柱上行,入属于脑,能总督一身之阳经,故称为阳脉之海。《素问·骨空论》说:"督脉者,起于少腹,以下骨中央,女子入系廷孔……其络循阴器……男子循茎下至篡,与女子等。"带脉围绕腰腹一周,犹如束带,能约束纵行诸脉,使经脉气血正常运行。此四经与人体性器官、性功能密切相关。一般来说,性疾病的发生发展,无论何种病理因素,往往是直接或间接损伤冲任督带脉引起的。

第五章　中医对男女科疾病的防治原则

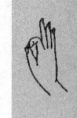

随着世界范围医学的不断发展,已经发现的国内外男女性疾病不断增多,临床上对男女性疾病的分类也比较庞杂。性功能障碍,性激素异常,以及性相关的各类性器官疾病,不但严重地危害着个人的身心健康,也严重影响着家庭的幸福、社会的稳定。因此,要加强性知识、性道德的宣传教育,预防为主,防治结合。

第一节　预防原则

一、洁身自爱

随着社会的进展,人口的增多,频繁的社交活动和性生活、性道德的演变,目前世界上性传播疾病的感染和发病率已达到令人不安的程度。自美国 1981 年发现第一例"超级瘟疫"艾滋病病人开始,该病已迅速蔓延到世界各国,病人人数不断增加。

我国的男女性传播疾病病人也在迅速增长。1989 年 10 月 31 日,我国报道了第一例艾滋病患者,我国大陆居民中,第一次从性病患者中发现艾滋病病毒感染者。据介绍,该患者为男性,在北京一医院就诊时,被诊断为二期梅毒。随后在血清学检查中发现艾滋病病毒抗体阳性。据了解,该艾滋病病毒感染者有长期性乱史,与外国人有同性恋行为。卫生部门发出忠告,要杜绝不良性行为,洁身自爱。采取积极有效的治疗措施是一个方面,同时寓防于治,防治结合,提高个人修养和社会风尚,动员全社会充分了解性知识,讲求性道德,人人珍重自爱,才能有效地控制性疾病的传播。

二、养心调神

《长生秘诀》指出:"心为一身之主宰,万事之类应,调和其心则五官百骸未有不和者矣。所谓木之根本,水之源头者是也,因以心思为第一。"《素问·上古天真论》一言以蔽之,"精神内守,病安从来?"强调了养心调神在预防医学上的重要意义。

男女性功能是一个复杂生理机能活动,而性行为则更是一个十分复杂的过程,性行为除了需要正常的性生理功能作为基础,同时也受到思想意识的支配。中医认为心为情欲之府也。因此,从某种意义上说,养心调神在预防性疾病方面是有着实际意义的。

(一)清心寡欲,保精护肾

中医反复强调:"善养生者,必宝其精。"房事不节,房劳过度,耗竭肾精,是导致性疾病发生的一个重要原因。《万寿丹书》指出:"今之修真之士,须知寡欲保精为急务,修真若不保精,精虚则气竭,气竭则神游,譬之树木然,根枯则枝槁而叶落矣。"纵欲不但影响正常的性功能,而且可以导致短命折寿,必须科学的节制。"志闲而少欲,心安而不惧",事实上,培养自己广泛的兴趣和爱好,如诗词歌赋,琴棋书画,花木鸟鱼,古物收藏,艺术欣赏等,使思想倾注于爱好,精神有所寄托,不但可以陶冶性情,自以为乐,而且有移情易性,养心调神的作用。

(二)安神畅志,免除病因

内伤七情是导致性疾病,特别是性功能障碍性疾病的主要原因之一,所以清心安神,调畅情志,是避免精神因素致病的有效手段。

精神因素导致的性功能障碍越来越受到人们的重视,心因性阳痿、早泄、梦遗、阴道痉挛、交接阴痛、同房昏厥、性欲低下等,与精神紧张、激动、抑郁、恐惧等情志变化有着十分密切的关系。孙思邈在《千金要方·养性》中告诫人们:"莫忧愁,莫大怒,莫悲恐,莫大惧……莫大笑、勿汲汲于所欲,勿消消怀忿恨……若能勿犯者,则得长生也。"强调要善于通过调节自己的感情,如和喜怒、去忧悲、节思虑、防惊恐、除焦躁,排除各种杂念,消除或减少不良情绪对心理和生理产生的影响。《管子·内业》指出:"凡人之生也,必以其欢。忧则失纪,怒则失端。忧悲喜怒,道乃无处。"《遵生八笺》也说:"安神宜悦乐。"可见安神畅志,首先要培养自己开朗的性格,广阔的胸怀,才能做到乐而忘忧,开朗豁达,泰然处之。正如《寿世青编·养心说》指出的那样:"未事不可先迎,遇事不可过忧,既事不可留住,听其自然,任其自去,忿懥恐惧,好乐忧患,皆得其正,此养之法也。"

三、谨守禁忌

中医认为,男女性生活一定要遵循一定的原则,不良的性生活会造成病痛。《医方类聚·养生门》明确指出:"房中之事,能杀人,能生人,故知能用者,可以养生,不能用者,立可致死。"如果违反原则,不谨慎行事,则会不慎七损,不慎五伤,而且房事生活要谨守禁忌,注意四时虚日、恶劣气候、不良环境、情志异常,以及特殊情况如经期、妊娠、醉饱、劳倦、感病等时不同房,否则会导致疾病的发生。

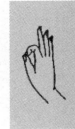

第二节　治疗原则

一、针药治疗

(一)针灸治疗

我国应用针灸疗法治疗男女科疾病,已有悠久的历史。针灸治疗是在四诊基础上辨证,然后进行相应的配穴治疗,或针或灸,或针灸并用。在取穴方面,着重于在任、督脉、足三阴经、足阳明经脉上选取穴位。常用穴位:关元、气海、中极、曲骨、命门、血海、三阴交、足三里等。关元,为足三阴、任脉之会,又为小肠之募,主藏魂魄,此乃男子藏精,女子蓄血之处,能调整足三阴经、冲任二脉,并主阴血、主胞胎之疾。气海,为任脉与足厥阴肝经的会穴,具有益气固精,补肾助阳之作用。中极,为任脉与足三阴经之会穴,为膀胱之募穴,有调补冲任、协调阴阳的作用。曲骨,为任脉与足厥阴肝经的会穴,为补肾壮阳、调经止带的要穴。命门,为督脉穴位,有通调督脉,温补肾阳、固肾摄精作用。血海,为足太阴脾经之穴,主治脾虚失血和气滞血瘀诸疾。三阴交,为足三阴经之会穴,能统治足三阴经之病。足三里,为足阳明胃经之会,有调理脾胃、补益气血作用,主治诸虚百损,为强壮保健之要穴。近年来治疗性疾病也采用穴位注射、耳穴贴丸或耳针疗法。常用耳穴:外生殖器、子宫、盆腔、肾、肾上腺、肝、心、脾、交感、皮质下、内分泌、卵巢等。

(二)药物治疗

男、女科疾病在药物治疗方面,注重辨证论治与外用药物结合使用。内服药采用辨证论治,或选用单秘验方以攻逐病邪或调整脏腑功能,常循利湿清热,泻火解毒,补益肝肾,健脾除湿,疏肝理气,交通心肾,滋阴降火,活血化瘀等法。外用药物多采用熏洗方法,也有膏、散、锭剂的使用,新鲜药物捣烂、涂抹或贴敷,切开排脓、药线引流等方法,收到清热解毒,箍毒消肿,提脓祛腐,拔毒散结,定痛止痒,除湿敛疮,生肌收口的功效。内服与外用药物结合,既注意调节整体,又注意局部治疗,是中医治疗性疾病的一大特点。

二、心理调护

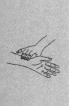

《寿世青编》说:"药之所治只有一半,其一半则全不系药方,唯在心药也。"所谓"心药",就是心理上的调护。心理调护,主要是医生借助于语言或其他方法对病人的心理治疗;另一方面病人也可以利用一些心理调护方法,自己对自己进行心理调节。

(一)说理开导

《灵枢·师传》说:"人之情,莫不恶死而乐生,告之以其败,语之以其善,导之以其所便,开之以其所苦,虽有无道之人,恶有不听者乎。"这就是说理开导方法的四个步骤。

由于人们都有健康长寿的良好愿望,基于此进行正确的说理开导,患者是乐于接受的。第一,告之以其败。败指健康失败的原因,实际上是医生帮助患者分析病情,包括疾病发生的原因,机理,病情的轻重、危害,使之对疾病抱有正确的态度。第二,语之以其善。善指好的预后,这是心理治疗常用的一种安慰方法。告诉病人抓紧治疗,认真对待,疾病的预后是好的,以增强病人战胜疾病的信心。第三,导之以其所便。便指方便、便利,即指导病人进行自我调养,"绝房色,戒恼怒,节饮食,慎起居,莫信邪"。自我调养是最便利的治疗方法。第四,开之以其所苦。苦指病人思想顾虑、苦衷。即开导病人放下思想包袱,解除顾虑,使之心情舒畅。

说理开导法如果运用得好,可以使病人心悦诚服,甚至能够起到立竿见影的效果。

(二)转移注意

转移注意,简言之,就是把病人的注意力从自己的疾病上转移到其他方面去,减轻心理压力和不必要的自我心理恶性刺激,有利于疾病的消除,在男女性功能障碍疾病治疗中,尤其有重要意义。有些性功能障碍患者,精神紧张,注意力集中在自己的疾病上,整日胡思乱想,担心自己的病治不好,担心影响家庭关系,这种巨大的精神压力,使之越怕性生活不能成功,就越不能成功,疾病也真的会越来越重。此时如果能够将其注意力转移到工作或其他方面去,有利于疾病的治疗。如夫妻可以分床居住,闲时读书看报,听听音乐,散散步,不去想与性生活、性疾病有关的事,"弹琴瑟,调心神,和性情,节嗜欲"(《千金要方》),使之情绪稳定,心情舒畅,这样不但有利于疾病的康复,甚至可能会不治即愈。正如吴师机《理瀹骈文》所说:"七情之病者看书解闷,听曲消愁,有胜于服药者矣。"

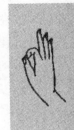

（三）解释疑惑

病者多疑,怀疑自己病情会加重,怀疑自己患的是传染病,是绝症,小病疑大,轻病疑重,久病疑死,思前想后,想入非非,这是病人普遍存在的心理状态。男女科疾病的患者,由于对性知识和有关性疾病知识的缺乏,以及家庭、社会的一些看法,可能会使其有更多怀疑、猜测和担心。这就需要医生针对病人存在的思想疑虑,分析病情,解释疑虑,帮助病人解除一些猜测和怀疑,放下思想包袱,促使之恢复健康。

（四）疏导解郁

《景岳全书》说:"若思郁不解而致病者,非得情舒愿遂,多难取效。"指出心病还要心药医的原理。《程氏简易方论》则明确指出,情志的调摄比药石祛疾更为重要,"大凡病原七情而起,仍须以七情胜服化制以调之,时者不悟,徒恃医药,则轻者增重,重者危矣。"对于男女性疾病患者来说,结合心理治疗是非常必要的。一般说来,性疾病患者是很痛苦的,一方面要忍受病痛的折磨,另一方面心理上承受着巨大的压力。这种压力一方面来自家庭、社会,一方面来自自己。患者往往羞于启齿,认为此为"隐私"之事,不能对别人说,怕人笑话或鄙视,结果则默默忍受痛苦,终日处在抑郁忧愁之中,甚至错失治疗良机。这种郁结忧闷的不良情绪,如果不能发泄出来,不但疾病不能治愈,而且还可能引起其他身心性疾病。医生治疗性疾病患者时,如果能够把握病人的心理状态,注意心理疏导,获得病人信赖,使病人倾诉自己的痛苦,这样不但能全面了解病情,有助于诊断疾病,而且这种做法本身就是一种心理疏导的治疗,使病人有机会发泄郁闷,恢复心理平衡,这在男、女科疾病的治疗中是很重要的。

三、健身气功与按摩

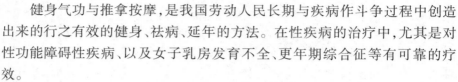

　　健身气功与推拿按摩,是我国劳动人民长期与疾病作斗争过程中创造出来的行之有效的健身、祛病、延年的方法。在性疾病的治疗中,尤其是对性功能障碍性疾病、以及女子乳房发育不全、更年期综合征等有可靠的疗效。

　　古代称气功为吐纳、行气等,近代统称为气功。气功锻炼的实质,是培育元气,扶持正气,增强人体的免疫力和抵抗力,扶正以祛邪,从而达到防病治病,健康长寿的目的。健身气功,功种繁多,功法齐全,不同的疾病可以根据各自不同的病情及身体状况,选练不同的功法和针对病证的治疗功法,如心因性的性功能障碍疾病患者,可选练祛焦虑、消除紧张状态、排除杂念的放松功;体质较差,肾虚不固的患者,可选练一些强身功,如站桩功、静坐功、八段锦、大小周天功等。练功时,注意遵循练功三要素:即意念调心,呼吸调息,姿势调身。意念调心,是指有意识的训练。练功时要求自己思想、情绪、意识逐渐安静下来,排除杂念,使大脑进入一种入静、虚空、轻松的境界。这样可使全身各器官组织进一步放松,使气血调和,经络疏通,精神充沛,从而调动人体潜能,以达强身治病目的。可用放松法,默念法,数息法,意守法,贯气法,良性意念法等。呼吸调息,是指通过调整呼吸来调动人体的内气,使之逐渐聚集,然后循经络路线运行,以疏通经络气血。可用自然呼吸法,深呼吸法,腹式呼吸法,口呼鼻吸法等。姿势调身,是指通过调整身体姿势,使其放松、舒服、适宜,为调心、调息打下基础。中医有"形不正则气不顺,气不顺则意不宁,意不宁则气散乱"之说。因此,"调身"是练功中首先要注意的问题,可根据病人身体状况,选用卧式、坐式、站式等方法。同时要掌握练功要领,做到松静自然,意气相随,循序渐进,练养结合。可参看近年来出版的健身气功书籍。

　　推拿按摩可以对身体形成局部刺激,以疏通经络,行气活血,调和营卫,平衡阴阳,增进机体的抗病能力,促进整体新陈代谢,从而调整人体各部分功能的协调统一,有祛病、健体、强身的效果。可针对病人的具体情况,分别运用不同手法,以柔软、轻和之力,循经络,按穴位,施术于人体,选取经脉、穴位可参照针灸治疗法则。

中医男女科诊疗学

四、饮食调养

自古就有"药补不如食补"之说，宋代《太平圣惠方》中指出："若能用食平疴,适性遗疾者,可谓良工。"中医认为食药同源,饮食不仅能够补充营养,提供机体必要的营养物质,同时只要饮食得当,还有助于疾病的消除,甚至可以直接达到祛邪除病的目的。

饮食与中药的作用同理,亦有性、味、归经的不同。合理调配,可以补益脏腑,调和阴阳,祛除寒热,增强体质,收到治疗疾病的效果。如肾阳虚衰之人,宜进食温热性食物,以温阳补虚,如韭菜、对虾、牛肉、羊肉、狗肉、雀卵、鹿鞭等;精血亏虚之人,宜进食甘咸的填精补血之品,如海参、鱼类、淡菜、阿胶、桂圆、红枣、桑椹、菠菜等食物。阴虚阳亢之人,宜进食龟、鳖、牡蛎、猪髓、牛髓等滋阴降火,补益精血之品。脾胃虚弱之人,宜进食甘温健脾的山药、粳米、莲米、芡实米、薏苡仁等食物。湿热毒盛之人,宜进食冬瓜、鱼腥草、苦瓜、丝瓜等蔬菜,有助于清热利湿。

同时,男女科疾病患者要注意忌口。清代医家顾世澄在《疡医大全》中指出："凡治下疳,第一戒患者吃盐,若肯饮食吃淡,一月收功只消半月。"由此可以看出,饮食的宜忌是十分重要的。如阴虚阳亢者,要忌食炙敷煎炸、燥热助阳之品;阳虚火衰者,要忌食寒凉生冷;痰湿素盛者,忌食生冷肥甘油腻;湿热盛者,宜忌食辛辣肥甘厚味。

总之,饮食调养得当,不但能补充人体需要的营养,而且可以改善体质,有助于治愈疾病,恢复健康。

参考资料

1. 阮芳赋,等.性知识手册[M].北京:科学技术文献出版社,1985:2.

2. 刘占文,等.中医养生学[M].上海:上海中医学院出版社,1989:56.

3. 刘亚光.从分子生物学角度探讨肾本质[J].天津医药,1978(2):81.

4. 沈自尹.肾阳虚病人的垂体——肾上腺皮质系统的改变[J].上海中医药杂志,1979(2):35.

5. 重庆医学院.虚损之病机探讨[J].新医药学杂志,1973(11):434.

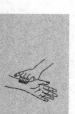

6. 朱梅年,等. 试论中医"肾"的物质基础——有关微量元素锌、锰的探讨[J]. 中医杂志,1983(5):66.

7. 徐晋勋,等."促卵泡汤"女性激素样作用的观察[J]. 中医杂志,1982(1):65.

8. 廖玎玲,等."中药人工周期"对女性性腺功能的影响[J]. 中医杂志,1982(1):31.

9. 何嘉琅. 金匮虚劳篇对生殖障碍的证治及启示[J]. 浙江中医学院学报,1987(2):17-18.

10. 刘占文,等主编. 中医养生学[M]. 上海:上海中医学院出版社,1989. 321.

11. 郑集. 70 岁以上老人健康长寿因素调查[J]. 老年医学杂志,1981(1):25.

12. 沈自尹,等. 老年人与"肾阳虚"患者的甲状腺轴功能对比观察[J]. 中西医结合杂志,1982(1):11.

13. 莫启忠,等. 阴虚及阴虚火旺患者在日全食期间血浆环核苷酸和皮质醇含量的变化[J]. 上海中医药杂志,1981(9):46.

14. 赵伟康,等. 日全食时阳虚及阴虚心火旺患者尿中 17 羟类固醇及儿茶酚胺等排量的变化[J]. 上海中医药杂志,1980(5):42.

15. 吴敦序,等. 日全食对心血管疾病患者交感神经兴奋性的影响[J]. 上海中医药杂志,1981(11):45.

16. 杨振平,等.《内经》天文医学思想初探[J]. 中国医药学报,1988(5):8.

17. 罗颂平,等. 月经节律与月相的联系初探[J]. 上海中医药杂志,1984(12):42.

18. 骆勤方,等. 健康与性[M]. 北京:人民体育出版社,1980:60.

19. 阮芳赋,等. 性知识手册[M]. 北京:科学技术文献出版社,1985:307.

下编 各 论

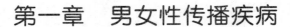

第一章 男女性传播疾病

第一节 性传播疾病的一般知识

一、性病与性传播疾病

性传播疾病是 1975 年由世界卫生组织（WTO）决定起用的名称,它与以往的"性病"的概念有所不同。以往所称的性病被西医称为经典性病,中医俗称为花柳病,包括梅毒、淋病、软下疳和性病性淋巴肉芽肿四种。也有人将次要的轻度传染性的腹股沟肉芽肿也包括进去,那就是五种了。这些性病都以性交为传播途径。人们一般习惯地称上述为"经典性病""传统性病"或"第一代性病"。

性传播疾病实际上是将性病的范围扩大了,由于多年来国外对性行为所引起的疾病进一步的认识,将凡可经过性行为和类似性行为传播的疾病都纳入这一范围,并于 1975 年由世界卫生组织决定统称为性传播疾病,并于 1983 年 11 月在日内瓦召开的世界卫生组织性病和密螺旋体病专家委员会议上提出特别建议,建议以性传播疾病代替性病一词,今后全部采用这一名称,简称 STD（Sexually Transmitted Diseases）。

扩大后的性传播疾病,除了包含原有的性病外,又列入 20 多种疾病,并且仍在继续扩大中。这些疾病有:非淋菌性尿道炎、淋病、阴部念珠菌病、滴虫病、尖锐湿疣、生殖器疱疹、阴虱病、疥疮、梅毒、传染性软疣、性病性淋巴肉芽肿、软下疳和腹股沟肉芽肿。1981 年又将新发现的艾滋病列入性传播疾病,目前正在考虑或意见倾向一致应该列入的疾病还有病毒性肝炎、股癣、巨细胞病毒感染和加特纳菌性感染等。如果将男性同性恋者易感的肠道细菌感染和原虫感染,以及艾滋病的条件致病菌感染,按病原体种类分类也列入性传播疾病的话,那么,性传播疾病所包括的疾病就更多了。

性传播疾病一词的定义是什么？世界卫生组织在1983年性病及密螺旋体病专家委员会议上做出定义:性传播疾病就是一组主要通过性接触感染的传染病。并指出,在许多国家,它们是目前最常见的传染病,尽管其发病率时升时降,但总体上正以无法容忍的速度在继续蔓延着。扩大疾病范围后并且用性传播疾病这一名称有什么含义呢？分析性传播疾病所包含的内容,可以看出它们具有如下特点:①强调了性"传播"的作用,具有所有凡可经过性行为传播疾病的含义,从性传播疾病的内容,可以证实这一点。②性传播疾病不一定全由典型的性行为方式传播,其他形式或类似性行为传播的疾病也可列入这一范围。20世纪80年代新列入的男性同性恋所致的疾病更充实了这一特点。③由性行为传播的疾病,可以有以生殖器为主的病变,但也可以不是主要的,如疥疮,甚至全然没有生殖器的可见病变,又如艾滋病和病毒性肝炎等。④不一定都具有破坏性和危害性,如阴虱病、疥疮、滴虫病和传染性软疣等。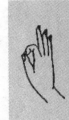

需要指出的是:目前我国对性传播疾病中所包括的疾病,并不是都能完全接受,有些疾病,在我国来说,性传播所占比例较小,而大多是以生活中密切接触的非性传播为主,如疥疮、股癣和传染性软疣等。其原因在于国内居住条件、卫生设施和个人卫生习惯等方面,与西方国家相比存在一定的差距,西方国家居住条件、卫生设施等良好,分房分床居住,因此密切的性接触就是上述疾病的主要传染途径了。

二、性传播疾病的流行概况

自15世纪末,性病先后传入我国,我国人民也饱受其苦。中华人民共和国成立后政府付出巨大的人力物力,为了杜绝性病的传播,首先着手消灭传播性病的主要媒介,封闭妓院,取缔娼妓,普查梅毒、淋病患者,直到20世纪60年代初才将性病基本消灭。但是,近年来随着与世界各国贸易往来的日趋增加,国际旅游事业的不断发展,性病又再次由外传入。为此,我国卫生部于1986年7月成立了性病防治研究咨询委员会和全国性病防治研究中心。

在我国销声匿迹20多年的性病,在20世纪80年代又死灰复燃。近年来,全国每年报告的法定与监测的性病患者均在30万例以上,并以每年20%～30%速度增加。性传播疾病的快速增长势头令人震惊! 目前世界上性传播疾病的感染和发病率已达到令人不安的程度。它不仅是一个严重的公共卫生问题,也是一个严重的经济问题和社会问题,世界卫生组织自1988年开始,将12月1日定为"世界艾滋病日",号召全球行动起来,开展消灭艾滋病的活动。

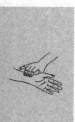

90年代后期,国际组织根据亚洲国家和地区艾滋病毒流行状况,将该区域内所有国家和地区划分为4种流行类型,即快速增长型、潜在快速增长型、正在增长型和未定型。在那张大表中,中国南部被列入潜在快速增长型,中国作为整个国家被列入增长型。

警钟已经敲响,国家卫生管理部门忠告公民:为有效控制艾滋病在我国的蔓延和个人的生命健康,要根除不良行为,洁身自爱。

三、性传播疾病的传播方式

性传播疾病是一类特殊的传染病,是指由性行为或类似性行为所致的泌尿生殖系统和全身性的传染病,这些疾病均由各种病原体引起。性传播疾病的传播方式主要是通过不洁性交而传播,当健康人与患者性交时,病原体可以通过生殖器皮肤黏膜的轻度擦伤处侵入人体,如淋病、梅毒等;或者是通过性交时身体的密切接触而传播,如疥疮、阴虱、传染性软疣等。对不洁性交触染淫毒导致性病的发生及危害,中医学中已有明确认识。如《疡医大全》对梅毒的成因,《无愧青囊》对下疳、横痃的发病原因都明确指出与触染秽污恶毒有关。

除了性接触传染外,其他传播方式大体有三种:

1.日常接触传染

接触病人污染过的物品造成间接传染,如茶具、食具、浴具、床单、便盆、衣物等,甚至钞票、扑克、门把手等。当然,接吻等密切接触更容易造成传染。

2.母婴传染

胎中染毒,母血不洁,通过血源而传染,胞胎受染,遗毒后代;或孕妇患有性传播疾病,分娩时,胎儿经过产道而感染;或新生儿吸吮母乳,或直接接触了母体的分泌物,如唾液、尿液等,而造成传染。

3.医源性传染

可以通过输血或血液制品,注射针头、手术、牙科医疗器械等不洁器具传播。

四、性传播疾病的发病特点

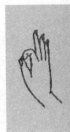

性传播疾病的传播与人口流动,旅游人数的增多,性观念的变化等因素有关。因此也形成性传播疾病的发病特点。

1. 传播快,发展迅速

随着世界科技、经济的发展,交通工具的改善,各国间贸易、旅游业的迅速发展,世界人口流动大,交流频繁,加之近年来西方的性解放、性自由的影响,婚姻伦理道德的变迁,由性接触传染的疾病也随之增多。尽管近几十年来,世界各国对性传播疾病的防治已取得了很大成绩,但不管是发展中国家还是发达国家,性传播疾病的流行却有增无减,继续蔓延,扩展迅速。由于性传播疾病的传播、蔓延,性传播疾病已成为世界性疾病。

2. 传染途径多,非性接触一途

性传播疾病虽然以性接触为主要传染途径,但不仅仅局限于性交,传染途径还包括日常生活接触以及医源性接触传染。如我国 1989 年底报道,云南省共确诊的 146 名艾滋病病毒感染者,这些人都是通过共用注射器吸毒的方式而感染的。因此,这也是性传播疾病迅速发展的原因之一,而且使很多无辜的婴幼儿及家庭成员等受到感染。在我国由于受居住条件、生活习惯、卫生设施等影响,一些疾病虽然世界卫生组织将其划归为性传播疾病,但是在我国以非性接触传播更常见,如股癣、疥疮、滴虫病、传染性软疣、乙肝等。

3. 性行为多样化,病变部位不局限于生殖器

由于一些同性恋者的性怪癖行为,使得性传播疾病除了累及性器官外,病变还常常累及口咽、直肠、肛门等部位,这是由于一些肛交、口淫等性行为方式所造成的。不但引起口、咽、直肠等部位的感染,出现疼痛、红肿、脓性分泌物等,有的甚至还进入血液而播散全身。现在已知的在欧美国家艾滋病最主要的传染途径是同性恋的性行为。有学者报道,在美国艾滋病患者中查清感染源来自同性恋性行为的超过总数的 70% 。我国同性恋者比较隐秘,但是近年来已有报道以口—生殖器交感染口腔梅毒的病例,而且大陆居民中查出的第一例艾滋病病毒阳性者也是与外国人有同性恋性行为和长期性乱而感染的。当然,本身也有一些性传播疾病病变不发生在生殖器部位,如艾滋病、乙肝等。

4. 可能一人感染多种性病

性传播疾病的高发人群,是那些长期性乱的人,包括宿娼者、性工作者等,由于性乱和性伴侣的多变,容易感染上性病而且还不只一种性病。有资料表明:性工作者中至少有50%染有梅毒,患滴虫病者可高达75%,若加计其他性病,无病者几乎很少。因此,患有某种性传播疾病的人,也很可能感染了其他性传播疾病,即同一病人可同时感染多种病原体。如国外有的地区有15%的淋病病人艾滋病病毒抗体阳性;21%的软下疳病人艾滋病病毒抗体阳性。梅毒病人中也发现不少艾滋病病毒抗体阳性者,我国大陆居民第一例艾滋病病毒阳性者,即是在梅毒患者中发现的。另外,尖锐湿疣合并淋病、梅毒,梅毒合并淋病等也是临床上常见的。

5. 发病与年龄、性别、婚姻、居住状况、职业等密切相关

性传播疾病主要发生于成年人和中年人,即性活动最频繁的时期,而且据国外资料表明,随着年龄的增长发病率有下降的趋势。发病的年龄在下降,青春期感染性传播疾病很普遍,且女性发病年龄越来越年轻。性别方面,一般男性发病率高于女性,这与男性的性冲动快、富于冒险性以及男性同性恋人数多有关。婚姻状况方面,以单身、离婚、分居者发病率高,在已婚同居夫妇中的发病率相当低。性传播疾病的发病率与居住状况也有密切关系,我国农村剩余劳动力大量涌入城市,具有人口密集、远离配偶、流动性大、大多为青壮年等特点,加之一些诱惑,存在着潜在的发病危险。另外,性传播疾病与职业有关系,俄罗斯学者报道,性病患者多见于建筑工人,旅社、饮食、商店等服务人员,出租汽车司机及导游等。我国情况亦大体相当。

6. 性传播疾病的病种发病率有所变化

以往性病中以梅毒的发病率最高,危害最大。但是近年来有国外资料报道,国外有的国家的淋病比梅毒多10～15倍。我国梅毒已退居第三位,淋病与梅毒发病人数之比为28～35∶1。非淋菌性尿道炎、淋病已成为性传播疾病之首,我国由于基层医疗卫生单位检测手段有限,影响了非淋菌性尿道炎的诊断,因此我国目前是以淋病占性传播疾病发病率的首位。

7. 对西药耐药反应增加

治疗淋病等性传播疾病的特效药,如青霉素、磺胺等,有越来越多的人不敏感。有43个国家分离出产青霉素酶的淋球菌,链霉素耐药菌也已超过50%,对磺胺耐药性的患者则更多。因此应用中医药防治性传播疾病就提到

了议时日程上来了。

8.艾滋病的防治已成突出问题

艾滋病自1982年定名以来,已迅速蔓延,流毒极广,为害甚烈,比起老牌的瘟疫,如鼠疫、霍乱等烈性传染病,在狷獗程度和病死率上,毫不逊色,因此人们称之为"超级瘟疫""世界瘟疫"。艾滋病是一种病毒性疾病,1986年以来,这些病毒已被统称为人类免疫缺陷病毒(HIV),免疫缺陷是本病的关键性变化,感染又是导致免疫缺陷病人死亡的主要原因。加之尚无有效的治疗手段,重复或反复感染者多,最终死亡率可达90%。艾滋病已迅速蔓延五大洲,给全世界蒙上了一层沉重的阴影,因而成为性传播疾病中最突出的问题。

五、性传播疾病的主要危害

性传播疾病是一种社会性疾病,产生的原因不仅有医学上的原因,也有社会的因素。它的危害极大,不但危害病患者个人,而且殃及家庭,贻害亲友,遗毒后代,是一种有害于人类健康、民族素质和家庭和谐的疾病,更为严重的是它可以导致社会不宁、民族危机。

1.危害人类健康

性传播疾病对人类健康的危害性极大。虽然其中大多数病种并不属于致死性疾病,但是它们的传播性很强,能够引起各种并发症及后遗症,严重地威胁着人类健康。例如:尖锐湿疣不但侵袭生殖器、肛门等部位,而且近年来发现有癌变的可能。梅毒可以侵犯人体的各个脏器及组织,可以使人致残,丧失劳动力,梅毒全部病程可长达数十年之久,贯穿于患者的一生之中,晚期患者发生的心血管梅毒、神经梅毒的病死率很高。淋病是目前国内发病率最高的一种性传播疾病,如果急性期治疗不及时不彻底而导致慢性淋病,不但病情易反复,而且常常侵入附近器官,引起前列腺炎、输卵管炎、盆腔炎、关节炎、心内膜炎、脑膜炎和不育症等。生殖器疱疹在患病过程中,有时疼痛剧烈,且反复发作,约60%的人复发,第一年内可复发4~6次,痛苦异常,可引起性功能障碍,导致不育,近年来发现可能与宫颈癌、阴茎癌有密切关系。另外,生殖器疱疹可并发神经系统疾病,如脑炎、脑膜炎等,倘若未及时治疗,成年人的病死率很高。谈"艾"色变的艾滋病,则是一种死亡率极高的疾病,严重地威胁着人类的健康和生命,被称为"20世纪的瘟疫"。

2. 殃及家庭亲友

性传播疾病的最主要传播途径是性接触,婚外性行为、性乱是导致性传播疾病的直接原因,这些人一旦染病,最直接和无辜的受害者是他(她)们的配偶,不但可能被传染上性传播疾病,而且蒙受不白之冤,身心常常受到极大的摧残,给家庭带来不幸。那么,性传播疾病给家庭带来的危害究竟有多大呢? 看看性接触后的性病感染概率就可明白,患梅毒的第一年间,传染给对方的概率是92%,第二年为70%;患淋病后,与之有过1次性交的,被传染的概率是20%,2次为40%,4次为80%;与患生殖器疱疹者有过1次性交的,约80%可被传染;与尖锐湿疣患者有性接触者,60% ～ 70%的人被传染。

性传播疾病还可以间接传染,主要是通过性病患者的污染物,如衣物、床单、被褥、毛巾、浴盆、便桶等传播,而被传染的受害者,更多则见于与患者在日常生活中有比较密切接触的家庭成员或其亲朋好友。性传播疾病害人害己,因此,提高个人修养、洁身自爱才能利人利己。

3. 遗毒于下一代

目前已知很多种性传播疾病可以影响下一代,或致残,或致死,或根本不育不孕。梅毒是老牌的性传播疾病,患有活动性梅毒的妇女,不孕率高达23% ～40%;梅毒孕妇,怀孕4个月后,梅毒螺旋体可通过胎盘感染胎儿,造成流产、早产或死胎;即使足月分娩的婴儿,约有57%为死婴,28%有早期先天梅毒临床表现,新生儿围产期死亡率比正常高10倍。衣原体和支原体均可诱发胎膜早破和绒毛膜羊膜炎,使新生儿或胎儿的死亡率增加5倍左右。淋病妇女分娩时,有近1/3的新生儿被感染,尤其是淋菌性眼结膜炎,严重者可导致失明。患有生殖器疱疹的孕妇,常可发生早期流产,有40% ～60%的新生儿在通过产道时被感染,可出现高热、呼吸困难、出血、昏迷等,60% ～ 70%的新生儿可因此而死亡,即使侥幸存活的孩子,留有后遗症者可高达85%。巨细胞病毒也是通过性接触而传播的,感染后最大的危险之一是流产和婴儿的先天性畸形,患儿可出现神经系统退行性变,小头畸形、小眼畸形、脑畸形、脑钙化、智商降低以及听力减退等永久性损害。

性传播疾病不但使众多无辜的婴幼儿受害,而且这种危害下一代的遗毒,会影响人类、民族的繁荣昌盛。

4.社会不宁,民族危机

性传播疾病的流行给社会带来危害,甚至造成民族的危机。一个性乱者染上性传播疾病,他(她)既是病人,又是传染源,对社会来说更是一种污染。这些人随时都可能对他人构成危险而造成传染,如公共浴室、公共游泳池,被污染的钱钞,以及可怕的医源性传染,如污染的血液制品、医疗器械等,目前有正式报告经过血液制品被传染上艾滋病者已不是少数,造成了社会的不安宁。更重要的是给人们心理上造成了沉重的压力。

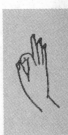

性传播疾病带来的不孕不育以及危害下一代的恶果,将对民族的繁荣昌盛构成危机,因此,必须积极防治。

六、性传播疾病的防治原则

性传播疾病已成为世界性疾病,近年来虽然世界各国医学界在防治性传播疾病上取得了很大的成绩,但是性传播疾病的发病率仍然有继续增高的趋势,成为一个影响较大的公共卫生问题。因此,要加强性知识、性道德的宣传教育,预防为主,防治结合。

1.提倡洁身自爱

随着社会的进展,人口的增多,频繁的社交活动和性生活、性道德的演变,目前世界上性传播疾病的感染和发病率已达到令人不安的程度。

性传播疾病的流行与社会因素密切相关,社会上的一些不良风气,例如:卖淫、宿娼、同性恋、性犯罪、非婚性关系等,是造成性传播疾病蔓延的重要因素。我国性传播疾病发病率多半集中在市区,并以青壮年为主,又以性工作者等特殊人群中患有性传播疾病最突出。性传播疾病患者在不断增加,艾滋病也正在侵袭我国,应采取积极有效的治疗措施,寓防予治,防治结合,提高个人修养和社会风尚,动员全社会充分了解性知识,讲求性道德,人人珍重自爱,才能有效地控制和杜绝性传播疾病的传播。

2.切莫讳疾忌医

性传播疾病具有很大的危害,害己害人,危害家庭,对社会、国家、民族构成了威胁,如果患者不能及时根治,则贻害无穷。如果讳疾忌医、延误治疗时机,一方面会造成病情发展恶化而难于治疗,另一方面这一传染源还会不断地向外界传染扩散,危害他人,甚至成为社会公害。例如:未治疗的淋病,可发展为各种不同的临床并发症,男性可有附睾炎或尿道狭窄等,女性可有盆腔炎、不孕症、宫外孕等,形成菌血症还可能会危及生命。梅毒若不治疗,预计其中有8%的患病女性和5%的患病男性发生心血管梅毒,有5%的患病女性和9.4%的患病男性发生神经梅毒,使人致残、致死,未治愈的患病女性梅毒患者,还可遗毒于下一代,造成先天梅毒。近年来发现性传播疾病患者的肿瘤发生率高于正常人,而且发现尖锐湿疣、生殖器疱疹等性传播疾病都有癌变的可能。

已患性传播疾病者切莫讳疾忌医,放下思想包袱,尽早求医治疗,并与医生密切配合,做到早发现、早治疗、早治愈。只有积极治疗,同时端正行为,洁身自爱,并动员性伴侣积极检查治疗,才是患者应该采取的正确态度,否则一害自己,二害家庭和社会。因此性传播疾病患者切莫讳疾忌医,否则害人害己。

3. 治疗内外兼施,局部整体并重

中医历来强调整体观,整体就是统一性和完整性。中医学非常重视人体本身的统一性、完整性及其与自然界的相互关系,它认为人体是一个有机整体,构成人体的各个组成部分之间,在结构上是不可分割的,在功能上是相互协调、相互为用的,在病理上则是相互影响的。中医在分析病证的病理机制时,首先着眼于整体,着眼于局部病变所引起的整体病理反映。性传播疾病虽然大多数疾病病损表现于生殖器局部,但中医认为这个局部病理变化与整体病理反映是统一的,人体局部与整体是辩证的统一,人体某一局部区域内的病理变化,往往与全身脏腑、气血、阴阳的盛衰有关。如性病常与肝经湿热、肾阴不足、肾阳虚衰、脾虚湿盛、阴虚热盛等病理机制有关,因此中医在治疗性传播疾病上,一方面用内服方药注重调理整体,常用清利湿热,调补肝肾,燮理阴阳,泻火解毒等方法治疗;另一方面用外用药治疗局部,中医常用熏洗剂,也有膏、散、锭、酊剂的使用,新鲜药物捣烂、涂抹或敷贴等,常能收到清热解毒、箍毒消肿、提脓祛腐、拔毒散结、定痛止痒、除湿敛疮、生肌收口的功效。内服方药与外用药物结合,既注意调节整体,又注意局部治疗,是中医治疗性传播疾病的一大特点。

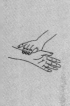

第二节 梅 毒

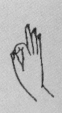

梅毒,中医称为杨梅疮。《景岳全书》指出:"杨梅疮一证,以其肿突红烂,状如杨梅,故尔名之。"根据明代李时珍在1516年所著的《本草纲目》和陈司成在1632年所著的《霉疮秘录》记载,结合当时海运渐频,梅毒可能是在16世纪初由欧洲传入我国华南,以后逐渐向内地蔓延的。

目前梅毒流行于世界各地,它的传播与15世纪航海家哥伦布发现新大陆有密切关系。15世纪以前,欧洲医生从未见到过梅毒,医案中无人描述过类似疾患。哥伦布在1492年奉西班牙国王的命令组织远洋船队,从西班牙本土出发西行,到达海地时,当地土著居民正患有一种地方病——梅毒。1493年哥伦布率船队胜利返航,他的船员也把梅毒带到西班牙,先在西班牙宫廷中传播,继之传到法国。1494年法国统治者查理八世国王发动侵略意大利的战争,1495年意大利南部开始流行梅毒。到了1497年梅毒几乎蔓延到了整个欧洲。1498年梅毒开始向亚洲蔓延,首先由西班牙船队与印度通商,船员及商人把梅毒传染给印度人,大约在1505年梅毒从印度传入我国广东,因此历史上人们曾经把这种病叫作"广疮""广东疮"。直到17世纪初明代医学家陈司成在他著的《霉疮秘录》中才详细记录了梅毒病,当时陈司成正在闽粤行医,他积累了多年诊治梅毒的经验,著成了我国第一部梅毒专著,而且这也是世界上最早使用砷剂治疗梅毒的记载。陈氏把这种与性接触有直接关系的传染病称为"霉疮"。陈氏在书中还讲述到他家八代业医,但并无治疗梅毒的秘方,说明中国古代不知道梅毒病。明代医学家李时珍在《本草纲目》中曾记载,"杨梅疮,古方不载,亦无病者,近时起于岭南,传及四方。"也说明在16世纪前我国不存在梅毒。

梅毒在我国流行约400余年,直到新中国成立后,人民政府封闭了妓院,取缔娼妓,杜绝了传染源。经过大规模的防治之后,我国已基本消灭梅毒。但是近年来由于种种原因,使已经消灭的梅毒再次死灰复燃。

明代窦麟在《疮疡经验全书》中,对本病的发病起因已经认识得相当清楚。"杨梅……其起也有三因:男子与生疳疮妇人交,熏其毒气而生;或体虚气弱,偶遇生疮之人,秽气入肠胃而生,或生患疮之人,在于客厕,去后,其毒气尚浮于客厕之中,不知偶犯,其毒气熏于孔中,渐至脏腑,或在头顶中,或

下编 各论

在肋下,或粪门边先起。……婴儿患此者,皆父母胎中之毒也。"明确指出了本病主要由性交传染,并可遗传给后代。中医认为,精泄之后,淫秽邪毒,从精道乘虚直透命门,以灌冲脉,所以外而皮毛,内而骨髓,凡冲脉所到之处,则无处不到,故此害最深最恶。目前在世界上梅毒的危害和后果在性传播疾病中仅次于艾滋病。

现代医学对梅毒的认识已十分清楚,梅毒是由于梅毒螺旋体感染而引起的性传播疾病。通过性交或类似性行为而感染的梅毒,叫获得性梅毒或后天性梅毒;梅毒螺旋体由母体经过胎盘进入胎儿循环中所致的梅毒,称为胎传梅毒或先天梅毒。梅毒感染后由于被感染者抵抗力和反应性的改变,症状时而显著,时而消退隐伏,有时又有再发。根据感染时间的长短,症状表现的特点而把梅毒分为一、二、三期,或早期及晚期。通常把一、二期梅毒合称"早期梅毒",多为感染后 2 年内。感染超过 2 年以上者为三期,亦称晚期梅毒。所表现的皮肤黏膜症状都很特殊,例如阴部下疳是一期梅毒的特征;梅毒疹是二期梅毒的表现;而在皮肤或黏膜上出现树胶样肿病变时,则是三期梅毒的特征。一般在感染后 10~15 年有 1/3 的晚期患者可发生心血管或神经系统梅毒,此时虽然几乎没有什么传染性,但内脏已受侵犯,抗梅治疗也无济于事,并有生命危险。

梅毒螺旋体进入体内并不是每个人都能出现症状,大约有 1/3 的患者不出现上述一、二、三期的症状,也无血管及中枢神经系统内脏症状,只有梅毒血清反应呈阳性结果,这属于潜伏梅毒,也就是说潜伏梅毒的诊断依据是梅毒血清反应阳性。按感染期长短分为早期潜伏及晚期潜伏,不过潜伏梅毒可以因为自身免疫功能或抵抗力低下而发生三期症状或血管神经系统症状,早期潜伏梅毒通过性接触对他人仍有传染性;而对晚期潜伏梅毒,一般认为对他人没有传染性,但女性病人仍有经过胎盘传染给胎儿的可能。由此可见,早期潜伏梅毒,若失去治疗的机会,将贻害终生。

一、病因病机

中医对梅毒的传染途径、病因病机的认识比较明确,如我国第一部梅毒专著《霉疮秘录》,书中对梅毒的病因病理有详细论述,肯定了梅毒是由性交传染和非性交传染引起。如:"是证也,不独交媾相传,禀薄之人,或入市登圊,或与患者接谈,偶中毒气,不拘老幼或即病或不即病。"又云:"人禀浸薄,天厉时行,交媾斗精,气相传染,一感其毒,酷烈非常,入髓沦肌,流经走络,或中于阴,或中于阳,或伏于内,或见于外,或攻脏腑,或巡孔窍。"不但认识到其具有传染性,而且认识到疾病在体内传播的复杂性、广泛性和多变性。明代陈实功在他所著的《外科正宗》(1617年)中,则把杨梅疮分为气化传染和精化传染。如:"……但气化传染者轻,精化传染者重……如气化者,毒在皮肤……精化者,毒在骨髓……"肯定了梅毒可以胎传给下一代。如《霉疮秘录》中指出:"一词客染杨梅疮,传于内室,多方调治仅愈,惟生儿多夭……余曰此乃先天遗毒使然,或出生无皮,或月内生疮……皆霉疮之遗毒也。"

1. 精化传染

与梅毒患者性交时,直接受淫邪毒气传染,占患病率的95%~98%。

2. 气化传染

接触梅毒病人或者同厕、亲吻、共食、同寐等,造成间接传染。现代认识到接吻、喂乳、输血、共用饮食器具、浴盆或医务人员处理病人时不慎均可受染。

3. 胎中染毒

母血不洁,胎胞受染,遗毒后代。

现代医学认识到梅毒是由于梅毒螺旋体感染而引起的性传播疾病。

二、主要症状

1. 下疳疮

不洁性交后平均3周左右,多在男女生殖器、肛门等部位发生粟粒大丘疹或小红斑,以后隆起,形成豆大至指头大硬结,四周焮肿,多为单发,表面可破溃糜烂,或形成浅在性溃疡,溃疡边缘整齐而隆起,四周的坚硬凸起,形如缸口,中间凹陷成窝,基底平坦清洁无脓水,色呈紫红、触之如软骨样硬度,无痒痛感。此即梅毒初疮或称硬下疳疮。这种硬下疳在发生后不经治疗均可在3~8周内自然消失,不留明显疤痕而进入一期潜伏梅毒。

在男性,硬下疳好发部位除阴茎冠状沟、龟头外,亦可见于包皮、尿道口、阴阜、肛门等处;女性硬下疳多发生于阴唇、阴蒂、尿道口、子宫颈及乳房。女性乳房是除阴部外硬下疳最好发处,尤以乳晕及乳头部位多见。

2. 横痃

《外科正宗》曰:"小腹之下,阴毛之旁结肿,名曰横痃。"硬下疳发生1周后,胯腹部一侧或两侧发生横痃,即腹股沟淋巴结肿大,初如杏核,甚则大如鸡卵,色白坚硬不痛,一般不化脓破溃。

3.杨梅疮疹

一般在硬下疳出现后6~8周发生。开始可有低热、头痛、头晕、关节痛、疲倦及食欲不振等前驱症状,即流感样综合征和全身浅表淋巴结肿大。然后常于面部、躯干和四肢屈侧发疹,广泛对称,多无痛痒。杨梅疮疹(梅毒疹)是二期梅毒的特征。

杨梅疮疹的表现复杂,因此中医对此也有不同的名称,例如《医宗金鉴》认为:"一名棉花疮,因其缠绵不已也;一名翻花杨梅,因窠粒破粒,肉反突于外,如黄蜡色;一名天泡疮,因其夹湿而生白疮也;有形如赤豆嵌于肉内,坚硬如铁,名杨梅痘;有形如风疹作痒,名杨梅疹;先起红晕后发斑点者,名杨梅斑;色红作痒,其圈大小不一,二三相套,因食秽毒之物,入大肠而发,名杨梅圈。"

（1）杨梅斑疹

杨梅斑疹是最早出现的皮肤损害,有时下疳疮尚未消退,杨梅斑疹就接踵而来。初起为淡红色,边界不甚清楚,一般小于1 cm直径,圆形或椭圆形,数天后颜色由红色转为玫瑰红色,随时间的进展数目增加,颜色渐渐加深而呈暗红色或紫红色。开始常发生在躯干两侧、脐周、四肢屈侧,然后波及全身,不痛不痒,累及掌跖时呈火腿色脱屑性斑,比较特殊,对诊断二期梅毒疹有一定的提示性。在斑疹开始出现时常有全身浅淋巴结肿,枕后、颈部、腋下等淋巴结容易触及,质硬,无疼痛感。斑疹经历2~3周后可自行消退,一般不留痕迹。

（2）杨梅痘

其发生较杨梅斑疹为迟,呈铜红色如豆状形丘疹,如扁豆或蚕豆大小,略微隆起,境界明显,表面平滑,压之不全褪色,触之深在坚实。好发于面部、两臂及小腿屈侧,也可分布于全身,发生于掌跖时呈黄红色。持续时间较长,消退缓慢,消退后常常留有色素沉着,尤以掌跖明显。

（3）杨梅脓疱疮

多见于体弱营养不良或有慢性疾病者,临床上较少见。可伴有全身症状,皮疹广泛散发于躯干四肢,且累及面部。皮疹初起红色,逐渐发生脓疱,如痤疮样或痘疮样,破后形成表浅或较深的溃疡,上有不同厚度的脓痂被覆,如溃疡上结痂甚厚,状如蛎壳时则称蛎壳样梅毒疹。愈后残留疤痕。

(4)翻花杨梅

疹型初起为斑疹或丘疹,表面湿润而有渗液,经磨擦后易形成糜烂。皮损增生肥厚形成块状凸起,表面有密集颗粒如同菜花样,有灰白色薄膜附着,常可形成1~3 cm直径大小的湿疣样损害。女性患者较男性为多。湿疣好发于肛门周围及大小阴唇部位,在腋窝、脐窝、腹股沟、指(趾)间等部位也可发生。

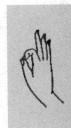

此外,还可出现皮肤白斑、脱发、骨膜炎、关节炎、眼部虹膜炎,以及引起肝脾肿大或无症状神经梅毒等。但这些病变都是早期、暂时性的,因为组织损坏较小,在此时如能及时就医可以获得完全、彻底的治疗,后果仍较好。

以上为早发杨梅疮疹,又称二期早发梅毒,杨梅疮疹可以重复发作,称为复发二期梅毒,出现的时间限于感染后的1~2年内。最常见的是皮疹的复发,表现与早发的相似,均为全身性和对称性,但数目较少,分布范围较小。

4. 杨梅结毒

由于未经治疗或失治误治等原因,梅毒2~4年后进入杨梅结毒期,即三期梅毒或称晚期梅毒,此时皮肤黏膜出现结节性损害,对组织可造成极大破坏,器官和面容被毁坏,骨骼受到损害。感染梅毒10年后,可发生心血管梅毒、神经梅毒及其他内脏梅毒,严重时危及生命。杨梅漏毒疮的表现最具特征性,现代又称为梅毒瘤、梅毒肿、树胶肿,是三期梅毒的标志。三期梅毒的皮肤损害表现为三种。另外感染10年后,可形成晚期内脏梅毒。

(1)杨梅结节

杨梅结节,又称结节性梅毒疹。为数十个暗红色黄豆大小的硬性结节,隆起于皮肤表面,好发于面部和四肢,集簇成群,不对称分布,边界明显,常排列为环状或弧形,或蛇形排列,无明显自觉症状,结节可自行吸收,遗留萎缩性瘢痕,亦可破溃成溃疡,称结节溃疡性梅毒疹。边缘呈穿凿性,周边绕以褐色浸润,境界清楚,愈后遗留疤痕,可再出现新结节,经过缓慢,可达数年。

(2)近关节结节

多发生于髋、肘、膝等大关节附近的皮下结节,对称发生,坚硬,其上皮肤无改变,结节直径可逐渐增大至1~2 cm,稍有压痛而无其他自觉症状,发展缓慢,但不破溃。

（3）杨梅漏毒疮

初发的杨梅漏毒疮是在皮下组织深部发生硬结,无痛感。硬节初起可以移动,并不与周围组织粘连,以后逐渐固定。结肿由指头至核桃大小,逐渐扩大,局部发生肿胀,呈暗红色,中心部软化,破溃穿孔,漏孔可单发或多发,从孔中排出黏稠脓血分泌物。当溃疡表面坏死组织脱落后,溃疡基底形成猪脂样薄膜。同时溃疡扩大,边缘隆起,紫红色,如同穿凿状。虽然溃疡存在,但不痛不痒,如有继发感染,则有疼痛。杨梅漏毒疮有时可出现一边愈合,一边扩展,形成马蹄形、肾形外观。损害可发生于任何部位,但以小腿、头皮、前额等处多见。杨梅漏毒疮对皮肤组织破坏性极大,例如发生在鼻腔内,可使鼻骨毁坏形成塌鼻梁（马鞍鼻）;发生在上腭部可使软腭穿孔,面容丑陋,发声亦受到影响;发生在前额或头顶部位,皮肤形成溃疡后长期不愈合,俗称"开天窗"。杨梅漏毒疮一般无自觉症状,局部淋巴结不肿大,此等溃疡如不治疗,常迁延甚久,不易自愈。愈后曾有萎缩性瘢痕,伴色素沉着。

（4）晚期内脏梅毒

梅毒感染后 10 ~ 20 年内可发生晚期内脏梅毒,见于骨骼、消化、心血管、五官、神经、泌尿生殖等各系统和器官,主要为心血管梅毒,其居各种晚期梅毒之冠,主要表现为梅毒性主动脉炎、主动脉瘤、主动脉闭锁不全,梅毒性冠状动脉炎及心肌炎;早期神经梅毒有脑膜炎;晚期神经梅毒有脑膜或脑血管梅毒、脊髓痨、麻痹性痴呆以及梅毒性神经炎等。

5. 胎传梅毒

胎传梅毒也称先天梅毒,由于其传染方式与后天梅毒不同,胎儿的体质也与成人不同,所以它的症状与后天梅毒有一定的区别。胎传梅毒不出现一期下疳疮,出生后不久直至 2 岁前（大多在 3 周龄至 3 个月龄之间发生）出现与成人类似的二期杨梅疮疹,但较成人严重,常有较严重的内脏病变,对患儿健康的影响较大,死亡率高。2 岁以后的胎传梅毒,称为晚期胎传梅毒,具有突出的三大特征:①实质性角膜炎。②神经性耳聋。③楔状齿:恒牙的上门齿上宽下窄,咬合面正中有半月状缺损,齿厚度增加,齿间隙增宽。

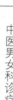

三、实验室检查

1. 非螺旋体抗原血清试验

过去常用的康氏反应(絮状沉淀试验)和华氏反应(补体结合试验)就属于非螺旋体抗原血清试验,现在已经淘汰,国外已极少应用,已为其他方法所替代。但根据国内情况,在未被其他方法代替之前,在一段时间内仍不失为一种可用的梅毒血清试验。沉淀反应如环状反应,敏感性太高,易出现假阳性,适合于普查时做滤过性检查用;康氏反应,对早期梅毒敏感性强。补体结合试验即华氏反应,对早期梅毒敏感性较弱,对晚期梅毒敏感性较强,因此应同时做康氏反应及华氏反应两种检查。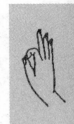

性病研究实验室试验,简称VDRL,是一种微量絮状沉淀试验,是目前国外应用最为广泛的非螺旋体梅毒血清试验方法。但VDRL试剂配成悬液后有效期只能维持一天,而且待检血清尚需加热灭活。因此,又出现了它的一些改良方法。

①不需加热血清反应素试验,简称USR。受检血清不必加热灭活,其抗原悬液有效期从一天延长为半年,操作简便,经临床检测其敏感性特异性与VDRL抗原相一致,用康氏反应、华氏反应来对照结果基本上是一致的。目前USR试剂已成批生产,已被国内采用。

②快速血浆反应素环状卡片试验,简称RPR试验,是一种改良的VDRL抗原,本试验的快速在于可以省去VDRL及USR需用显微镜观察结果。

③自动反应素试验,简称ART试验,为RPR试验的一种改良法,可供自动分析,试验纸且可以贮存,系一适用于大量病人的试验。

2. 梅毒螺旋体抗原血清试验

梅毒螺旋体抗原血清试验的优点为敏感性及特异性均高,可避免生物性假阳性反应,对晚期潜伏梅毒及有晚期临床体征而用非螺旋体血清试验阴性时可作为证实试验。这种试验一旦呈阳性,则终身保持阳性。因而不能用来观察疗效以及复发和再感染。螺旋体抗原血清试验的方法也很多,且在不断更新,目前国内最常用的方法有两种:

①荧光螺旋体抗体吸收试验,简称FTA - ABS试验。应用间接荧光技术检测病人血清中的特异抗梅毒螺旋体抗体IgG,本试验敏感性及特异性均高,为国外广泛采用的一种方法,国内有条件的地方亦已开展。

②梅毒螺旋体血凝试验,简称 TPHA 试验。这种试验是一种被动血凝试验,用以检测梅毒螺旋体抗体。操作较上法简单,费用亦低,国外已广泛应用,国内有条件的地方也已开展。

3. 方法选择

上述方法各有优缺点,应用时不必全部都检查,一般来说:

①对有典型临床表现及有确切病史者的诊断和人群中的筛选,常用 VDRL、USR、RPR、TPHA,目前多用的是 USR。

②梅毒血清学反应阳性而临床诊断尚有一定的困难或怀疑是假阳性者,需要进一步证实可选用 FTA‑ABS。

③观察患者感染的活动性和治疗效果,可选用 VDRL。

4. 梅毒的其他检查方法

①暗视野显微镜检查,可以直接查见梅毒螺旋体,对硬下疳和二期梅毒疹都可应用,特别是用于硬下疳早期梅毒血清反应尚未出现阳性时,具有十分重要的价值。

②免疫荧光染色,可以荧光显微镜下见到绿色荧光的梅毒螺旋体。

③银染色,可显示内脏器官和皮肤损害中的梅毒螺旋体。

后两个方法也均用于早期梅毒,但操作复杂,比较少用。

此外,还有对脑脊液的检查,包括常规检查、胶体金试验和 VDRL,用于诊断神经梅毒。

四、诊断要点

梅毒的临床表现复杂,病程长且可长期处于潜伏状态,其皮肤黏膜损害类似于多种皮肤病,影响到内脏及神经系统的病变更为复杂。加之梅毒患者几乎都隐瞒自己在发病前有不洁性交史,因此对本病的诊断往往比较困难,可参考以下要点。

1. 有不洁性交史或家族史。

2. 典型症状及体征:根据下疳疮、杨梅疮疹、杨梅漏毒疮等,考虑后天梅毒;发现门齿有缺损,耳聋或实质性角膜炎等,考虑为晚期先天梅毒。

3. 根据梅毒血清检验的结果:不论后天或先天梅毒的诊断,几乎都要有梅毒血清检验阳性的凭证。然而有些梅毒患者血清反应并不可靠,还要识别血清反应是否为假阳性或假阴性,才能得出正确的结论。

4.梅毒螺旋体暗视野检查:梅毒螺旋体只能在早期梅毒,即下疳疮期和杨梅疮疹期查到,晚期梅毒的损害中很难查到。因此在早期梅毒的病损中,检查出梅毒螺旋体,也往往是确诊梅毒的重要依据。

5.其他实验室检查:根据 X 线照片检查,能发现骨骼、关节、骨膜的变化;脑脊髓液检查有时是诊断无症状神经梅毒的主要依据;还可以考虑组织病理检查,心电图、肝功能、耳鼻喉及神经、精神方面的检查。

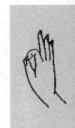

五、鉴别诊断

1. 软下疳

①软下疳潜伏期短,一般为 2～3 天,硬下疳为 2～4 周。

②自觉症状方面,软下疳疼痛显著,而硬下疳则无明显自觉症状。

③软下疳触之柔软,硬下疳触之硬如软骨。

④软下疳溃疡边缘不整齐,溃疡表面污秽,触之易出血,常为多发性溃疡;硬下疳边缘清洁,不易出血,常单个发生。

⑤软下疳横痃,自觉疼痛,而且易化脓溃破,形成溃疡,或称痛性横痃;梅毒横痃,不化脓破溃,无粘连及无压痛。

⑥从初疮中取分泌物涂片,用革兰氏染色法染色,可发现短小革兰氏阴性杆菌,而硬下疳取渗出物暗视野检查可见梅毒螺旋体。

⑦软下疳梅毒血清反应阴性,硬下疳梅毒血清反应逐渐转向阳性,7～8周后全部变为阳性。

2. 性病性淋巴肉芽肿

①阴部发生皮疹和溃疡后,腹股沟淋巴结肿痛,出现一侧或两侧横痃。典型的横痃呈条索状或腊肠样,淋巴融合成块状,其上皮肤紫红色,表面高低不平,肿痛,软化破溃,有多孔瘘道溢脓汁,如同浇花水壶的"莲蓬头"一样。多见于男性。

②外生殖器象皮肿及直肠狭窄常在数年后发生,多见于女性。

③分泌物涂片检查,可以发现宫川氏小体(即沙眼衣原体,日本人宫川氏于 1936 年发现)。补体结合试验阳性,梅毒血清反应阴性。

六、中医治疗

（一）辨证论治

1. 疳疮期

①初起，元阳未伤，毒邪较轻，生殖器、肛门等部位发生粟粒大丘疹或小红斑，四周焮肿，疳疮未溃，小便黄赤，口干，烦躁，舌红苔黄，脉滑数。

[治法]清血解毒，利湿导浊。

[方药]换肌消毒散(《景岳全书》)加味。

土茯苓30 g，当归6 g，白芷6 g，皂角刺6 g，薏苡仁15 g，白藓皮15 g，木瓜10 g，木通12 g，金银花30 g，炙甘草3 g，牡丹皮15 g，赤芍15 g，车前子草30 g。水煎服。

方中重用土茯苓除湿解毒，为治疗梅毒之要药；重用金银花清热解毒；配伍白藓皮、木通、木瓜、薏苡仁、车前子草清热利湿导浊；牡丹皮、赤芍清血中热毒，合当归养血活血通络；白芷、皂角刺消肿托毒；炙甘草调缓诸药。

②风热毒邪较甚，生殖器、肛门疳疮焮肿，破溃糜烂，形成浅在性溃疡，色紫红，边周坚硬凸起，形如缸口，基底平坦清洁无脓水，触之如软骨样硬度，无痒痛感，小便淋涩，或大便秘结，舌红苔黄，脉滑数或弦滑。

[治法]清热泻火，通利解毒。

[方药]防风通圣散(《宣明论方》)加减。

防风10 g，荆芥6 g，薄荷6 g，川芎6 g，当归6 g，赤芍12 g，滑石20 g，甘草3 g，土茯苓30 g，连翘15 g，栀子12 g，石膏20 g，黄芩15 g，熟大黄10 g。水煎服。

方中防风、荆芥、薄荷疏风散郁火；川芎、当归、赤芍养血活血，凉血解毒；土茯苓合六一散(滑石、甘草)清热利湿导浊；连翘、栀子、黄芩、石膏、熟大黄清热泻火，通利解毒。

2. 横痃期

硬下疳疮发生约一周后，胯腹部一侧或两侧，发生横痃，初如杏核，甚则大如鸡卵，色坚硬不痛，皮肉不相亲，伴有口干苦，舌红，苔黄腻，脉滑数。

[治法]泻火解毒，疏肝散结。

[方药]龙胆泻肝汤(《医宗金鉴》)合消瘰丸(《医学心悟》)加减。

龙胆草10 g，黄芩12 g，栀子12 g，泽泻12 g，柴胡12 g，当归6 g，车前子

15 g,玄参15 g,生牡蛎30 g,浙贝母12 g,郁金12 g,炮山甲6 g,山慈菇10 g,夏枯草30 g,甘草3 g。水煎服。

方中龙胆泻肝汤去生地黄、木通清利肝胆湿热,泻火解毒;合消瘰丸软坚散结;加入夏枯草、郁金、炮山甲、山慈菇旨在加强泻火解毒,消肿散结的功效。

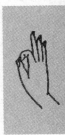

3. 杨梅疮疹期

①流感综合征:生疮前,多先有发热恶寒,头晕、头痛,骨节酸痛,咽喉疼痛,舌白,脉浮等。

[治法]疏散邪毒。

[方药]荆防败毒散(《外科理例》)加味。

羌活10 g,独活10 g,柴胡10 g,前胡10 g,枳壳10 g,茯苓12 g,荆芥12 g,防风12 g,桔梗10 g,川芎10 g,蝉蜕6 g,苦参15 g,龙胆草20 g,甘草3 g。水煎服。

②杨梅斑疹、痘:初起为淡红色,圆形或椭圆形,颜色逐渐加深至暗红或紫红色,为杨梅斑疹;形如赤豆嵌于肉内,呈铜红色,触之坚硬,为杨梅痘。一般无痛痒,或有轻微瘙痒,舌质红,薄苔,脉数。

[治法]清血凉血,祛风解毒。

[方药]杨梅一剂散(《医宗金鉴》)加味。

麻黄6 g,威灵仙12 g,酒大黄10 g,羌活6 g,金银花30 g,炮山甲6 g,白芷6 g,皂角刺6 g,牡丹皮15 g,蝉蜕6 g,甘草6 g,防风10 g,滑石20 g,炒栀子12 g,生地黄15 g。水煎服。

方中麻黄、白芷、羌活、防风、蝉蜕祛风止痒,消疹散毒;皂角刺、威灵仙、炮山甲除湿通络,解毒散结;酒大黄、金银花、炒栀子、生地黄、牡丹皮清解血分热邪,导瘀热下行;六一散(滑石、甘草)清热利湿,使湿热下走。

加减法:斑疹量多,色鲜红者,加赤芍12 g,地肤子12 g,白藓皮12 g,苦参12 g;淋巴结肿大者,加入夏枯草30 g,浙贝母15 g,玄参15 g;杨梅痘较大者,加入生牡蛎30 g,山慈菇12 g,白花蛇舌草15 g,石打穿12 g,垂盆草15 g。

③杨梅脓疱疮:多见于正气不足,素禀体虚或慢性病患者。皮疹广泛散发于躯干四肢,且累及面部,初起为红色,逐渐生脓疱,破溃后,滋水淋漓、溃烂,有脓浊物覆盖,伴有神疲倦怠,低热,面色无华等,舌淡苔白,脉细弱。

[治法]益气养血,清泄解毒。

[方药]早夺汤(《辨证录》)加减。

党参15 g,生黄芪30 g,茯苓30 g,当归12 g,生甘草10 g,金银花30 g,大黄10 g,石膏30 g,白术12 g,柴胡6 g,天花粉10 g,炮山甲10 g,皂角刺10 g,蒲公英30 g。

此方以大黄泄毒;用石膏以清毒;用金银花、生甘草、蒲公英以化毒;用柴胡、天花粉以散毒;茯苓利浊而蠲毒;用大补气血的参、芪、归、术,合炮山甲、皂角刺益气排脓托毒。

加减法:秽恶物大下后,减去大黄、石膏,加土茯苓60 g;阴液不足,阴虚阳燥者,生地黄、熟地黄各15 g,玄参15 g;脾虚纳呆厌食者,加山药15 g,炒扁豆15 g;滋水淋漓,秽浊物较多者,加苍术12 g,草薢12 g,白藓皮12 g。

④翻花杨梅:初起为斑疹或丘疹,表面湿润有滋水,易破溃糜烂,皮损凸起,表面有密集颗粒高起如同菜花样,有灰白色薄膜附着,小者如豆,大者若菌,一般无痛苦,或有痒感。女性多于男性,好发于肛门周围及大小阴唇部位,在腋窝、脐窝、腹胯部等也可发生。舌红花剥腻苔,或少苔,脉濡数。

[治法]滋肝补气,养血除湿。

[方药]归灵内托散(《外科正宗》)加土茯苓。

川芎10 g,当归12 g,白芍15 g,熟地黄15 g,薏苡仁30 g,木瓜12 g,防己12 g,天花粉12 g,金银花30 g,白藓皮30 g,党参15 g,白术12 g,威灵仙12 g,牛膝12 g,生甘草6 g,土茯苓60 g。

方中白芍、熟地黄、木瓜滋养肝阴;参、术、归、芎益气养血;当归、川芎合用威灵仙、牛膝,活血祛瘀,养血通络,牛膝兼能引药下行;金银花、天花粉、生甘草,泻火解毒;防己、薏苡仁、白藓皮、土茯苓除湿导浊。诸药合用,攻补兼施,托邪外出。

4. 杨梅结毒期

梅毒后期,结肿发无定处,不但侵犯皮肤,亦可侵及脏腑,危害极大。发于体表,疮结渐渐肿起,以后破溃,腐臭不堪;发在关节中,则损筋伤骨,妨碍行动;发于口鼻,则崩梁穿腮缺唇;毒攻内脏.则危及生命。

①杨梅结节:结毒初起,湿热较盛,患者面部及四肢,发生暗红色黄豆大小的硬结,可集簇成群,若破溃后则成疮烂。发于近关节处硬节,质地坚硬。皮肤无改变,稍有压痛,一般不破溃。

结节未溃者:

[治法]解毒祛瘀,软坚散结。

［方药］化坚丸(经验方)送服犀黄丸(《外科证治全生集》)。

生牡蛎30 g,海蛤壳20 g,海藻12 g,昆布12 g,夏枯草30 g,浙贝母12 g,当归10 g,藿香10 g,白芷6 g,山慈菇6 g,川芎6 g,桂枝6 g,细辛3 g。水煎送服犀黄丸(牛黄0.9 g,麝香4.5 g,制乳香30 g,制没药30 g,黄米饭30 g。前四味各研细末,和匀,米饭捣烂为丸,如绿豆大,晒干,每服6~9 g)。

化坚丸重在软坚散结(当归、藿香、白芷、川芎、桂枝、细辛、山慈菇祛风除湿通络,消肿散结定痛;生牡蛎、海蛤壳、海藻、昆布、夏枯草、浙贝软坚散结),犀黄丸重在解毒消肿,化痰散结,活血祛瘀(牛黄清热解毒,豁痰散结;麝香活血散结,通经达络;乳香、没药活血化瘀,温散行窜,消肿止痛;米饭调养胃气)。

结节已溃,湿热毒邪甚者:

［治法］清热除湿,凉血解毒。

［方药］防风必效散(《医部全录》)加减。

防风10 g,防己10 g,白藓皮15 g,连翘15 g,槐花12 g,苍术12 g,皂角刺10 g,牡丹皮12 g,木通10 g,赤芍12 g,黄柏12 g,木瓜10 g,金银花30 g,白花蛇舌草20 g,甘草6 g,土茯苓30 g。水煎服。

方中防风祛风除湿;黄柏、防己、白藓皮、苍术、木通、木瓜、土茯苓清热除湿,导浊解毒;槐花、牡丹皮、赤芍凉血通瘀;连翘、金银花、蛇舌草、甘草泻火解毒;皂角刺消肿排脓。

结节已溃,正气不足,正虚邪陷者,可用益气托毒的方法,选用早夺汤(《辨证录》)加减治疗(见脓疱疮治疗)。

②杨梅漏毒疮:初起为皮下硬节,渐肿大,呈暗红色,破溃穿孔,漏孔可单发或多发,脓毒漏泄如树胶样,一般无痛苦。破溃后疮面凹陷,边缘整齐,溃面腐烂不堪,经年累月,难以收口。漏毒疮发无定处,但以小腿、头面等处多见,破坏性很大,若侵犯脏腑,可危及生命。

［治法］解毒化浊,扶正固本。

［方药］二苓化毒汤(《辨证录》)加党参、黄芪,送服化毒散(《医宗金鉴》)或加味五宝丹(《外科大成》)。

白茯苓30 g,土茯苓60 g,金银花60 g,当归30 g,紫草10 g,生甘草6 g,党参30 g,黄芪30 g。水煎送服化毒散(《医宗金鉴》,大黄、穿山甲、当归尾、僵蚕、蜈蚣)或加味五宝丹(《外科大成》,珍珠粉、琥珀、钟乳石、朱砂、冰片、牛黄、山慈菇、海参）。

方中二苓利湿解毒，紫草凉血解毒，金银花、生甘草泻火解毒，参、芪、归扶正固本。化毒散、加味五宝丹清热解毒，消肿排脓。

亦可选用梅昆璧治杨梅疮水药方（《辨证录》）：金银花、防风、归尾、紫花地丁、川草薢、川牛膝、甘草梢、金蝉蜕、羌活、威灵仙、连翘、赤芍、白藓皮、何首乌、土茯苓。疮在头顶上，加荆芥、白芷；疮在下部，加木瓜、木通。

毒气结于鼻可选用全鼻散（《辨证录》）：玄参30 g，生甘草10 g，金银花30 g，当归30 g，麦冬15 g，人参10 g，生丹砂末3 g。水煎，调服丹砂末。

或选用护鼻散（《辨证录》：玄参、麦冬、生甘草、生丹砂末、桔梗、金银花、天花粉）。

毒气结于骨骼关节，成骨髓痨者，可选用地黄饮子（《宣明论方》）：熟地黄15 g，肉苁蓉12 g，巴戟天10 g，山茱萸10 g，石斛10 g，麦冬10 g，茯苓10 g，附子10 g，肉桂5 g，五味子6 g，石菖蒲6 g，远志6 g，薄荷2 g，生姜 3 片，大枣 4 枚。如命门火衰，督脉阳虚较甚可加鹿角胶、仙灵脾、锁阳；如肝肾阴虚较甚或阳虚上越者，加枸杞子、制首乌；刺痛如闪电较甚者，加羌独活、威灵仙、川草乌、牛膝，以通行经络，流畅气血，标本兼治。

5.胎传梅毒

婴儿出生时，常表现为营养不良，体小而轻，哭闹不眠，皮肤皱缩，一副老人颜貌。3 周后出现症状，流涕、鼻塞，或脓浊涕，哭声嘶哑，皮损在出生后3 ~ 6 周出现，表现为深红或紫红色斑块，周围有疱疹.主要发生在口周、臀部和掌、跖，严重者可遍布全身。掌跖部多为大疱或大片脱屑，口周或肛周常发生放射状皲裂，毛发枯槁，易成片脱落，爪甲不荣，脆弱易脱等。

[治法]清热解毒，扶正托邪。

[方药]胎毒方（《辨证录》）。

金银花60 g，生甘草10 g，人参6 g，天花粉6 g，黄药子10 g，锦地罗10 g。水煎服。

方中重用金银花，合生甘草、天花粉清热泻火解毒；锦地罗甘淡、性寒凉。善解胎毒，《陆川本草》云：治小儿胎毒，喉烂、溃疡。《本草求原》云："解积毒，理疳积。"黄药子苦平，功能凉血、降火、解毒。《本草纲目》云："凉血，降火，消瘿，解毒。"人参补益正气，扶正托邪，诸药合用，共奏益气解毒之功，适用于"感杨梅之恶气，及其坐胎之后感淫气之火邪，遂至害于小儿"之胎传梅毒者。

加减法:肝肾阴虚者,加入生地黄、熟地黄各10 g,山药10 g,山茱萸6 g;皮损溃烂成脓者,加入萆薢12 g,土茯苓15 g。若疮口不愈,另外用胎毒外治方(见外治疗法)。

(二)外治疗法

1. 蛇床子30 g,苦参60 g,地肤子30 g,白藓皮45 g,枯矾10 g,生甘草15 g。水煎,外洗疮面,然后用散剂外敷。

2. 鹅黄散(《医宗金鉴》),治杨梅疮溃烂成片,脓秽多而疼甚者。煅石膏、轻粉、炒黄柏各等份,为极细末,干掺烂上,即可结痂,再烂再掺,毒尽乃愈。

3. 石珍散(《外科正宗》):煅石膏30 g,轻粉30 g,青黛9 g,黄柏末9 g。共研极细末,用甘草汤洗净疮面,以此药掺之。

4. 珠黄散(《外科真诠》),专治下疳肿烂。生黄柏5 g,生蒲黄5 g,飞朱砂0.25 g,川黄连0.25 g,冰片0.1 g;日久加石膏0.25 g,共研细末,搽于患处。

5. 生势丹(《辨证录》):炒黄柏90 g,儿茶30 g,冰片0.9 g,生甘草30 g,大黄9 g,乳香3 g,没药3 g,麝香9 g,丹砂(不煅)3 g,各为极细末,和匀掺之。治疗梅毒疮烂者。

6. 珍珠散(祖传秘方):珍珠0.3 g,冰片0.3 g,煅炉甘石1.5 g,儿茶1.5 g,雄黄1.5 g,轻粉1.5 g,黄连0.9 g,黄柏0.9 g,共为细末,敷患处。主治杨梅疮,阴茎生疮,溃烂无痂。

7. 太乙紫金锭(《百一选方》):山慈菇、文蛤、千金子仁、红芽大戟、麝香、朱砂、雄黄、糯米。有成药出售,碾碎调敷患处.

8. 胎毒外治方(《辨证录》):蜗牛9 g,生甘草9 g,冰片3 g,儿茶9 g,轻粉3 g,麝香0.9 g,樟脑9 g,黄丹9 g,水粉9 g,枯矾9 g,地龙粪15 g。各研极细末,以麻油调敷疮口上。

(三)单方验方

1. 金银花60 g,土茯苓120 g,金钱草60 g,甘草20 g。为一剂量,水煎服,连服五剂为一疗程。

2. 萆薢30 g,土茯苓60 ~ 120 g,苍耳子12 g,白藓皮15 g,甘草3 ~ 9 g。上药用水煎服,每日一剂,分3次服,以20日为一疗程。

3. 败毒汤(祖传秘方):土茯苓30 g,大黄12 g,南山楂5 g,金银花9 g,连翘

9 g,防风6 g,蝉衣6 g,当归尾9 g,木通6 g,甘草6 g。水3杯煎成1杯,空腹服,每日服一剂。

4. 大败毒汤(祖传秘方):当归9 g,赤芍6 g,麦冬9 g,玄参9 g,僵蚕9 g,金银花12 g,牡丹皮6 g,川贝母6 g,防风6 g,蝉蜕6 g,连翘9 g,天花粉6 g,知母6 g,荆芥6 g,青皮6 g,大黄15 g,玄明粉12 g,蜈蚣3条,全蝎3个,甘草6 g。用法,葱白为引,水3杯煎成1杯。早晨空腹温服。方内之泻药,可根据患者体质强弱而灵活加减。病轻者一剂即可,如需再服,中间需间隔一日。

5. 复制五宝散:煅钟乳石60 g,琥珀18 g,朱砂12 g,冰片3 g,土茯苓1 000 g。前4味药研粉末分成40包,一日2次,每次1包,用土茯苓30 g,煎水送服。

6. 将军丸:公猪肉丝180 g,轻粉12 g,芝麻油360 g。先将公猪肉丝剁成烂泥,再把轻粉研成细末如面,然后把轻粉和公猪肉混合均匀,用手团成绿豆大的丸粒,放入香油内炸,直至黄色为止。10天为一疗程,早期梅毒只需半疗程,晚期的局部损害严重者一个疗程。成人每次服7丸,每日1次,早晨空腹时服,白开水送下;小儿1～9岁每日1次,每次3～4丸。10～15岁每日1次,每次5丸。

7. 金蟾脱甲酒(《外科正宗》):白酒2 500 mL,大蛤蟆(去内脏)1个,浸泡饮酒,以醉为度。治杨梅疮,不论久新,轻重皆效。又治杨梅结毒,筋骨疼痛。

8. 灵药(祖传秘方):火硝22 g,白矾25 g,水银30 g。将上药共碾细末,放在小铁锅内,再用细瓷碗扣在锅内,锅与碗的结合缝用泥抹严,放在阳光下晒七天,然后升制。升炼好,碗上面沾有一层红色药物为上品,可供内服,为治梅毒之特效药。治梅毒内服法:此药物内服量成人为1.5～1.8 g,用白面炒黄,大枣去皮核,共为丸,如绿豆大。在丸上做小孔,将"灵药"置于孔内,再将孔糊住,每料以11～13丸为宜,一次吞服。服药后再用绿豆500 g,煎水七八碗,加白糖100 g,频频饮之。服药后口内要含银器(银圆或白银制品),患病1～2年者服此药一次即愈,年久者过21天再服一次必愈。在服药后21天内忌一切油肉,最好以吃米饭为宜。忌酒100天,忌房事100天,生过崽的母猪和公羊肉一生忌之,否则复发。

(四)注意事项

1. 梅毒治愈标准:从理论上说,梅毒的治愈标准应该是无任何临床症状,梅毒血清学试验阴性,脑脊液正常,但实际上是很难达到的,甚至是不可能的,因而对各期梅毒有不同的要求。上海市性病防治中心于1987年制定了一个梅毒疗后观察及判愈标准,可以作为参考:"疗后观察时间一般需要2~3年,第一年每3个月检查一次(潜伏梅毒每年检查一次),第二年每半年检查一次,第三年末最后检查一次。每次检查时要做详细的体格检查(包括心脏透视)和梅毒血清试验(晚期和神经梅毒要做脑脊液检查)。如一切均正常,即不需要继续观察。早期梅毒经治疗症状可消退,血清反应阴转,而晚期可达症状治愈,但血清反应不一定阴转。"

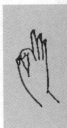

2.轻粉、朱砂等是含汞的药品,有毒,自梅毒传入我国后,明、清医家就开始用于治疗梅毒。对于下疳疮、杨梅结毒破溃不收口者等确实有效。因其有毒,内服时尤其需要注意。《本草衍义》曰:"然不可常服及过多,多则其损兼行。"《医学入门》指出:"要之虚病禁用,实者亦量用之。"均指出要谨慎应用。目前认为内服时患有心脏病、肾病及肾功能不良者需忌用;患有口腔炎、咽喉糜烂或齿龈脓肿者忌用。外用时,对汞制剂过敏者忌用,对患有胃肠疾病者外用,易引起毛囊炎、过敏性皮炎等。因汞剂内服副作用大,常见如口腔炎、胃肠反应等,在应用汞剂治疗梅毒中对减轻其毒副反应有一些经验:①在总药量不变的情况下,减少每日剂量,并延长疗程,可使药物反应减少。②汞剂用香蕉、红薯、枣肉或糯米饭包裹送下,避免直接刺激。③服时不可用牙咀嚼,服药后不可立时睡觉,服后2小时内,口内衔住一根筷子,使毒气能够外出,以防热气熏蒸,损伤口腔,或口含银制品。④可以加服对抗毒副反应的药物,如《本草纲目》云:"黄连、土茯苓、陈酱、黑铅、铁浆可制其(轻粉)毒。"目前多合并土茯苓合剂服用,特别是加大土茯苓剂量时,能减少汞剂毒副反应。加服绿豆汤亦可减毒。⑤服药期间忌食刺激性食物,忌服茶水。⑥服药期间勤刷牙及漱口,或用3%硼酸水频频漱口。

3.追踪病人的性伴侣,进行预防检查和必要的治疗。

4.饮食应清淡而富有营养,忌辛辣肥甘厚腻、酒类等。

七、现代治验

近二三十年来,随着经济的发展,对外交流的增多,人们性观念越来越开放,梅毒等性传播疾病又死灰复燃,并开始在各地泛滥。人口流动性的不断增大和对这方面预防知识的匮乏,更加快了梅毒传播的速度,发病率也呈较快增长势头。此外,新生儿一出生就被发现患有先天性梅毒的个案也不断在各地增加。

梅毒是严重影响人类健康的性传播疾病,中医药在梅毒的预防、康复等方面仍然有着不可替代的优势,值得在临床和科研中进行深入的研究,应该继续发掘和整理古方、秘方、单方、验方,在此基础上研制简便高效的治疗梅毒的新药,继续为性传播疾病的防治做出贡献。

1. 中医治疗

杨素兰等报道用中药内服外洗治疗梅毒取得满意效果,中药方:①桔梗解毒汤:土茯苓、黄芪各30 g,桔梗12 g,川芎、防风各10 g,芍药15 g,当归、木通、生大黄各6 g,生甘草5 g。②搜风解毒散:土茯苓、金银花各30 g,薏苡仁、白藓皮各15 g,防风10 g,木瓜9 g,皂角刺6 g。③蛇床子散:蛇床子15 g,百部12 g,硫黄、雄黄、明矾、苦参各10 g。桔梗解毒汤、搜风解毒散均水煎,取汁300 ~ 400 ml,分2次口服,交替使用,每日各1剂,每方6剂为一疗程,蛇床子散水煎后先熏后洗,7 ~ 10 天。总有效率96.4%。该治法对早期梅毒,尤其是青霉素过敏或血清抵抗者有显著的治疗作用[1]。

临床上有少部分患者经正确的抗梅毒治疗,症状、体征消失,但血清持续不阴转,甚至长期保持在较高滴度,金明亮用中医辨证治疗梅毒血清抵抗14例,收效较好。依据病机和患者临床特征,分为毒热深伏和肝脾两虚、余毒未清2个证型。毒热深伏型以清湿热,通腑凉血为法,用自拟方土茯苓汤:土茯苓60 g,生槐花30 g,金银花30 g,大黄10 g,黄芩12 g,牡丹皮10 g,生地黄20 g,薏苡仁30 g,泽泻15 g,露蜂房12 g,赤芍药15 g,雄黄粉0.3 g。肝脾两虚、余毒未清型以清余毒,补肝脾,扶正气为法,用自拟方扶正解毒汤:太子参30 g,何首乌15 g,桑寄生20 g,白芍药15 g,茯苓10 g,白术15 g,苍耳子10 g,全蝎6 g,黄芩10 g,露蜂房10 g,生槐花15 g,白藓皮15 g,雄黄0.3 g。两方均为日1剂,水煎分2次服,10剂为1个疗程,为防止雄黄蓄积中毒,两方服10日后停用雄黄,隔10日后再用。所有病例经1年观察,血清RPR检测无阳性反应[2]。

王庆泉报道以单味土茯苓治疗早期后天性梅毒30例,用土茯苓250 g/天,三餐饭前30分钟水煎温服,20天为1个疗程,治愈27例,治愈率90%[3]。

赵晓香报道用黄升丹丸治疗梅毒40例疗效观察,取得满意的疗效。40

例病人中,一期梅毒 17 例,二期梅毒 21 例,三期梅毒 2 例。黄升丹丸组成:黄升丹、雄黄、白矾、大米。将黄升丹、雄黄、白矾三味混合研成细粉,将大米蒸熟,待凉,然后搅拌成软泥状,再将三味药粉加入米饭中拌匀,搓成蚕豆大小的药丸,每次 20 粒口服。每日二次,15 天为一疗程。结果:治愈 15 例(37.5%),显效 16 例(40%),有效 8 例(20%),无效 1 例(2.5%)[4]。

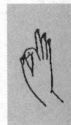

1957 年秋,内蒙古自治区性病研究协作组发掘中医药治疗性病的经验,选出不含汞、砒等毒性药物的五种中药方剂,进行临床治疗研究工作,多继诚整理并报道了治疗 391 例梅毒患者经过五年复查的情况,证实此五种中药方剂对现症活动梅毒和潜伏梅毒无论改善临床症状或血清变化均有较好疗效。治疗除 44 例孕妇采用土茯苓马齿苋合剂治疗外,其余病人无选择地分成四组,其中五宝散治疗 43 例,通仙五宝散组治疗 137 例,解毒紫金丹组治疗 68 例,加味遗粮汤组治疗 99 例。方剂组成及服法:①五宝散组成:煅钟乳石60 g,琥珀6 g,朱砂3 g,冰片 3 g,珍珠3 g。服法:上药共研为细面分成 12 副,每日用土茯苓60 g煎汤送下 1 副,12 天为 1 个疗程。②通仙五宝散组成:煅钟乳石60 g,琥珀6 g,朱砂6 g,冰片1.5 g。服法:上药共研细面分成 12 副,每日用土茯苓60 g煎汤送下 1 副,12 天为 1 个疗程。③解毒紫金丹组成:醋龟板60 g,石决明18 g,朱砂18 g。服法:上药共研细面,炼蜜为丸,每丸重9 g,每日用土茯苓60 g煎汤早晚各送下 1 丸,12 天为 1 个疗程。④土茯苓马齿苋合剂组成:马齿苋30 g,土茯苓30 g,金银花15 g,蒲公英15 g,生甘草6 g。服法:每日一剂水煎服,30 天为 1 疗程,此方专供梅毒孕妇患者用。⑤加味遗粮汤组成:当归、川芎、防风、薏苡仁、木瓜、金银花、木通、白藓皮、苍术、威灵仙各3 g,生甘草1.5 g,皂角子 5 枚,土茯苓60 g。服法:每日一剂水煎服,30天为 1 个疗程[5]。

2. 中西结合治疗

王虹等治疗神经性梅毒 4 例,以驱梅、抗炎、营养神经、扩张血管、清热解毒、活血化瘀为总治疗原则,采用中西医结合系统性综合治疗方案。中医治疗:急性期给予清开灵注射液 40 ml 每日 1 次静脉滴注,10 次为 1 疗程,后期给予脉络宁注射液 10～30 ml,或复方丹参注射液 6～8 支加入 5% 葡萄糖注射液静脉滴注。4 例神经性梅毒患者中 2 例明显好转,2 例痊愈。表明采用中西医结合综合方法可以有效治疗早期神经性梅毒,使其症状完全消失,或痊愈。对于中晚期神经性梅毒能够有效改善神经症状,使病情好转,减轻后遗症[6]。

王砚宁等采用中西医结合方法治疗早期梅毒患者42例,给予苄星青霉素肌注同时加服清热排毒汤:由土茯苓30 g,黄芪20 g,生薏苡仁12 g,茯苓12 g,金银花9 g,白米9 g,木通6 g,木瓜6 g,川芎5 g,大黄4.5 g,皂荚子3 g等组成。水煎服。结果显示治愈率两组无显著性差异;两组血清学治愈率比较有显著性差异。表明清热排毒汤与青霉素联合应用有明显促进血清 RPR 转阴作用[7]。

赵晓芳等运用中西医结合的方法治疗早期梅毒53例,中医辨证治疗:①毒热内蕴型:治宜泻火解毒,方用黄连解毒汤合五味消毒饮。黄连10 g,焦栀子10 g,金银花30 g,野菊花30 g,蒲公英30 g,紫花地丁30 g,土茯苓15 g,炒槐花15 g。②毒发肌肤型(2期):治宜托毒外出,消瘀止痛,方用桔梗解毒汤加减:土茯苓60 g,黄芪15 g,芍药15 g,大黄10 g,甘草15 g,桔梗10 g,玄参10 g,威灵仙10 g,川芎10 g,每日1剂,水煎分早晚2次服用,15天为1个疗程。西药治疗:美满霉素100 mg,每日2次,连服25天,强的松10 mg,每日3次,连服3天。有效率为98.11%。中西医结合治疗可避免青霉素过敏性反应,提高疗效[8]。

陈昌鹏等以自制中药凉血败毒汤颗粒冲剂联合阿奇霉素口服治疗早期梅毒45例,凉血败毒汤颗粒冲剂组成:土茯苓150 g,桔梗10 g,川芎10 g,黄芪30 g,赤芍15 g,当归10 g,木通6 g,生大黄10 g,防风6 g,生甘草15 g。每次2包,每日2次,早晚餐后开水冲服,连服30天,同时口服阿奇霉素胶囊500 mg,每日1次,共20天。治愈率97.78%[9]。

张华等报道中西医结合治疗梅毒47例,以西药苄星青霉素,加中药解毒汤(土茯苓50 g、紫花地丁、金银花、白藓皮、甘草各10 g,白花蛇舌草、百部、野菊花各20 g,水煎服,每天1剂,连服30剂)治疗。加减:硬下疳者加黄柏10 g,龙胆草6 g;全身出疹,色暗红加水牛角20 g,生石膏40 g;腹股沟有硬结者加穿山甲、皂角刺各20 g;掌跖鳞屑多,色红者加生地黄30 g,丹参20 g,有扁平疣者加浙贝母、黄柏各10 g。1年半后复查 RPR 转阴情况:转阴46例,转阴率为97.87%。表明中西医结合治疗梅毒比单纯用苄星青霉素疗效好,能缩短 RPR 的转阴时间,提高转阴率[10]。

杨芳娥等以中西医结合治疗,全身性及局部性结合治疗更年期Ⅱ期梅毒2例。2例均用普鲁卡因青霉素(皮试阴性)1 000万 U 加入0.9%氯化钠注射液 500 ml,中静脉点滴,每日 1 次,连续 15 日;苄星青霉素 240 万 U 分两侧臀部肌肉注射,每周 1 次,连续 3 周;并予蒲公英 20 g,天葵子 15 g,赤芍、紫花地丁各 12 g,牡丹皮 10 g,金银花、野菊花各 9 g,乳香、没药各 6 g,每日 1 剂,水煎分早晚空腹温服;外用洁阴止痒洗剂。经治疗 3 天,皮肤丘疹明显消退,外阴痒减,溃颊处结痂;治疗 1 周,全身皮肤丘疹消失,外阴痒止,溃颊愈合,血 Fa - PCR:TP - DNA 检测均为弱阳性;治疗 2 周后,血 Fa - PCR:TP - DNA 检测均为阴性[11]。

附:西医治疗参考(WHO 推荐方案)

1. 早期梅毒(即Ⅰ期、Ⅱ期和 2 年之内的隐性梅毒)推荐方案(选择以下一种方案)

①苄星青霉素 1.8 g(240 万 U),每日 1 次肌内注射(这种治疗方法的优点是一次就完成)。

②普鲁卡因青霉素 600 mg(60 万 U),肌内注射,每天 1 次,连续用 10 天。

2. 晚期梅毒(即 2 年以上的隐性梅毒,或不明确时间的梅毒,晚期良性梅毒、心血管梅毒以及神经梅毒),应该强调说明的是,抗生素治疗对于晚期梅毒的效果不如早期梅毒好。一般来说,晚期梅毒的治疗需要更长的时间。

推荐方案:普鲁卡因苄青霉素 600 mg(60 万 U),肌内注射,每日 1 次,连用 15 天。注意:对心血管梅毒和神经梅毒治疗应该继续 20 天。

代替方案:苄星青霉素 1.8 g(240 万 U),每周 1 次,连用 3 周。注意:对于神经梅毒和心血管梅毒病人不用这类药物治疗更好。

3. 对于青霉素过敏病人的推荐方案

盐酸四环素 500 mg,口服,每日 4 次,连用 30 天;或红霉素 500 mg,口服,每日 4 次,连用 30 天。

4. 孕妇梅毒推荐方案

①对青霉素不过敏者,可用苄星青霉素或普鲁卡因青霉素,按同期非孕妇病人的用药方法(剂量用药时间与孕妇相同)给予治疗。

②对青霉素过敏者,可用红霉素按同期非孕妇病人的适当剂量治疗。四环素不宜用于孕妇梅毒病人,因为,四环素对母亲和胎儿有潜在的毒性作用。

5. 先天梅毒推荐方案

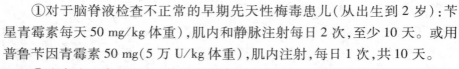

①对于脑脊液检查不正常的早期先天性梅毒患儿（从出生到 2 岁）：苄星青霉素每天 50 mg/kg 体重），肌内和静脉注射每日 2 次，至少 10 天。或用普鲁苄因青霉素 50 mg（5 万 U/kg 体重），肌内注射，每日 1 次，共 10 天。

②脑脊液正常的婴儿：苄星青霉素 5 万 U/kg，一次肌内注射。

③除了青霉素，其他的抗生素（如盐酸四环互和红霉素）不宜用于新生儿先天梅毒。

④在新生儿以后的生长发育期，对那些青霉素过敏的患者，红霉素的剂量可按病人的体重给予相应的剂量，但是不应超过用于后天梅毒的剂量。也可以用盐酸四环素，但不宜用于 8 岁以下的儿童。

参考文献

[1]杨素兰，等. 中药内服外洗治疗梅毒 28 例观察[J]. 实用中医药杂志，2004，20(9):484 – 485.

[2]金明亮. 中医辨证治疗梅毒血清抵抗 14 例[J]. 河北中医，2003，25(3):182 – 183.

[3]王庆泉. 土茯苓治疗梅毒 30 例报道[J]. 时珍国医国药，2001，12(9):822.

[4]赵晓香. 黄升丹丸治疗梅毒 40 例疗效观察[J]. 浙江中医学院学报，1994，18(3):27.

[5]多继诚. 50 年代 391 例梅毒五种方剂临床研究[J]. 内蒙古中医药，1990，9(2):13 – 15.

[6]王虹，等. 中西医结合治疗神经性梅毒 4 例[J]. 吉林中医药，2007，27(2):36 – 38.

[7]王砚宁，等. 中西医结合治疗早期梅毒 42 例[J]. 中国中西医结合杂志，2000，20(7):550.

[8]赵晓芳，等. 中西医结合治疗早期梅毒 53 例疗效观察[J]. 河南中医，2004，24(11):66.

[9]陈昌鹏，等. 中西医结合治疗早期梅毒 45 例疗效观察[J]. 中医杂志，2004，45(10):763 – 764.

[10]张华，等. 中西医结合治疗梅毒 47 例疗效观察[J]. 新中医，2006，38(2):58 – 59.

[11]杨芳娥,等.更年期梅毒2例治验[J].辽宁中医杂志,2003,30(1):50-51.

第三节 淋病

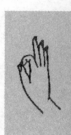

淋病,为现代医学病名。据欧美性病学家估计,每年全世界淋病患者不少于2 000万人,这可能与药物治疗有关,淋病用青霉素治疗有效,但目前许多人对青霉素产生耐药反应,同时亦有不少人对青霉素过敏,这些都是淋病不能得到有效控制的原因。

中医对此病论述较少,因其症候为尿时阴茎痛、精浊下滴如败脓,有恶臭,故俗称为淋浊,属于中医赤白浊、膏淋等范畴。《证治准绳·赤白浊》云:"浊者,虽便时茎中如刀割火灼,而溺自清,惟窍端时有秽物,如疮脓、目眵,淋漓不断,初与便溺不相混滥,犹河中之济焉,至易辨也。"近代中医称淋病为花柳毒淋。不洁性交是主要的传染方式。淋病分急性和慢性期,病程在两个月以内者,都属急性淋病;超过两个月者,属慢性淋病。如果淋病治疗不及时或不彻底,转为慢性淋病,不但治疗上困难,而且还会出现各种淋球菌性并发症。

一、病因病机

淋病的传播方式主要为性交直接传染。据国外资料统计,与淋病患者或带菌者发生一次性关系,男性传染上淋病的可能性为20%～30%,女性为50%～70%。另外,淋病还可以间接传染,如通过污染的内裤、被褥等,或共用同一马桶、澡盆等物,造成间接传染。妇女如果有淋病,新生儿出生时,也可能被感染。另外,患者还可能引起自身感染,例如排尿时手指被感染,然后污染的手指又碰到自己的眼睛,可引起急性淋球菌性结膜炎。

中医认为本病急性期的病理机制主要为湿热下注,慢性期主要为脾气下陷和阴虚下脱。

1.湿热下注:秽浊之邪侵入下焦,致气化不利,湿热蕴结而成本病。

2.脾气下陷:感病日久,脾气虚弱,或素禀脾虚。脾虚不能转输精微,清浊不分,则时有白浊淋下。

3.阴虚下脱:素体阴液不足,或淋浊日久,久病及肾,阴液损伤。肾阴亏

83

虚,下脱不固,精浊下走。

现代医学已经认识到本病由淋病双球菌引起,简称淋球菌。淋球菌为革兰氏阴性菌,不能感染动物,只引起人类感染的疾病,而且主要侵犯泌尿生殖系统。淋球菌对人体的致病性很强,但对外界抵抗力却较弱,最怕干燥,适应于潮湿环境。干燥环境中只能生存1～2小时,潮湿环境中,如浴盆、毛巾被污染时,可以存活许多天,这也是淋病非性传播的重要原因之一。此外,淋球菌易对久用的药物产生耐药性,这也是造成淋病发病率高容易传播的重要因素。

二、主要症状

1. 男性患者

（1）急性淋病

①尿痛:不洁性交2～3天后,病人感到尿道口有烧灼痛,排尿时疼痛加剧,每次排尿完毕症状可暂时缓解减轻。夜间疼痛时可发生阴茎痛性勃起。

②尿道口红肿滴浊:再经2～3天尿道口红肿,严重时可波及整个龟头,有少量稀薄透明黏液排出,又经数日尿道分泌物增多,黏液变稠,如白色脓鼻涕样,俗称"白浊",这是急性淋病的典型症状之一。此时压迫阴茎,白浊即随之溢出,淋漓不尽。有时分泌物中还混有血,故又名为"赤白浊"。有时呈浅黄色,甚至黄绿色脓液。晨间由于脓液在尿道口聚集呈脓膜,称为"糊口"。

③尿频尿急:进一步发展有尿急、尿频、尿痛加重,患者常因疼痛而惧怕排尿,有时可出现"终末血尿"。尿频、尿急以夜间为甚,昼夜可达数十次,每次尿量很少。

④会阴部胀痛:此时除排尿刺激症状加重外,还可出现射精痛、血精、急性尿潴留和会阴部疼痛。

⑤全身症状:部分患者还会出现高热、寒战,全身不适等症状。有时可伴有腹股沟淋巴结肿大,压痛。

（2）慢性淋病

急性淋病若不经治疗,约在一星期后全部症状可逐渐减轻,一月后症状可完全消失而进入慢性阶段,但慢性淋病多因急性期治疗不彻底、不及时或不合理等原因造成,也有因正气不足,身体衰弱或慢性病患者患淋病时,开始起病就是慢性经过。慢性淋病经久不愈或时有急性发作,有些继发症可以危及生命。

①痛症较轻:尿道内灼热,微痒或蚁行感,症状时轻时重,尿痛症状减轻或消失。

②"糊口":尿道口流出稀薄分泌物,晨起因尿道口分泌物存在,出现"糊口"现象。

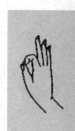

③"淋丝":尿内可见棉花纤维样物,称"淋丝",悬浮于尿中。取其尿液置于玻璃杯中,可以见到絮状丝状物,即淋丝。

④易出现血尿或血精。

⑤腰痛及会阴坠胀痛。

⑥排尿异常:严重时发生小便不利,排尿困难,甚至尿潴留。

⑦性功能障碍:性欲减退,勃起不坚,阳痿、早泄等。

2.女性患者

60%～80%女性患者在早期完全没有症状,不易发现,就诊率比男性低,但其实际患病率并不比男性低。

(1)急性淋病

①尿道症状较轻。尿痛、尿频及尿急症状较男性轻得多。尿道外口红肿,从尿道口排出少许脓性分泌物。

②阴道口红肿,位于阴道口两侧的前庭大腺,或前庭部位发生红肿,触之疼痛,严重者挤压红肿处可自腺口溢出脓性分泌物,同时白带量多,质稠色黄,有臭味。

③全身症状:部分患者可出现畏寒,发热,头痛,厌食,恶心,呕吐,双下腹疼痛,以一侧为重。

(2)慢性淋病

如果忽视急性尿道炎的症状而漏诊或误诊,错过治疗时机或治疗不彻底等原因,病情将向慢性发展。

①尿道症状消失:急性期2周后尿频、尿急、尿痛等泌尿感染症状消失。但淋菌仍存在于泌尿生殖系统的黏膜中,成为淋菌带菌者及传播者。

②白带增多,下腹部坠胀,腰酸背痛,月经失调等症状。有10%～20%因上行感染而发生不育或宫外孕。

3. 幼女淋病

幼儿淋病大多都是通过其他途径间接传染的,如家庭内有淋病患者,共用一个浴盆、毛巾,或被污染的床单、被褥;也可通过公共便盆或游泳池等传染。幼女的淋病性外阴阴道炎,95% ~98% 是 3 ~9 岁的女孩,表现为:

①阴道和外阴红肿,流出脓性和有臭味的分泌物。

②有些患者可同时伴有尿频、尿痛、尿道口有脓性分泌物。

③少数患者由于阴道溢出过多的脓性分泌物,可污染肛门周围,使局部皮肤黏膜发生潮红、肿胀或糜烂,甚至扩散到直肠,造成排脓血便。

4. 泌尿生殖器外的淋病

(1)淋菌传染

①淋病性结膜炎:结膜充血水肿,分泌物多,俗称脓漏眼,重者角膜可发生溃疡、结疤、失明。多见于新生儿经过产道时被感染,或淋病流行的地区或人群的自我感染。

②淋病性咽喉炎:患者咽部红肿、疼痛,串向耳部疼痛.严重者有脓液。主要见于有口交习惯者。

③淋病性直肠炎:肛门瘙痒,红肿,坠胀疼痛,有脓性分泌物,流脓血,甚至出现里急后重。多见于男性同性恋肛交者。

(2)血液传染

淋球菌一旦有机会侵入血液循环中,可以发展成为菌血症,播散到全身器官内,导致危及生命的感染,称为"播散性淋菌感染"。它的发生率占淋病患者的 1% ~3%,好发生于青年妇女,尤其是无症状的女性淋病患者。本病的发生与妊娠、月经、肝炎等诱因有关。

①淋病性败血症:表现为发热,游走性多发性关节痛,以腕、肘、肩、膝为主,有稀疏的丘疹样皮疹,可伴有心包炎等。往往在月经期或孕期由于细菌扩散而发病。

②淋病性脓疱病:淋球菌经血流扩散到皮肤发生散在圆形或椭圆形红斑,上有水疱、脓疱、肿胀,脓液内可查到淋球菌。

三、实验室检查

1. 直接涂片镜检

取尿道分泌物(女子取子宫颈分泌物),涂片查淋球菌。将分泌物滴于玻片上,用革兰氏法染色,镜下可见白细胞内或细胞外革兰氏阴性双球菌,呈淡伊红色。男性取材涂片检查结果比较可靠,但慢性患者和已用药物治疗者涂片镜检则阴性或细菌形态很不典型。这时检查前列腺按摩液,急性淋病涂片检查阳性率可达93%~99%。如果不能发现细胞内典型淋菌,或疑为淋菌带菌者,须做淋菌培养证实。

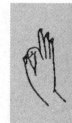

2. 细菌培养

尿道取样,立即置入含有二氧化碳的琼脂培养基上培养。淋球菌在5%~10%二氧化碳的条件下,巧克力血液琼脂平板上37℃24小时培养可形成圆形、中心凸起,浅灰或白色,半透明,表面光滑,有光泽,边缘整齐的菌落。必要时作糖代谢试验以助鉴定。

3. 免疫学鉴定法

对慢性病人或带菌者,取新鲜脓液或分泌物用免疫荧光抗体法检查,结果快速可靠。

四、诊断要点

1. 近期有婚外性交史,或家庭中夫妻有一方近期有淋病症状。
2. 典型症状和体征。
3. 尿道口脓液涂片发现有淋球菌存在或经细菌培养证实。

五、鉴别诊断

1. 淋证

中医淋证以尿频、尿急、尿痛,淋漓不尽等膀胱激惹症状为突出临床表现。淋病有类似的症状,虽然总属于中医淋浊范畴,但与中医淋证有着显著的区别。

①淋病有传染性,有不洁性交史,而淋证则无。

②临床表现有所不同,在主观症状方面如尿频、尿急和尿痛两者可共有,但淋病具有以生殖器为主的独特临床表现,而淋证症状局限于尿路部位。

③致病菌不同,淋病是由淋病双球菌引起的,而淋证属于泌尿系统感染,多由大肠杆菌、白色葡萄球菌等引起。

④后果不同,淋病的后果要严重得多,淋病是必须报告的法定传染病。

2. 非淋菌性尿道炎

非淋菌性尿道炎是国外发病率最高的性病之一,比淋病更多见,顾名思义它不是由淋病双球菌引起的。临床上两病都有以尿道炎或宫颈炎为主的临床表现,以及治疗不及时不彻底产生相同的继发症,需要认真鉴别。

①潜伏期不同,非淋菌性尿道炎的潜伏期(1~3周或更长)比淋病(2~5天)长。

②临床表现在程度上有差别,非淋菌性尿道炎症状表现较淋病轻,如尿急、尿频、尿痛比较轻微,排尿困难不明显,尿道分泌物量少,稀薄和透明,一般无发热等全身症状。

③致病菌不同,非淋菌性尿道炎主要由沙眼衣原体或分解尿素支原体引起。

④实验室诊断有区别,非淋菌性尿道炎按常规方法查不出淋病双球菌。在尿道分泌物涂片中高倍镜(400×)每个视野查见10个以上中性白细胞即可诊断,如能分离出沙眼衣原体或支原体则更能确诊。

六、中医治疗

(一)辨证论治

1. 湿热下注

阴茎内灼热疼痛,排尿时加重,尿意频急,短赤,精浊下滴如败脓,恶臭,压迫阴茎即有浊脓溢出,淋漓不尽,女性则外阴红肿,白带量多,黄色质稠,有臭气,伴口干苦,头晕耳鸣,身热,腰膝酸痛,舌红腻苔,脉滑数。

[治法]清利湿热,解毒败浊。

[方药]萆薢分清饮(《医学心悟》)加减。

萆薢25 g,黄柏12 g,石菖蒲12 g,土茯苓60 g,莲子芯10 g,丹参15 g,车前子15 g,滑石30 g,甘草6 g,蒲公英30 g,忍冬藤30 g,石苇12 g,栀子12 g。水煎服。

方中萆薢、土茯苓为本方主药。萆薢苦平,利湿化浊,为治淋浊之要药,"治白浊,茎中痛"(《本草纲目》),"专治湿热淋浊"(《本草正义》)。土茯苓甘淡、平,重用解毒除湿,主治梅毒、淋浊,《滇南本草》指出:"治五淋白浊,兼治杨梅疮毒、丹毒。"黄柏苦寒泻火,栀子苦寒清三焦湿热,六一散(滑石、甘草)清热利湿,诸药合用助萆薢除下焦湿热;石菖蒲、车前子化浊除湿,合石苇利水通淋助土茯苓解毒败浊;蒲公英、忍冬藤清热泻火解毒,根据"浊属心肾"的理论,故配莲心清心热;丹参养血入血分活血通窍。

加减法:血尿,加白茅根30 g,小蓟20 g;热毒较重,加金银花30 g,黄芩15 g;湿热甚者,加茵陈30 g;脓汁多者,萆薢加倍用量;小便痛甚兼便秘者,加萹蓄15 g,蜈蚣2条,瞿麦15 g,大黄6 g;继发前列腺炎,加冬葵子10 g;继发附睾炎,加橘核10 g,荔枝核10 g。

2. 脾气下陷

体虚之人,或淋浊日久,尿道有轻微灼热或痒感,尿内有丝状物,晨起尿道外口被少许分泌物糊住,排尿异常,妇女白带增多,下腹部坠胀,每于劳累后加重,头昏神疲,倦怠乏力,面色少华,纳差食少,舌质淡,薄白苔,脉细弱。

[治法]健脾升阳,除湿化浊。

[方药]补中益气汤(《脾胃论》)加味。

黄芪30 g,党参15 g,当归10 g,陈皮10 g,升麻6 g,柴胡6 g,白术12 g,薏苡仁30 g,蒲公英30 g,土茯苓30 g,苍术12 g,芡实15 g,炙甘草6 g。水煎服。

方中补中益气汤补益中气,健脾升阳;配用薏苡仁、芡实、苍术健脾渗湿,分清化浊;土茯苓解毒除湿败浊;蒲公英泻火解毒。

加减法:血尿或血精者,加入仙鹤草30 g,血余炭10 g;尿频,尿痛,加入萆薢20 g,石苇10 g,车前子15 g;腰痛,腹部坠胀者,加入杜仲12 g,川续断12 g,台乌12 g;白带清稀量多,或白浊淋漓不尽者,加入山药15 g,鸡冠花12 兔,露蜂房10 g;肾阳不足,复发次数较频,分泌物清稀色白,伴有阳痿者,加淫羊藿12 g,巴戟天12 g,仙茅12 g,肉苁蓉10 g。

3. 阴虚下脱

素体阴液不足,或淋浊日久,排尿时有灼热疼痛,尿黄有热涩感。尿道口时有白浊物溢出,腰痛。会阴部坠胀,男性多有性功能障碍(勃起不坚,阳痿、早泄等);女性多有月经不调,白带量多色黄,腰酸背痛;伴有手足心热,口干舌燥,头晕耳鸣,低热不退. 舌红少苔,脉细数。

[治法]滋阴补肾,泻火止浊。

[方药]知柏地黄丸(《医宗金鉴》)加味。

知母12 g,黄柏12 g,生地黄、熟地黄黄各15 g,山茱萸10 g,山药15 g,泽泻15 g,土茯苓30 g,牡丹皮12 g,五味子6 g,金银花30 g。水煎服。

方中知母、黄柏、生地黄滋阴泻火;熟地黄滋肾阴,益精髓,山茱萸酸温补肾益肝,山药滋肾补脾,三药协同知柏滋阴并补以收补肾治本之功,即"壮水之主以制阳光"之义。泽泻与土茯苓配伍,泻火解毒,通淋降浊,加用金银花增加清热解毒的功效;牡丹皮协助知柏清肝泻火;五味子既能滋阴补肾,又能收涩止浊。

加减法:热毒较重者,加入栀子12 g,蒲公英30 g;尿痛明显者,加入萆薢15 g,海金砂10 g,石苇10 g;血淋者,加入小蓟20 g,茜草15 g;疼痛已减,白浊不除,兼有遗精早泄者,加入金樱子10 g,生龙骨15 g,生牡蛎15 g。

(二)外治疗法

尿道口阴道口红肿疼痛,溢脓者,需配合外治法。

1. 土茯苓60 g,忍冬藤60 g,白藓皮30 g,苦参30 g,威灵仙15 g,牡丹皮15 g,黄柏15 g。水煎,外洗局部。

2. 苦参60 g,蛇床子30 g,牡丹皮20 g,蒲公英60 g,蚤休30 g,萆薢30 g,枯矾6 g。水煎,外洗局部。

(三)单方验方

1. 金银花60 g,土茯苓60 g,萆薢20 g,乌药15 g,益智仁15 g,鱼腥草30 g,苦参15 g,黄柏20 g,黄芪20 g,蜈蚣2 条(去头足),柴胡6 g,滑石15 g,甘草10 g。水煎服,日一剂。

2. 白花蛇舌草15 g,萆薢30 g,乌药15 g,益智仁15 g,石菖蒲15 g,土茯苓35 g,甘草梢12 g,丹参30 g,金银花100 g,连翘20 g。水煎服,日一剂。

3. 紫花地丁30 g,土茯苓45 g,生薏苡仁30 g,绵茵陈30 g,白茅根30 g,滑石20 g,甘草梢10 g,黄芩10 g,黄柏10~15 g,蒲公英60 g,栀子10~15 g,金银花30 g,连翘20 g。水煎服,日一剂。

4. 治淋汤(《医学衷中参西录》):治花柳毒淋,疼痛异常,或兼白浊,或兼溺血。金银花18 g,海金砂9 g,石苇6 g,牛蒡子6 g,甘草梢6 g,生杭芍9 g,三七(捣细)6 g,鸦胆子(去皮)30 粒。上药八味,先将三七末、鸦胆子仁用开水送服,再服余药所煎之汤。此证若兼受风者,可加防风6~9 g;若服药数剂后,其疼痛减,而白浊不除,或更遗精者,可去三七、鸦胆子,加生龙骨15 g,生牡蛎15 g。

5. 鲜小蓟根汤(《医学衷中参西录》):治花柳毒淋,兼血淋者。鲜小蓟根(洗净锉细)30 g。用水煎三四沸,取清汤一大茶盅饮之,一日宜如此饮3 次。

6. 夏枯草30 g,龙胆草15 g,川萆薢20 g,石菖蒲10 g,桃仁12 g,甘草6 g,

地龙15 g,紫花地丁15 g,蒲公英45 g,苍术12 g,泽泻20 g,薏苡仁15 g,桔梗10 g。水煎服。适用于湿热下注型。若肾阴虚夹湿热蕴结型上方去龙胆草、夏枯草,加生地黄、墨旱莲及龟板等育阴之品;若肾阳虚夹湿浊聚结型,于上方去龙胆草、夏枯草、地龙,加淫羊藿、巴戟天,并少佐附子、桂枝、蜈蚣等壮阳通络之品。

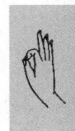

(四)注意事项

1.治愈标准:一般多从临床表现和实验室检查两方面考虑。临床表现:症状完全消失,清晨尿道口无分泌物,尿液澄清、透明,无淋丝。实验室检查:症状消失后1～2天检查一次。男性取尿道分泌物或尿离心处理后的沉渣;女性取宫颈管内分泌物,做涂片和培养淋球菌,连续3周应为阴性。男性慢性病人还要取前列腺按摩液涂片和培养检查淋球菌。

2.注意适当休息,避免剧烈运动和过度劳累。不能出差或外出旅游以及骑自行车等。禁止吃刺激性食物及饮酒,慢性淋病的男性患者,饮酒后易诱发淋病性尿道炎,使尿痛、尿频加剧。要大量饮水,增加排尿,以冲洗尿道。

3.性伴侣及家中受感染者应同时治疗。治疗期间要停止性交,治疗结束后,性生活时必须带避孕套,用后毁掉不能再用,直到尿检查3～4次淋球菌阴性后,方可不用避孕套。

4.患病妇女不与小女孩同床睡,不能共用毛巾、浴盆等盥洗用具。污染的内衣裤、床单等物要及时清洗日晒。

七、现代治验

淋病的发病率日趋增长,居性传播疾病之首位,已成为当今性传播疾病防治的重点,它在高危人群中的流行也造成了较严重的社会问题,传统的治疗方法多采用头孢类等单纯西药,但由于抗生素的滥用及细菌染色体和质粒发生改变,淋球菌对头孢类药物的敏感性下降,因此在治疗过程中虽然取得一定的疗效,但并不理想,而大量的临床研究证实中医治疗或者中西医结合治疗淋病疗效肯定,副作用少,简便安全,可缩短疗程,不易产生耐药菌株,能预防各种并发症。

(一)中医治疗

由于近年来抗生素的滥用,单纯西药治疗淋病已不能取得较为满意的疗效,越来越多的学者研究用中医药治疗本病,采用内服外用或内外治结合的方法或者针灸治疗,实践证明疗效较佳。

1. 中药内服

宫会爱用八正散加减治疗急性淋病 160 例。八正散处方:木通6 g,车前子30 g,瞿麦15 g,滑石30 g,栀子15 g,大黄10 g,蒲公英30 g,白花蛇舌草30 g,甘草6 g。伴发热恶寒加柴胡15 g,黄芩15 g,薏苡仁18 g。水煎服。总有效率为98.75%[1]。汪卫平采用自拟治淋汤治疗慢性淋病 106 例,并随机设置 58 例西药对照组,治淋汤方由黄柏10 g,萆薢20 g,败酱草30 g,蒲公英20 g,土茯苓30 g,野菊花30 g,鱼腥草30 g,赤芍20 g,连翘20 g,马鞭草30 g,白花蛇舌草20 g,通草6 g,生黄芪15 g。对照组肌注壮观霉素。结果显示治疗组治愈率为92%,对照组治愈率为72%,治疗组疗效优于对照组[2]。朱军报道用土茯苓苡仁汤治疗急性淋病,将 180 例患者随机分为治疗组及对照组各 90 例,治疗组用土茯苓苡仁汤加减:土茯苓、生薏苡仁、茵陈、白茅根各30 g,马齿苋、滑石各20 g,黄芩10 g,黄柏、甘草各6 g,金银花、连翘各15 g。便秘加大黄10 g,恶寒、发热加柴胡10 g,龙胆草15 g,尿痛加琥珀6 g,生地黄15 g。对照组用西药治疗。结果治疗组总有效率98.88%,对照组总有效率65.56%,治疗组明显优于对照组[3]。黄金玲等观察中药煎剂治疗慢性淋病的疗效,将患者随机分组,治疗组 124 例,用中药煎剂(黄柏10 g,金钱草30 g,鱼腥草30 g,白花蛇舌草30 g,蛇蜕30 g,赤芍15 g),对照组 80 例,肌注西药壮观霉素2 g,结果治疗组治愈率达 90.3%;壮观霉素组治愈率为 70.3%。经统计学处理中药组疗效高于壮观霉素组(P<0.05)[4]。

也有按中医辨证分型采取相应治疗,如范玉芹认为淋病的病因病机在于湿热淫毒之邪蕴结阻滞下焦,耗损肾气,以致肾气虚弱,膀胱气化不利所致。辨证治疗分 3 型:①湿热淫毒蕴结下焦,方以八正散加味(大黄 7.5 g,黄柏10 g,栀子20 g,败酱草15 g,木通10 g,车前子20 g,茯苓25 g,金银花、萹蓄、瞿麦各20 g,滑石20 g);②湿热阻滞,方以萆薢分清饮加味(萆薢、石菖蒲各20 g,乌药、益智仁各25 g,鱼腥草、石苇各15 g,黄柏、桃仁、红花各10 g,生甘草10 g);③肾气虚弱型,方以六味地黄汤合补中益气汤加减(熟地黄、山药、山茱萸各20 g,金樱子、菟丝子、杜仲各25 g,茯苓、牡丹皮、泽泻各20 g,甘草10 g,党参、黄芪、白术各20 g)[5]。

2. 中药外治

吴仲安采用中药熏洗治疗淋病 100 例,疗效显著。药物组成:金银花 10 g,黄连 10 g,黄柏 10 g,苦参 20 g,艾叶 10 g,花椒 10 g,连翘 10 g,蒲公英 10 g,蛇床子 20 g。总有效率达 85.00% 以上[6]。

3. 中药内外治结合

刘胜和等辨证治疗反复发作女性淋病 42 例,42 例均为经抗生素治疗过两次以上,现接受抗生素治疗无效者。①辨证为湿热下注,治以清热解毒。除湿止带,方用龙胆泻肝汤加减:龙胆草 15 g,车前子 15 g,木通 15 g,黄芩 15 g,当归 12 g,生地黄 15 g,柴胡 15 g,川黄连 15 g,败酱草 30 g,白藓皮 30 g,白花蛇舌草 40 g,芡实 20 g。②外用方:复方沙棘籽油栓塞入阴道深处,每晚洗净外阴部塞 1 枚,内服外用共收清热解毒利湿止带、杀虫止痒之功。治疗结果显示 42 例中治愈 28 例,好转 13 例,无效 1 例[7]。陈玲运用四妙汤加味治疗淋病 122 例,①四妙汤加味药物组成:苍术 10 g,黄柏 10 g,薏苡仁 12 g,牛膝 10 g,土茯苓 15 g,金银花 20 g,车前子 10 g,木通 3 g,萆薢 10 g,甘草梢 10 g,热毒炽盛加连翘 10 g,败酱草 20 g;气滞血瘀加牡丹皮 10 g,赤芍 10 g,益母草 20 g;肾阴虚加生地黄 10 g,墨旱莲 10 g;肾阳虚加巴戟天 10 g,淫羊藿 10 g。水煎服。②外洗方:百部 10 g,苦参 50 g,蛇床子 30 g,白藓皮 30 g,地肤子 20 g,野菊花 20 g,水煎坐浴。总有效率 95.1%[8]。杨明禄应用八正散加味内服外治,治疗淋病 46 例。方药组成:瞿麦 12 g,萹蓄 12 g,木通 10 g,车前子 15 g,滑石粉 20 g,生栀子 10 g,生大黄 10 g,甘草梢 9 g,土茯苓 20 g,金银花 30 g,鱼腥草 20 g,萆薢 15 g。水煎服,再将剩余药渣加清水 500 ml 煎至 350 ml,坐浴加外洗。总有效率 95.6%[9]。

4. 针灸治疗

张润民采用针刺血海穴治疗淋病综合征 41 例,穴位常规消毒后,快速直刺或向股内侧斜刺 25～30 分钟,行中强刺激捻转泻法,捻针频率 180 次/分钟,得气后行针 10 分钟,留针 30 分钟。每日 1 次,7 日为一疗程。结果 41 例患者中 1 疗程治愈 39 例,2 疗程治愈 2 例[10]。王侃报道针灸治疗淋病双球菌感染 595 例,中医临床分型:湿热型、阴虚型、阳虚型。治法:主穴取照海(泻),中极(补、温针灸),太冲(泻),配穴:湿热型配膀胱俞(泻),阴陵泉(泻),阴虚型配肾俞(轻补),阴谷(轻泻);阳虚型配命门(补),三阴交(补、温针灸)。宗"热则疾之,寒则留之"之旨,根据不同的病性采取不同的留针

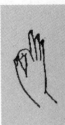

时间,如对于湿热型者留针30分钟,阴虚型者留针50分钟,阳虚型者留针1小时。通过疗效分析,说明针灸疗法对淋病不论在急性期或慢性期,均有确实的疗效,急性期疗效要高于慢性期[11]。

（二）中西结合治疗

临床实践表明中西医结合治疗淋病同样是一种切实可行的好方法。中医辨证和西医治疗相结合,合理使用抗生素,疗效显著,中西药联合应用可提高治疗效果。缩短疗程,减轻病人痛苦,毒副作用小,可避免长期应用抗生素所致的耐药菌株形成和泌尿生殖道菌群失调的副作用。

1. 中药内服结合西医治疗

任新阳以中医辨证治疗为主,辅以西药,治疗淋病和非淋菌性尿道炎70例,其中淋病47例。淋病分为湿热下注、脾肾两虚二型,分别进行中医辨证并结合西医治疗。湿热下注型治以清利湿热,解毒排脓,用八正散加减:萹蓄20 g,瞿麦20 g,车前子40 g,土茯苓30 g,木通20 g,石苇20 g,牛膝20 g,薏苡仁40 g,黄柏15 g,蒲公英30 g,丹参30 g。加服中成药:宁泌泰胶囊。脾肾两虚型治以健脾益气,滋肾固精,用归脾汤加味:白术20 g,黄芪30 g,党参30 g,当归10 g,茯苓20 g,枣仁15 g,远志15 g,炙甘草9 g。加服中成药:新天黄柏胶囊。结果淋病治愈39例,好转5例,未愈3例[12]。刁春玲观察中西医结合治疗急性淋病引起生殖道感染的临床效果。将自愿参与治疗的120例患者随机分为中西药组、中医药组、西医药组各40例,分别用药治疗,中西药组、中医药组中药均用萆薢渗湿汤加味:萆薢15～30 g,黄柏12 g,二花18 g,金钱草15 g,滑石15 g,通草4 g,车前子15 g,鸦胆子15粒,甘草梢10 g。加减:疼痛加剧者甘草梢用至15～30 g,加石苇15 g,尿中带血者加三七6 g,腰痛者加川续断15 g,桑寄生15 g,杜仲10 g。结果中西药组有效率100%,中医药组97.50%,西医药组87.5%,中西药组与中医药组相比差异无显著的统计学意义(P>0.05)。中西药组与西医药组相比差异有显著的统计学意义(P<0.05)[13]。孙卫国等临床采用中西医结合的方法治疗淋病,与单纯采用西医方法治疗淋病进行对比。中医治疗抓住淋病的基本病机"湿热夹毒"分型施治:湿热夹毒型方用龙胆泻肝汤加减(龙胆草10 g,黄芩10 g,木通10 g,生地黄10 g,土茯苓30 g,败酱草15 g);湿热瘀阻型方用除湿化瘀消淋汤(黄柏10 g,萆薢10 g,琥珀粉5 g,赤芍10 g,桃仁10 g,鱼腥草15 g,石苇15 g,泽兰15 g,生甘草梢10 g,当归10 g);肾气虚弱型方用六味地黄汤加减(熟地黄

10 g,山茱萸12 g,山药12 g,泽泻12 g,茯苓15 g,牡丹皮10 g,生薏苡仁30 g,土茯苓10 g,萆薢30 g,虎杖10 g,甘草10 g)。结果显示中西医结合治疗淋病治愈率为94.3%,总有效率为98.1%,单纯西医组治愈率为68.1%,总有效率为80.7%[14]。李宝健等对淋病进行了中西医结合治疗,取得明显疗效。将165例患者随机分为消淋汤组和对照组,对照组79例,采用西药治疗,消淋汤组86例,除同样的西医治疗外加用中药汤剂消淋汤(白花蛇舌草30 g,半边莲30 g,黄连10 g,白鲜皮10 g,木通10 g,萆薢10 g,瞿麦10 g,石菖蒲10 g,牛膝10 g,土茯苓10 g,甘草10 g)。结果显示消淋汤组疗效明显优于对照组(P<0.01)[15]。

闵光辉等采取半随机的方式,分为观察组与对照组,了解中药制剂治疗慢性淋病的疗效,观察组68例运用口服利福平、氧氟沙星及自似"驱淋净"中药制剂口服治疗,方药组成:萆薢30 g,金银花30 g,连翘30 g,板蓝根20 g,百部20 g,蛇床子20 g,苦参20 g,黄柏20 g,茯苓15 g,黄芪20 g,败酱草20 g,甘草10 g,鸡血藤20 g,红藤20 g,赤芍15 g,枸杞子20 g。功效:清热解毒,利湿化浊,活血化瘀,滋阴补肾。对照组20例以利福平、氧氟沙星口服治疗;结果:观察组总有效率为97.5%,对照组总有效率为80%,观察组疗效明显优于对照组(P<0.01)[16]。

庞建平等采用中西医结合治疗淋病82例,远期疗效较好。166例患者随机分为2组,中西药组82例,西药组84例。西药组单用头孢三嗪,中西药组除此以外,同时服用中药萆薢渗湿汤加味:萆薢30 g,生薏苡仁30 g,黄柏12 g,牡丹皮10 g,泽泻12 g,滑石20 g,通草10 g,土茯苓20 g,败酱草30 g,白花蛇舌草15 g。结果显示两组近期治愈率无明显差异,远期疗效有显著性差异(P<0.01)[17]。

吴秀忠等报道中西医结合治疗淋病,对于青霉素、四环素、红霉素等多种西药治疗无效的淋病患者,采用先锋霉素静滴,配合中药:三七20 g,金钱草30 g,石橄榄25 g,石苇20 g,白花蛇舌草20 g,海金沙20 g,车前子草15 g,金钱兰20 g,小石剑15 g,地龙胆草15 g,水煎服。取得极好效果。近年来,在大量使用青霉素情况下,出现淋球菌对青霉素的耐药菌株,若已注射过青霉素无效者,建议采用中西医结合[18]。

2. 中药外用结合西医治疗

付秀芹采用中西结合治疗女性急性淋病,并与单纯应用西药组进行比较。中药用苦参、地肤子、蛇床子、百部各30 g,白藓皮、千里光、马齿苋、野菊花、鹤虱各15 g,加水3 000 ml,浓煎20~30分钟,滤汁去渣,熏洗外阴及坐浴30分钟。中西药组有效率为97.5%,单纯西药组有效率为80.0%,两组有效率比较有统计学意义($P<0.05$)[19]。鹿志霞等应用中药灌洗配合静脉点滴头孢曲松钠、口服红霉素治疗淋病86例,并与单纯应用西药治疗的60例作对照观察。中药熏(灌)洗方:苦参、黄柏、百部、蒲公英、鱼腥草各30 g,土茯苓20 g,白藓皮、川椒各15 g。水煎30分钟后趁热熏蒸外阴15分钟,药液微温后,用冲洗器灌入阴道内反复冲洗。结果治疗组治愈率为83.7%,对照组治愈率为48.3%,两组比较有显著性差异($P<0.01$)[20]。周武强等应用中药自拟方苦黄汤外洗结合西药抗生素治疗淋病,苦黄汤:苦参15 g,黄柏15 g,白头翁15 g,萹蓄15 g,地肤子15 g,蛇床子15 g,露蜂房15 g,乌梅12 g,白藓皮15 g,赤芍12 g,当归15 g,赤小豆12 g,以1 000 ml水浓煎约300 ml,取汁外洗,同时内服抗生素。结果显示42例患者均痊愈,总有效率100%[21]。卜新华采用罗氏芬联合中药坐浴治疗幼女淋病59例,所有病例均同时用中药坐浴:金银花30 g,野菊花30 g,苦参30 g,蒲公英30 g,车前子15 g,金钱草20 g,石菖蒲10 g,甘草3 g。资料显示中药坐浴加罗氏芬治疗幼女淋病疗效显著,对病程长或有合并症者尤为有效。有效率为96.52%[22]。潘文娟应用中西医药物进行尿道膀胱注药保留、冲洗及阴道冲洗治疗慢性淋病157例,治疗用药:虎杖50 g,黄连15 g,鱼腥草50 g,白藓皮30 g加水1 000 ml文火煎成500 ml浓缩液,0.9%生理盐水200 ml,加入青霉素(皮试)160万U,洁尔阴洗剂加入青霉素160万U。结果治愈131例,好转26例[23]。

3. 中药内服外用结合西医治疗

赵丽隽等采用三黄汤加减配合西药治疗女性慢性淋病43例,取得较好的临床疗效。对照组用西药(头孢三嗪肌注或壮观霉素肌注)。治疗组除用西药常规治疗外,因本病日久肝肾两虚加用强肾片(由鹿茸、山药、人参茎叶总皂甙、枸杞子、山茱萸、熟地黄、牡丹皮、杜仲、茯苓等十四味中药组成)内服,中药三黄汤加减保留灌肠,三黄汤组成:黄芩、黄连、丹参、黄柏、苦参各30 g,金银花15 g,红花10 g。治疗结果差异有极显著的统计学意义[24]。王麦娣等采用八正散合五味消毒饮加减及中药外洗结合西药治疗淋病70例。八正散合五味消毒饮加减:金银花10 g,蒲公英10 g,野菊花15 g,紫花地丁15 g,瞿麦12 g,木通6 g,车前子12 g,萹蓄10 g,大黄6 g,栀子12 g,白茅根10 g,甘草

6 g,水煎服。中药外洗方组成:金银花30 g,鱼腥草30 g,马齿苋30 g,黄柏30 g,苦参30 g,野菊花30 g,蒲公英30 g,具有清热泻火、解毒止痒、利水通淋之功效。结果治愈率100%[25]。李秀超等将120例淋病患者分为观察组和对照组各60例,观察组用青霉素640万U,加入10%葡萄糖液300 ml中,静脉滴注,并用中药清淋汤(土茯苓15 g,连翘10 g,蒲公英10 g,黄柏6 g,百部10 g,萹蓄10 g,栀子6 g,麦冬15 g,木通10 g,黄芩6 g,牡丹皮6 g,泽泻6 g,灯心草3 g,苦参6 g,破故纸6 g,甘草6 g)3服,治疗三天,辅以外用中药肤阴洁药液外洗,每日三次;对照组用青霉素640万U,加入10%葡萄糖液300 ml中,静脉滴注,每日一次,共三天。结果观察组治愈率明显高于对照组($P <$ 0.05)。结论中西医结合方法是治疗淋病的理想方法[26]。

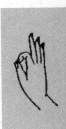

胡星人采用三种方法分别治疗男性慢性淋病患者,并对其疗效进行观察。A组用传统的普鲁卡因青霉素+羧苯磺胺,B组肌注壮观霉素,C组用壮观霉素肌注同时服用龙胆泻肝汤(龙胆草6 g,栀子9 g,黄芩9 g,柴胡6 g,车前子9 g,泽泻12 g,木通9 g,生地黄9 g,当归3 g,甘草6 g,土茯苓9 g,板蓝根6 g,苦参6 g)再配以大黄、黄柏、黄芩、苦参各30 g煎水局部熏洗及热敷。结果显示三种不同治疗方案对治疗男性慢性淋病的效果有高度显著性。B组壮观霉素的疗效高于A组传统的青霉素+羧苯磺胺,C组壮观霉素+中药+外洗药疗效又明显优于B组的单纯西药治疗[27]。敖应平采用中西医结合治疗急性淋病196例,在西药治疗的同时,用自拟"灭淋汤"加减:土茯苓50 g,萆薢20 g,鱼腥草20 g,益智仁15 g,乌药15 g,苦参15 g,黄柏20 g,黄芪20 g,蜈蚣2条,延胡索15 g,滑石15 g,甘草15 g。血尿加茅根20 g,小蓟30 g;尿痛兼大便秘结加萹蓄15 g、瞿麦15 g,大黄5 g;热重加金银花50 g,蒲公英30 g;脓汁多者萆薢加倍用量;继发前列腺炎加冬葵子10 g;继发附睾炎加橘核10 g,荔枝核15 g。局部治疗:土茯苓59 g,金银花50 g,白藓皮15 g,威灵仙15 g,苦参20 g,甘草15 g,煎汤冲洗患处。治疗结果:196例痊愈181例,好转15例,总有效率100%。研究者认为方中土茯苓一味应当重用,该药有利湿解毒之功,古时用为治杨梅疮毒之专药,临床用量30～120 g情况下,未发现有毒副作用[28]。

附:西医治疗参考(WHO推荐方案)

1.适用于淋球菌染色体对抗生素敏感地区(选择以下一种方案)

①羟氨苄青霉素3 g,丙磺舒(也称羧苯磺胺)1 g,口服。

下编 各论

②氨苄青霉素3.5 g,丙磺舒1 g,口服。

③苄青霉素(青霉素 G)3 g(500 万 U),肌内注射;丙磺舒1 g,口服。

④盐酸强力霉素 100 mg,口服,每日 2 次,连服 7 天。

⑤普鲁卡因苄青霉素4.8 g(480 万 U),肌内注射;丙磺舒1 g,口服。

⑥盐酸四环素 500 mg,口服,每日 4 次,连服 7 天。

2. 应用于淋球菌染色体对抗生素药物如苄青霉素、四环素、磺胺甲基异
噁唑、三甲氧苄氨嘧啶(磺胺增效剂)产生了抗药性的地区(选择以下一种
方案)。

①头孢氨噻肟1 g,肌内注射。

②头孢甲氧噻吩2 g,肌内注射;丙磺舒1 g,口服。

③头孢噻肟三嗪 250 mg,肌内注射。

④壮观霉素2 g,肌内注射。

青霉素虽然是治疗淋病的首选药物,但常有过敏或耐药而不能应用。
此时可选用方案 2,头孢菌素类和壮观霉素(淋必治)虽然疗效肯定,但药源
困难,价格昂贵。四环素孕妇、儿童禁用。在药源缺乏的情况下,也可选用
磺胺(复方新诺明),每日 10 片,连服 3 天。

参考文献

[1]宫会爱. 八正散加减治疗急性淋病 160 例[J]. 中国民间疗法,
2004,12(8):44 - 45.

[2]汪卫平. 治淋汤治疗慢性淋病 106 例临床观察[J]. 中国中医药科
技,2004,11(4):197.

[3]朱军. 土茯苓苡仁汤治疗急性淋病 90 例[J]. 实用中医药杂志,
2004,20(1):22.

[4]黄金玲,等. 中药煎剂治疗慢性淋病临床观察[J]. 内蒙古中医药,
2001,20(1):5.

[5]范玉芹. 淋病的辨证施治. 实用中医内科杂志[J],2005,19(3):
224.

[6]吴仲安. 中药熏洗治疗淋病 100 例[J]. 中医外治杂志,2006,15
(3):29.

[7]刘胜和,等. 辨证治疗女性淋病 42 例疗效观察[J]. 云南中医中药

杂志，2003，24（4）:52.

［8］陈玲. 四妙汤加味治疗淋病 122 例［J］. 现代中西医结合杂志，2001，10（22）:2183.

［9］杨明禄. 八正散加味治疗淋病 46 例［J］. 现代中西医结合杂志，2001，10（21）:2054.

［10］张润民. 针刺血海穴治疗淋病综合征［J］. 中国针灸，2007，27（7）:493.

［11］王侃. 针灸治疗淋病双球菌感染 595 例临床观察［J］. 中医杂志，1997，38（3）:152 – 154.

［12］任新阳. 中医治疗淋病和非淋菌性尿道炎 70 例［J］. 现代保健:医学创新研究，2007，4（24）:12 – 13.

［13］刁春玲. 中西医结合治疗急性淋病的临床研究［J］. 现代保健:医学创新研究，2007，4（24）:47.

［14］孙卫国，等. 淋病的中西医结合治疗［J］. 中国医学杂志，2006，4（2）:14 – 15.

［15］李宝健，等. 中西医结合治疗淋病疗效观察［J］. 中国中西医结合外科杂志，2005，11（2）:157.

［16］闵光辉，等. 中西医结合治疗慢性淋病 88 例疗效观察［J］. 黑龙江中医药，2001（6）:14 – 15.

［17］庞建平，等. 中西医结合治疗淋病 82 例［J］. 包头医学院学报，2000，16（1）:63 – 64.

［18］吴秀忠，等. 中西医结合治疗淋病疗效观察［J］. 现代中西医结合杂志，2000，9（6）:515.

［19］付秀芹. 中西医结合治疗女性急性淋病的临床观察［J］. 护理研究:中旬版，2006，20（3）:714 – 715.

［20］鹿志霞，等. 中西医结合治疗女性淋病临床观察［J］. 湖北中医杂志，2005，27（10）:27.

［21］周武强，等. 苦黄汤外洗治疗淋病 42 例分析［J］. 实用中医内科杂志，2004，18（2）:139 – 140.

［22］卜新华. 中西医结合治疗幼女淋病 59 例分析［J］. 江苏临床医学杂志，2002，6（6）:600.

［23］潘文娟.中西医结合治疗慢性淋病［J］.江西中医药，1999，30
（1）：47.

［24］赵丽隽，等.三黄汤加减配合西药治疗女性慢性淋病43例［J］.
浙江中医学院学报，1999，23（4）：30.

［25］王麦娣，等.中西医结合治疗淋病70例［J］.现代中医药，2008，
28（2）：29－30.

［26］李秀超，等.中西医结合治疗淋病的临床研究［J］.临床和实验医
学杂志，2006，5（8）；1163.

［27］胡星人.中西医结合治疗113例男性慢性淋病疗效观察［J］.中华
中西医学杂志，2006，4（2）：75－76.

［28］敖应平.中西医结合治疗急性淋病196例临床观察［J］.贵阳中医
学院学报，2002，24（2）：17－18.

第三节　软下疳

　　软下疳，属于中医疳疮范畴。中医对下疳疮的论述很多，但是在硬下疳
（梅毒）和软下疳的认识上有混淆，一般多统称为疳疮。根据疳疮生长的部
位不同有不同的名称，以清代《医宗金鉴·外科心法要诀》的归纳最为详细，
如："生于马口之下者，名下疳；生茎之上者名柱疳；茎上生疮，外皮肿胀包裹
者名袖口疳；疳久而偏溃者名蜡烛疳；痛引睾丸、阴囊肿坠者名曰鸡瞪疳；痛
而多痒，溃而不深，形如剥皮烂桔者名瘙疳；生马口旁有孔如棕眼，眼内作
痒，捻之有脓出者名旋根疳。"明代医家孙一奎指出："商贾中野合不洁淫妓，
便构此证，或疳疮，或杨梅者，皆由欲火淫炽，一旦交合不洁，为淫火冲动，肤
腠开通，是以受毒。"明确指出疳疮、梅毒为不洁性交而引起。

　　软下疳与硬下疳最突出的差别，在于软下疳质软而疼痛，而硬下疳质硬
而无痛。软下疳这一特点与中医古籍中论述的妬精疮相类似。唐代《千金
要方》指出："夫妬精疮者，男子在阴头节下，妇人在玉门内，并似甘疮，作臼
齐食之大痛，甘即不痛也。"宋代《三因方·妬精疮证治》亦指出："患妬精疮
者……初发在阴头如粟，拂之痛甚矣，两日出清脓，作臼孔，蚀之火痛。"从疮
有疼痛感看，类似于软性下疳，日本学者土肥庆藏氏亦认为是软下疳。

　　软下疳约半数病人在下疳发生后2～3周，经淋巴管播散到腹股沟淋巴

结,引起发炎肿大、疼痛,为痛性横痃,横痃破溃溢脓,形成鱼口,故软性下疳的痛性横痃及溃口溢脓,又类似于中医的鱼口、便毒。

软下疳为经典性传播者病之一,现今世界各地的发病率已日趋减少,近年来我国有散在的病例报道。

一、病因病机

本病主要由外染淫毒,通过性生活接触而传染。交合不洁,损伤阴器,触染淫毒,以致湿热毒邪下注前阴或毒火内蕴,循经侵犯前阴而成。

1.湿热下注:不洁性交,传染毒邪,肝经湿热下注而生本病。

2.毒火内蕴:性接触染毒,淫毒内蕴,郁之化火,火毒内盛,循经侵犯前阴而成。

3.气血不足:感病日久,耗伤气血,余邪未尽,病性缠绵,溃烂久不敛口。

现代医学已认识其病原菌是革兰氏阴性短杆菌,其形态为两端钝圆,常在细胞外成双平行排列或链状排列为其特征,细菌学家把软下疳的病原菌命名为杜克雷嗜血杆菌,其耐寒性能较强,对热的耐受力较弱。干燥及65℃时均可迅速死亡。

二、主要症状

1.软性下疳疮:一般在不洁性交后,2~3天后发病。初发时为炎症性红斑、丘疹,其中心部很快形成脓疱,脓疱溃破后,形成溃疡,直径1~2cm,有如下特征:①溃疡形状多为圆形或椭圆形,边缘不整齐或呈锯齿状。②周围皮肤充血、红晕。③溃疡壁常呈陡直或内陷,基底不平,表面有脓性分泌物,易出血。④自觉疼痛。⑤触之柔软且有触痛。

软下疳好发于男性包皮、阴茎、龟头;女性大小阴唇、阴蒂、尿道口或宫颈等处;偶有发生于手部、眼睑、口唇、肛周、会阴等部位。可因脓液外溢,感染邻近皮肤而发生多个新溃疡。经2~3周或1~2月愈合,残留疤痕。

2.痛性横痃:软下疳出现后2~3周,即软下疳最严重破溃时期,约有半数以上的病人,可发生腹股沟淋巴结肿大,常常沿腹股沟形成鸡蛋大或更大的不规则横条状的包块,红肿热痛明显。常伴高热等全身症状。

3.鱼口:包块肿胀化脓,触摸时有波动感,脓肿破溃后形成溃疡,即鱼口或称为便毒,流出浓稠发臭的带血脓液。需数周到数月才慢慢愈合结疤;经久不愈时可形成慢性窦道,少数病人遗留生殖器的残毁。

三、实验室检查

从溃疡损害边缘深处刮取渗出液,或作淋巴结穿刺,将抽出液涂于玻片上,用革兰氏染色法染色后,如在显微镜下见到呈链锁状短的革兰氏阴性杆菌则为阳性(约50%可获阳性)。或用血琼脂或血衍物培养基培养后检查,如发现有上述多条平行排列的链锁状短的革兰氏阴性菌亦为阳性。也可用姬姆萨染色法或瑞氏染色法检查。

四、诊断要点

1. 有不洁性交史。

2. 不洁性交后数日外阴部出现单发或多发性溃疡,质软疼痛,另有痛性横痃,可化脓破溃形成鱼口。

3. 病原菌直接涂片镜检,发现有短小的革兰氏阴性杆菌,是重要的诊断依据。

五、鉴别诊断

1. 硬下疳(梅毒)

①潜伏期不同,硬下疳潜伏期长(2~4周),软下疳为2~3天。

②下疳数目有区别,硬下疳80%是单发,偶见2~3个下疳同时存在。软下疳为多发性,损害伴有疼痛。

③硬下疳触之有软骨样硬度,不痛。软下疳触之柔软,易出血,疼痛。

④硬下疳横痃,是无痛性横痃,互相不融合,不化脓,不粘连,无压痛。软下疳为痛性横痃,融合破溃,红肿疼痛,形成鱼口。

⑤硬下疳梅毒血清反应阳性。

2. 性病性淋巴肉芽肿

性病性淋巴肉芽肿,外生殖器可发生溃烂,但很表浅,自觉症状不明显,很快愈合,愈合后不留疤痕。横痃化脓溃后形成多发性鱼口,即多腔性,与软下疳横痃溃后成单房性鱼口有区别。

3. 生殖器疱疹

生殖器疱疹亦为性传播疾病之一。外阴部发生的皮疹是群集的小水疱,破溃后形成表浅糜烂面,局部瘙痒或轻度灼痛。可有腹股沟淋巴肿大,但较轻,不化脓,不破溃。病程很短,可在 2~3 周痊愈,有易复发倾向。

4. 急性女阴溃疡

与性交感染无直接关系,多见于青年女性,发病突然,好发于大小阴唇的内侧和前庭的黏膜,溃疡反复发作,可深可浅,轻者溃疡表浅,面积小,数目少,病程相对较短。重者溃疡面积大。病变深,发展快,疼痛异常。局部找到粗大杆菌对诊断有帮助。

六、中医治疗

(一)辨证论治

1. 湿热下注

外阴发生圆形或椭圆形柔软而痛的溃疡,表面糜烂有脓水,常伴有腹股沟淋巴结肿大和疼痛。有时可有寒战,发热,小便短赤,口干苦,舌红苔黄腻,脉滑数等症。

[治法]清热利湿解毒。

[方药]龙胆泻肝汤(《医宗金鉴》)加减。

龙胆草12 g,黄柏12 g,生地黄15 g,蒲公英30 g,车前子草30 g,泽泻15 g,萹蓄12 g,牡丹皮12 g,木通12 g,栀子12 g,土茯苓15 g,忍冬藤30 g,甘草6 g。水煎服。

方中龙胆草、黄柏、栀子清利肝胆湿热,为本方主药。合用蒲公英、忍冬藤增加清热解毒之功;配伍车前子草、泽泻、萹蓄、木通、土茯苓清热利湿,导浊解毒,使湿热分解;生地黄、牡丹皮清热凉血解毒;甘草清热解毒调和诸药。

2. 毒火内蕴

阴部溃疡多发,溃烂成疮,脓汁臊臭,茎体红紫,灼热疼痛,腹股沟淋巴结红肿疼痛,小便黄赤,大便秘结,心烦口干,舌红苔黄而干,脉弦数。

[治法]清热泻火解毒。

[方药]黄连解毒汤(《外科正宗》)加味。

黄连10 g,黄芩12 g,黄柏10 g,栀子12 g,连翘15 g,牛蒡子15 g,灯心草5 g,甘草5 g,牡丹皮12 g,生地黄15 g,赤芍12 g,蒲公英30 g,野菊花30 g。水煎服。

方中三黄泻火解毒,配伍连翘、牛蒡、蒲公英、野菊花、生甘草增加清热泻火解毒之功;栀子泻三焦之热,配伍灯心草清热利水,降火下行;生地黄滋养阴液,合牡丹皮、赤芍清热凉血,泻火解毒。

3.气血不足

横痃溃后,经久不愈,脓水清稀,患处色淡,溃烂久不收口,常伴倦怠乏力,面色无华,纳呆食少,舌质淡,脉沉细。

[治法]补气养血,托毒排脓。

[方药]参苓内托散(《外科正宗》)。

党参15 g,生黄芪30 g,炒山药12 g,茯苓12 g,熟地黄12 g,炒白术10 g,当归10 g,白芍10 g,牡丹皮10 g,地骨皮10 g,川芎6 g,熟附子5 g,肉桂3 g,陈皮5 g,炙甘草3 g,生姜3片,大枣5枚。水煎服。

本方即十全大补汤加附子、牡丹皮、地骨皮、陈皮、山药而成。以十全大补汤补气养血,扶正托邪外出;方中重用生黄芪既能益气扶正,又可托毒排脓,加入山药旨在加强扶正祛邪之力,补益气阴;附子温补阳气,兼能温经通络,与陈皮合用,增强通透之力,而且使补益之品补而不滞;牡丹皮、地骨皮凉血解毒,清解余邪。诸药合用有扶正托毒之功。

(二)外治疗法

1.下疳疮外治法

①用黄柏60 g煎汤待温后,清洗疮面,每次15分钟,一日2~3次。

②金银花30 g,地榆30 g,野菊花15 g,秦皮15 g。煎汤外洗,一日2~3次。

③大豆甘草汤:洗下疳,能解毒止痛。黑豆50 g,生甘草50 g,赤皮葱3茎,槐条20 g。水煎浓,去渣,候温,日洗2次。

④大黄、黄柏、黄芩、苦参各等份,共研细末。上药10~15 g,加入蒸馏水100 ml,医用苯酚1 ml。临用时摇匀,以棉花蘸药汁搽患处,每日4~5次。

⑤二灵丹:下疳初起流脓。儿茶3 g,冰片0.9 g,研匀。将疮先用冷茶或甘草汤洗净擦干,以鸡翎将药扫上。

⑥珍珠散:下疳皮损腐烂,痛极难忍,及诸疮新肉已满,不能生皮。又治新婚玉茎损伤,新娶阴户伤痛,搽之极效。并治汤泼火伤,皮损肉烂,疼痛不止。新白珍珠(入豆腐煮数滚,研极细,以研至无声为度)3 g,青黛1.5 g,真轻粉30 g。三味共研4转,细如飞面,瓷瓶收贮。初起搽之即愈,若腐烂疼

痛,甘草汤洗净,猪脊髓调搽。又治妇人蚀疮极效。

⑦黑香散:治男子下疳,痒不可当者,并一切极痒诸疮。橄榄核(烧灰存性)研极细末,每3 g加冰片0.6 g,密贮。或干掺,或麻油、猪胆汁俱可调搽。

⑧青黛散:青黛60 g,石膏120 g,滑石120 g,黄柏60 g。各研细末,和匀。疮面用外洗方洗后,干掺,或用芝麻油调敷患处。

⑨凤凰散:治男子下疳肿烂,疼痛难忍,并一切皮破肿烂诸疮,即时消肿定痛,拔毒生肌。抱鸡蛋壳(连衣壳焙)研细末,每3 g加冰片0.6 g密贮,用时或干掺,或用猪胆汁,或麻油调搽。

⑩银青散:白螺壳(去净泥土,火煅存性)30 g,橄榄核(火煅存性)6 g,寒水石6 g,顶好梅花冰片2.1 g。共研极细拌匀,议瓷瓶盛贮,勿使泄气。用时以麻油调搽。主治男子下疳,女子阴疮,疗效佳。

2. 横痃、鱼口外治法

参考性病性淋巴肉芽肿的相关外治法。

(三)单方验方

1. 萹蓄120 g,黄连60 g,甘草30 g。水煎,内服外洗。玉茎疳疮,或渐至蚀透,溃烂者服此方。

2. 三子消毒散:肥皂子7 枚,杏仁(炒)7 枚,蝉蜕7 个,僵蚕7 条,皂角子7 枚,土茯苓240 g,猪牙皂1 个,荆芥3 g,防风3 g,牛膝3 g,金银花9 g,猪板油60 g。水8 碗,煎3 碗,早、午、晚分3 次服。如结毒服21 日痊愈。袖口疳加黄柏3 g,肥皂子加倍;杨梅疮者,加绿豆9 g,侧柏叶9 g,糯米9 g,薏苡仁6 g,皂角刺6 g;内疳者,加海金砂5 g,白牵牛子5 g.五加皮5 g。

3. 消疳败毒方:防风10 g,独活10 g,柴胡20 g,连翘15 g,荆芥15 g,黄柏15 g,知母15 g,黄连15 g,赤芍15 g,苍术15 g,木通15 g,龙胆草15 g,赤茯苓20 g,甘草5 g,灯心草5 g。水煎空腹服。

4. 散毒神丹:茯苓30 g,黄柏9 g,生甘草9 g,黑栀子仁9 g,肉桂3 g。水煎服。

5. 华佗治秽疮前阴腐烂神方:金银花150 g,土茯苓120 g,当归60 g,熟地黄60 g,黄柏30 g,山茱萸9 g,肉桂6 g,北五味子3 g。捣末,每日沸水调服30 g。其功效能阻止前阴溃烂。

(四)注意事项

1. 早期确诊,及时治疗,使软下疳在下疳疮阶段治愈,尽量防止横痃的

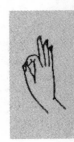

105

发生。

2. 未破溃的横痃,不能切开引流,或敷拔毒膏类药物。

3. 患病期间宜清淡饮食,忌食腥荤油腻之物。

七、现代治验

黄国泉报道用内服外洗中草药治疗软下疳 32 例,临床观察疗效佳。内服加减真人活命饮,基本方:炮山甲 12 g,皂刺 12 g,金银花 15 g,天花粉 15 g,连翘 10 g,土茯苓 20 g,生地黄 15 g,赤芍 15 g,紫草 15 g,黄柏 10 g,土菊花 15 g,人参 6 g。每日 1 剂,连服 7 天为 1 疗程。外洗方:苦参 50 g,蒲公英 30 g,大黄 50 g,黄柏 30 g,每日 1 剂,每次冲洗 20 分钟左右。结果 32 例痊愈 20 例,好转 11 例,无效 1 例[1]。

韩永胜等采用中西医结合治疗软下疳 45 例,获满意疗效。西医治疗:红霉素 0.5 g/日 4 次,复方新诺明 4 片,2 次/日,服 7~10 天。中药外涂:先用生理盐水清洗患处,再用草密膏(甘草、蜂蜜等)涂搽溃疡面。一日 2~3 次,直至溃疡面愈合后再用半月。结果 45 例全部治愈,随访 3 个月至 4 年,有 3 例于 3 个月后复发,再用本法坚持治疗均获痊愈,随访至今未见复发,治愈率 100%[2]。

附:西医治疗参考(WHO 推荐方案)

1. 推荐方案(选择以下一种方案)

①红霉素 500 mg,口服,每日 4 次,连服 7 天。

②三甲氧苄氨嘧啶(磺胺增效剂、抗菌增效剂)80 mg。或磺胺甲基异噁唑 400 mg,或成分相似的磺胺药,2 片,口服,每日 2 次,连服 5 天。

2. 替代方案

甲砜霉素 2~5 g,口服,连用 2 天。

3. 单剂量方案(一次服完或注射完)(选择以下一种方案)

①头孢噻肟三嗪 250 mg,肌内注射。

②三甲氧苄胺嘧啶 80 mg,或磺胺甲基异噁唑 400 mg,或类似成分的磺胺 8 片,口服。

参考文献

[1]黄国泉. 加减真人活命饮治疗软下疳[J]. 吉林中医药,1995(4):

21.

[2]韩永胜, 等. 中西医结合治疗软下疳 45 例[J]. 皮肤病与性病, 2003, 25(2):56.

第四节　性病性淋巴肉芽肿

性病性淋巴肉芽肿,又名性病性淋巴结病、腹股沟淋巴肉芽肿,亦名第四性病、热带横痃。本病与中医论述的鱼口、便毒非常接近。明代医家陈实功在《外科正宗》中指出:"左为鱼口,右为便毒,总由精血交错,生于两胯合缝之间结肿是也。鱼口生于左腿两胯合缝之间,便毒生于右腿两胯合缝之间。"《疡医大全》指出:"漫肿坚硬时痛,甚则痛牵睾丸、上及少腹,形长如蛤,一两月方能溃破,其脓深可知,破后脓稠可愈,败浆最难敛口,久必成漏。""鱼口生于皱纹缝中,其疮口溃大身立则口必合,身曲则口必张,形如鱼口开合之状,故名之也。"实际上,所谓鱼口、便毒即是腹股沟处淋巴结肿大溃后形成的瘘管。其发病原因,清代医家冯兆张在《锦囊秘录》中指出:"便毒生于小腹下,两腿合缝之间……有因交合不洁,为淫火冲动,是以受毒所致者。"指出了鱼口、便毒的感染途径,是由不洁性交引起。其临床表现,为阴茎娇肿溃烂,大腿合缝结肿疼痛,溃后形成瘘管。据此可以看出中医对鱼口、便毒的认识与性病性淋巴肉芽肿非常接近。

本病初起生疮往往发生于生殖器上,以后则附近淋巴结肿大、化脓,形成瘘管,最后以挛缩性瘢痕愈合为特征。女性患者往往可造成直肠狭窄,并可出现全身症状。过去一直认为本病的病原体是病毒,现在则认为系沙眼衣原体,也称为性病性淋巴肉芽肿衣原体。人是本病原菌唯一天然宿主,主要通过性交或同性恋的异常性行为感染,小孩也可因接触带有沙眼衣原体的衣物而被传染。

本病散在发生,以热带及亚热带地区多见,如南美、西印度群岛、东西非洲、东南亚地区。在性传播疾病流行的地方如印度、马德拉斯本病较多见。我国则少见。

一、病因病机

不洁性交是本病的主要传染途径,中医认为其病理机制与湿热蕴结、肝

107

下编　各论

郁火炼、痰火凝结等有关,以致肿胀溃破而形成本病。

1. 初起不洁性交染毒,湿热蕴结,循经下注,交阻于肌肤而见生殖器等部位疮烂。

2. 染毒之后,肝气郁结,气滞伤脾,脾失健运,痰热内生,结于股胯,而成横痃。或由肺肾阴亏,以致阴虚火旺,肺津不能输布,灼津为痰,痰火凝结而成痰核。

3. 病之后期,肝郁化火,火毒内盛,肉腐成脓,或脓水淋漓,耗伤气血,迁延日久,可转为虚损。

二、主要症状

1. 男性患者

①阴部溃疡:不洁性交后,经1~3周潜伏期,平均为7~12天。在男性龟头、冠状沟、包皮或阴茎上初发损害为直径1~3毫米的丘疹、疱疹、水泡,继之破溃成溃疡,一般无明显自觉症状,皮损经数日或1~2周后即自行消退或愈合,不留疤痕。

②横痃:阴部皮损发生后经2~4周,腹股沟淋巴结开始肿大,有痛感,常为单侧,偶尔亦见双侧,初起数个淋巴结孤立存在,质硬、有压痛,继之融合在一起呈团块,并与周围组织和皮肤粘连在一起,不活动,表面皮肤呈紫红色,称为横痃。横痃发生的同时,常伴有畏寒发热,关节疼痛,倦怠乏力,食欲不振等全身症状,甚至出现肝脾肿大。

③多发性鱼口:横痃发作数周后,肿块表面多处破溃穿孔并形成数个瘘管,每个瘘管形似一个鱼嘴,故称为鱼口或便毒,从破溃处流出脓液,脓液最初较黏稠,以后逐渐变成稀薄。瘘管病程较长,极难自行愈合,愈合遗留下不规则的挛缩性疤痕。

2. 女性患者

①阴部溃疡:女性初发症状不像男性明显,若出现皮疹也很小,多见于大阴唇或阴道内,以子宫颈或后穹隆部常见,无痛感,数天内损害很快消失,愈后不留疤痕,故常常被忽视。

②脓血便:女性发生横痃者较少,因为女性外阴部淋巴引流不到腹股沟淋巴结而到直肠下部周围的淋巴结。受侵时可出现排脓血便,严重者形成肛周脓肿或瘘道。溃疡愈合发生挛缩性疤痕压迫直肠,可引起大便困难或

粪便呈狭带形。

③阴部象皮肿:晚期常见有生殖器部位的淋巴水肿,女性在大小阴唇容易发生象皮肿(男性象皮肿少见)。

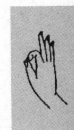

三、实验室检查

1. 涂片检查

从皮损区或横痃或直肠取分泌物做涂片检查,或取组织切片检查,发现宫川氏小体(即沙眼衣原体),即可诊断。

2. 补体结合试验

目前国外性病专家主张用补体结合试验,这种试验敏感性高,病人血清稀释16倍以上仍呈阳性结果。表示为最近感染本病或还有活动性,病情呈进展状态,需要治疗。目前诊断本病特异性最高的是微量免疫荧光试验,可用来鉴别性病性淋巴肉芽肿和其他衣原体,具有一定的敏感性和特异性,可以查出病人血清中是否含有抗衣原体血清Ⅰ、Ⅱ、Ⅲ型的抗体。

四、诊断要点

1. 在发生横痃之前的2~4周有不洁性交史。
2. 典型症状:如横痃、多发鱼口、阴部象皮肿等。
3. 实验室检查证实。

五、鉴别诊断

1. 软下疳

外阴部下疳疮多发,质软而疼痛,横痃多与阴部疳疮同时存在,疼痛明显,化脓溃疡为单房性,病程短,分泌物中可查出杜克雷嗜血杆菌。

2. 梅毒性横痃

阴部有硬性下疳疮存在,横痃为无痛性,不融合,不化脓破溃,梅毒血清检查阳性。

3. 非性病化脓性横痃

无性病史,发病急,疼痛明显,横痃软化,脓疡形成,破溃溢脓,常继发于下肢感染或阴部有化脓性病灶。病菌为化脓性球菌,病程较短。

4. 淋病性横痃

横痃疼痛明显,很少形成溃疡,常同时伴有尿痛、尿频、尿急等症状存在,检查为淋病双球菌。

六、中医治疗

（一）辨证论治

1. 初期

生殖器发生丘疹或水疱,或表皮糜烂,流滋水,发热,全身不适,胃纳不佳,舌质红,苔黄,脉滑数。

[治法]清热利湿,凉血解毒。

[方药]二妙散(《丹溪心法》)加味。

炒黄柏12 g,苍术12 g,萆薢15 g,白藓皮15 g,薏苡仁12 g,车前子仁12 g,土茯苓30 g,蒲公英30 g,红藤30 g,野菊花15 g,牡丹皮12 g,紫荆皮12 g,连翘12 g,甘草6 g,水煎服。

方中黄柏清热燥湿,配伍蒲公英、红藤、野菊花、连翘增强清热解毒之功;苍术除湿导浊,配伍薏苡仁、车前子仁、土茯苓淡渗利湿;萆薢、白藓皮清热利湿;牡丹皮、紫荆皮凉血解毒;甘草清热解毒。又调缓诸药。

2. 中期

腹股沟淋巴结肿胀增大,皮核粘连,有的结核之间互相融合成块,形成横痃,推之不移,渐感疼痛,纳呆,胸胁胀满,舌红苔薄。脉弦。

[治法]疏肝解郁,软坚散结。

[方药]逍遥散(《和剂局方》)加味送服小金丹(《外科全生集》)。

柴胡10 g,当归12 g,白芍12 g,白术12 g,茯苓12 g,制香附12 g,白僵蚕10 g,法夏10 g,浙贝母12 g,陈皮10 g,炙甘草6 g。水煎送服小金丹3丸,日1~2次。

小金丹:白胶香45 g,草乌(甘草、金银花水炙)45 g,五灵脂(醋炙)45 g,地龙45 g,木鳖子(去皮)45 g,乳香(醋炙)22.5 g,没药(醋炙)22.5 g,当归22.5 g,香墨2 g,以上各味共为细末过筛,每300 g细粉兑研麝香10 g,研细和匀用面粉100 g打糊为丸,每丸0.6 g。

方用逍遥散加香附、僵蚕、浙贝、法夏、陈皮疏肝理气,健脾化痰;小金丹专主软坚散结,有化痰通络,消肿定痛之功。

加减法:如淋巴结肿,伴有五心烦热,舌红少苔,加生地黄12 g,沙参12 g,玄参12 g,地骨皮10 g;如肝火偏盛,口苦,苔黄者,加栀子12 g,黄芩12 g,夏枯草15 g。

3.后期

横痃皮色渐转暗红,按之有波动感,渐渐皮肤破溃,形成鱼口,流出稀薄脓水,夹有败絮样物,四周紫暗,久不收口,形成窦道或瘘管。

[治法]托毒透脓。

[方药]透脓散(《外科正宗》)加味。

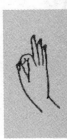

生黄芪30 g,当归10 g,炮山甲10 g,皂角刺10 g,川芎6 g,夏枯草15 g,金银花15 g,野菊花30 g,蒲公英30 g,制香附12 g,甘草6 g。水煎服。

方中生黄芪益气托毒排脓,辅以当归、川芎养血活血,山甲、皂角刺消散通透,软坚穿溃;加入夏枯草、金银花、野菊花、蒲公英增强清热解毒之功;香附理气行血;甘草解毒调和诸药。

4.溃后日久

皮核破溃日久不愈,可有潮热骨蒸,面色少华,精神倦怠,头昏短气,心烦,手足心热,舌红少苔,脉细数。

[治法]滋肺补肾。

[方药]麦味地黄丸(《医级》)加味。

熟地黄15 g,山茱萸12 g,山药15 g,泽泻12 g,茯苓12 g,牡丹皮10 g,麦冬12 g,五味子6 g,沙参12 g,地骨皮12 g,陈皮10 g,炙甘草6 g,蒲公英30 g。水煎服。

方中麦味地黄丸滋肺补肾,加入沙参、炙甘草益气滋阴;地骨皮善清虚热;陈皮理气,使滋补药补而不腻;蒲公英清除余毒。

加减法:气虚明显者,加党参15 g;阴虚有热者,加知母10 g,玉竹10 g;心烦不除者,加淡竹叶8 g,栀子8 g,香豉6 g。

若出现脓血便时,可服用芍药汤(《保命集》:芍药15 g,当归6 g,黄连6 g,槟榔6 g,木香10 g,大黄6 g,黄芩10 g,官桂3 g,炙甘草3 g)加槐花10 g,地榆10 g,水煎服。调和气血,清热解毒,凉血止血。若出现阴部象皮肿时,可服用山药15 g,党参10 g,益智仁10 g,白术10 g,茯苓15 g,橘核10 g,荔核12 g,萆薢15 g,泽泻12 g,川楝子10 g,车前子草15 g。水煎服。健脾除湿,疏肝导浊。若肾气不足者,加用肉桂4 g,制附片10 g,气虚甚者加黄芪20 g。

（二）外治疗法

1. 初期

①千里光 120～150 g，加水适量，煮沸待温凉后反复淋洗疮面，每天 1～2 次。

②马齿苋60 g，蒲公英60 g，金银花60 g，牡丹皮35 g，加水适量，煮沸后待温凉淋洗疮面，日 1～2 次。

2. 中期

①脓未成熟。五倍子炒黄研末，百草霜和匀，醋调敷。

②紫金锭 10 片，加食醋适量，研磨成糊状外涂，每日 2～3 次。

3. 后期

①红花、黄矾、血竭各等份，冰片适量（可根据患处大小，酌定配制量）。上药共研细末，和匀，以麻油或菜籽油调和，不干不稀，浓度适度为准。先将患处用生理盐水洗净脓液，然后用消毒棉签蘸药液遍涂烂面，复以消毒纱布固定。重者每天涂药 3 次，轻者每天涂药 1～2 次。纱布每天换 1 次。本方主治已溃烂化脓，久治不愈之横痃，效果确实。

②壁虎30 g，冰片 1～2 g，煅珍珠3 g。将壁虎用清水洗净，焙干研末，过筛（40～60 目），高压消毒，再将冰片，煅珍珠磨粉拌匀即得。用时根据窦道大小，选适当引流条与药散搅拌，置入窦道，每日更换一次。

③采新鲜柳树叶 5 kg，加水煮沸两小时后，去渣，取滤液续煎，浓缩至膏状。章丹30 g，冰片6 g，雄黄10 g，煅龙骨10 g，儿茶10 g，珍珠3 g，轻粉6 g，松香10 g，炉甘石10 g，共研细末，与柳叶膏调匀，贮瓶备用。本膏适用于溃后久不收口者，外涂患处，每日 2 次，疗效显著。

（四）注意事项

1. 横痃的处理，绝对不能像处理一般化脓性淋巴结炎那样切开引流，否则切口不易愈合。对有波动感的横痃，可以穿刺抽脓，以缓解肿胀及防治破溃。穿刺时从正常组织处穿入，以防破溃。

2. 对晚期造成直肠狭窄的患者，可以考虑西医手术治疗。

附：西医治疗参考（WHO 推荐）

1. 选择方案

盐酸四环素 500 mg，口服，每日 4 次，连服 2 周。

2. 替代方案（选抬起以下一种方案）

①强力霉素 100 mg,口服,每日 2 次,连用 2 周。

②红霉素 500 mg,口服,每日 4 次,连服 2 周。

③磺胺甲基异噁唑1 g,口服,每日 2 次,连用 2 周。其他类似磺胺药物相当剂量也可使用。

3. 病损处理

对波动的淋巴结应通过附近健康的皮肤抽出其内容物。切开引流或切除都会延长治愈时间,因此禁止采用。

但对瘢痕狭窄和瘘管等晚期后遗症,可采用外科手术治疗。

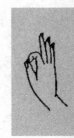

第五节　生殖器疱疹

生殖器疱疹是一种常见的、发疱性传染性的病毒性皮肤病,其发病率呈逐年上升趋势,复发率高。生殖器疱疹是通过性接触感染单纯疱疹病毒(HSV)发生的皮肤黏膜感染性疾病,主要由 HSV－2 型(单纯疱疹Ⅱ型病毒)侵犯生殖器,引起炎症、水疱、糜烂、溃疡性病变,是当前危害人类健康的主要性传播疾病之一。生殖器疱疹,又称阴部疱疹,属于中医热疮、火燎疮范畴。男子常发生在阴茎、包皮、龟头、冠状沟等处,女子可发生在阴唇、阴蒂或子宫颈口。

现代医学认为,生殖器疱疹由单纯性疱疹病毒感染所致。20 世纪 60 年代人们已经认识到,病毒有两种类型:Ⅰ 型,主要侵犯口周和唇部患病;Ⅱ型,主要侵犯生殖器局部的黏膜患病。Ⅱ型疱疹病毒传染性极强,性交为其主要传播方式,如与患有阴茎疱疹的男子发生过一次性接触的女性,60% ~ 80% 可感染上生殖器疱疹。生殖器疱疹发病率高,且女性患者居多。感染生殖器疱疹后一年内,约 60% 的人复发,第一年内可复发 4 ~ 6 次。由于反复发作,有时疼痛剧烈且难以忍受,痛苦异常。孕妇早期患生殖器疱疹,可致流产,或分娩时引起新生儿感染。近年来又发现生殖器疱疹和宫颈癌、阴茎癌的发生有密切关系。另外,患生殖器疱疹,可并发神经系统疾病,如脑炎、脑膜炎等。其发生率女性比男性多 3 倍,倘若未及时治疗,成年人的病死率很高。

一、病因病机

不洁性交后染毒,热邪蕴结,湿热下注。如常反复发作者,多由于热邪伤津,阴虚内热所致。

1. 肝火湿热:不洁性交触染淫毒,湿热蕴结肝胆,循经下注前阴,发为疱疹。

2. 脾虚湿热下注:触染毒邪,脾虚湿热内生,湿热下注,发为本病。

3. 阴虚内热:病久热邪伤津,津伤液耗,阴液不足,阴虚内热发为本病。

现代医学直到 1967 年,才将引起生殖器疱疹的病毒——单纯疱疹病毒Ⅱ型查出。Ⅱ型单纯疱疹病毒隐匿于人体骶后根神经及自主神经中,多通过性关系传播,发生性关系越多的人越易感染,也可由病人自家接种传染,Ⅱ型病毒主要侵犯生殖器及附近的皮肤黏膜。单纯疱疹病毒还善于潜伏,当环境不利时,病毒可潜入人体神经节细胞而隐伏下来,一旦病人抵抗力下降,或机体生理平衡遭破坏时,就会再次发病,因此阴部疱疹容易反复发作。另外发现,男女生殖器疱疹患者,自水疱出现至消退的十余天,可从唾液、子宫颈处及精液中排出病毒,成为传染源,此时与患者接触可被传染,尤其是口、生殖器接触者更易感染。

二、主要症状

1. 原发疱疹

①疱疹特征:不洁性交 3～5 天后,阴部瘙痒,自觉灼热,局部出现多发的、簇集成群如针头大小的小丘疱疹或小水疱,有的相互融合,初时为透明疱液,继而可变为混浊脓疱或溃疡。生殖器疱疹有自限性,若无继发感染,疱疹逐渐干燥、结痂,2～3 周内自愈。

②好发部位:好发于男性的包皮、龟头、冠状沟,偶见于尿道口;女性好发于大小阴唇、阴蒂、阴阜、肛周,或阴道、子宫颈处,也可发生在生殖器以外的手指、咽、直肠及女阴附近皮肤等处。

③自觉症状:自觉瘙痒,灼热及轻度肿胀感,形成溃疡后则感疼痛;损及尿道可有尿痛、排尿困难;女性患者伴脓性白带增多。此外可伴有发热、头痛、四肢痛、淋巴结肿大等全身不适症状。

2. 复发疱疹

常因正气不足、抵抗力下降等因素复发,如因发热、月经来潮、性交、七情过激、消化不良等而致复发,往往都在原发处复发,疱疹特征与原发性相同,但疱疹数目较少,持续时间较短,症状较轻,腹股沟淋巴结也可不肿大,很少有全身症状。

三、实验室检查

溃疡边缘刮片经巴氏染色,可发现大的多核巨细胞。常规化验中可有白细胞总数升高,尿中脓细胞与红细胞增加。病毒分离检测技术,检验出单纯疱疹病毒可以确诊,其阳性率为95%。最近国外又发展了应用单克隆抗体检验技术,来确定单纯疱疹Ⅰ型和Ⅱ型病毒,提高了生殖器疱疹的诊断水平。

四、诊断要点

1. 接触传染史。
2. 典型疱疹及发疱部位。
3. 实验室检查证实。

五、鉴别诊断

1. 硬下疳(梅毒)

硬下疳好发部位与疱疹基本相同,但溃疡多为单发,为浸润性硬结,无痛痒等自觉症状,表面有渗出糜烂,边缘整齐而隆起,硬下疳消退时间较长,约2个月。取硬下疳表面渗液,若发现梅毒螺旋体即可确诊。

2. 软下疳

软下疳好发部位与疱疹基本相同,但溃疡往往多发,表面有较多脓性分泌物,易出血、疼痛,软下疳出现后2~3周,出现横痃。逐渐化脓、破溃,形成鱼口,愈合较慢,需经1~2个月。取溃疡处分泌物涂片检查,发现杜克雷嗜血杆菌可确诊。

3. 白塞氏综合征

白塞氏综合征中医称为狐惑病,现代医学又称为眼、口、生殖器三联综合征。无传染性,可首先出现口腔或外生殖器溃疡,溃疡大小不一,数量较多,一般孤立存在,溃疡反复发作,病程长,且随着病期的延长,将相继发生眼睛的损害及四肢的结节性红斑。

4.固定性药物疹

发疹前有服药史和药物过敏史。损害主要为暗红斑,上有厚壁水疱或大疱,不限于外阴部,皮肤黏膜交界部位和指趾背等处也有损害。

六、中医治疗

（一）辨证论治

1.肝火湿热

疱疹在男性多发生于包皮,龟头、冠状沟,女性常发生于阴唇、阴蒂或子宫颈口。疱疹常因摩擦及潮湿而迅速破溃和糜烂,患处焮红疼痛,溃烂成疱,附近内核肿痛且自觉灼热,心烦口苦咽干,大便干结,小便短赤,舌红苔黄腻,脉滑数。

[治法]清肝泻火,除湿解毒。

[方药]龙胆泻肝汤(《医宗金鉴》)加减。

龙胆草10 g,黄芩12 g,栀子12 g,生地黄12 g,夏枯草20 g,败酱草30 g,板蓝根30 g,车前子15 g,泽泻12 g,木通12 g,大黄6 g,紫花地丁15 g,柴胡10 g,地耳草30 g,生甘草6 g。水煎服。

方中龙胆草上泻肝胆实火,下清下焦湿热,可泻火除湿两擅其功;栀子、黄芩、夏枯草,协龙胆草清肝泻火;地耳草、败酱草、板蓝根、大黄、紫花地丁清热泻火解毒;生地黄清热凉血,兼以滋阴养血,免苦寒燥湿伤阴;泽泻、木通、车前子清热利湿,使湿热从水道排除;柴胡疏肝解郁,并引诸药入肝胆之经;甘草清热解毒,调和诸药。

2.脾虚湿热下注

疱疹破溃,糜烂溃疡,痒痛兼作,妇女带下黄白,量多,有腥臭气,伴纳呆,口干不欲饮,胃脘闷胀,四肢酸软,苔白腻微黄,脉滑数等。

[治法]健脾清热利湿。

[方药]萆薢渗湿汤(《疡科心得集》)加味。

萆薢12 g,薏苡仁15 g,黄柏10 g,土茯苓30 g,牡丹皮12 g,泽泻12 g,通草6 g,滑石20 g,炒白术10 g,淮山药15 g,蒲公英30 g,地耳草30 g,甘草3 g。水煎服。

方中萆薢渗湿汤清热利湿;加入白术、山药益气健脾,脾健则水湿得以正常运化;蒲公英、地耳草清热解毒,甘草调和诸药。

3. 阴虚内热

生殖器疱疹反复发作,病程较长,伴咽干、唇燥,口渴引饮,心烦少眠,头昏目眩,舌红苔剥,脉细数等。

[治法]滋阴清热,兼以化湿。

[方药]知柏地黄汤(《医宗金鉴》)加减。

知母12 g、黄柏10 g、牡丹皮12 g、泽泻12 g、生地黄20 g、玄参12 g、地耳草30 g、紫草12 g、蒲公英30 g、白茅根15 g、淮山药15 g、生薏苡仁15 g、花粉12 g。水煎服。

方中知母、黄柏滋阴清热降火;重用生地黄,加入玄参、花粉旨在加强知柏滋阴清热的作用,合用牡丹皮、紫草、白茅根又可凉血清热解毒;地耳草、蒲公英清热泻火;泽泻、白茅根清热利湿导浊;淮山、薏苡仁健脾渗湿。

加减法:溃疡日久不敛者,加入生黄芪15 g,白蔹12 g;带下黄白,淋漓不尽者,加金樱子12 g,椿根皮12 g,乌贼骨12 g,煅牡蛎15 g;尿频如淋者,加滑石20 g;琥珀(吞服)3 g,瞿麦12 g。

(二)外治疗法

1. 新鲜玉簪叶适量,洗净后捣如泥,敷于患处,盖上纱布,胶布固定。若药干时用冷开水湿润之。每日换药 1~2 次。亦可将鲜品捣烂绞汁,不时外搽患处。

2. 新鲜地耳草120 g,或鲜积雪草120 g,洗净后,切碎捣成糊状,涂敷患处,日换 2 次。或鲜品捣烂绞汁,涂搽患处。或用干品60 g,煎水待凉,用纱布送 5~6 层蘸水作凉湿敷,每次 20 分钟,每日 2~3 次。

3. 新鲜木芙蓉花数朵,或新鲜杜鹃花适量,将上药洗净擦干,切碎捣烂,置瓷碗中,加适量食醋,调匀成稀泥状,敷于患处,待药干后更换。

4. 地耳草60 g,积雪草60 g,刘寄奴30 g,淫羊藿20 g,旋覆花20 g,石荠宁30 g。水煎去渣,淋洗疮面,日 2 次。或用纱布蘸药水湿敷。

5. 生大黄30 g,黄连30 g,黄柏30 g,盐肤木25 g,乳香15 g,没药15 g。上药共为细末,用时以芝麻油调成糊状,涂于疮面上,每日 1 次。

6. 珍珠散:珍珠5 g,黄柏15 g,刘寄奴15 g,青黛10 g,雄黄10 g,儿茶5 g,冰片1 g。先将珍珠煨后与其他药共为极细面,敷药于溃疡面上,每日 1~2

次。

（三）单方验方

1. 马齿苋30 g，板蓝根30 g，紫草15 g，败酱草15 g，地耳草30 g。每日一剂，水煎服。

2. 白鲜皮12 g，当归6 g，赤芍10 g，牡丹皮12 g，桑叶10 g，黄芪10 g，金银花15 g，连翘12 g，土茯苓20 g，苦参12 g，苍术10 g，生甘草6 g。水煎，每日一剂。

（四）注意事项

1. 对病人进行隔离治疗，对病人污染的衣裤、被褥、器皿等要严格消毒。

2. 夫妇中如有一方发病，应暂停接吻和性生活，并及时治疗。

3. 饮食清淡，避免肥甘厚腻辛燥之品。可多吃蔬菜、水果。

4. 局部保持清洁、干燥、疱壁尽量保持完整。糜烂、疮疡处避免使用激素类药膏。

5. 阴部疱疹的复发与精神情绪有关，因此患者要保持心情开朗，精神安定。

七、现代治验

生殖器疱疹的特点是易反复发作，缠绵难愈，初发者经适当治疗后，症状、体征多能很快缓解，但绝大多数感染者会复发。由于长期不能治愈，往往给患者带来沉重的心理负担。对于本病，其治疗难点在于易复发，因此有效控制、降低复发率成为临床治疗生殖器疱疹的关键。目前西医治疗该病主要从抗病毒和提高机体免疫力出发，近期治疗效果尚可。而西药至今尚无理想的预防复发的办法，常用药物阿昔洛韦已有耐药菌株出现，所以运用中医治疗复发性生殖器疱疹是一条值得探索的途径，中医治疗生殖器疱疹有自身的优势，能减少抗病毒药物的副作用，提高患者的生存质量。

（一）中医治疗

1. 中药内服治疗

（1）辨证论治分期治疗

临床研究表明中医辨证分期治疗原发性生殖器疱疹疗效与西医治疗相当，中药治疗促进初发生殖器疱疹皮损愈合的作用不亚于西药，而在较长时间内控制生殖器疱疹复发的作用优于西药。而且中药对复发性生殖器疱疹患者的免疫功能具有调节作用,能降低复发次数,具有明显的远期疗效。一般认为,反复发作的生殖器疱疹,大多以本虚标实为主,湿热下注为标,气阴亏虚为本,治疗宜健脾益气,除湿解毒,治疗重点在于扶正祛邪。在非发作期间,以健脾固本为主,兼以益气养阴,清除余邪。许多研究者根据患者具体病情,按照中医辨证分期治疗本病,取得一定疗效。

刘炽等依据《神农本草经》药性记载组方治疗生殖器疱疹,根据病情的演变划分为发作期和无症状期。①发作期处方:黄芪20 g,赤芍10 g,败酱草15 g,萆薢10 g,白芨5 g,蚤休5 g。②无症状期处方:甘草3 g,炙远志6 g,升麻6 g,女贞子10 g,紫草10 g,合欢皮10 g。发作期用发作期处方,后期改为无症状期处方[1]。褟国维认为生殖器疱疹由于不洁性交后阴户感受湿热淫毒所致,主张分两期治疗:①发作期治疗重在祛邪,治法为清热利湿解毒,用解毒祛湿汤加减(主要为板蓝根、牛蒡子、诃子、蒲公英、虎杖、蚤休、生地黄、牡丹皮、赤芍、柴胡、乌梅、紫草、泽泻、甘草);②非发作期治疗重在扶正祛邪,标本兼顾,在清热利湿解毒基础上兼以益气养阴,用知柏地黄汤加减(北芪、太子参、生地黄、薏苡仁、知母、黄柏、土茯苓、柴胡、山茱萸、泽泻、牡丹皮、赤芍、淮山药、茯苓、沙参、甘草。同时配合外用中药制剂以清热解毒燥湿杀虫,予香莲液、疣毒净外洗液或中药外洗方(紫草30 g,大黄30 g,虎杖30 g,五倍子30 g,诃子30 g,甘草30 g)[2]。刘若缨等将复发性生殖器疱疹患者根据中医辨证分型分为肝经湿热型和正虚邪恋型,①肝经湿热证治以清肝利湿解毒,方用龙胆泻肝汤加减,处方:柴胡、龙胆草、牡丹皮、泽泻、大黄各10 g,田基黄、板蓝根、绵茵陈各15 g,黄芪20 g,甘草5 g;②正虚邪恋证治以扶正祛邪,方用四君子汤加减。处方:黄芪30 g,白术、茯苓、山药各20 g,黄精、熟地黄、虎杖、田基黄各15 g,淫羊藿、泽泻各10 g,甘草5 g[3]。张宝铨应用中医药治疗生殖器疱疹,认为急性发作期多系肝胆湿热下注,用龙胆泻肝汤合二妙散加减;反复发作责之脾运失健而湿阻,用萆薢分清饮合胃苓汤加减;或热邪伤津,阴虚内热为患,用知柏地黄丸合二至丸加减。临证时以上三证多兼而有之,当辨证施治,酌情处理[4]。

(2)专方治疗

对于生殖器疱疹的治疗,一部分学者在辨证与辨病结合的基础上,致力于专方的研究和开发,取得了一定进展。

例如郑毅春等观察中药抗病毒1号、2号胶囊对复发性生殖器疱疹患者生存质量的影响,发作期给予抗病毒 1 号胶囊(主要由板蓝根、虎杖、紫草、茵陈、苍术、甘草等药制成),缓解期给予抗病毒 2 号胶囊(主要由板蓝根、西洋参、黄芪、知母、黄柏、白术等药制成),采用国际通用的生存质量量表(WHOQOL-BREF)对 40 例复发性生殖器疱疹患者治疗前后的生存质量、自身生存质量和健康状况进行评价,并对治疗前后的复发频率、皮损愈合时间进行比较。结果显示治疗后患者的生存质量明显改善,平均复发频率减少,皮损愈合时间缩短,与治疗前比较差异均有显著统计学意义[5]。范瑞强等采用随机对照方法,治疗组 139 例发作期给予抗病毒 1 号胶囊(主要由板蓝根、虎杖、紫草、茵陈、甘草等中药制成)口服,15 天后改为抗病毒胶囊 2 号(板蓝根、西洋参、黄芪、知母、黄柏等中药制成);有效率为 90.51%,表明抗病毒胶囊是治疗生殖器疱疹的有效中药制剂,可提高人体免疫功能[6]。李红等以疱疹合剂治疗生殖器疱疹取得一定的疗效,并与阿昔洛韦治疗对比观察,治疗组口服疱疹合剂:龙胆草 12 g,生地黄 15 g,泽泻、大青叶、虎杖、重楼、茵陈各 15 g,柴胡 10 g,车前子草、薏苡仁、板蓝根、土茯苓各 20 g,甘草 6 g。对照组口服阿昔洛韦。临床观察表明:2 组止疱时间、结痂时间、症状消失时间比较,差异均无显著统计学意义($P > 0.05$),而且不良反应轻微,均不影响治疗。提示疱疹合剂能促进生殖器疱疹症状的消除和皮损愈合,缩短病程,与阿昔洛韦的疗效相当,是治疗生殖器疱疹安全有效的药物[7]。姜宗宪采用"清疱散"(板蓝根 30 g,半枝莲 15 g,赤芍 6 g,柴胡 6 g,紫草 10 g,当归 6 g,黄芪 12 g,黄柏 15 g,车前子草 15 g,海金沙 15 g)治疗复发性生殖器疱疹,56 例患者均口服"清疱散",后期(潜伏期)酌加怀牛膝、生地黄养肝扶正祛邪;对伴有非淋球菌性尿道炎患者,酌加鱼腥草、马鞭草、金钱草等;伴有慢性前列腺炎患者,酌加丹参、怀牛膝、甲珠、乳香、苦参等。总有效率为 94.6%[8]。周文卫等运用增损双解散(白僵蚕 6 g,全蝉蜕 12 只,片姜黄 2 g,防风 30 g,薄荷 30 g,荆芥穗 3 g,当归 3 g,白芍 3 g,黄连 3 g,连翘 3 g,栀子 3 g,黄芩 3 g,桔梗 6 g,石膏 18 g,滑石 9 g,甘草 3 g,酒浸大黄 6 g,芒硝 6 g)加减口服治疗生殖器疱疹 37 例,其中 29 例痊愈,5 例在半年中发作 1 次,3 例在 3 年中发作 1 次[9]。

此外,大量临床研究报道采用随机分组的方式,治疗组内服中药专方,对照组予阿昔洛韦(无环鸟苷)等西药口服,结果显示治疗组治愈率和好转率均明显高于对照组,表明中医药治疗复发性生殖器疱疹疗效确切,较西药

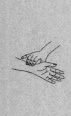

有明显优势。

如王学军用扶正解毒汤(黄芪30 g,白术25 g,龙胆草10 g,车前子20 g,茵陈20 g,泽泻15 g,紫草15 g,板蓝根15 g,蒲公英20 g,虎杖15 g。)治疗复发性生殖器疱疹32 例,疗效显著优于对照组,治疗前后白介素 - 2 变化显著[10]。陆江涛报道用疱疹排毒汤(太子参15 g,黄芪15 g,麦冬15 g,生地黄18 g,泽泻10 g,茯苓10 g,双花10 g,板蓝根15 g,黄柏9 g,薏苡仁20 g,龙胆草9 g,萆薢15 g。)治疗复发性生殖器疱疹43 例,结果显示治疗组治愈率和好转率均明显高于对照组[11]。晏勇等用花草清毒汤治疗生殖器疱疹60 例,治疗组服用花草清毒汤(金银花30 g,蒲公英30 g,龙胆草6 g,白花蛇舌草30 g,鱼腥草30 g,苦参10 g,萆薢10 g,薏苡仁18 g,黄芪18 g,党参12 g,当归15 g,生甘草6 g),总有效率为93.33%,且远期疗效治疗组明显好于对照组[12]。杨瑛等运用中药疱疹煎剂(黄芪40 g,党参30 g,茯苓30 g,虎杖15 g,赤芍15 g,紫草10 g)对生殖器疱疹复发情况进行临床观察,并检测其对治疗前后患者细胞免疫功能的影响。发现中药疱疹煎剂能调节复发性生殖器疱疹患者存在的细胞免疫功能失调,并能降低复发率[13]。

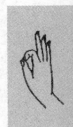

2. 中药外治

对生殖器疱疹运用中药熏洗、坐浴等外治法,能直达病所,缩短病程,减轻局部症状,减少复发,并且使用方便,有内服药不及的优点。

张小可采用中药熏洗兼外敷治疗本病27 例,疗效满意。处方以泻火解毒、生肌止痛的药物组成:雄黄30 g、黄连30 g、黄柏30 g、百部30 g、大黄30 g、冰片20 g,将药物加水 150 ml,煮沸 15 分钟弃渣,再将药液倒入干净盆内,趁热先以药液之蒸气熏蒸外阴,待药液降温后,用纱布浸药液湿敷患处,1 天 2 次,1 天 1 剂,5 天为 1 疗程。最快收效止痛效果为熏蒸敷药后 3 小时,最长15 小时。治愈时间最短 2 天,最长 5 天,治愈率100%[14]。肖美芳等观察苍耳子油治疗生殖器疱疹的临床疗效。应用苍耳子油(采取炒制去刺的苍耳子30 g研为极细末,加麻油50 g,文火煎开,再加冰片2 g,研匀,调制而成)外用治疗生殖器疱疹42 例,并与阿昔洛韦软膏治疗 44 例相比较。结果显示苍耳子油组总有效率90.48%,阿昔洛韦软膏组总有效率90.91%,两组间疗效相比无显著性差异。表明苍耳子油外用治疗生殖器疱疹疗效确切,无明显毒副作用,安全性好[15]。杜维祥等采用祛毒洗液治疗生殖器疱疹41 例,另随机选30 例以阿昔洛韦治疗作为对照。治疗组以祛毒洗液外洗:白花蛇舌草20 g,板蓝根30 g,香附15 g,苍耳子12 g,苍术12 g,紫草12 g,黄柏12 g。对照组口服阿昔洛韦,并以3%的阿昔洛韦软膏局部外涂,结果表明祛毒洗液观察组疗效明显优于阿昔洛韦对照组(P<0.05)[16]。王更生等报道应用自制儿茶外用剂治疗初发性生殖器疱疹39例。将儿茶外用剂分为两种剂型:儿茶液和儿茶散。用清水洗净疮面,先擦儿茶液,再用儿茶散喷于患处。将入选患者随机分为3组:第1组39例,外用儿茶剂,第2组38例,外擦阿昔洛韦软膏,第3组30例,外擦酞丁搽剂。结果显示第1组总有效率为94.87%,第2组总有效率为78.9%,第3组总有效率为76.67%。临床观察表明儿茶外用剂治疗初发性生殖器疱疹具有疗效高、疗程短、见效快,复发率低等优点[17]。徐福合等报道用燥湿解毒杀虫法外用中药治疗生殖器疱疹36例,疗效满意。方药组成:苦参30 g,土茯苓30 g,白蒺藜20 g,白鲜皮10 g,川椒10 g,大黄20 g,知母10 g,黄柏10 g,白花蛇舌草20 g,蒲公英20 g,半枝莲20 g,白矾15 g。水煎坐浴20分钟。结果痊愈28例,占77.8%,好转8例,占22.2%[18]。

3. 中药内服外用综合治疗

董·萨那巴特尔等采用中药内外合用治疗生殖器疱疹36例,内服药处方:紫花地丁15 g,马齿苋25 g,木通10 g,黄精10 g,侧柏叶10 g,白鲜皮15 g,黄柏10 g,赤芍10 g,甘草8 g,随证加减。外洗药处方:蛇床子20 g,马齿苋30 g,苍耳子15 g,苦参20 g,蒺藜15 g,地骨皮15 g,艾叶15 g,甘草10 g。36例经治疗后均获愈,其中20例用药15天而愈,16例20~30天而愈。有再次复发者,但症状比原来轻,未见任何副作用[19]。廖树琪等运用黄虎汤治疗复发性生殖器疱疹42例,并与阿昔洛韦治疗的41例作随机对照观察,取得较好疗效。治疗组以黄虎汤口服兼外洗(生黄芪30 g,虎杖30 g,土茯苓30 g,生白术15 g,赤芍20 g,牡丹皮10 g,紫花地丁10 g,生地黄15 g,玄参15 g,麦冬10 g,泽泻10 g,黄柏10 g,甘草6 g)。对照组用阿昔洛韦口服,并配合3%阿昔洛韦软膏外擦。结果显示两组近期疗效无显著性差异,复发率有显著性差异,治疗组复发率明显低于对照组,远期疗效优于对照组[20]。沈斐采用养阴解毒汤内服并外用治疗生殖器疱疹,取得较好疗效。将临床收集的64例患者随机分为2组,治疗组32例,对照组32例。治疗组口服养阴解毒汤(生地黄20 g,麦冬20 g,石斛20 g,板蓝根30 g,马齿苋20 g,生薏苡仁20 g,大青叶30 g,太子参10 g,黄柏15 g,白花蛇舌草20 g,炙鳖甲10 g,紫草20 g),同时以药汁反复涂于皮损处。对照组口服阿昔洛韦。结果显示治疗组 32 例,治愈 22 例,复发 10 例,复发率为 31.25%;对照组 32 例,治愈 11 例。复发 21 例,复发率为 65.63%,差异有显著性[21]。项励运用季德胜蛇药治疗生殖器疱疹,季德胜蛇药具有清热解毒、消肿镇痛、利湿的功用,21 例患者均停用其他药物,内服季德胜蛇药片,每次 5 片,每日 3 次,另将季德胜蛇药片研末用醋和蜂蜜调成糊状,涂于皮损部位,每日 3 次。治疗结果显示痊愈 12 例,占 57.2%;显效 7 例,占 33.3%;有效 2 例,占 9.5%。总有效率为 100%。表明季德胜蛇药能有效治疗生殖器疱疹[22]。郭玉琴报道应用解毒清热汤加减治疗生殖器疱疹 40 例,内服解毒清热汤加减:蒲公英30 g,野菊花30 g,大青叶 30 g,紫花地丁15 g,蚤休15 g,花粉15 g,赤芍9 g,虎杖15 g。湿热重者加龙胆草15 g,栀子10 g,木通10 g;热重者加鱼腥草10 g,半枝莲10 g,生甘草5 g。每日 1 剂服药 2 周后上方加入生黄芪30 g。外治用每剂解毒清热汤第三煎熏洗患部,并外用化毒散软膏涂患部。结果显示 40 例病人全部治愈,无 1 例继发感染。原发性病 30 例追访半年,15 例无复发,15 例复发一次,但症状较轻。复发性病 10 例追访半年,除 1 例病人合并梅毒外,3 例半年内无复发,6 例复发一次[23]。洪彪运用中医药治疗生殖器疱疹 36 例,以二妙散(黄柏、苍术)为基本方加减药味治疗生殖器疱疹,每次可留出适量的药液浸泡患处,再外用自配黄连膏。结果显示治疗组治愈率为 86.1%,有效率为 100%。说明通过中医药清热燥湿,泻火解毒,利水渗湿,排脓等治疗生殖器疱疹临床疗效肯定[24]。

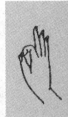

（二）中西医结合治疗

目前西医治疗复发性生殖器疱疹主要是针对发作期有皮损的时候才给予治疗。这种被动的治疗,不利于控制和减少生殖器疱疹的复发。从相关的临床报道可以看出,在治疗生殖器疱疹时采用中西医结合的方法,能够有效控制生殖器疱疹的复发,明显提高临床疗效,增强机体免疫力,不良反应少。许多研究表明中西医结合治疗组疗效显著优于单纯西药治疗组与单纯中药组,中西药合用有相互协同的作用,在缩短治疗时间,降低复发率方面效果显著。

1. 中药内服结合西医治疗

一般多选择具有清热解毒祛湿、益气养阴扶正功效的中药治疗,能够增强机体免疫功能,较好地达到控制和减少复发的目的。

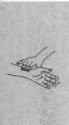

李云涛等报道中西医结合治疗复发性生殖器疱疹 35 例,采用中药口服:柴胡12 g,北芪15 g,土茯苓15 g,知母10 g,黄柏10 g,熟地黄12 g,泽泻12 g,赤芍12 g,薏苡仁30 g,虎杖12 g,甘草5 g。西医治疗:白细胞激素 - 2(IL - 2),注射于病灶局部,同时病灶局部外用夫坦(1% 喷昔洛韦)乳膏。结果显示所有病人局部病灶均在 1 周左右愈合,观察 6 个月的复发率为 34.29% ,观察至 12 个月的复发率为 40%[25]。曹素清治疗生殖器疱疹 30 例,采用中药内服(生黄芪、板蓝根、薏苡仁各30 g,当归、野菊花各15 g,黄柏、乌梅、泽泻、贯众各10 g,甘草6 g),配合甘露聚糖酞肌注。治愈率为 76.6%[26]。齐炳治疗生殖器疱疹 48 例,西药采用阿昔洛韦口服,干扰素每日 100 万 U 连续肌注或皮损处基底部注射 10 ~20 天。中医治疗采用龙胆泻肝汤加减:龙胆草、生甘草、柴胡各9 g,黄芩、栀子、车前子、生地黄各12 g,牛膝10 g,当归、川木通各6 g。热盛加板蓝根、金银花、蒲公英各 15 ~30 g;湿盛加薏苡仁30 g,苍术、黄柏各10 g。治愈率为 93.75%[27]。程良伟用清毒补益汤(板蓝根、大青叶、党参、黄芪各15 g,生地黄、麦门冬、玄参、白术各12 g,甘草6 g)加阿昔洛韦治疗复发性生殖疱疹 34 例,临床治愈率97.06%[28]。曹崇光用扶正祛毒汤配合阿昔洛韦治疗生殖器疱疹 20 例,发疹期采用 3% 肽丁胺软膏外擦,口服阿昔洛韦。第八天开始服用扶正祛毒汤:马齿苋40 g,大青叶、茵陈各20 g,紫草、黄芪、熟地黄、泽泻各15 g,甘草5 g。总有效率 95%[29]。季平报道用补气清毒汤治疗生殖器疱疹 96 例,内服自拟补气清毒汤,基本方为:红参 6 ~10 g,炙黄芪30 g,当归12 g,川牛膝30 g,龙胆草9 g,黄芩9 g,黄柏9 g,金银花12 g,白鲜皮12 g,苍术9 g,陈皮9 g。以洁尔阴稀释水外洗,阿昔洛韦软膏外敷。治愈率为 80.2% ,有效率为 96.9%[30]。李代全等治疗生殖器疱疹 84 例,自拟中药清热解毒汤:龙胆草12 g,生栀子15 g,黄芩15 g,柴胡12 g,车前子草15 g,泽泻12 g,木通15 g,生地黄15 g,当归12 g,大青叶15 g,板蓝根15 g,金银花15 g,连翘15 g,苦参12 g,蚤休12 g,甘草5 g,并口服中成药复方板蓝根片。西药包括病毒灵口服,干扰素肌注,病毒唑肌注。结果 84 例治愈 40 例,占 47.62% ,好转 44 例,占 52.38%[31]。

2. 中药外治结合西医治疗

吴斯金报道用中西医结合疗法治疗生殖器疱疹,对 68 例生殖器疱疹患者,采用中西医结合疗法进行治疗,观察临床疗效,中医疗法以自制王黄散(炒王不留行籽、生大黄各 1kg,共研细末)外用;西医疗法采用聚肌胞注射液

4 ml 肌肉注射,阿昔洛韦口服,5% 葡萄糖注射液加头孢曲松钠等静注。结果显示本组 68 例生殖器疱疹,痊愈 62 例,显效 4 例,好转 2 例,无效 0 例,治疗总有效率以痊愈加显效计为 97.05% ,治愈率为 91.17%[32]。

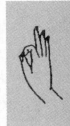

3. 中药内服外用结合西医治疗

余先华治疗生殖器疱疹 28 例,口服阿昔洛韦,同时口服龙胆泻肝丸,1 个月后改服知柏地黄丸,局部湿敷中药煎汁(中药组成为虎杖、苦参、大黄、板蓝根、大青叶、土茯苓),随后外擦阿昔洛韦霜。均痊愈,随访 1 年,有 3 例复发,复发率 10.7%[33]。何仙芳等报道应用中药内服、外洗配合奥平外搽治疗复发性生殖器疱疹 48 例疗效好,复发率低,予龙胆泻肝汤合五味消毒饮加减:龙胆草、栀子、黄芩各 10 g,车前子 12 g,柴胡 10 g,金银花 30 g,紫花地丁、野菊花各 15 g,白芷、炙乳香各 10 g,紫草 20 g,生甘草 3 g,连服 5 天,下次月经前 7 天再服 3 天,连用 3 个月为 1 个疗程。外阴有皮损时配合中药外洗方药:黄柏 10 g、龙胆草、生大黄各 15 g,蒲公英、土茯苓、苦参、大青叶各 30 g,水煎取汁趁热熏洗外阴并坐浴 10 分钟,然后用奥平研粉外敷患处。痊愈率 100% ,半年内复发率 14.5%[34]。黄哲均等治疗生殖器疱疹 96 例,西医疗法:口服阿昔洛韦和转移因子胶囊。中医疗法口服中药:金银花 20 g,土茯苓 20 g,板蓝根 15 g,大青叶 15 g,薏苡仁 15 g,蜈蚣 3 条,牡蛎 15 g,珍珠母 15 g,龙骨 15 g,黄芩 10 g,甘草 10 g,黄柏 10 g,黄芪 15 g,太子参 10 g,伴有前列腺炎者加海金砂 30 g,泽泻 20 g,黄柏 15 g,炒白术 10 g,蒲公英 15 g;外用中药:青黛 10 g,珍珠粉 5 g,人中白 5 g,雄黄 5 g,冰片 3 g,药研细末用香油调成糊状,涂到患处。有效率 100%[35]。

4. 穴位注射结合西药治疗

窦海忠等报道应用阿昔洛韦口服结合穴位注射治疗复发性生殖器疱疹,效果较好。将符合纳入标准的复发性生殖器疱疹患者 73 例随机分为治疗组 40 例与对照组 33 例,治疗组给予阿昔洛韦片,同时选双侧三阴交、足三里穴,隔日注射 1 次,操作顺序为局部消毒后,以 5 ml 注射器 7 号针头垂直刺入 1 寸左右,有酸、麻、胀等得气感为度,每个穴位缓慢注射卡舒宁注射液 0.5 ml,总量 2 ml。对照组只给予阿昔洛韦片,治疗时间均为 10 天。结果显示治疗组有效率明显优于对照组。说明穴位和药物结合,可协同调节细胞免疫和体液免疫功能,能明显提高治愈率和延长复发时间[36]。

附:西医治疗参考(WHO 推荐方案)

1.首次临床发作的治疗

对大多数病人,口服无环鸟苷为宜,局部表面使用无环鸟苷是很少有效的。无环鸟苷的适用量是 200 mg,口服,每天 6 次,连用 10 天。一有疱疹和症状就要尽可能快地治疗。

口服无环鸟苷能减短发疱疹的时间和减少疼痛的发作,而且减少疱疹的渗出;然而,它并不能防止复发。如果口服无环鸟苷不可得到,可用 5% 的无环鸟苷软膏充分涂擦损害组织,每天 6 次,连用 7 天。静脉注射无环鸟苷一般只用于初发疱疹严重,住院治疗的病人。

当得不到无环鸟苷时,应用肥皂和水将疱疹损害组织清洗干净,并小心地保持清洁和干燥。

2.复发的治疗

口服无环鸟苷 200 mg,1 日 5 次,连服 5 天。这个治疗方案已证明能缩短复发期。每次口服无环鸟苷 200 mg,每日 3 次,加服 6 个月,这个方案已证明能抑制复发的次数。

参考文献

[1]刘炽,等. 依据《神农本草经》药性记载组方治疗生殖器疱疹疗效观察[J].中医药学报, 2005, 33(5):41 - 42.

[2]梁瑞,等. 禤国维教授治疗生殖器疱疹经验浅谈[J]. 现代中西医结合杂志, 2005, 14(17):2246 - 2247.

[3]刘若缨,等. 中药治疗复发性生殖器疱疹及其免疫调节作用的研究[J]. 中医药学刊, 2004, 22(9):1696 - 1697.

[4]张宝铨. 生殖器疱疹的中医药治疗[J]. 江西中医药, 2001, 32(3):19.

[5]郑毅春,等. 中药抗病毒胶囊对复发性生殖器疱疹患者生存质量的影响[J]. 广州中医药大学学报, 2007, 24(6):462 - 464.

[6]范瑞强,等. 中药抗病毒胶囊治疗复发性生殖器疱疹 139 例临床观察[J]. 中医杂志, 2002, 43(9):679.

[7]李红,等. 疱疹合剂治疗生殖器疱疹 18 例[J]. 新中医, 2005, 37(4):74 - 75.

[8]姜宗宪."清疱散"治疗复发性生殖器疱疹[J].中外健康文摘:医药月刊,2007,4(12):145.

[9]周文卫,等.增损双解散加减治疗生殖器疱疹[J].江苏中医药,2003,24(7):41.

[10]王学军,等.扶正解毒汤治疗复发性生殖器疱疹临床观察[J].中国中西医结合皮肤性病学杂志,2007,6(3):165-166.

[11]陆江涛.疱疹排毒汤治疗复发性生殖器疱疹的临床观察[J].中国热带医学,2007,7(10):1885.

[12]晏勇,等.花草清毒汤治疗生殖器疱疹60例[J].江西中医药,2007,38(5):45.

[13]杨瑛,等.中药疱疹煎剂对生殖器疱疹复发及患者细胞免疫功能的影响[J].成都中医药大学学报,2006,29(1):22-24.

[14]张小可.中药熏洗治疗生殖器疱疹27例[J].中医外治杂志,2006,15(5):17.

[15]肖美芳,等.苍耳子油外用治疗生殖器疱疹临床观察[J].江西中医药,2004,35(4):40.

[16]杜维祥,等.祛毒洗液治疗生殖器疱疹的临床观察[J].山东中医杂志,2003,22(12):727.

[17]王更生,等.儿茶外用治疗初发性生殖器疱疹39例[J].中医外治杂志,2001,10(6):42-43.

[18]徐福合,等.燥湿解毒杀虫法治疗生殖器疱疹36例[J].中医外治杂志,1997,6(2):13.

[19]董·萨那巴特尔,等.中药内外合用治疗生殖器疱疹36例[J].中国民间疗法,2002,10(1):32.

[20]廖树琪,等.黄虎汤治疗复发性生殖器疱疹42例临床观察[J].湖南中医药导报,2001,7(4):170.

[21]沈斐.养阴解毒汤治疗生殖器疱疹[J].中国中医急症,2001,10(6):371-372.

[22]项励.季德胜蛇药治疗生殖器疱疹21例[J].河北中医,2001,23(6):432.

[23]郭玉琴.解毒清热汤加减治疗生殖器疱疹40例疗效观察[J].北

京中医, 1999, 18(4):14.

[24]洪彪. 运用二妙散加减药味治疗生殖器疱疹36例[J]. 中华临床医学研究杂志, 2006, 12(5):656.

[25]李云涛, 等. 中西医结合治疗复发性生殖器疱疹35例[J]. 中国艾滋病性病, 2004, 10(3):222.

[26]曹素清. 益气解毒利湿法治疗生殖器疱疹30例. 陕西中医, 2007, 28(7):844-845.

[27]齐炳. 中西医结合治疗生殖器疱疹48例[J]. 山西中医, 2004, 20(1):3.

[28]程良伟. 清毒补益汤加阿昔洛韦治疗复发性生殖器疱疹观察[J]. 实用中医药杂志, 2002, 18(5):27.

[29]曹崇光. 扶正祛毒汤治疗生殖器疱疹20例[J]. 重庆医学, 2002, 31(10):997.

[30]季平. 补气清毒汤治疗生殖器疱疹96例疗效观察[J]. 中国中医药科技, 2001, 8(4):214.

[31]李代全, 等. 中西医结合治疗生殖器疱疹84例[J]. 云南中医杂志, 1994, 15(6):5-6.

[32]吴斯金. 中西医结合治疗生殖器疱疹临床疗效观察[J]. 时珍国医国药, 2007, 18(1):237-238.

[33]余先华. 中西药内服外用治疗生殖器疱疹28例[J]. 中国中西医结合皮肤性病学杂志, 2005, 4(4):248.

[35]黄哲均, 等. 中西医结合治疗生殖器疱疹96例临床体会[J]. 中华医药文萃, 2004, 1(1):38.

[36]窦海忠, 等. 中西医结合治疗复发性生殖器疱疹的临床观察[J]. 现代中西医结合杂志, 2007, 16(12):1654.

第六节 尖锐湿疣

尖锐湿疣, 又称为性病疣或生殖器疣。尖锐湿疣好发于生殖器部位, 是一种可以通过性接触而传染的增生性皮肤病, 据统计约65%病例与性接触有关。尖锐湿疣的潜伏期为3周至6个月, 平均3个月左右, 多发生于20~

30岁的青年人,在性别方面,女性多于男性,性伴侣中有30%~50%患同一疾病。近年来国外尖锐湿疣的发病率明显升高,我国患病人数也逐年上升。近10年来我国尖锐湿疣发病平均年增长率为19.48%,发病患者数占性传播疾病的第二位。

现代医学认为本病是人乳头瘤病毒(HPV)感染而形成的赘生物,易恶性变,形成癌症。除了组织创伤是引起病毒感染的一个重要因素外,局部潮湿,特别是人体正气不足、细胞免疫功能缺陷者更容易感病。中医书籍中对此病记述较少,由于本病常见于男女外阴及肛门周围,故俗称为瘙瘊。

一、病因病机

已经证实性接触可以传播尖锐湿疣,大多数生殖器疣是通过与染病的性伴侣性交而发生的。据调查,尖锐湿疣的传染性很强,与患有尖锐湿疣的人发生性接触后,约有2/3的性伴侣受到感染。尖锐湿疣也可从身体的其他部位自身接种传播到生殖器,但很少见。本病也可通过非性接触传播。

中医认为本病由湿热毒邪内蕴所致。

1.湿热下注:接触传染,湿热下注皮肤黏膜,蕴久成毒而生此疣。

2.阴虚热盛:素体阴亏,或病情反复发作,湿热郁久化火,消灼阴液,阴液受损不能滋养濡润肌肤,加之热毒熏灼而生此疣。

现代医学已经证实,尖锐湿疣病原为DNA病毒中的乳头瘤病毒,并以6型人乳头瘤病毒(HPV)最多。

二、主要症状

1.疣体特征

尖锐湿疣多发生于潮湿的黏膜或皮肤表面。初起是红色小疙瘩,逐渐增至米粒大小,柔软,数目由单个逐渐增大、增多,常常融合,根部有蒂与皮肤相连,表面湿润,凹凸不平,如同菜花一样,表面有滋液,并有恶臭气,触之有出血。一般呈灰色、淡黄或粉红色,有出血时则呈红色,可有轻度痒感或痛感。

2.好发部位

①男性依次好发于包皮系带、冠状沟、龟头、包皮、尿道口、阴茎、肛门及阴囊等处。

②女性好发于阴道口、大小阴唇、阴蒂、会阴、肛门和尿道口等处。有的女性患者甚至伸延至阴道及子宫颈口的黏膜处发生,故白带增多。白带增多又可刺激湿疣,促其生长而增多,故妇女患本病者较男性严重。

③肛门或肛周部。女性大多由白带污染所致,而男性原发于肛门,可能由同性恋者的异常性行为感染所致。

④偶尔可在腋窝、脐窝、乳房或趾间处发生。

3. 伴随症状

由于尖锐湿疣好发于女阴及肛门部位,因此行动时有摩擦压迫感,可发生性交痛。尖锐湿疣常可无症状或无疼痛,因此早期可能不被注意;若湿疣破裂,渗出浆液,散出臭气,瘙痒或有痛感。约5%的男性生殖器疣患者有尿道损害,若损害轻可无症状,损害重时可出现尿中带血,排尿困难及尿道口分泌物。肛门尖锐湿疣向内发展,甚至蔓延到直肠黏膜,大便时可带血。女性患者白带多。有些患者因湿疣处瘙痒,常搔抓出血,由此引起继发感染,尤其是肛门处湿疣更易感染,使损害处糜烂,渗出有恶臭味的脓液。

三、实验室检查

组织病理切片采用过氧化酶 – 抗过氧化酶染色,在电镜下可见核内有病毒颗粒,当 HPV 阳性时,细胞核内染成红色。

四、诊断要点

1. 不洁性接触史。

2. 典型症状:疣体主要发生在生殖器和肛门,外形如乳头状、蕈样、菜花样或鸡冠状,质地柔软,根部常有蒂,裂隙中的分泌物有恶臭。

五、鉴别诊断

1. 扁平湿疣

二期梅毒的扁平湿疣,中医称为翻花杨梅,也好发于肛门、生殖器以及其他易摩擦的部位,如腋窝、趾间、女性乳房下方,表面湿润,有时呈疣状或乳头状,分泌物有臭味,故需与尖锐湿疣鉴别。

形态:扁平湿疣的顶端一般是扁平的隆起性损害,基底宽,无蒂相连。

病原体:扁平湿疣的病原体为梅毒螺旋体。在扁平湿疣的损害溢液中,暗视野检查可找到梅毒螺旋体,梅毒血清反应阳性。

2. 传染性软疣

传染性软疣,也是病毒传染性疾病,成年男女在外生殖器发生软疣,多是通过性传播引起的,需与尖锐湿疣鉴别。传染性软疣原发为孤立圆形丘疹,针头至绿豆大小,中央有脐状凹陷,用针挑破后可挤出乳酪样物质,容易鉴别。

3. 阴茎癌

阴茎癌是50岁以上男性发生的一种严重的癌症。初起为不痛的小结节,逐渐扩大,穿破包皮形成溃疡或呈菜花样增生,外观与尖锐湿疣相似。区别是,尖锐湿疣较软,不向皮内发展,而阴茎癌向四周和深部发展,患处浸润明显,扪诊很硬,必要时应用活检。

4. 女阴癌

女性外阴癌常见于停经后妇女,多在大阴唇部位。开始为结节,继之发生破溃成溃疡,表面为乳头样,类似疣。但皮下可触到硬块,溃疡边缘有隆起,腹股沟淋巴结肿大等特点,必要时可作活检。

六、中医治疗

(一)辨证论治

1. 湿热下注

尖锐湿疣初起,在男女生殖器上呈较小的乳头状隆起,呈微红色、暗红色或灰污色,逐渐增大、增多,互相融合,重叠而起,呈蕈样或菜花样,表面湿润,凹凸不平。在乳头间隙肉腐糜烂,有脓性分泌物,其气恶臭。女子多有白带黄臭。常伴心烦,口干苦,小便黄涩,舌红黄腻苔,脉弦数或滑数。

[治法]清热解毒,分利湿热,兼活血化瘀。

[方药]萆薢化毒汤(《伤科心得集》)加减。

萆薢20 g,黄柏15 g,归尾12 g,土茯苓30 g,防己12 g,滑石30 g,大青叶30 g,板蓝根30 g,牡丹皮15 g,生薏苡仁30 g,败酱草20 g,牛膝12 g,桃仁10 g,甘草6 g。水煎服。

方中萆薢、黄柏、滑石清热利湿,泻火导浊;配用大青叶、板蓝根、牡丹皮、败酱草加强清热泻火解毒之力;土茯苓、防己、生薏苡仁利湿化浊;牛膝引药下行,合用归尾、桃仁、牡丹皮、败酱草活血化瘀散结;甘草调和诸药,固护脾胃。诸药共起清热解毒、化瘀导浊之效。

2. 阴虚热盛

尖锐湿疣反复发作,痛痒较甚,疣物表面较干燥,触痛明显,易出血,分泌物混浊恶臭,伴心烦口干,腰膝酸软,舌质红,少苔或黄苔,脉数。

[治法]滋阴清热,解毒化浊。

[方药]六味地黄丸(《小儿药证直诀》)加减。

生地黄25 g,牡丹皮15 g,泽泻15 g,山茱萸6 g,山药20 g,土茯苓30 g,黄柏12 g,黄连6 g,生薏苡仁30 g,金银花30 g,麦冬12 g,连翘15 g。

方中重用生地黄滋阴清热,为本方主药,配用枣皮、麦冬、山药协助生地黄滋补阴液;牡丹皮、黄连、黄柏、金银花、连翘苦寒直折,助生地黄以清热解毒,泽泻、土茯苓、薏苡仁泻火解毒,渗湿导浊于下;甘草清热解毒又调缓诸药。

(二)外治疗法

1. 焠刺法

①针具:细火针、粗火针、多头大针、铍针、酒精灯一个。

②具体操作:暴露患处,0.1% 新洁尔灭清洗皮肤,常规消毒后用2%的奴夫卡因作湿疣基底封闭,或作阻滞麻醉(先做皮试),针对大小不同的湿疣选用以上相应的针具,如对粟烂状疣选用细火针、粗火针或多头火针,置酒精灯上烧红发白,对准湿疣迅速从湿疣的顶端刺向基蒂部,深度 1～2 毫米,不留针;如湿疣呈菜花状,选用铍针灼取基底的蒂,先将疣体取掉,再用粗火针点刺基底使其坏死不留隐患,如有出血先用棉球压迫,再用粗火针烧灼止血。

2. 中药外洗法

①马齿苋60 g,板蓝根60 g,白芷20 g,大青叶60 g,木贼草25 g,细辛15 g,桃仁20 g,露蜂房10 g,生甘草10 g。加水煎煮至 2 000 ml,趁热先熏患处,待湿度适合时用纱布沾药水擦洗局部,每日 1 次,每次 15～20 分钟,5 次为一疗程,可连用 2～3 个疗程。

②板蓝根60 g,黄柏60 g,牡丹皮50 g,木贼30 g,生薏苡仁30 g,桃仁30 g,红花30 g,川芎30 g,牡蛎30 g,枯矾30 g。水煎趁热先熏后洗,每日 2 次。

3. 复方补骨脂酊患处封闭法

①复方补骨脂酊:补骨脂10 g,丹参10 g,白花蛇舌草10 g,红花5 g。共研

绒,用75%酒精200 ml密封浸泡,每日搅拌3次,1周后滤取清液,贮于密封瓶内,消毒备用。同时与2%普鲁卡因按3:1量混合,用量不超过30 ml,注射一次即可。外敷鸦胆子膏。

②鸦胆子膏:鸦胆子5 g,五倍子5 g,白矾10 g,冰片1 g,乌梅肉20 g,共研为泥,加醋20 ml调匀。外敷疣体上,切忌误贴好肉。

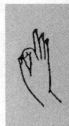

③善后处理:用白花蛇舌草洗剂,白花蛇舌草30 g,板蓝根30 g,白矾20 g,花椒5 g。煎水坐浴,1日2次,每次30分钟,直至脱痂。

4. 鸦胆子油点涂法

用鸦胆子1份,花生油3份,浸泡半月后,点涂患处。适应于疣体小者。

5. 板蓝根液湿敷法

用板蓝根注射液,浸消毒纱布,局部湿敷,每日2～3次。

6. 辅助疗法

滑石30 g,冰片5 g,枯矾粉12 g,研末(过筛),充分混合。在熏洗后撒在疣体上,保持干燥清洁。

(三)单方验方

1. 金钱草30 g,茵陈30 g,车前子草20 g,皂角刺10 g,土茯苓30 g,金银花30 g,连翘12 g,夏枯草20 g。水煎,每日一剂,每剂分3次服。药渣可煎汤外洗局部。

2. 板蓝根30 g,贯众12 g,大青叶30 g,金钱草30 g,生薏苡仁30 g,红花20 g,赤芍20 g,桃仁10 g,败酱草30 g,三棱15 g,莪术15 g。每日一剂,煎服2次。药渣煎汤熏洗患处。

(四)注意事项

1. 夫妇一方患病时,要停止性生活。如已治疗,尚未根治时男性应带避孕套过性生活。

2. 病人所用的毛巾、浴盆等要经常煮沸消毒,内裤要勤换勤洗,以免再感染。

3. 注意外阴、肛门局部卫生,保持局部干燥清洁是防治尖锐湿疣的重要环节。

4. 尖锐湿疣患者常伴发其他性传播疾病,如淋病、梅毒、念珠菌感染、滴虫病等,因此,即使无其他症状也应进行必要的检查.以排除其他性传播疾病。

5. 孕妇患尖锐湿疣后，乳头瘤病毒可在分娩过程中传染给婴儿，使之发生喉头疣及引起喉部的乳头状癌。故患尖锐湿疣的妇女足月妊娠时，以做剖腹产为妥。

6. 尖锐湿疣的病程不定，一般病人可在数月内自然痊愈，但也有少数病人的病变持续多年，经久不愈，妊娠合并尖锐湿疣并不少见，并约有半数病人可因妊娠使湿疣迅速增大，妊娠末和分娩后有缩小和自然消退倾向。近年发现尖锐湿疣有癌变的可能性，有学者指出：15%阴茎癌的发生是来自尖锐湿疣；5%女阴癌及5%肛门癌继发于尖锐湿疣。

七、现代治验

针对尖锐湿疣的一般治疗，如CO_2激光除疣、多功能电离子除疣、液氮冷冻、微波治疗仪除疣、鬼臼毒素外用、腐蚀性药物等仅可去除外部可见的疣体，而对周围潜伏病毒无能为力，由于周围潜伏病毒不断地增殖，因而复发不止，上述方法易造成局部伤害，因创面过大而引起病毒继发感染，病情加重，易留疤痕。配合方法有干扰素、胸腺肽、转移因子、聚肌胞等免疫治疗，口服阿昔洛韦、抗生素等，但疗效均不十分理想，原因是HPV在人体皮肤黏膜、表皮，口服、注射的药物进入体内血液、体液循环，不能在表皮部位达到有效浓度，不能够建立人体远端组织（皮肤部分）的局部免疫系统，达不到"抗病毒"效果，如长时间大量使用，还会加重肝肾等器官的负担，出现较明显的全身性毒副作用。目前现代医学治疗尖锐湿疣的方法虽多，但只能一时去除疣体和尽量减少原位复发而不能根治，对本病的潜伏期感染、亚临床感染和皮损反复出现等没有满意的解决办法。尖锐湿疣的治疗原则是尽可能祛除可见的疣体，并减少复发。

中医治疗本病以解毒散结除湿，化瘀祛疣为总原则，适当辅以益气扶正。内服以利湿化浊、清热解毒、健脾益气，滋养肝肾为主，外治多用清热解毒、祛湿散结、活血化瘀、杀虫消疣的中药浸洗或点涂。临床实践证明中药有提高机体免疫功能，避免重复感染，降低复发率的作用，内外合治，标本同治，不良反应小，治愈率高，展现了中医治疗该病的良好前景。

（一）中药内治法

1. 单纯中药内治

多数医家认为尖锐湿疣的发生是由于湿热下注，湿毒之邪结于皮肤形成赘生物,所以用药多以清热利湿化浊为主,并辅以活血化瘀、益气扶正、软坚化结之品,清除毒邪。如郑敏采用自拟消疣汤内服治疗 34 例尖锐湿疣患者,消疣汤组成:板蓝根、生龙骨,生牡蛎各30 g,大青叶20 g,生薏苡仁50 g,三棱、桃仁、红花、苍术、香附各10 g。总有效率为 94.1%[1]。张仁军等用自拟中药内服治疗尖锐湿疣 35 例,药物组成:生黄芪50 g,炒白术20 g,生薏苡仁50 g,冬瓜仁50 g,紫草20 g,大青叶20 g,板蓝根20 g,土茯苓30 g,马齿苋30 g,蜂房10 g。痊愈率 71.4%[2]。负熙章运用自拟皂甲汤治疗尖锐湿疣 200 例取得良好的临床效果,采用中药皂刺、甲珠、败酱草、土茯苓等水煎内服治疗本病 200 例,复感秽浊毒邪者,加夏枯草60 g,知母12 g,板蓝根45 g,金银花25 g。总有效率90%[3]。

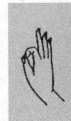

2. 物理疗法加中药内治

物理疗法是临床常用的作用于局部,直接、迅速的使疣体组织坏死而达到去除疣体的一种治疗方法,包括 CO_2 激光疗法、冷冻疗法、微波疗法、高频电刀疗法、电烧灼疗法等。

董新德等采用电离子治疗机一次去除疣体,后内服中药(党参、黄芪、薏苡仁、白花蛇舌草、紫草各30 g,白术20 g,板蓝根、大青叶、马齿苋、莪术各15 g,土茯苓12 g,黄柏9 g、龙胆草10 g),治疗尖锐湿疣 46 例,痊愈率86.96%[4]。余逸南等采用激光局部去除疣体后口服扶正抗疣汤治疗尖锐湿疣 60 例。扶正抗疣汤组成:生黄芪25 g,墨旱莲10 g,女贞子10 g,马齿苋20 g,土茯苓15 g,重楼10 g,薏苡仁15 g,半枝莲15 g,黄柏10 g,蛇床子10 g,山慈姑8 g,紫草10 g,归尾8 g。结果表明该方能提高和稳定机体免疫力,抑制病毒感染靶细胞,有效预防复发[5]。李文忠用中药消疣汤内服配合局部激光治疗尖锐湿疣 82 例,先内服中药消疣汤(代赭石10 g,牡蛎10 g,薏苡仁10 g,磁石10 g,桑叶10 g,白芍10 g,金银花10 g,板蓝根12 g,黄芪9 g),连服30 天为 1 疗程,配合局部激光炭化疣体,能有效降低复发率[6]。李纬运用中医中药与 CO_2 激光联合治疗尖锐湿疣 62 例,痊愈(随访 6 个月内疣体无复发,皮肤黏膜恢复正常)51 例,治愈(随访 6 个月内原皮损处或临近部位出现新的疣体,给予同样治疗后再随访 6 个月未见复发)11 例。中医辨证治疗:实证治以清热解毒、渗湿化瘀,予自拟除疣汤内服:板蓝根30 g,大青叶20 g,金银花20 g,败酱草20 g,紫草15 g,黄芩10 g,茵陈20 g,赤芍15 g,当归12 g,桃仁10 g,薏苡仁30 g,三棱10 g,莪术8 g。虚证治以益气健脾、利湿解毒化瘀,予中药在上方基础上加生黄芪20 g,党参20 g,茯苓15 g[7]。

（二）中药外治法

1. 单纯中药外治

临床常用中药制成不同剂型(汤剂、膏剂、散剂、丹剂、丸剂等)对疣体进行局部治疗,如散剂外敷,膏剂涂搽,丹剂点涂,煎汤取汁熏洗、坐浴等。中药外治直接作用于皮损部位,易于吸收,有助于消除局部亚临床感染或潜伏感染,降低尖锐湿疣的复发。

朱闽等用红升丹外用治疗尖锐湿疣 30 例,红升丹是中医外科常用药物,首载于《外科正宗》,是由水银、火硝、白矾、雄黄、朱砂等药制炼而成的汞制剂,具有杀菌、拔毒、提脓、去腐、生新、敛口等作用。对疣体消毒后以红升丹点涂于创面,并对其血汞及尿汞含量、肝肾功能进行严格的监测。结果 30 例中,所有患者在 1~3 周中疣体均已脱落,创面愈合。治疗结束后 6 个月的随访中无复发病例,血汞及尿汞含量、肝肾功能均在正常值范围内。表明红升丹治疗尖锐湿疣有较好的疗效[8]。张高峰等应用纯中药洗剂(蛇床子20 g,夏枯草20 g,金银花15 g,大青叶40 g,乌梅40 g,板蓝根40 g,皂刺20 g,五倍子10 g,白藓皮15 g,红花40 g,牡丹皮10 g,龙胆草10 g),外洗治疗尖锐湿疣疗效满意[9]。陈富山等用六神丸外用治疗阴茎尖锐湿疣 60 例,将六神丸(由蟾酥、珍珠、雄黄、牛黄、冰片、麝香组成,功效燥湿解毒消肿)研末醋调外用治疗,对照组 40 例用电灼疗法治疗。结果六神丸治疗组明显优于对照组($P<0.05$),且治疗组复发率显著低于对照组($P<0.01$)[10]。陈伟俊以复方鸦胆子系列制剂治疗尖锐湿疣 60 例,采用药物搽剂(狼毒20 g,石见穿30 g,野菊花30 g,粗粉,取其蒸馏水,加入鸦胆子15 g,石炭酸8 g,浸泡 15 天,滤液即成)涂于疣体表面,至疣体颜色变成灰白色为止。然后用粉剂(青黛45 g,黄柏45 g,苦参45 g,石膏45 g,紫草45 g,滑石90 g,冰片15 g,研细粉混匀)。结果证实复方邪胆子系列制剂预防尖锐湿疣复发效果明显[11]。

2. 中药外治加物理疗法

电灼、微波治疗等物理疗法是临床治疗尖锐湿疣的常用方法,但治疗后复发率较高,术后应用清热解毒,软坚散结收涩的中药外治可以预防创面感染,促进创面愈合,消除局部病毒,降低复发率。

顾丽群等报道采用激光烧灼配合中药验方祛疣洗剂综合治疗尖锐湿疣收到了较好的疗效。先用 CO_2 激光治疗仪烧灼疣体,然后用祛疣洗剂坐浴湿敷外洗,祛疣洗剂由板蓝根、山豆根、木贼草、香附各30 g,生薏苡仁、马齿苋、白藓皮各20 g,蜂房、细辛、红花、白芷各30 g,明矾6 g等组成,该方用于治疗尖锐湿疣的优点在于作用持久,可有效地控制临床损害和潜在病毒而达到治疗及减少复发的目的,弥补了单用激光治疗复发率高的不足[12]。牛立军等采用高频电刀电灼结合中药外洗治疗肛周尖锐湿疣30 例。中药外洗方药:苦参、黄柏、板蓝根、生百部、生薏苡仁、蛇床子各30 g,莪术、枯矾各15 g,香附、细辛各10 g。结果表明高频电刀电灼结合中药外洗治疗肛周尖锐湿疣治愈率高,复发率低[13]。刘巨和报道采用电离子联合中药熏洗(黄柏15 g,大黄15 g,生地黄榆15 g,半枝莲15 g,败酱草15 g,莪术15 g,乳香15 g,没药15 g,枯矾10 g)治疗尖锐湿疣患者72 例,对解决复发问题获得满意效果[14]。刘桂华等采用GX－Ⅲ型多功能电离子治疗仪并中药外洗(蒲公英30 g,紫花地丁30 g,野菊花30 g,金银花30 g,天葵子30 g,马齿苋100 g,板蓝根30 g,乌梅30 g,生地黄榆30 g,苦参30 g)治疗尖锐湿疣,收到良好的临床效果[15]。

(三)中药内外结合治法

中药在抗病毒和调节机体免疫功能方面具有一定的优势。运用中药内外结合治疗尖锐湿疣充分发挥了中医的长处。

赵丽华等用中药内服外洗治疗尖锐湿疣150 例,内服中药:黄芪30 g,甘草15 g,蒲公英30 g,大青叶20 g,马齿苋20 g,薏苡仁20 g,土茯苓20 g,紫草15 g,香附15 g,木贼15 g,穿心莲15 g。外洗中药:木贼20 g,香附20 g,苦参20 g,白藓皮20 g,百部20 g,紫草15 g,枯矾20 g,冰片5 g。治愈率100%[16]。何秀堂等以龙胆泻肝汤加减煎服及外洗综合应用治疗尖锐湿疣47 例,煎服方与水洗方均以龙胆泻肝汤加减,煎服方:龙胆草、赤芍、柴胡、车前子各10 g,泽泻、大青叶、当归、夏枯草、生地黄各15 g,生薏苡仁、马齿苋、板蓝根各30 g,木通、生甘草各6 g。水洗方:龙胆草、车前子各10 g,板蓝根、蒲公英、苦参各30 g,鸦胆子、黄芩、当归尾各15 g,木通、生甘草各6 g。总有效率95.74%[17]。杨洪刚报道用中药内服、外洗同时使用治疗尖锐湿疣93 例,内服方:板蓝根、连翘、车前子、红藤各20 g,大青叶、马齿苋、土茯苓、败酱菜、滑石、生薏苡仁各30 g,黄柏、牡丹皮各15 g,石菖蒲、苍术各12 g,甘草6 g。外洗方:马齿苋45 g,板蓝根30 g,白芷、桃仁、露蜂房、生甘草各10 g,木贼15 g,细辛12 g。总有效率98.93%,治愈率80.65%[18]。

（四）内外结合治法加物理疗法

由于亚临床感染和潜伏感染广泛存在于生殖器、肛周的非皮损区、尿道和阴道内，单纯的局部疗法是不够的，应注意全身治疗。近年来选择综合治疗替代单一治疗的报道越来越多，采用物理方法消除局部疣体后中药内服，可全面调整机体的功能活动，使机体的细胞免疫功能较好地恢复，再加上局部中药外用，可有效控制 HPV 的复制，并消除亚临床感染和隐性感染，提高尖锐湿疣的一次性治愈率。

贺少华等用多功能电灼仪消除疣体后再用自拟的中药消疣汤内服外洗治疗尖锐湿疣 153 例，内服用消疣汤 1 号：黄芪30 g，板蓝根20 g，木贼20 g，薏苡仁30 g，龙胆草15 g，鸡内金15 g，甘草20 g。同时用消疣汤 2 号坐浴：黄柏30 g，苦参20 g，龙胆草20 g，木贼30 g，白花蛇舌草50 g，土茯苓40 g，白鲜皮20 g。153 例均获愈[19]。马拴全等观察清热解毒、利湿化浊类中药配合高频电治疗尖锐湿疣的临床疗效。采用祛疣汤加味（香附、木贼各15 g、连翘、板蓝根各20 g、薏苡仁、马齿苋各30 g）内服外洗，外洗方为内服处方药量加至 2 倍加枯矾30 g，配合高频电烧灼疣体治疗本病 86 例，总有效率100%[20]。陈太英以 CO_2 激光切除疣体后加中药自拟成治疣汤内服和消疣散外用浸洗，内服治疣汤：紫草、板蓝根、大青叶、赤芍各15 g，薏苡仁20 g，龙胆草、苍术各12 g，白花蛇舌草、茯苓、黄芪各15 g，甘草6 g。外洗消疣散：白鲜皮、苦参、马齿苋、大青叶、板蓝根、蛇床子、夏枯草各30 g，鸦胆子 30 粒，红花10 g，赤芍20 g。有效率为96.7%，证实激光加中药内服外洗治疗尖锐湿疣是一种有效的治疗方法[21]。

（五）其他疗法（如针灸治疗、穴位注射、中药注射液静滴等）

骆外生以三棱火针针刺加中药液浸泡治疗尖锐湿疣 58 例，局麻后持三棱火针于酒精火焰上烧灼至通红，迅速插入疣体根部，视疣体大小反复数次至疣体变苍白坏死，术后用中药煎液（木贼、香附、苦参、苍术、红花各100 g，薏苡仁300 g煎成）浸泡患部。58 例均治愈。临床观察结果显示用本法治疗尖锐湿疣复发率较用它法治疗为低，术后创面小，用中药煎液直接浸泡病灶及亚临床感染部位可以辅助火针作用，提高治疗效果[22]。张志宏等用硫黄针疗法治疗尖锐湿疣 24 例，效果较好。将患处消毒后，用 7 号空针头于灯头上烧热，沾少许硫黄粉末再烧，此时针头出现蓝色火焰，放出特殊气味，迅速将针头刺向疣体，深度 1～2mm，便有少许液状硫黄滴于疣上，即刻疣体发白,变焦,脱落。丘疹型一次即可,菜花型重复烧灼。多发疣术后内服消疣汤(板蓝根、白花蛇舌草各20 g,丹参、红花各10 g,甘草6 g),外用熏洗剂:苦参、木贼、白藓皮、地肤子各30 g,紫草、明矾各20 g,莪术、桃仁各10 g[23]。贺瑞清等应用中药外洗加铍针鍉针治疗肛门尖锐湿疣18例,获满意效果,有效率100%,较好地控制了复发。中药熏洗方:黄柏、大青叶、板蓝根、马齿苋、明矾、土茯苓各30 g。铍针鍉针烧红待用,常规消毒术野,于病变部位作皮下浸润麻醉,用组织钳逐个提起疣块从基底部用铍针切除,有活动性出血时,用鍉针点击止血[24]。

李其林等应用中药内服加穴位注射治疗尖锐湿疣40例,对降低患者的复发率有显著效果。用电灼消除疣体,术后内服中药配合穴位注射,内服益气养血、清热解毒、活血祛瘀的中药:黄芪30 g,首乌30 g,当归10 g,白术15 g,板蓝根30 g,鱼腥草30 g,紫草15 g,土茯苓30 g,金银花30 g,莪术15 g,丹参10 g,赤芍30 g。穴位注射:采用胎盘组织液2 ml双侧足三里穴位交替注射[25]。时玉芳等以外用药物雪花散(轻粉15 g,冰片3 g,明矾20 g,研细末)配合静滴黄芪注射液治疗顽固性尖锐湿疣76例,总有效率98.7%[26]。

附:西医治疗参考(WHO推荐)

1. 推荐方案

世界卫生组织推荐使用10%～25%足叶草脂混合于安息香酊中,可外用于外生殖器及肛门疣,但操作须仔细,避免接触正常组织。

2. 替代疗法

①冷冻疗法(用液氮或干冰)。

②电外科。

③外科切除。

④激光治疗。

参考文献

[1]郑敏. 消疣汤治疗尖锐湿疣34例疗效观察[J]. 山东医药,2007,47(17):97.

[2]张仁军,等. 单纯内服中药治疗尖锐湿疣35例观察[J]. 皮肤病与性病,2000,22(1):53-54.

[3]贠熙章. 自拟皂甲汤治疗尖锐湿疣200例[J]. 陕西中医,2001,22

(9):532.

[4]董新德,等. 电离子加中药治疗尖锐湿疣 46 例[J]. 职业与健康,2007,23(20):1880.

[5]余逸南,等. 扶正抗疣汤预防尖锐湿疣复发的临床研究[J]. 实用中西医结合临床,2007,7(3):33 - 34.

[6]李文忠. 中药消疣汤治疗尖锐湿疣疗效观察[J]. 现代医药卫生,2006,22(16):2430 - 2431.

[7]李纬. 运用中医中药及 CO$_2$ 激光联合治疗尖锐湿疣 62 例临床观察[J]. 北京中医药大学学报:中医临床版,2006,13(2):21 - 22.

[8]陶迪生,等. 疣毒清颗粒治疗尖锐湿疣 31 例[J]. 中医研究,2005,18(12):20 - 22.

[8]朱闽,等. 红升丹外用治疗尖锐湿疣 30 例临床观察[J]. 中医药导报,2007,13(11);37 - 38.

[9]张高峰,等. 尖锐湿疣的中药治疗[J]. 中外医疗,2007,26(20):30.

[10]陈富山,等. 六神丸外用治疗阴茎尖锐湿疣 60 例[J]. 中医药临床杂志,2007,19(5);475 - 476.

[11]陈伟俊. 复方鸦胆子系列制剂预防尖锐湿疣复发的临床报告[J]. 四川中医,2006,24(10):70 - 71.

[12]顾丽群等 祛疣洗剂防治尖锐湿疣复发 30 例[J]. 福建中医药,2007,38(6);37 - 38.

[13]牛立军,等. 高频电刀电灼结合中药外洗治疗肛周尖锐湿疣 30 例疗效观察[J]. 四川中医,2007,25(3):83 - 84.

[14]刘巨和. 电离子结合中药熏洗治疗尖锐湿疣[J]. 中国社区医师:综合版,2007,9(20):94.

[15]刘桂华,等. 电灼并五味消毒饮加味治疗尖锐湿疣疗效观察[J]. 现代中西医结合杂志,2007,16(21):2991.

[16]赵丽华,等. 中药内服外洗治疗尖锐湿疣不复发的疗效观察[J]. 中华中西医学杂志,2007,5(8):47 - 48.

[17]何秀堂,等. 中药龙胆泻肝汤加减综合治疗尖锐湿疣 47 例临床观察[J]. 辽宁中医杂志,2005,32(11):1163 - 1164.

[18]杨洪刚. 中药内服、外洗治疗尖锐湿疣93例[J]. 中医药信息，2003，20(3):45.

[19]贺少华，等. 电灼联合消疣汤内服外洗治疗尖锐湿疣153例[J]. 江西中医药，2007，38(9):32.

[20]马拴全，等. 祛疣汤加味内服外洗配合高频电治疗尖锐湿疣86例[J]. 陕西中医，2008，29(4):460-462.

[21]陈太英. 激光加中药治疗尖锐湿疣的临床研究报告[J]. 中国医学杂志，2007，5(8):5-6.

[22]骆外生. 三棱火针针刺加中药液浸泡治疗尖锐湿疣58例[J]. 中国民间疗法，2003，11(4):15-16.

[23]张志宏，等. 硫黄针疗法治疗尖锐湿疣24例临床观察[J]. 贵阳中医学院学报，2000，22(1):47-48.

[24]贺瑞清，等. 中药外洗加铍针鍉针治疗肛门尖锐湿疣18例[J]. 中华实用中西医杂志，2005，18(9):1346.

[25]李其林，等. 中药内服加穴位注射对预防尖锐湿疣复发的研究[J]. 广州中医药大学学报，2000，17(3):245-246.

[26]时玉芳，等. 雪花散外搽配合黄芪注射液治疗顽固性尖锐湿疣76例[J]. 中国民间疗法，2005，13(9):20.

第七节　非淋菌性尿道炎

非淋菌性尿道炎是由多种病原体导致的综合征，通常认为主要是由沙眼衣原体和解脲支原体引起，这二者既可以单独致病，又可以合并感染而引起混合感染。随着性传播疾病发病率的不断增高，1998年淋病居首位，近年呈下降趋势，而非淋菌性尿道炎(NGU)的感染率逐年上升，成为最常见的性传播疾病之一。

非淋菌性尿道炎的临床表现有尿频，尿急，尿痛，尿道口有分泌物，红肿等，属于中医淋证、白浊等范畴。如《医学心悟》说："淋则便数而茎痛。"《诸病源候论》说："淋者滴沥涩痛，浊者小便浑浊而不清。"《证治准绳·赤白浊》认为："浊者，虽便时茎中如刀割火灼，而溺自清，惟窍端时有秽物，如疮脓、目眵、淋漓不断。"与本病症状相类似。

下编　各论

非淋菌性尿道炎的确诊较困难,现代医学认为,其致病微生物最常见的是衣原体,其次是支原体。衣原体所致的衣原体病,是20世纪80年代以来最为流行的性传播疾病之一。本病不仅通过性交或类似行为传染,还可以通过被患者污染的衣物、用具等间接传染给他人。

一、病因病机

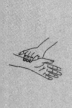

中医认为不洁性交触染毒邪,以致下焦湿热流注,熏灼尿道而成;或肾气受损,气化失司,发为淋浊。

1. 下焦湿热:不洁性交触染毒邪,或间接感受秽浊之邪,湿热流注,波及膀胱,熏灼尿道发为本病。

2. 肾气亏虚:感染毒邪,湿热毒邪浸淫于肾;或病情缠绵,日久及肾,致使肾气受损。肾气匮乏不能主司气化,摄纳脂膏则致发本病。

现在已知非淋菌性尿道炎的病原菌主要有两种,即衣原体和支原体。衣原体为一种寄生于细胞浆内的微生物,其大小介于细菌与病毒之间。支原体中至少有三种菌株被认为与泌尿生殖系疾病有关,其中尿素支原体最为多见。因它含有尿酶,能分解尿素为氨,故又名分解尿素支原体,它是一种极微小的球杆状微生物,常寄生于尿道上皮内。目前已知70%～80%非淋菌性尿道炎是由这两种病原菌引起的。

二、主要症状

1. 男性患者

不洁性交后1～3周发病。尿道刺痒,伴尿急、尿痛,有轻度或无排尿困难。尿道口处略发红,晨起或长时间未排尿时,易从尿道口溢出少量白色稀薄黏液,有时仅为痂膜封口或内裤污染。症状可持续数月之久。常并发急性附睾炎,多为单侧,表现为单侧睾丸肿大,坠痛。

2. 女性患者

妇女患非淋菌性尿道炎几乎无症状,或症状轻微,仅表现为尿频、白带增多,容易被人们忽视。常可并发为盆腔炎,妊娠妇女可发生早产、流产、死产及低体重婴儿。

三、实验室检查

1. 直接涂片法

取尿道分泌物或后段晨尿离心后,涂片,镜下淋球菌为阴性,当每个高倍视野下可见到 10~15 个多形核白细胞,可初步考虑为本病。

2. 荧光免疫染色法

尿道或宫颈拭子,用荧光标记的抗砂眼衣原体染色,可查出带荧光物。

3. 培养法

用活细胞 Mc－Coy 细胞,或 Hela 细胞。于细胞培养基中先加入抗菌及抗真菌药物。将从尿道或宫颈拭子所取材料接种于细胞后 24~28 小时用 ELISA 标记单克隆抗体染色确诊。

四、诊断要点

非淋菌性尿道炎的诊断有时是很困难的,必须结合病史及必要的检查。

1. 不洁性交史。

2. 具备尿道炎的症状。女性患者症状不典型可根据性伴侣病史加以怀疑。

3. 实验室检查证实。

五、鉴别诊断

本病需与淋病鉴别。见淋病的鉴别诊断项。

六、中医治疗

(一)辨证论治

1. 下焦湿热

尿道口红肿,有分泌物,小便频数、短赤、灼热刺痛,急迫不爽,伴寒热、口苦,大便不爽或秘结,舌红苔黄腻,脉濡数。

[治法]通淋解毒,清利湿热。

[方药]八正散(《和剂局方》)加减。

栀子12 g,车前子草30 g,木通12 g,滑石25 g,灯心草6 g,熟大黄6 g,土茯苓20 g,蒲公英30 g,地锦草30 g,王不留行6 g,萹蓄12 g,瞿麦12 g,甘草梢3 g。

水煎服。

方中栀子清泻三焦湿热,大黄泄热降火,灯心草导热下行,王不留行祛瘀通窍;方中集车前子草、木通、六一散(滑石、甘草)、萹蓄、瞿麦、土茯苓通淋利水之品,清利湿热;蒲公英、地锦草清热解毒;甘草又能和药缓急。

加减法:血尿者,加白茅根30g,小蓟12g;腹胀便秘者,加枳实12g;热毒较甚者,加金银花15g,紫花地丁15g;尿道口分泌物多,加萆薢12g,石菖蒲6g。

2.肾气亏虚

病情缠绵,尿频,小便滞涩,淋漓不畅,尿道口有分泌物,腰膝酸软,面色㿠白无华,舌淡苔白,脉沉细。

[治法]补肾益气,通淋化浊。

[方药]菟丝子丸(《沈氏尊生》)加减。

菟丝子15g,桑寄生15g,土茯苓15g,山药20g,枸杞子12g,萆薢15g,泽泻12g,车前子12g,杜仲12g,牛膝12g,石苇12g,忍冬藤30g,甘草6g。水煎服。

方中菟丝子补肾固精为主药,配伍桑寄生、杜仲、牛膝、枸杞子补益肾气;山药健脾除湿,兼能止浊;萆薢、泽泻、车前子、石苇、土茯苓清热利湿,通淋化浊;忍冬藤清热解毒;甘草调和诸药。

加减法:偏阴虚者,加熟地黄15g,山茱萸10g;偏阳虚者,加巴戟天12g,制附片6g,仙灵脾12g;湿热未尽,溲赤热痛者,加茵陈15g,蒲公英30g,车前子草30g。

(二)外治疗法

尿道口红肿溢脓,或阴道口红肿有分泌物者,可加用外洗剂。

苦参45g,黄柏20g,野菊花30g,苍术30g,紫花地丁30g,牡丹皮20g。水煎去渣,待水温适度时清洗外阴,洗净尿道口或阴道口分泌物,日2次。

(三)单方验方

1.凤尾草(凤尾厥)全草30~60g,冰糖10g。浓煎内服,一日2次。

2.地锦草30g,萹蓄15g,石苇30g,泽泻10g,半边莲30g,鸭跖草30g,黄柏10g。水煎服,一日2次。

3.凤尾草20g,半枝莲20g,萆薢10g,黄柏10g,连翘15g。水煎服,一日2次。

4. 白花蛇舌草30 g,过路蜈蚣30 g,车前子30 g,败酱草30 g,大蓟12 g,小蓟12 g,茯苓12 g,白茅根15 g,泽泻12 g,茜草根10 g。水煎服,每日一剂。

（四）注意事项

1. 夫妇或患者的性伴侣一方有病,另一方亦需做细致的检查,必要时同时治疗。

2. 未治愈前要绝对禁止性生活。

3. 注意适当休息,避免劳累,饮食宜清淡,避免刺激性食物,鼓励病人多喝水。

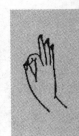

七、现代治验

非淋菌性尿道炎(NGU)的感染率逐年上升,成为最常见的性传播疾病之一。目前西医治疗本病有一定疗效,但都存在着耐药菌株逐年增加,复发率高,药物毒副作用大,加上长时间使用抗生素又可能导致菌群失调等问题,给临床治疗带来了不少困扰。

近十几年来,中医药在治疗非淋菌性尿道炎方面显示出独特的治疗效果,中医治疗着眼于全局,强调辨证论治,在缓解症状,清除浆液性分泌物,防治并发症等方面效果较好。不仅能使沙眼衣原体和解脲支原体转阴或抑制其生长,而且有助于并发症的恢复。

（一）中医内治

1. 分型论治

中医的特色在于辨证论治,而对于非淋菌性尿道炎的临床分型,文献报道均各抒己见,辨证分型主要有湿热下注、气滞血瘀、气阴两虚,脾肾亏虚等证型,治疗上大多数学者以清热利湿,通淋化浊,解毒祛邪为主,兼以补肾健脾,益气养阴。王振华等治疗非淋菌性尿道炎三型治疗,以利湿热、疏肝郁,扶正气为治疗大法,总有效率93.3%。①湿热下注型治以清热利湿,解毒通淋,药用:土茯苓、生薏苡仁、川草薢、虎杖、滑石各30 g,泽泻、车前子各12 g,生甘草梢5 g。②肝郁气滞型治以清肝解郁,利水通淋,药用:生地黄、白芍、萹蓄、王不留行各15 g,白花蛇舌草、萆薢各30 g,橘核、川楝子各10 g。③脾肾亏虚型治以补肾健脾,通淋化浊,药用:党参、白术、茯苓、黄柏、知母各12 g,菟丝子、山茱萸、牛膝、杜仲、泽泻、车前子各10 g,萆薢20 g[1]。吴英男运用中医辨证分三型治疗非淋菌性尿道炎106例,疗效显著。①下焦湿热型治以清热去湿利尿通淋,方拟淋浊1方:半边莲、石苇、苦参、黄芩、鱼腥草、木通、萹蓄、金钱草、车前子草。发热加蒲公英,疼痛较甚加沉香,小便困难明显者加王不留行。②脾肾两虚型治以健脾益肾,方拟淋浊两方:茯苓、山药、金樱子、益智仁、白术、芡实、黄芪、覆盆子。肢冷者加巴戟天,黏腻之物多者加半边莲。③阴虚火旺型治以滋阴清热,方拟淋浊三方:生地黄、半边莲、石苇、黄柏、山茱萸、天门冬、女贞子、知母。心烦多梦者加栀子,口干腰酸甚者加党参。总有效率100%[2]。有报道中医辨证分两型治疗非淋菌性尿道炎68例,①湿热下注型用八正散加减:萹蓄、瞿麦、萆薢、泽泻、车前子各15 g,栀子、木通、黄柏、苦参、甘草各10 g,金银花、茯苓、薏苡仁各30 g;②脾肾亏虚型用六味地黄汤加减:熟地黄、山药、茯苓各30 g,山茱萸、肉苁蓉各15 g,白术、党参、黄柏、泽泻、地肤子、淫羊藿、杜仲、甘草各10 g,有效率94.12%[3]。黄小敏等将本病分为两型,治疗72例患者。①湿热蕴结型治以清热解毒,利湿通淋,方用自拟淋疣康1号加减:萆薢25 g,生薏苡仁30 g,竹叶10 g,灯心草10 g,车前子20 g,瞿麦12 g,野菊花30 g,土茯苓20 g,蜂房12 g,生甘草梢6 g,黄精15 g,地龙6 g。若少腹或睾丸胀痛者加川楝子12 g,炒荔枝核10 g,尿余不尽者加琥珀5 g以清热通淋。②气阴两亏夹毒证治以益气养阴,解毒利湿,方用自拟淋疣康2号加减:萆薢25 g,太子参15 g,黄精15 g,麦冬15 g,双花25 g,野菊花25 g,虎杖15 g,败酱草30 g,灯心草10 g,墨旱莲15 g,地龙6 g,牡丹皮10 g。若气虚较甚者加黄芪30 g以益气通淋,伴腰酸痛者加菟丝子30 g,狗脊12 g,伴尿频、尿急者加益智仁15 g,乌药5 g。所有证型均配用中药外洗。总有效率91.7%[4]。

2. 基本方加减治疗

基本方加减治疗多采取扶正祛邪并举,使扶正不恋邪,祛邪不伤正,不仅考虑标实之湿热,同时考虑正虚脾肾亏损。

赵文雁等以知柏地黄汤加味治疗非淋菌性尿道炎中属肾阴亏虚,湿热内蕴证患者42例。知柏地黄汤由熟地黄、山茱萸、山药、泽泻、茯苓、牡丹皮、知母、黄柏组成,兼见肢冷加巴戟天;兼见黏腻之物多者加半边莲;兼见心烦易怒,胸胁胀痛、口干苦,脉弦数加柴胡、龙胆草;兼见湿浊壅盛加萆薢、石菖蒲;兼见心烦多梦甚者加栀子;口干、腰酸甚者加党参。总有效率为100%,临床疗效满意[5]。寿仁国用自拟通淋汤治疗非淋菌性尿道炎96例,通淋汤组成:瞿麦10 g,萹蓄10 g,金钱草30 g,益母草10 g,墨旱莲10 g,车前子草

30 g,木通5 g,泽泻10 g,滑石10 g,萆薢10 g,土茯苓10 g,焦栀子10 g,黄柏10 g,甘草梢5 g。随证加减:湿热重加石菖蒲10 g,薏苡仁30 g;倦怠乏力加黄芪15 g,沙参30 g;饮食乏味者加焦山楂10 g,焦神曲10 g。总有效率93.75%[6]。杨龙光运用中药治疗非淋菌性尿道炎184例,方药:鱼腥草、板蓝根、金钱草、车前子草、墨旱莲、益母草、淮山药各30 g,黄精、灯心草、甘草各10 g。加减:偏热者加金银花50 g,蒲公英30 g,茅根20 g;偏瘀者加丹参15 g,川芎10 g,土牛膝15 g;尿时痛引少腹或睾丸者加橘核、荔枝核、冬葵子各10 g;溲短便秘者加瞿麦15 g,大黄5 g;气阴两虚者加黄芪30 g,当归、地骨皮各15 g,脾肾两虚者加党参30 g,山药、仙灵脾各15 g。治愈率为96.19%[7]。贠熙章运用加味金车龙汤治疗非淋菌性尿道炎150例,取得良好效果,均治愈,经多年随访,有效率为100%。金车龙汤组成:金钱草、车前子各30 g,龙胆草12 g。湿热下注者加木通、栀子、大黄、金银花、甘草梢各12 g;肝郁气滞加白芍、川楝子、柴胡各12 g;肝肾阴亏者加知母、黄柏、牡丹皮、熟地黄、龟板各12 g;脾肾亏虚者加茯苓、党参、白术、杜仲、牛膝、黄芪各12 g[8]。

（二）外治/内外同治

外治法是中医治疗非淋菌性尿道炎极具特色的疗法之一,临床多采用清热利湿杀虫之品,或熏洗坐浴,或研末阴中坐药,临床上一般采用内外同治,疗效显著。罗娟珍等采用中药内服外洗治疗68例女性患者,中药内服方:萆薢渗湿汤加减,清热解毒、渗湿泻浊,萆薢12 g,薏苡仁30 g,黄柏10 g,赤茯苓10 g,牡丹皮10 g,泽泻10 g,滑石20 g,木通6 g,金银花10 g,白花蛇舌草15 g,牛膝10 g,并随证加减。中药外洗方:金银花30 g,蒲公英30 g,土茯苓30 g,苦参30 g,黄柏30 g,紫草30 g。对尿道炎的患者采取水煎外熏坐浴,对宫颈炎的患者除采取水煎外熏坐浴外,用适量澄清药液冲洗阴道。有效率80.8%[9]。张怀忠报道经中医药内服外洗治疗的非淋菌性尿道炎33例,内服药:消炎汤四号:蒲公英、紫花地丁、白花蛇舌草、苦参、黄柏、黄芪、丹参、莪术、王不留行、延胡索、乌药等。随证加减:湿重加土茯苓、薏苡仁;气滞加柴胡、黄芩、白芍;血瘀加桃仁、红花、瞿麦;肾虚加菟丝子、枸杞子、仙灵脾。外用方:大云、黄芩、苦参、蛇床子、红花、百部。33例,痊愈24例,占72%,好转2例占6%,无效3例占9%[10]。赵青等运用内服加减龙胆泻肝汤配合洁春方外洗的方法,治疗女性顽固性非淋菌性尿道炎156例,疗效显著,能降低复发。加减龙胆泻肝汤:龙胆草12 g,栀子10 g,黄芩10 g,泽泻10 g,柴胡6 g,

木通10 g,滑石15 g,黄柏6 g,萆薢10 g,车前子草30 g,白花蛇舌草15 g,当归15 g,生地黄25 g,生黄芪25 g,生甘草6 g。洁春方:山苦瓜30 g,苦参30 g,断肠草15 g,百部15 g,蛇床子15 g,地肤子15 g,苍耳子15 g,五倍子15 g,大枫子10 g,枯矾3 g。总有效率91%[11]。黄小敏等将本病分为两型,治疗72例患者,①湿热蕴结型方用自拟淋疣康1号加减;②气阴两亏夹毒证方用自拟淋疣康2号加减。所有证型均配用中药外洗:苦参30 g,枯矾30 g,地肤子30 g,土茯苓30 g,黄柏30 g,蛇床子30 g,白藓皮30 g,紫草30 g。水煎熏洗阴部。总有效率91.7%[4]。

（三）针灸治疗

针灸治疗法简便易行,无副作用,有一定的优越性。尤其对于经西医治疗无效的病例,用针灸治疗取得了较好的疗效。

范桂滨以针刺治疗36例经西医治疗无效的非淋菌性尿道炎患者,取中极、归来、三阴交、阴陵泉、太溪常规消毒,以(0.35~0.38)mm×40mm豪针快速刺入皮下,得气后,行平补平泻手法,中极、归来要求针感向尿道放射,三阴交、阴陵泉要求针感致达大腿内侧,每次针刺30分钟,间隔10分钟行针1次,每日1次,15次为1个疗程。总有效率为80%[12]。王侃报道针灸治疗非淋菌性尿道炎405例疗效,取穴:照海(双,泻),中极(补,温针灸),太冲(双,泻),三阴交(双,补)。各穴位每10分钟施行手法一次。均留针一小时,每天施行针灸一次,每10天为一个疗程。总有效率85.9%,治愈率64.4%[13]。

（四）其他

白义杰等报道注射用双黄连粉针剂(由金银花、连翘、黄芩三味中药的提取物制成的无菌粉针剂,具有抗菌消炎,清热解毒作用)治疗非淋菌性尿道炎52例,以双黄连粉针剂缓慢静脉滴注,1次/天,10天为一疗程。治愈率75.5%,有效率85.7%[14]。

附:西医治疗参考(WHO推荐)

1.选择方案(选择以下一种方案)

①盐酸四环素500 mg,口服,每日4次,连用7天。

②强力霉素100 mg,口服,每日2次,连用7天。

2.替代方案(用于禁忌使用四环素或对四环素有耐药性的妇女)

红霉素500 mg,口服,每日4次,连用7天。对于不能耐受这种治疗的妇女,一种减量疗法,即250 g红霉素,口服,每日4次,连用14天。

参考文献

[1]王振华,等. 辨证治疗非淋菌性尿道炎45例[J]. 陕西中医,1999,20(12):545.

[2]吴英男. 辨证治疗非淋菌性尿道炎106例[J]. 实用中医内科杂志,2002,16(1):43.

[3]付宏伟. 中医辨证治疗非淋菌性尿道炎68例(中国医学文摘)[J]. 中华实用中西医杂志,2001,14(2):422.

[4]黄小敏,等. 中医药治疗72例非淋菌性尿道炎临床观察[J]. 中国中医药信息杂志,1999,6(4):44.

[5]赵文雁,等. 知柏地黄汤加味治疗非淋菌性尿道炎42例[J]. 甘肃中医,2008,21(3):23-24.

[6]寿仁国. 自拟通淋汤治疗非淋菌性尿道炎96例疗效观察[J]. 实用中西医结合临床,2007,7(6):53-54.

[7]杨龙光. 中药治疗非淋菌性尿道炎184例[J]. 国医论坛,2006,21(6):39.

[8]负熙章. 加味金车龙汤治疗非淋菌性尿道炎150例[J]. 甘肃中医,2003,16(6):24.

[9]罗娟珍,等. 中药内服外洗治疗女性非淋菌性尿道炎68例[J]. 江西中医药,2007,38(5):46.

[10]张怀忠. 非淋菌性尿道炎的中医药治疗[J]. 男科医学,2005,9(5):40-41.

[11]赵青,等. 内外合治女性顽固性非淋菌性尿道炎156例[J]. 中华现代中西医杂志,2005,3(3):238-239.

[12]范桂滨. 针刺治疗非淋菌性尿道炎36例[J]. 上海针灸杂志,1997,16(5):23.

[13]王侃. 针灸治疗非淋菌性尿道炎405例临床观察[J]. 中国针灸,1991,11(5):7-8.

[14]白义杰,等. 注射用双黄连粉针剂治疗非淋菌性尿道炎的实验研究及临床观察[J]. 中国中医药科技,1995,2(3):31-33.

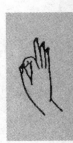

下编 各论

第八节　阴部念珠菌病

　　阴部念珠菌病,是由念珠菌属感染所引起的一种侵犯皮肤、黏膜的真菌病。有不少患者是通过性交后被传染的,故列为性传播疾病。真菌俗称为霉菌,分为致病性和非致病性霉菌。非致病性霉菌有 70 万 ~80 万种,其中有些对人类是有益无害的,例如青霉菌可产生抗生素,从而治疗多种感染性疾病;许多食品都是经过霉菌的作用制成的,如豆腐乳、泡菜、糯米酒等。对人类有害致病的霉菌并不多,不过 50 ~60 种,根据其侵犯人体部位不同,又分为两类,即浅部霉菌病,如通常所说的各种癣,和深部霉菌病,深部霉菌病中最常见的就是念珠菌病。

　　念珠菌是一种腐物寄生菌,在正常人的口腔和阴道中有 10% 可能可分离出念珠菌,在婴幼儿口腔中阳性率为 39% ~54%。在正常情况下,人体能够抵抗念珠菌的感染,念珠菌并不致病,但是当机体抵抗力降低时即可致病,故也称为条件性致病菌。现已明确能引起疾病的念珠菌有七种,其中以白色念珠菌致病性最强,占 80% ~95%,甚至更多。阴部念珠菌病的发病形式很多,如果病菌局限于阴道,可形成阴道炎,病损面较大。也可形成女阴炎、会阴炎、尿道炎、龟头炎、包皮炎、阴囊炎等,成为阴部念珠菌病。

　　阴部念珠菌病与性接触有关,夫妇之间可以互相传染。初步统计女性患者通过性交传染给男性的感染率为 10% ~27%;男性患者传染给女性伴侣的感染率约为 73%。念珠菌病又可自身感染,如粪便的污染,使肠道内寄生的念珠菌传播到外阴,再传至阴道等部位,亦可通过被污染的浴盆、毛巾、内裤等间接传染。

　　以往中医书籍中记载较少,从主证上分析,总属于中医阴痒范畴。近年来中医治疗本病以内服外用并施,有着可靠的疗效。

一、病因病机

　　不洁性交触染毒邪是其主要致病原因,或外阴不洁,秽浊物瘀积,湿热毒邪内生,或正气不足,阴液亏损,气阴两伤,正不胜邪,邪毒袭侵而发。

　　1. 湿热蕴结:不洁性交触染湿热淫毒。或外阴不洁,秽浊物瘀积,日久蕴毒,湿热内生。

2.气阴不足:体质下降,正气不支,正不胜邪,正虚邪侵,或染病日久,气阴受损。

现代医学认为,本病除了性传播、自身感染和接触患者的污染物造成间接传染外,还有一个重要因素就是医源性因素:①长期大量使用广谱抗生素,招致体内"菌群失调",使可以产生抗念珠菌物质的革兰氏阴性杆菌被抑制,于是念珠菌获得较丰富的营养而加快繁殖速度。②长期应用皮质类固醇激素可招致局部或系统性念珠菌病。因为类固醇皮质激素具有抗炎作用,又有增强真菌活力,增加真菌毒素毒性和降低机体免疫效能的作用。③免疫抑制剂的使用,如环磷酰胺、硫唑嘌呤等,使人体内细胞免疫效能降低。④口服避孕药有促念珠菌生长的作用,口服避孕药直接影响内分泌功能,间接促进糖代谢,可能是招致念珠菌感染的原因。

另外,长期在潮湿、高温环境下工作,夏季炎热多汗等,也是本病的易感因素。

二、主要症状

1.女性患者

①阴痒:本病主要症状为外阴和阴道瘙痒并有烧灼感,由轻度到不可忍受。此时阴道黏膜发红,水肿,有白色凝乳状或片块状薄膜黏附,易剥离,其下可有糜烂或浅溃疡。

②豆渣样白带:白带量多,一般不臭,为水样或脓性,其中有大小不等的豆渣样物或乳酪样白色块状物从阴道排出,这是念珠菌性阴道炎引起的典型白带。

③外阴红斑:白带量多波及外阴时,在大、小阴唇、外阴周围及大腿内侧等处可出现红斑,或小红疙瘩及水疱,由于搔抓,可形成潮红、糜烂、抓痕,甚至出现脓疱,引起疼痛、瘙痒和灼热感,并可出现尿痛、尿频及性交疼痛。在糜烂溃疡的表面,有时可见到假膜。

2.男性患者

常见症状是包皮及龟头轻度红肿,干燥光滑,包皮内叶及龟头冠状沟处的红斑上有乳白色奶酪样伪膜。有时阴囊也被侵犯,阴囊表面可见红斑、丘疹及脱屑,多伴明显的瘙痒。部分患者可侵犯尿道口,引起尿频和刺痛感等。

三、实验室检查

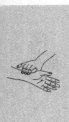

真菌检查对确诊有帮助,可取分泌物中的凝乳样块状物涂片,革兰氏染色,或加1滴5%氢氧化钾溶液,或盐水涂片,在显微镜下可见呈葡萄串样排列的圆形孢子及分隔菌丝。尤其是查到较多菌丝时,说明念珠菌处于致病阶段,对确诊更有意义。如果查不到真菌,还可将分泌物作培养,若培养出白色念珠菌也可确诊。

四、诊断要点

1. 不洁性交和接触传染史。

2. 临床特征。

3. 实验室检查证实。有的患者皮损处查不到真菌,但确有典型症状又能排除其他病,仍可诊断此病。

五、鉴别诊断

妇女患性传播疾病时,早期的症状往往是白带明显增多,需要从白带的量、色、质及有否恶臭等方面加以鉴别。

①淋菌性阴道炎:白带多,呈脓性,有臭味,常伴有尿痛、尿频等症状,白带涂片或培养检查,发现淋病双球菌则可确诊。

②滴虫性阴道炎:多见于青年妇女,阴道有烧灼感,经期加重,白带呈泡沫状有臭味,镜检发现滴虫。

③女阴湿疹:外阴红肿、渗出、糜烂,自觉瘙痒,查菌为阴性。

男性念珠菌病需要与下列疾病相鉴别:

①慢性包皮龟头炎:主要发生于包茎或包皮过长的青年人,龟头和包皮内叶潮红、糜烂、渗出,但无伪膜,自觉瘙痒,查菌为阴性。

②接触性皮炎:主要是由避孕套引起的阴茎红、肿,脱屑,自觉瘙痒,查菌为阴性。

六、中医治疗

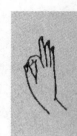

（一）辨证论治

1. 湿热蕴结

外阴瘙痒突出，外阴周围肿胀，发红，龟头或大小阴唇表现有丘疹，搔抓后可有潮红、糜烂、疼痛及灼热感。白带量多，呈凝乳状，无恶臭，心烦，口干苦，小便短赤涩痛，大便秘结，舌红苔黄，脉数。

[治法]清热化湿，解毒通腑。

[方药]凉膈散(《和剂局方》)加减。

栀子12 g，黄芩12 g，连翘12 g，生薏苡仁30 g，板蓝根15 g，芦根15 g，茯苓12 g，酒大黄6 g，忍冬藤30 g，车前子12 g，甘草3 g，芒硝(冲服)3 g。水煎服。

方中栀子、黄芩清利三焦，清热燥湿；连翘、板蓝根、酒大黄、忍冬藤、甘草清热解毒；薏苡仁、芦根、车前子清热利湿导浊；方中调胃承气汤(大黄、芒硝、甘草)通腑解毒。

2. 气阴不足

阴痒，阴周有红斑、丘疹，带下量多无臭，病程较长，常伴有少气懒言，五心烦热，食少，舌红少苔，脉虚细。

[治法]益气养阴，扶正解毒。

[方药]解毒养阴汤(经验方)加减。

北沙参15 g，黄芪15 g，生地黄15 g，蒲公英30 g，金银花15 g，麦冬12 g，天门冬12 g，玉竹10 g，车前子草15 g，党参12 g，苍术10 g，山药5 g，甘草3 g。水煎服。

方中党参、黄芪补气；沙参、二冬益阴，合生地黄、玉竹滋阴清热；苍术、山药健脾燥湿止带；车前子草利湿导浊；蒲公英、金银花清热解毒；甘草调和诸药。诸药合用共奏益气养阴扶正解毒之功。

（二）外治疗法

1. 马鞭草30 g。煎后去渣，待温坐浴10分钟，并用消毒纱布清洗，每日1次，5次为一疗程。

2. 鸦胆子25 g。每日1剂，加水2 500 ml，文火煎至500 ml，过滤后装瓶高压消毒备用。临证时将药液加温后作阴道冲洗。每日冲洗1次，七天为一疗程。

3. 野菊30 g,蒲公英45 g,生黄精15 g,生黄柏20 g,苦参35 g,赤芍20 g,花椒10 g,白矾6 g。上药加水 2 000 ml,煮沸后再煎 15 ~ 20 分钟,留汁去渣,乘热熏洗 10 ~ 15 分钟,待药温热时,引药入阴道口,将分泌物洗去。每日一剂,外洗 1 ~ 2 次。

4. 苦参30 g,生百部25 g,蛇床子30 g,木槿皮15 g。茵陈蒿30 g,黄柏15 g,黄精15 g,苦楝子15 g。取上药加水 2 000 ~ 3 000 ml,水煎 30 ~ 45 分钟后,取消毒纱布,将上药过滤去渣,熏洗坐浴,每日 1 ~ 2 次,每次 20 ~ 30 分钟,10 天为一疗程,另将带线消毒纱球重约1.5 g,药液浸透,嘱患者每晚坐浴后自塞 1 个纱球于阴道后穹窿部,线头部留在外面,以便次日取出,10 天为一个疗程。一般用药 1 ~ 2 个疗程,即可治愈。

5. 苦参30 g,黄连20 g,羊蹄根50 g,生黄精20 g,枯矾10 g,冰片9 g,木槿皮30 g,青木香30 g。将六味药加水 800 ml 煎至 500 ml 去渣过滤,加入枯矾、冰片溶化。可用 50 或 100 ml 注射器吸药汁直接插入阴道内冲洗,或坐浴,并以食指裹纱布伸入阴道内抹洗 2 圈,坐浴药量要加大 1/2 倍。一日 2 次,连续用药一周。

6. 阴塞剂:枯矾15 g,丁香30 g,大蒜头25 g,石榴皮30 g,川椒10 g。

外洗剂:蛇床子45 g,苦参45 g,百部45 g,苦楝子45 g,木槿皮45 g,明矾10 g。阴塞剂诸药研末装入胶囊内,每日塞入阴道内 1 粒,七天为一个疗程。外洗剂方加水 2 000 ml,煮沸 10 ~ 15 分钟,去渣取汁热熏,待药液温和时坐浴,每日一剂,洗 1 ~ 2 次。

7. 枯矾20 g,冰片5 g,雄黄5 g。将上药研成细末,菜油调之。用棉签蘸药涂置阴道壁上,每日用药 1 次。

8. 黄柏10 g,青黛3 g,黄连6 g,肉桂6 g,雄黄6 g,枯矾5 g,冰片适量,上药共研细末,贮瓶备用。用外洗药物清洗后,再用本方外吹。每日 1 次。

9. 藿香60 g,土槿皮60 g,茵陈蒿60 g,紫草60 g。上药切碎混合,水煎 3 次,将全部药液浓缩至浸膏状,置于 60 ~ 70℃烤箱内烘干,研细,过 100 ~ 200 目细筛,然后将深褐色细粉干燥贮存备用。治疗方法:①胶囊剂型法,每囊装药0.5 g,每次 1 粒,分中午、睡前两次置入阴道,保持卧位 2 小时,15 天为一疗程。②有尾棉球蘸药置入法,药量每日0.5 g用水调成糊状,睡前将棉球置入阴道,次日清晨起床前取出。未婚妇女可用注射器经胶管将药物注入阴道(0.5 g药溶于 2 ml 蒸馏水中)。每日 1 次,15 天为一疗程。

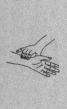

（三）单方验方

熟地黄30 g，山茱萸10 g，党参15 g，苍术15 g，绵茵陈15 g，补骨脂10 g，淫羊藿10 g，苦参10 g，黄柏10 g，制附片6 g。每日一剂，水煎服。如带下色黄黏稠，或呈脓状者，加黄芩、蒲公英、白头翁；带下滑脱不禁者，加芡实、金樱子、鸡冠花、乌贼骨；腰痛甚者，加杜仲、川续断、菟丝子；瘙痒甚者，加蛇床子、白藓皮；体质极虚者可加服鹿茸、人参。7 天为一疗程。

（四）注意事项

1. 在治疗期间要禁同房，配偶如患有生殖器念珠菌感染，需要同时治疗。

2. 保持阴部清洁卫生，避免潮湿，勤换洗内裤，浴巾、浴盆、内裤等，需烫晒消毒。

3. 避免外用类固醇皮质激素类药膏，如肤轻松、可的松、地塞米松、去炎松等。

4. 避免内服广谱抗生素及强的松，或地塞米松以及免疫抑制剂等。

5. 念珠菌性甲沟炎及鹅口疮患者易并发女性阴道炎，为避免自身感染，必须同时根治鹅口疮及甲沟炎。

6. 如患有糖尿病需饮食控制或用药控制血糖，才能防止外阴阴道念珠菌病的发生和蔓延。

7. 停止内服避孕药。

七、现代治验

阴部念珠菌病属于中医阴痒、带下范畴，病因甚多，表现各异，缠绵难愈，反复发作。从文献报道来看，本病发病机理多与湿热下注有关，治疗关键是清热燥湿。

（一）中医外治法

中医治疗本病主要采用外治法，包括外洗熏洗、坐浴，阴道冲洗，阴道纳药，霜剂散剂涂擦等。外治法作用直接，能使药力直达病所，外治可迅速杀菌消毒燥湿止痒，协助改善局部症状，效果更好，弥补了患者因化学药物反复使用而导致皮肤黏膜过敏，或不同程度的抗药性导致疗效欠佳的不足。

1. 中药外洗

邓柏萍采用中药熏洗治疗念珠菌性阴道炎 62 例，月经干净后 3 天予中

155

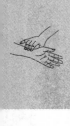

药蛇床子30 g,乌梅15 g,野菊花10 g,地肤子15 g,苦参20 g,狼毒30 g,土茯苓10 g,白藓皮15 g,黄柏10 g,冰片10 g。加水适量,浸泡30分钟以上,煮沸并浓缩至约1500 ml,去渣,趁热熏外生殖器,待药汁降至适宜温度后坐浴20分钟。每日1剂,早晚各1次,7天为1个疗程。总有效率93.55%[1]。何启会等运用中药妇保洗剂治疗念珠菌性阴道炎82例,用前将妇保洗剂(由雄黄、枯矾、黄柏、地肤子、蛇床子、龙胆草、百部、花椒、苦参等组成,具有清热燥湿,泻火解毒,杀虫止痒之功)摇匀,用棉签蘸少许轻擦阴道壁,然后将本品60 ml加温开水180 ml,用阴道冲洗器反复冲洗3次,每天1次,或睡前将本品70~100 ml加2~3倍温开水坐浴,浸泡外阴及阴道。每次30分钟,每天1次。总有效率为89.03%证明妇保洗剂对念珠菌性阴道炎的治疗有确切疗效[2]。夏亲华等用自制纯中药制剂治霉洗剂治疗念珠菌性阴道炎120例,取得较好临床效果,治霉洗剂组成:黄柏、苦参、蛇床子、白藓皮、防风、白芷、土槿皮、地肤子各20 g。用10%浓度治霉洗剂擦洗外阴及冲洗阴道,每日2次,7天为1个疗程。有效率为95.83%[3]。刘素涵等观察中药温浴在念珠菌性阴道炎的治疗及预防其复发中的作用。用自制的肤康洗剂(即蛇床子散加减:蛇床子50 g,苦参50 g,百部50 g,白藓皮50 g,地肤子50 g,明矾20 g,黄柏50 g,花椒15 g,龙胆草50 g,冰片15 g,桉树叶30 g。水煎30分钟,取汁2 000~3 000 ml)连续脉冲式灌洗阴道20分钟。将灌洗液加热到40~43℃并维持这个温度进行阴道灌洗,结果证实温浴疗法将中医传统疗法和热疗两者结合起来治疗念珠菌性阴道炎,使临床效果有了显著提高。中药液加热到一定温度能增加药物对组织的渗透,使药液充分发挥其作用;同时一定温度的液体作用于组织一定的时间,能起到提高局部组织的免疫力,促进炎性渗出物的吸收的作用[4]。

2. 阴道纳药

阴道纳药法毒副作用小,使用方便,药物停留时间长,能充分发挥药效。叶雪凤等应用保妇康栓治疗妊娠期念珠菌性阴道炎163例,患者于每晚睡前将保妇康栓1枚放入阴道内,7天为一个疗程,停药3天复诊,共两个疗程。治疗前后观察临床表现,并进行妇产科检查及阴道分泌物镜检。结果第一疗程后总有效率94.5%,第二疗程后总有效率98.8%,第一疗程后治愈率35.0%,第二疗程后治愈率63.8%,总有效率两个疗程间比较差异无显著性($P > 0.05$),但治愈率差异有显著性($P < 0.01$)。表明应用保妇康栓治疗妊

娠期念珠菌性阴道炎安全有效[5]。樊莉莉报道用保妇康栓治疗本病81例，方法同前，总有效率为97.53%。保妇康栓是一种纯中药制剂，主要成分为莪术油及冰片，具有抗真菌、抗病毒、增强免疫力、清热、凉血、止痒、止痛等多种作用。且保妇康栓的主要成分具挥发性，可以充满整个阴道壁及子宫颈并深入到黏膜皱褶部，充分发挥疗效，患者放入阴道即可，不用放入深部，避免引起流产或早产[6]。庄晓玉等报道香荷药条（黄连、黄柏、丁香、薄荷、紫草、苦参、冰片）治疗念珠菌性阴道炎51例，每晚洗澡后，将药条1枚塞阴道后穹隆处，每日换药条1次，7日为1个疗程。结果表明香荷药条在治疗愈念珠菌性阴道炎方面与达克宁栓有同样的疗效，而在改善症状方面亦有满意的效果[7]。

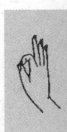

3. 两种外治法联合治疗

联合外治法具有作用强，见效快，疗程短，毒副作用小等治疗特点。毕淑梅等用中药外治法治疗念珠菌性阴道炎100例，效果满意，药物组成：苦参30 g，蛇床子30 g，百部50 g，黄柏15 g，白藓皮15 g，土茯苓15 g，明矾10 g。研磨过筛成细末，用紫外线消毒15分钟，装入空胶囊，每晚睡前洗净外阴，然后将中药胶囊放入阴道深处1粒，10天为1个疗程。熏洗药组成：苦参30 g，蒲公英40 g，百部30 g，黄柏15 g，双花15 g，川椒10 g，蚤休20 g，白藓皮30 g。滴虫性阴道炎可加鹤虱或仙鹤草20 g，上药用睡2500 ml煎20分钟，熏洗坐浴10分钟，每日1次。总有效率96%。通过临床观察，本方法治疗念珠菌性阴道炎不仅疗效快，操作简单，而且无任何毒副作用，充分体现了中医药在治疗上的独到之处[8]。刘小静以中药冲洗坐浴结合冰硼散治疗念珠菌性阴道炎322例，取得了良好的疗效。以清热解毒，消肿止痒，燥湿杀虫、辟秽化浊为治法。用2%～4%小苏打液擦洗外阴及阴道，取冰硼散（主要成分有冰片、硼砂、朱砂、元明粉等）3 g，医用甘油30 ml，均与搅拌成糊状，每次取20 ml置无菌纱布上，以窥阴器充分暴露阴道前后壁，将已有药液的纱布放入阴道深部，使药物广泛均匀地接触阴道壁，每24用药1次，10天为一疗程。同时用蛇床子30 g，地肤子30 g，艾叶20 g，黄柏20 g，黄连15 g，苦参20 g，白藓皮20 g，每剂水煎两次，每晚用药液坐浴熏洗10～20分钟，每日1次，10天为一疗程。治愈率为95%，总有效率为100%[9]。

徐颖等以清热解毒洗液治疗念珠菌性阴道炎80例，取得良好疗效，清热解毒洗液组成：苦参、百部、蛇床子、仙鹤草、紫珠叶、白矾、紫花地丁等。先

157

将药液配成 10% 浓度 200 ml,用无菌棉球蘸药液缓慢冲洗阴道及外阴,再将药液配成 50% 浓度,浸透带线棉球 1 块,放置阴道深部,5 小时后让患者自行取出。非月经期间连续用药 7 天,7 天为 1 个疗程。总有效率为 92.5%[10]。

此外,还有其他治法如霜剂散剂外用涂擦,王月秋等采用冰硼霜(硼砂、冰片混合研细末,加入冷霜——雪花膏类调匀)治疗念珠菌性阴道炎 30 例,每晚将阴道洗净,然后将冰硼霜均匀涂擦阴道壁四周及外阴,每日 1 次,5 天为 1 个疗程。总有效率为 93.3%[11]。

(二)中医内外治结合

樊小玲等采用中药内服外用治疗复发性念珠菌性阴道炎 82 例,内服药:黄芪30 g,茵陈30 g,薏苡仁30 g,苦参10 g,茯苓15 g,牡丹皮10 g,苍术10 g,黄柏10 g,泽泻10 g,甘草6 g。每日 1 剂,水煎服,早晚各 1 次,连用 7 日。外用药:复方沙棘子油栓(主要成分为沙棘子油、蛇床子、苦参、炉甘石、没药、乳香等),每晚睡前清洁外阴后塞入阴道内 1 粒,连用 7 日。临床观察表明,中药内服外用治疗复发性念珠菌性阴道炎疗效较好,克服了西药的胃刺激和局部刺激症状,特别是外用药使用后局部有清凉舒适感,不易出现耐药性,复发率低[12]。

(三)中西医结合治疗

中西结合治疗念珠菌性阴道炎有显著疗效,既发挥了西药疗效迅速快捷的优势,又体现了中医疗效稳固持久的作用,避免了长期用西药的副作用。

1. 中药外洗结合西医治疗

江晶洁采用自拟中药冲洗阴道与达克宁栓联合治疗复发性念珠菌阴道炎 60 例,获得总有效率为 91.7% 的满意效果。中药冲洗剂组成:百部30 g,蛇床子30 g,当归30 g,菊花30 g,土槿皮30 g,大黄30 g,加水 200 ml 煎至约 100 ml,1 次/天,联合达克宁栓治疗,连用 15 天为 1 个疗程[13]。李杰等报道以中药为主,中西医结合的方法治疗念珠菌性阴道炎,疗效满意。先用中药(祛毒汤:龙胆草20 g,栀子20 g,苦参20 g,黄芩20 g,黄柏20 g,金银花藤30 g,鱼腥草20 g,蛇床子20 g,地肤子20 g,白藓皮20 g,大黄15 g,木通20 g,萹蓄20 g,每日 1 剂,加水 350 ml,煎沸 15~20 分钟)药液冲洗阴道后坐浴 20 分钟,将克霉唑栓一枚置入阴道内,早晚各 1 次,连续用药 10 天[14]。

2. 中药内服结合西医治疗

沈碧琼将 52 例患者随机分为两组,对照组 25 例采用克霉唑栓 150 mg 阴道纳药治疗;治疗组 27 例在对照组治疗基础上加用完带汤(组成:白术、山药、党参、白芍、柴胡、陈皮、剂芥穗、车前子、苍术、甘草)治疗。结果:两组治疗前及治疗后 3～7 天临床症状评分及治疗后 3～7 天各临床症状改善情况组间比较,差异均无显著的统计学意义($P > 0.05$)。两组停止治疗后 12 周复发率比较,差异有显著的统计学意义($P < 0.05$),治疗组复发率低于对照组。治疗后 3～7 天、4 周、8 周两组痊愈、显效、有效、无效组间比较,差异均无显著的统计学意义($P > 0.05$),但停药第 12 周后两组痊愈、显效、有效、无效组间比较,差异均有显著的统计学意义($P < 0.05$)。结果显示治疗组有较好的远期疗效,表明完带汤配合克霉唑栓外用治疗复发性念珠菌性阴道炎,后期疗效较巩固,治愈后不易复发[15]。张香淑等报道中西医结合治疗白色念珠菌性阴道炎,用达克宁栓和中药内服治疗 46 例念珠菌性阴道炎患者,中药用凉膈散加减口服:栀子12 g,黄芩12 g,连翘12 g,生薏苡仁30 g,板蓝根15 g,芦根15 g,茯苓12 g,生大黄3 g,忍冬藤30 g,车前子12 g,甘草12 g。每日一剂,7 天为一个疗程。总有效率100%[16]。

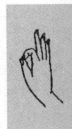

3. 中药内外治结合西医治疗

李文新采用中西医结合治疗念珠菌性阴道炎 208 例,取得了很好的疗效。中医治疗:外洗基本方:龙胆草15 g,土槿皮15 g,苦参30 g,白花蛇舌草30 g,蛇床子15 g,地肤子15 g,花椒15 g,百部15 g,白藓皮15 g,黄柏15 g,黄连15 g,黄芩15 g,连翘15 g。每日 1 剂,水煎至300 ml,坐浴,日 1 次,每次30 分钟。内服基本方:完带汤加减:苍术10 g,白术10 g,陈皮10 g,连翘10 g,山药30 g,芡实10 g,白果10 g。舌红苔黄加鱼腥草15 g,黄连4 g;伴少腹痛,小腹发凉,怕冷加小茴香10 g,官桂6 g;属瘀血者加穿山甲10 g,王不留行20 g;腰酸困加牛膝15 g,炒杜仲15 g,川续断10 g。西药治疗:达克宁栓 1 枚,甲硝唑 1 片每晚睡前放入阴道或制霉菌素 2 片,甲硝唑 1 片,每晚放入阴道。连用 10 天为 1 疗程。临床治愈率99.5%[17]。严燕用中西医结合方法治疗念珠菌性阴道炎 32 例取得较好疗效,患者睡前用克霉唑栓 1 枚放置阴道,用过克霉唑栓者改用达克宁栓,内服中药以逍遥散为主方(柴胡、当归、茯苓、白芍、白术各10 g,炙甘草6 g,煨姜 3 片,薄荷6 g)随证加减。白带稠厚色黄,有腥臭味者,基本方去当归、白术、煨姜,加白花蛇舌草、紫花地丁;面色萎黄,基本方加党参、黄芪。外洗中药用"自拟妇洗方"：防风、荆芥各12 g,苦参、紫花地丁、地肤子、蛇床子、川椒、枯矾、朴硝、硼砂各30 g,加水煎30分钟,先用药汁洗阴道,将白带洗出,然后坐盆浸洗20分钟,每天2次,晚上睡前用中药浸洗完后,放克霉唑栓1枚于阴道内,内服外用药物均以7天为1个疗程,总有效率90.62%[18]。

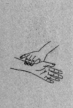

附:西医治疗参考(WHO推荐方案)

1.阴道炎治疗方案(选择以下一种方案)

①克霉唑或密康唑100 mg,阴道内,每天1次,连用7天。

②制霉菌素20～200 mg(10万～100万U),塞入阴道内,每天1次,连用14天。同时服用制霉菌素可根除内脏念珠菌感染,但并不能减少复发的次数。

2.复发的治疗方案

酮康唑200 mg,口服,连用5天。

在处理反复复发时,应减少或消除易感条件,如减少抗生素和口服避孕药的使用,或控制糖尿病的症状,对减少复发是有帮助的。

3.龟头包皮炎治疗方案

治疗龟头包皮炎的方法是用咪唑(克霉唑、密康唑),或多烯(烃)(制霉菌素)霜剂或洗液,每日2次,连用7天。目前还未找到最佳方案。

参考文献

[1]邓柏萍.中药熏洗治疗念珠菌性阴道炎62例[J].中国中医急症,2007,16(10):1204.

[2]何启会,等.妇保洗剂治疗念珠菌性阴道炎的临床研究[J].湖北中医杂志,2006,28(11):31-32.

[3]夏亲华,等.自制治霉洗剂治疗念珠菌性阴道炎120例[J].安徽中医临床杂志,2003,15(5):407.

[4]刘素涵,等.中药温浴在治疗念珠菌性阴道炎中的作用[J].中医外治杂志,2001,10(2):24-25.

[5]叶雪凤,等.保妇康栓治疗妊娠期念珠菌性阴道炎163例疗效分析[J].海南医学,2006,17(11):103-104.

[6]樊莉莉.保妇康栓治疗妊娠期念珠菌性阴道炎81例[J].陕西中医,2006,27(10):1267.

[7]庄晓玉，等. 香荷药条治疗念珠菌性阴道炎的临床研究[J]. 广西中医药，2001，24(5)：275－276.

[8]毕淑梅，等. 中药外治治疗念珠菌性阴道炎100例效果分析[J]. 中华现代妇产科学杂志，2005，2(7)：634－635.

[9]刘小静. 冰硼散配合中药熏洗治疗念珠菌性阴道炎[J]. 中华现代妇产科学杂志，2005，2(8)：739－740.

[10]徐颖，等. 清热解毒洗液治疗念珠菌性阴道炎80例[J]. 新中医，2003，35(11)：53－54.

[11]王月秋，等. 冰硼霜涂擦阴道壁治疗念珠菌性阴道炎30例[J]. 临床医药实践，2006，15(4)：301.

[12]樊小玲，等. 中药内服外用治疗复发性念珠菌性阴道炎82例临床观察[J]. 河北中医，2007，29(3)：214－215.

[13]江晶洁. 中西医结合治疗念珠菌性阴道炎60例[J]. 亚太传统医药，2007(12)：67－68.

[14]李杰，等. 中西药结合治疗念珠菌性阴道炎[J]. 哈尔滨医药，2005，25(4)：50－51.

[15]沈碧琼. 完带汤配合克霉唑栓外用治疗复发性念珠菌性阴道炎27例临床观察[J]. 新中医，2007，39(12)：52－53.

[16]张香淑，等. 中西医治疗念珠菌性阴道炎86例[J]. 中外健康文摘：医药月刊，2007，4(3)：104－105.

[17]李文新. 中西医结合治疗念珠菌性阴道炎[J]. 内蒙古中医药，2007，26(4)：33.

[18]严燕. 中西医结合治疗念珠菌性阴道炎32例[J]. 浙江中西医结合杂志，2005，15(12)：779.

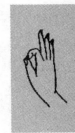

第九节　滴虫病

　　滴虫病是由阴道毛滴鞭毛虫寄生于女性阴道，男性前列腺及两性尿道而引起的炎症传染性疾病。最常见的是女性滴虫性阴道炎，属于中医阴蚀一类病中的一种。阴蚀，又名阴䘌疮等，又属于中医阴痒范围。早在隋代《诸病源候论·阴痒候》中就有详细论述："妇人阴痒，是虫蚀所为……因脏虚虫动作,蚀于阴,其虫作势,微则痒,重者乃痛。"宋代《妇人大全良方》也指出:"妇人阴痒,脏虚而虫蚀阴中,微则为痒,甚则为痛也。"明确认识到本病由感染虫邪所致。

滴虫病与性行为有密切关系,常常是性伴侣双方皆有感染,但症状以女性明显,因此将其列入性传播疾病。

一、病因病机

本病可由密切的性接触传染,男女可互相传染;或间接通过被污染物,如共同浴盆和浴巾、便盆、衣物等传染。结合滴虫侵犯人体后的症状表现,中医认为与肝、肾、脾脏关系最为密切。肝脉绕阴器,又主藏血,为风木之脏;肾藏精主生殖,开窍于二阴;脾主运化水湿,感染虫蠹,邪扰阴部,加之肝、肾、脾脏功能失常,而呈现出肝经湿热,甚或湿毒下注,肾阳不足,寒湿生虫,或脾虚感虫等病理机制。

1. 肝经湿热,虫邪侵入:肝经湿热或肝郁脾虚化火生湿,湿热之邪,随经下注,蕴结阴器,感染虫蠹,虫邪入侵阴中而成本病。

2. 湿毒下注,虫蚀阴中:素体湿盛或脾虚生湿,湿热蕴久成毒,湿毒下注感染滴虫而成本病。

3. 肾阳不足,寒湿生虫:素体阳气不足,或过用寒凉斫伤阳气,肾阳不足,肾气虚衰,带脉失约,正不胜邪,寒湿生虫。

4. 脾虚血少,感染虫蠹:素体脾虚或感病日久,脾虚生化无源,气血不足,抗邪无力,感染虫蠹,虫蚀阴中而发。

现代医学已经观察到滴虫的形态和生活习惯,在显微镜下观察,能见到梨形或球形的毛滴虫虫体,长 10~30 μm,其顶端长有四根能动的鞭毛,体部有一波动膜,尾部有长轴柱凸出体外,虫可借此运动。滴虫的生活适应能力很强,在 25~40 ℃中能生长繁殖,在 3~5 ℃中也能存活 20 天,在半干燥状态环境中可生存 6~12 小时,在水井中能活 5 天。因此,滴虫脱离人体后,仍然具有感染性,这也是容易造成间接感染的重要因素。

二、主要症状

1. 女性患者

毛滴虫主要侵袭女性阴道及尿道。国外资料报告,100 例女性滴虫病患者中,发现阴道与尿道同时存在毛滴虫者占 68% ,仅在阴道中发现者占 24% ,只存在于尿道者占 8% 。女性感染滴虫后,临床表现轻重程度差异很大,大约四分之一的女性滴虫病无明显自觉症状。大多数妇女在感邪后,经 4~28 天的潜伏期,将出现阴道炎的症状。

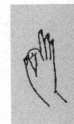

①泡沫状白带:白带增多,多为白色或黄绿色泡沫状或呈黄脓状,外观污浊,有腥臭味。泡沫状白带是阴道滴虫病的特征。

②阴痒:外阴阴道瘙痒或有烧灼样疼痛,严重者难以忍受,性交时疼痛。搔抓后常引起局部潮红、充血及轻度肿胀。检查阴道时,可以发现阴道壁黏膜充血水肿,甚至有散在的小出血点,子宫颈周围有泡沫状白带,检查时有触痛。

③尿道被感染时,尿道有刺痒感,严重者可出现尿频、尿痛,甚至血尿。

④症状往往于月经前后、妊娠、疲劳或房事后加重。

2. 男性患者

男性滴虫感染较女性少,多因与女性患者性交而传染,发生滴虫性尿道炎或前列腺炎,初起时多无明显症状,容易漏诊。

①尿道症状:一些患者可能有尿道痒感。尿道口轻度红肿,清晨可见少量稀薄分泌物附着,呈无色透明或乳状。也可出现尿频及排尿疼痛。

②龟头糜烂:对于包茎或龟头冠状沟不清洁者,可出现龟头糜烂,有轻度疼痛,甚至出现脓性分泌物。

三、实验室检查

一般用消毒棉拭子在阴道拭取分泌物,男性取尿道分泌物,置于含有 1 ~2 ml 温热生理盐水(以 35~38℃为宜)的试管中,用来涂成悬滴薄片,进行镜检,查见毛滴虫可以确诊。若可疑为滴虫病者,用上述方法多次未发现滴虫,可送培养,准确度可达 98% 左右。

四、诊断要点

1. 接触传染史。

2. 白带多且呈泡沫状。

3. 自觉外阴瘙痒。

4. 外阴与阴道黏膜损害特征。

163

5. 查滴虫，取白带或尿道分泌物以悬滴法，于显微镜下可找到毛滴虫。

五、鉴别诊断

有些疾病阴部症状很类似滴虫病，需要鉴别。

1. 念珠菌性阴道炎

念珠菌性阴道炎，白带黏稠如奶酪或伴有如同豆腐渣的小块从阴道排出。以阴道分泌物中查出孢子及假菌丝为鉴别点。

2. 非特异性阴道炎

非特异性阴道炎，白带多为脓性，涂片检查可见到大量革兰氏阳性菌。

3. 老年性阴道炎

老年性阴道炎，白带增多呈浆液性，有时可为血性；阴道黏膜充血呈鲜红色，并有小的出血点或糜烂以至溃疡；自觉疼痛或不适，查菌为阴性。

六、中医治疗

(一)辨证论治

1. 肝经湿热，虫邪侵入

阴部瘙痒，甚则痒痛，坐卧不安，带下量多，呈泡沫米泔样，色黄如脓，气臭秽，心烦易怒，口苦而干，胸胁胀痛，小便短赤，大便秘结，舌红苔黄，脉弦数。

[治法]清热利湿，杀虫止痒。

[方药]龙胆泻肝汤(《医宗金鉴》)加减。

龙胆草10 g，栀子12 g，黄芩12 g，车前子12 g，泽泻12 g，生地黄12 g，苦参12 g，白藓皮15 g，鹤虱10 g，苍术12 g。水煎服。

龙胆泻肝汤清利肝经湿热，泻肝胆之实火；加入白藓皮、苍术清热燥湿以止带；加入苦参、鹤虱杀虫止痒。

加减法：服药大便仍秘结不通者，加生大黄6 g；尿痛明显者，加萆薢12 g，瞿麦10 g；血尿者，加入白茅根30 g，小蓟12 g。

2. 湿毒下注，虫蚀阴中

阴部瘙痒，坐卧不安，甚则破溃流水，局部灼热疼痛，带下黄稠，或兼夹血液，秽臭难闻，小便短赤，烦闷不安，纳谷不香，舌红苔黄腻，脉弦滑。

[治法]清利湿毒，凉血杀虫。

[方药]萆薢渗湿汤(《疡科心得集》)加味。

萆薢15 g,薏苡仁15 g,黄柏12 g,土茯苓20 g,牡丹皮12 g,泽泻15 g,通草6 g,滑石30 g,白藓皮15 g,败酱草20 g,地肤子10 g,小蓟12 g,苦参12 g,贯众12 g。

方中薏苡仁健脾化湿;黄柏清下焦湿热;土茯苓、泽泻、通草除湿导浊以解毒,导湿毒下走;滑石、萆薢、白藓皮清利湿热,加入败酱草、贯众加强清热解毒之功,合地肤子、牡丹皮、小蓟清热凉血,兼能止血;苦参、白藓皮、贯众杀虫止痒。

3. 肾阳不足,寒湿生虫

阴部瘙痒已久,带下呈稀薄泡沫状,色白或黄白相间,身疲乏力,腰痛足软,夜尿频多,头晕耳鸣,面白无华,纳食减退,舌质淡胖,苔白滑润,脉沉细弱。

[治法]温补肾阳,散寒杀虫。

[方药]济生肾气丸(《济生方》)加减。

熟附片6 g,桂枝6 g,山药15 g,茯苓12 g,车前子12 g,牛膝12 g,杜仲15 g,续断15 g,芡实20 g,蛇床子12 g,补骨脂10 g,熟地黄12 g,巴戟天12 g。水煎服。

方中桂、附温补肾阳,合牛膝、杜仲、续断、补骨脂、巴戟天、蛇床子温补元阳之力更强;熟地黄、山药以益阴摄阳,即阴中求阳之意,使阴阳互根互用;牛膝引药下行;茯苓、车前子利湿导浊;山药、芡实健脾收敛止带;桂枝、蛇床子温阳散寒,兼能杀虫止痒。

4. 脾虚血少,感染虫蟨

阴痒日久,时发时止,常在劳累、房事后以及月经期前后发作,白带量多呈稀薄泡沫状,色白,头昏心慌,眠差,纳呆腹胀,大便易溏,神疲乏力,舌质淡红,脉细弦。

[治法]健脾养血,止带杀虫。

[方药]归脾汤(《济生方》)加减。

党参12 g,炙黄芪20 g,炒白术12 g,茯苓12 g,当归10 g,炒枣仁10 g,桂圆肉10 g,炙甘草4 g,芡实15 g,薏苡仁15 g,山药15 g,蛇床子10 g,鹤虱10 g。水煎服。

方中归脾汤健脾养心,益气补血;加入芡实、山药、薏苡仁增加健脾之功,亦能燥湿止带;加入蛇床子、鹤虱温阳除湿,杀虫止痒。

（二）外治疗法

1. 蛇床子45 g,川椒10 g,明矾10 g,苦参30 g,生百部30 g。煎汤趁热先熏后坐浴,一日1次,10次为一个疗程。若阴痒破溃者,去川椒。

2. 鹤虱60 g,苦参45 g,威灵仙25 g,黄柏25 g,蛇床子45 g,狼毒15 g。煎汤熏洗,临洗时加猪胆汁2个更佳,每日1次,10次为一个疗程。如外阴并发溃疡者忌用。

3. 生百部60 g,野菊花60 g,千里光60 g,土槿皮30 g,韭菜20根。加水2 000 ml,煮沸去渣,药汁倒盆内,坐盆上先熏而后浸洗阴部,每日1次。一般轻症洗2次,重症洗3次即见效。

4. 白头翁60 g,雄黄12 g,苦参45 g,蛇床子45 g,明矾12 g。水煎去渣,倒入盆内,先熏后洗半小时。一般3~6次即愈。

5. 桃树叶60 g,石榴皮30 g,蛇床子30 g,白藓皮30 g,黄柏24 g,枯矾6 g。水煎去渣,趁热坐于盆上熏蒸,待温度适宜时再坐入盆中洗外阴和阴道15分钟。每天2次,连用6天为一个疗程。

6. 苦参30 g,枯矾末3 g,硫黄末3 g,雄黄末1.5 g,白芨末适量。将苦参研末,加入硫黄、枯矾、白芨共研极细末,装入胶囊(1 g)。阴内瘙痒,阴道滴虫可取胶囊一粒纳入阴道内,于晚睡前使用。外阴瘙痒者,可取药调糊外搽。一般治疗1~2次即愈。

7. 五倍子(焙)20 g,蛇床子(炒)50 g,生黄柏50 g,冰片0.5 g,共研细末,以糯米纸包之,每包1 g,睡前置入阴道内,连用5天。

8. 珍珠散:珍珠3 g,青黛3 g,雄黄3 g,黄柏9 g,儿茶6 g,冰片0.03 g,共研细末外搽用于外阴有破溃者。

9. 远志研成细粉,以医用甘油、明胶为赋形剂,每栓含生药0.75 g,外洗剂洗后,将远志栓塞入阴道后穹隆处,每次1枚。

（三）注意事项

1. 治疗后,在症状减轻或消失后,应再治疗1~2个疗程,治疗结束后,每次月经干净后2~3天,应进行复查,检查白带,连续3个月均未查到毛滴虫才算基本痊愈。复查时,病人的配偶也应作尿和前列腺液检查。

2. 夫妇一方患病时,对方也最好同时到医院检查,尤其是女方反复发作性阴道炎,有时是因男方尿道或前列腺内有隐藏的滴虫所致,双方必须同时治疗。

3．治疗期间，要避免性生活或用阴茎套。

4．注意个人卫生，每天更换内裤。为了避免重复感染，换下的内裤及用过的毛巾、浴盆等，要煮沸5～10分钟，以杀灭滴虫。

5．患者不去公共浴池及游泳池，提倡用淋浴、蹲式便器，毛巾、脚布要专用，养成良好的卫生习惯，以杜绝传播途径。

七、现代治验

滴虫病治疗的方法较多，但不易根治，主要原因是滴虫极易藏匿于阴道皱壁内或邻近各器官中（尿道、尿道旁腺、前庭大腺、宫颈），男性尿道、前列腺内所藏匿之滴虫，常为妇女复发的重要因素。西药治疗首选药是甲硝唑（灭滴灵），该药为人工合成，有较强的杀灭滴虫的作用，最常见的主要不良反应是胃肠道反应，其次是头晕、头痛、乏力、肢端麻木，运动失调，瘙痒等，极少数可致惊厥，并对胎儿可能有致畸作用。西医目前的这些药物治疗一般短期疗效较好，能很好地改善临床症状，但有很大的副作用，且不能有效预防复发。

中医治疗滴虫性阴道炎有自身独具的优势，本病属中医"阴痒""带下"范畴，多因肝经湿热，脾虚生湿，湿郁化热，湿热下注，腐蚀生虫或感染虫毒所致，治疗以清热解毒，燥湿杀虫止痒为主，并从整体出发，或清利湿热，或健脾化湿，或补益肝肾，或疏肝健脾。

（一）中医外治

外治法治疗滴虫性阴道炎，药物直接作用于患病部位，针对性强，而且药物吸收迅速，对机体内环境干扰少，是一种非创伤治疗方式，操作简单，使用方便，临床疗效肯定。近年来，许多学者采用中药外治本病取得了相当的成效。

1．中药熏洗及坐浴

熏洗法在中医外治法中最为常用，熏洗产生的温热使皮肤毛孔张开，加强药物的渗透作用，同时使肌肉内血管扩张，促进药物的吸收，不仅使药力直达病所，而且提高了病变部位的药物浓度，因此见效迅捷，疗效显著。陈双英报道用中药熏洗治疗滴虫性阴道炎30例，均为阴道外用灭滴灵效果欠佳者。用蛇床子、地肤子、苦参、黄柏、龙胆草各等量，乌梅半量，加3倍水煎

167

汤 30 分钟,患者每晚睡前洗净外阴,用上药液 100 ml 加沸水至 1 000 ml,先熏,待水温不烫手时,再坐盆 20 分钟,每天 1 次,10 次 1 个疗程。总有效率 90%[1]。高天明用中药熏洗治疗滴虫性阴道炎 24 例,以清热利湿、解毒杀虫止痒为主,熏洗方:苦参10 g,黄柏10 g,百部10 g,仙鹤草15 g,大枫子10 g,皂角10 g,紫草10 g,土槿皮6 g,雄黄1.5 g,冰片3 g,蛇床子10 g。每日早晚用药液熏洗外阴,2 日 1 剂,10 日为 1 个疗程。总有效率 87.5%[2]。石桂英应用狼毒汤加减治疗滴虫性阴道炎 50 例,狼毒汤药物组成:狼毒、蛇床子、地肤子、金银花、黄柏各30 g,冰片、枯矾各3 g,加水 1 500 ~ 3 000 ml,水煎沸后去渣,然后将冰片、枯矾放入药液中,待冷却至正常体温时坐浴熏洗,早晚各 1 次,每次约 30 分钟,1 周为 1 个疗程。总有效率 96%[3]。徐红霞等对 260 例早期妊娠合并滴虫性阴道炎以中药熏洗治疗取得满意疗效,药用蛇床子散加味:蛇床子、川椒、明矾、苦参、百部、野菊花、白头翁各12 g,煎汤趁热先熏后洗每日一次,10 次为一疗程。治愈率达 97%[4]。

2. 阴道、外阴冲洗法/擦洗法

杨玲等报道用苦参蛇床子治疗滴虫性阴道炎 65 例,应用的药物及配制方法:①阴道冲洗液:苦参、蛇床子各50 g,加水 500 ml,温火煎煮浓缩至 250 ml,冷却后加入普通食用醋 10 ml,混匀备用。②苦参蛇床子粉剂:将苦参、蛇床子各50 g加工成粉剂混匀备用。用法:接受治疗的患者每天上午用苦参蛇床子冲洗液浸泡大棉球作阴道彻底冲洗,然后将2 g苦参蛇床子粉剂均匀撒入阴道壁上即可。每日 1 次,7 次为 1 个疗程。治愈率 97%,总有效率 100%[5]。张凤霞等应用浓度为 20% 的黄连水溶液治疗滴虫性阴道炎 106 例,疗效满意。黄连200 g加水 1 000 ml,置砂锅内浸泡 20 ~ 30 分钟,武火煮沸后文火煎 30 分钟,用吸脓球或冲洗器吸取黄连水冲洗阴道前后穹隆,每日 1 ~ 2 次。64 例患者用药后很快即感到症状减轻,38 例患者用药 3 天后白带减少,瘙痒症状消失,其他患者的症状均在 10 天后全部消失,复查化验滴虫阴性,随访 1 年未有复发者[6]。王淑珍等自拟灭滴洗剂治疗滴虫性阴道炎 80 例,灭滴洗剂组成:苦参30 g,黄柏30 g,蛇床子30 g,龙胆草30 g,川椒15 g,枯矾10 g,大蒜 1 头,葱白 1 根,生姜 5 片。煎取汁 150 ml,将药液送至阴道深部进行冲洗,或者将上药用凉水洗净,加水用大火煎沸 10 分钟,滤渣取汁,加入白矾搅动令其全部溶化后熏洗外阴,1 次/天。80 例痊愈78 例,有效 2 例,总有效率 100%[7]。张新兵用阴道擦洗法以明矾加鲜猪胆汁根治滴虫性阴道炎 70 例,取得较好疗效。取鲜猪胆汁 15 ml,明矾1 g,清洁纱布 2块,温开水倒入 2 个瓷盆,用第一盆温开水棉球擦洗外阴,换第二盆擦洗阴道。用清洁纱布包裹明矾1 g,蘸胆汁擦外阴,换用第二块纱布包裹明矾1 g蘸胆汁擦阴道,瘙痒严重时每日数次。症状轻时,明矾加入猪胆汁粉化制成粉末擦抹外阴、阴道。70 例全部治愈[8]。

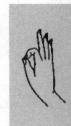

3. 阴道给药法

余惠珍等采用六神丸治疗对甲硝唑有耐药反应或有严重不良反应的滴虫性阴道炎 53 例,疗效显著。六神丸是纯中药制剂,主要由牛黄、麝香、蟾酥、雄黄、冰片、珍珠六味名贵中药组成。53 例患者临睡前用洁净水清洗外阴,取仰卧位,取六神丸 15 粒阴道内给药,每晚 1 次,疗程为 6 天。有效率100%[9]。张玉兰等采用大黄方治疗滴虫性阴道炎 36 例,将大黄、远志、补骨脂以 1∶0.5 的比例配制,共研细末,用甘油脂肪酸酯制成栓剂,每日 1 次,阴道用药,15 天为 1 个疗程,总有效率达 97.2%[10]。赖亚萍用中药蛇翁散粉剂通过阴道放药途径治疗滴虫性阴道炎 68 例,收到明显疗效。方药取蛇床子、白头翁、苦参、苦楝根皮、白藓皮各30 g,乌贼骨40 g,共烘干研末过筛,患者作阴道消毒后,用消毒过的棉纱球,蘸取少许蛇翁散粉末放入阴道深部,有宫颈糜烂者最好置于宫颈处,棉球系线并保留线头于阴道外,一般留置 24 小时后取出,隔日上药一次,一疗程为 5～10 次。68 例中,治愈 56 例,好转 7 例。蛇翁散作为纯中药制剂,对有身孕患者无禁忌证,能够避免服用西药有损胎儿发育的副作用。这是中医的特殊作用[11]。

(二)内服中药治疗

董振龙等从清热利湿、杀虫止痒着手,采用四妙丸合化虫丸加减内服治疗滴虫性阴道炎 58 例,总有效率 87.9%。方药:川黄柏10 g,苍术10 g,川牛膝10 g,薏苡仁10 g,北鹤虱10 g,使君子10 g,大腹子10 g,芜荑10 g,苦楝皮10 g。水煎,沸后文火煎 30 分钟,每日 1 剂,分 3 次凉服。7 天为 1 个疗程。随症化裁:阴痒较甚加白藓皮、地肤子、蛇床子、苦参以祛风胜湿,杀虫止痒;带下赤白夹杂且量多者加芡实、煅龙骨、煅牡蛎收敛固涩;合并外阴溃疡见流脓滋水或见宫颈糜烂者加土茯苓、白芷、败酱草、鱼腥草等消肿排脓[12]。

(三)中医内外结合治疗

黄云春采用自拟中药内服外熏洗法治疗滴虫性阴道炎 46 例,效果显著。①内服自拟中药方:地肤子15 g,黄柏、贯众、槟榔各10 g,防风、百合各9 g,川

169

芎、牡丹皮、栀子、川楝子、甘草各6g,水煎服。②自拟外熏方:苦参、地肤子、黄柏、贯众、蛇床子各15g,明矾、樟脑各3g,雄黄6g。水煎外熏洗坐浴。治愈38例,好转8例,全部有效[13]。张永峰等用中药治疗滴虫性阴道炎72例,①内服药:茵陈、蒲公英、鱼腥草、苦参各20g,栀子、炒黄柏、炒米仁、炒苍术各15g,法夏、皂荚、车前子、制乳香、制没药各10g,1剂/天,煎2次服,7天为1个疗程。②外阴坐浴方:苦参、蛇床子、蒲公英、白花蛇舌草、枯矾各20g,黄柏、大黄各15g,煎水取液冲洗阴道,再用余液坐浴,1次/天,7天为1个疗程。总有效率95.83%[14]。刘北煦等以萆薢渗湿汤合龙胆泻肝汤内服,配以黄柏洗剂治疗滴虫性阴道炎40例,总有效率达90%。①内治法:萆薢渗湿汤合龙胆泻肝汤加减:萆薢15g,薏苡仁20g,黄柏10g,茯苓10g,牡丹皮10g,泽泻10g,通草15g,滑石10g,栀子10g,黄芩10g,柴胡10g,车前子10g,白鲜皮15g,苦参10g。水煎服,日一剂。②外治法:黄柏10g,地肤子20g,蛇床子20g,透骨草15g,白鲜皮20g,苦参15g,蛇蜕10g,蝉蜕10g,伴赤带者加地榆10,伴腥臭味者加鱼腥草15g,双花20g,煎液熏洗外阴,每日2次,每日1剂,7天1个疗程[15]。张凤岭用驱虫方内服外洗,又配合远仙粉阴道内上药治疗滴虫性阴道炎107例,收到较好效果。①驱虫方方药:鹤虱10g,使君子10g,当归10g,白薇10g,川椒10g,乌梅10g,百部10g,远志30g,生山楂15g,重楼30g,地锦草30g。第1煎内服,第2、3煎药液熏洗外阴阴道,温度适宜时坐浴浸泡外阴阴道20分钟,每日1剂。②远仙粉上药:远志30g,仙鹤草30g,粉碎过筛为细末,先用干棉球把外阴阴道擦洗干净,隔日在阴道内上远仙粉2g[16]。陈凤娥运用龙胆泻肝汤治疗滴虫性阴道炎152例,药用龙胆草15g,栀子10g,黄芩10g,柴胡10g,生地黄15g,车前子15g,泽泻10g,木通5g,甘草5g,当归10g。每日1剂,头煎口服150ml,二煎稍加水,浓煎取汁冲洗外阴和阴道,每日1次。有效率100%[17]。

(四)中西结合治疗

中西医结合也是临床治疗本病广泛采用的方法。大量临床观察结果表明,在应用西药治疗的基础上配合中药治疗,比单纯用西药治疗的治愈率高,并能明显降低西药的副作用。彭玉珍运用龙胆泻肝汤加减为主,配合西药为辅,在临床中治疗阴道滴虫病,收到较好疗效,①中医以清热解毒,除湿杀虫为治,内服方药:龙胆草12g,栀子15g,金银花20g,生地黄20g,牡丹皮15g,木通15g,泽泻12g,白鲜皮30g,黄柏20g,苦参15g,车前子15g,蒲公英

30 g,虎杖15 g,土茯苓30 g,甘草5 g。水煎服,每日1剂。湿偏重加薏苡仁30 g,滑石20 g。外用药:蛇床子30 g,蜀椒15 g,明矾20 g,苦参50 g,百部20 g,金银花30 g,白藓皮50 g,黄柏30 g,虎杖15 g。土茯苓30 g。每日1剂,煎汤先洗后坐浴。②西医治疗取灭滴灵200 mg内服。52例患者全部治愈,随访1年均未复发[18]。冯桥等采用中西医结合治疗本病70例,疗效满意,中药用苦柏蛇苓汤:黄柏12 g,苦参、蛇床子各9 g,萆薢、地肤子、虎杖各15 g,土茯苓、火炭母各30 g,每日1剂,水煎,用煎液坐浴外洗,每次20分钟,每天1次,临睡前往阴道深处塞入1枚甲硝唑栓。总有效率100%[19]。马丽君以自拟洗滴方水煎后坐浴洗涤阴道,然后塞入灭滴灵治疗滴虫性阴道炎96例,疗效较佳。洗滴方:苦参30 g,百部30 g,大黄20 g,黄柏20 g,龙胆草20 g,栀子20 g,土茯苓20 g,蛇床子15 g,地肤子15 g,白藓皮15 g,土槿皮15 g,花椒10 g,雄黄10 g,枯矾10 g。水煎,药液先熏洗后坐浴,坐浴后将药液擦干予灭滴灵片0.2塞入阴道后穹隆部,每日2次,10天为1个疗程。结果总有效率为97.92%[20]。牛玉梅等用中西医结合治疗滴虫性阴道炎153例,取得良好效果。服甲硝唑后次日早晨用苦参50 g,蛇床子50 g,地肤子50 g水煎液加开水稀释到2 000 ml,阴道冲洗30分钟。治愈率为98%[21]。

附:西医治疗参考

1. 有症状妇女

①选择方案:甲硝唑(又名灭滴灵)2 g,一次口服。如果没有灭滴灵时,硝酸咪唑之类药也可选用。

②替代方案:灭滴灵250 mg,口服,一日3次,连服7天。

2. 无症状妇女

对无症状滴虫病妇女的治疗与有症状的妇女相同。

3. 性伙伴的处理

患有滴虫病妇女的性伙伴,应口服灭滴灵治疗。方法:灭滴灵2 g,每日1次,口服。

4. 孕妇滴虫病

在孕期头三个月禁用灭滴灵,而且一整个孕期也应避免使用。可采用克霉唑100 mg,睡时放入阴道,连用7天,可以减轻症状并可治愈一些病人。对哺乳期的妇女,可一次口服2 g灭滴灵,但在治疗后应至少中断哺乳24小时。

参考文献

[1]陈双英. 中药熏洗治疗滴虫性阴道炎 30 例[J]. 中国社区医师, 2007, 23(7):36.

[2]高天明. 中药熏洗治疗细菌性和滴虫性阴道炎 96 例[J]. 中国民间疗法, 2002, 10(6):22 - 23.

[3]石桂英. 狼毒汤加减治疗滴虫性阴道炎 50 例[J]. 国医论坛, 2002, 17(3):22.

[4]徐红霞, 等. 中草药治疗早期妊娠滴虫性阴道炎的体会[J]. 河北医学, 2001, 7(9):856.

[5]杨玲, 等. 苦参蛇床子治疗滴虫性阴道炎[J]. 中华临床医学研究杂志, 2006, 12(17):2379.

[6]张凤霞, 等. 黄连治疗滴虫性阴道炎 106 例[J]. 中国民间疗法, 2004, 12(2):26.

[7]王淑珍, 等. 灭滴洗剂治疗滴虫性阴道炎 80 例体会[J]. 邯郸医学高等专科学校学报, 2003, 16(3):297.

[8]张新兵. 明矾加鲜猪胆汁根治滴虫性阴道炎 70 例[J]. 中医外治杂志, 2002, 11(2):49.

[9]余惠珍, 等. 六神丸治疗滴虫性阴道炎的临床疗效评价[J]. 中国药师, 2007, 10(9):905 - 906.

[10]张玉兰, 等. 大黄方治疗滴虫性阴道炎[J]. 山东中医杂志, 2002, 21(8):485.

[11]赖亚萍. 蛇翁散治疗滴虫性阴道炎 68 例体会[J]. 黔南民族医专学报, 2001, 14(2):110.

[12]董振龙, 等. 四妙丸合化虫丸加减治疗滴虫性阴道炎 58 例[J]. 江苏中医, 1997, 18(9):20 - 21.

[13]黄云春. 中药内服外熏法治疗滴虫性阴道炎 46 例[J]. 陕西中医, 2007, 28(7):876.

[14]张永峰, 等. 中药治疗滴虫性阴道炎 72 例[J]. 中国全科医学, 2004, 7(1):13.

[15]刘北煦, 等. 滴虫性阴道炎的中医治疗[J]. 黑河科技, 1999(3):

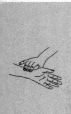

50.

[16]张凤岭.远仙粉驱虫方治疗滴虫性阴道炎107例疗效分析[J].天津中医,1998,15(2):81-82.

[17]陈凤娥.龙胆泻肝汤治疗滴虫性阴道炎152例[J].河南中医,2001,21(3):48.

[18]彭玉珍.中西医结合治疗阴道滴虫病52例疗效观察[J].中华中西医学杂志,2007,5(4):93-94.

[19]冯桥,等.中西医结合治疗滴虫性阴道炎70例[J].湖南中医杂志,2008,24(1):54.

[20]马丽君.中西医结合治疗滴虫性阴道炎96例[J].中国中医急症,2007,16(10):1272.

[21]牛玉梅,等.中西医结合治疗滴虫性阴道炎153例[J].河北中医,2007,29(1):45.

第十节 疥 疮

疥疮是指由疥虫(疥螨)引起的传染性皮肤病。祖国医学中关于疥疮早有记载,我国商周时代甲骨文里有关于疥疮的卜辞。《山海经》、帛书《五十二病方》《神农本草经》及《名医别录》均有"疥"的记载。南齐《刘涓子鬼遗方》始用"疥疮"作病名,并沿用至今。隋代《诸病源候论》对疥虫、疥疮的症状表现都有较详细的论述,而且认识到本病有传染性。例如:"……并皆有虫,人往往以针头挑得,状如水内痟虫,此悉由皮肤受风邪热气所致也。""……多著于手足间,遂相对如新生茱萸子,痛痒抓搔成疮,黄汁出……"清代《医宗金鉴》疥疮篇注解:"风疹先生手丫,绕遍周身,瘙痒无度。"与现代医学对本病的认识已经相当接近。在我国用硫黄外用治疥已有1 000多年的历史,晋代《肘后备急方》中,有硫黄全身摩擦杀虫,苦参内服止痒记载,沿用至今。清代《医宗金鉴》进一步将疥分为干、湿、虫、砂、脓五型,治法"清风利湿兼论"。

疥疮的传染性很强。传染的方式主要是密切接触,同床共枕,或相互握手,或使用了疥疮病人的被褥、衣服或手套等,均可传染,而性接触则更为其传播提供了有利条件,故疥疮也属于性传播疾病之一。国外有人调查3 000

例患者,60% 多是由于性生活而感染的。夫妇同患疥疮,多是因男方阴部或大腿上有皮损,经性生活传染给女方,皮疹首先发生于大腿内侧、腰部及乳房下部位。同性恋者之间疥疮感染率也较高。因此,疥疮已经被纳入性传播疾病范围。

中华人民共和国成立前疥疮流行猖獗,中华人民共和国成立后党和政府重视防病治病,在 50 年代中期大部分城市基本控制了疥疮流行,到 60 年代初基本消灭了疥疮;70 年代中期,新疆、广西、海南岛、江苏等地散在发生;到了 80 年代初全国各地都有疥疮病人,其中广西、安徽、陕西、江西、江苏、湖北等省流行比较严重。近 10 多年来疥疮又有再发复燃之趋势。美国一位医学专家提出疥疮的流行有周期性,估计是 30 年一循环,在流行期之末与再次开始之间存在 15 年的间隔期,流行期约为 15 年,应当引起医学界的重视。

一、病因病机

中医认为疥疮的形成除接触疥虫外,与风湿热蕴结有关,由火毒湿热相搏,结聚肌肤所致。

现代医学已经认识清楚,引起疥疮的病原体是疥螨,俗称疥虫。疥虫又分为人疥虫和动物疥虫。人疥虫是导致人体疥疮的主要病原体,动物疥虫寄生于犬、猫、兔等动物身上,可以传染给人,但比较少见。疥虫有雌雄之分,雌虫比雄性体长,几乎大一倍。疥虫的生长分卵、幼虫、若虫和成虫四个时期,从卵发育到成虫,每代需 8 ~ 12 天,如果外界温度低,时间会延长。雌雄成虫夜间在宿主的皮肤表面交配,雄虫交配后多很快死亡,雌虫在人体皮肤的表层开凿隧道,钻入皮肤,每天可掘进 0.5 ~ 5 mm,边掘进边产卵,每天可产卵 2 ~ 3 个,排卵完毕后就死于隧道尽头。一般雌虫可存活两个月,如果离开人体,仍可活 3 ~ 10 天,并且能产卵、孵化,所以仍会使人感染。

二、主要症状

1. 剧烈瘙痒:疥疮的主要自觉症状是剧烈瘙痒,一般白天稍轻,夜间尤甚,往往由于搔抓,遍体搔痕,甚至血迹斑斑,病人难以入睡。

2. 皮疹形态:初起时小米粒大淡红色皮疹,逐渐成水疱或脓疱,可见抓痕或血痂。细看疥疮皮疹,能发现皮肤浅层有一条浅黑色或褐色的弯曲细线,长 3 ~ 15 毫米,是疥虫钻入皮肤的隧道,终端略突起,呈淡红或鲜红色丘疱疹,谓之"虫丘"。虫丘是疥虫藏身之处,如用细针把隧道挑开,就能看见像针尖大的疥虫,用放大镜能看得更清楚。

3.皮疹分布:损害首先见于潮湿柔软处,容易穿入寄生,如两手指缝、腕屈侧,继之传播到其他部位,如肘窝、妇女乳晕及乳房皱襞、脐周、下腹、外生殖器和大腿内侧等皮肤嫩薄处。我国民间流传着一个顺口溜:"疥疮像条龙,先在手上行,腰上绕三圈,最后扎大营。"形象地描述了典型疥疮病人皮疹的发展和自身感染的方式。

4.疥疮结节:有些反复感染的病人,男性的阴囊、阴茎、臀部,女性的乳晕、臀部、股部可见绿豆、黄豆大小的红棕色硬节,称作疥疮结节。

三、实验室检查

刮取疥疮底部或用针尖挑取隧道盲端不灰点,置载玻片上,加生理盐水一滴,低倍光镜下可查见疥虫。

四、诊断要点

1.接触传染史。
2.皮疹形态特征和好发部位,符合疥疮发病的特点。
3.晚间剧烈瘙痒。
4.实验室查到疥虫。

五、鉴别诊断

1.阴虱病
阴虱病刺痒部位局限,一般局限于阴部、下腹部及腋窝处,在阴毛和肛毛根部有虱或虱卵。

2.丘疹性荨麻疹
中医称为细皮风疹或水疥,为肤色或淡红色黄豆大小的丘疹性风团,甚痒,小儿多患。但外阴等处无疹,查不到疥虫。

3.脂溢性皮炎
中医称为白屑风,生于面部称为面游风,生于眉部称恋眉疮,典型皮疹为暗黄红色丘疹或斑疹覆有油腻性鳞屑;主要分布头面部,严重者在腋、脐、乳房皱襞和外阴部也发疹,但腕屈侧和指缝不发疹;无传染性,查不到疥虫。

六、中医治疗

（一）辨证论治

1. 风湿热结

瘙痒难忍，遇热更甚，皮损处有丘疹或水疱，搔抓后滋水淋漓，多伴夜寐不安，烦躁，小便短赤，舌红苔薄黄或黄腻，脉濡数。

［治法］散风止痒，清热利湿。

［方药］消风散（《外科正宗》）加减。

荆芥10 g，防风10 g，蝉蜕8 g，苦参12 g，苍术12 g，牛蒡子12 g，石膏15 g，木通10 g，生地黄12 g，地肤子12 g，车前子12 g，胡麻10 g，甘草3 g。水煎服。

痒自风来，止痒必先疏风，方中以荆芥、防风、蝉蜕、牛蒡子疏风清热，透表止痒为君；苦参清热燥湿，合石膏清热泻火，苍术健脾除湿，合木通、车前子清利湿热，俱为臣药；生地黄、胡麻、地肤子清热凉血，滋阴润燥，并寓"治风先治血，血行风自灭"之意，是为佐药；生甘草清热解毒，调和诸药，为使药。共奏疏风止痒，清热利湿之效。

2. 湿热蕴结

皮损搔抓后继发感染成脓疖者，破损处有脓疱，流滋水，结痂，瘙痒不堪。多伴心烦，口干苦，大便秘结，小便短赤，舌红苔黄腻，脉滑数。

［治法］清热利湿，杀虫止痒。

［方药］萆薢渗湿汤（《疡科心得集》）加味。

萆薢15 g，薏苡仁15 g，黄柏12 g，赤茯苓12 g，牡丹皮12 g，泽泻12 g，通草8 g，滑石20 g，苍术12 g，苦参12 g，白鲜皮15 g，鹤虱10 g，蒲公英30 g。

方中以萆薢清热利湿，合用滑石、白鲜皮增强清热利湿，导浊解毒之功；黄柏苦寒善清下焦湿热，配伍苦参清热燥湿，合用蒲公英清热解毒；薏苡仁、茯苓、泽泻、通草渗利湿热，合苍术培土以制水，导湿浊下走；牡丹皮清热凉血；苦参配伍白鲜皮、鹤虱祛风杀虫止痒。

（二）外治疗法

1. 10%百部酊：百部50 g，50度白酒（或75%的酒精）500 ml，将药浸白酒内一昼夜即成，每日外搽2～3次。

2. 百部90 g，黄藤根200 g，苦楝皮200 g，蛇床子100 g，洗净切碎捣烂，用75%酒精2 kg浸一周，过滤装瓶备用。每日用药液涂搽患处3～5次，5天为一疗程。注意药液有毒。切忌入口。

3. 大枫子膏:大枫子去壳后,取出大枫子肉300 g,捣烂研细,加凡士林 300 g调匀,每日涂搽 2 ~ 3 次,3 ~ 7 日可愈。

4. 轻症:花椒15 g,地肤子40 g,煎汤洗澡,外搽 10% 硫黄软膏。重症:大 枫子60 g,花椒20 g,苦参片60 g,百部根30 g,煎水洗浴,外用经过熬制的硫黄 锭,蘸蛋黄油磨成糊状搽之。感染化脓者,于硫黄蛋油中加青黛、黄柏细粉 调搽,洗药中则去花椒。

5. 硫黄50 g,樟脑5 g,百部根50 g,苦楝根皮50 g,冰片2 g。捣烂研末,溶 于95% 酒精 500 ml 中,24 小时过滤即得。用时加温,趁热涂搽患部,每日 3 次,共3 ~ 6 天。

6. 苦参60 g,百部60 g. 黄柏30 g,花椒20 g,枯矾15 g,地肤子30 g,加水 2 000 ml,煮沸五分钟去渣,待药液温度降至40℃左右,令患者坐浴。适用于 结节型疥疮。将结节全部浸入药液中,用手轻捏结节,每日 1 次,每次坐浴 15 分钟,每剂药液可连用三日,浴前加温。

7. 野菊花60 g,苦参30 g,蛇床子30 g,白藓皮30 g,百部30 g,苍术20 g,大枫 子15 g,花椒15 g,菖蒲15 g,地肤子15 g,鹤虱10 g,黄柏10 g。共煮沸 10 分钟,去 渣取汤,熏洗患处或全身,每剂 2 煎,早晚各熏洗 1 次,一般用药 5 ~ 10 剂。

8. 脓疥可用青黛膏(青黛散75 g,凡士林300 g,先将凡士林烊化冷却,再 将药粉徐徐调入即成),掺九一丹(熟石膏9 g,升丹 1 g,共研极细末)外搽。

9. 桐油90 g,硫黄50 g,花椒20 g。先将桐油煎沸,再把硫黄、花椒为末, 入油内煎 10 分钟,贮瓶备用。用法:先将药煎热,用消毒棉签蘸药液搽涂患 处。等疮愈,再更衣。衣裤用开水烫洗杀虫。此方药对各种疥疮都有效。

(三)单方验方

疏肝清热散结汤(经验方)治疗疥疮结节。夏枯草30 g,苦参12 g,黄芩 12 g,牡丹皮12 g,川楝子10 g,香附10 g,川牛膝12 g,广地龙10 g,丹参20 g,蟅 虫10 g,佩兰10 g。水煎服,每日一剂。急性期加金银花、蒲公英、紫花地丁; 血虚者加当归、川芎;阴虚者加麦冬、玄参。另外用 10% 芒硝液湿敷皮疹处, 每次 10 分钟,每日 2 次。

(四)注意事项

1. 成年人应禁止性生活,分床居住,不共用被褥及盥洗用具等。

2. 病人用过的衣裤、被褥、鞋袜及手套等物,要用水煮沸消毒,也可采用熨烫或强烈日光下曝晒,以杀灭疥虫。

3. 家庭或集体中同病患者均要同时治疗。

4. 饮食宜清淡,忌饮酒及辛辣鱼腥食物。

七、现代治验

（一）中医外治

1. 洗剂

梁厚佳运用龙胆苦蛇汤治疗疥疮128例,其中大多数是曾用过其他外洗剂治疗无效者,用本药在短期内获得痊愈。龙胆苦蛇汤由龙胆草10 g,百部30 g,苦参30 g,蛇床子20 g,硫黄40 g,雄黄4 g,大枫子15 g,川椒10 g,白藓皮10 g,地肤子15 g,艾叶15 g,海桐皮15 g,首乌15 g组成。合并感染加金银花、九里光、野菊花、土茯苓,部分溃烂者去川椒、加枯矾、海螵蛸。水煎外用,先熏后洗,每次20～30分钟,治疗时间不间断,直至痊愈。结果治愈110例,好转15例,无效3例,有效率为97.7%[1]。宋广英报道疥洗剂治疗疥疮300例,采用自拟疥洗剂,药用硫黄、雄黄、花椒、百部、石榴皮、苦参、白藓皮、蛇床子、黄柏各30 g,明矾、烟梗各20 g,十大功劳60 g。若有水疱,糜烂渗液者可加土茯苓60 g,苍术20 g;有脓疱者可加蒲公英20 g,紫花地丁20 g,败酱草20 g。每日1剂,加水5 000 ml,煮沸后20分钟,去药渣,用较烫(以可耐受为度)的药液使劲搓洗颈以下的皮肤,有皮疹处多搓洗几遍,直至皮肤有发热感为止即可。每天早晚各擦洗一次,3日为一疗程。300例全部治愈,治愈率100%[2]。蔡志强自拟五子苦参汤外治疥疮100例,五子苦参汤由苦参、硫黄各40 g,大枫子、蛇床子、百部各30 g,五倍子、地肤子、苍耳子、白藓皮、紫花地丁、蒲公英、大黄各20 g组成。上述中药加清水3 000 ml煎至1 600 ml,除去药渣,待凉至温后,用药液擦洗全身,除头、面部外,患病的皮肤着重擦洗,每日一剂,分早、晚用。总有效率98%[3]。李丕玲采用苦参汤洗剂治疗疥疮100例,苦参汤洗剂由苦参、土茯苓、白藓皮、地肤子、野菊花各30 g,明矾、黄柏、百部、苍术、花椒、狼毒各20 g组成。上方水煎取汁1 000 ml,用煎液外洗。每晚1次,每剂洗3次,连续洗6～10天。皮肤搔破者外敷生肌散、红霉素软膏。治疗结果:痊愈率达98%。其中10例并发火毒,外敷生肌散、红霉素软膏,1次/天,1周后痊愈[4]。

2. 擦剂

张晓燕等运用外用中药治疗疥疮 78 例,外用中药:百部60 g,川椒30 g,
川楝子30 g,蛇床子30 g,使君子15 g,桂枝15 g,马钱子6 g,枯矾20 g,雄黄
15 g。上药研成细末,用75% 乙醇 750 ml 浸泡 5 天。取液体均匀外擦在患
处,每晚 2 次,每次间隔半小时,并用棉被保暖。3 天为 1 个疗程,共治疗 1 ~
3 个疗程。用药期间忌食腥酸辣等食物。经临床观察,本方治疗疥疮确有良
效,总有效率为 98.7%[5]。苗永乐等用自拟"疥疮膏"治疗疥疮 600 例,疗效
满意。疥疮膏的制备:升华硫黄45 g,樟脑6 g,白矾15 g,羊毛脂90 g,医用凡
士林210 g。先将白矾、樟脑研末和升华硫黄过筛调匀,加入水浴热后的羊毛
脂拌搅,再逐量加入水浴热后的凡士林,搅匀即得,装瓷瓶备用。使用时用
手指将药膏直接涂于皮损部位。反复搓擦,以局部发热为佳。1 天用药 3
次,连用 3 天为 1 个疗程。经用疥疮膏后,1 疗程治愈439 例,2 疗程治愈122
例,3 疗程治愈 39 例,经观察 3 周无 1 例复发。治愈率为100%[6]。李洪泉
等报道用五香散治疗疥疮 369 例,治疗方法:五香散药物组成:硫黄250 g,川
椒250 g,鲜姜250 g,全鲜葱250 g,全猪板油250 g,升华硫黄、川椒研成粉状;
鲜姜、全鲜葱洗净与猪板油一起用刀剁为泥状,再与升华硫黄和川椒粉混匀
用白色棉布包好,上锅隔水蒸 30 分钟后,在不烫皮肤的温度下趁热自颈部擦
至全身,对皮损较重的部位要多擦几遍,皮损较轻或无皮损的部位可少擦几
遍。10 天后观察疗效。总治愈率100%。升华硫黄、川椒、鲜姜、全鲜葱均有
不同程度杀虫、止痒、抗菌、消炎之功。猪油能混合诸药又能迅速渗入皮肤,
杀死表皮疥虫及虫卵,而且可使皮肤角质蛋白变性及穿过完整皮肤,还能降
低硫黄、川椒毒性和刺激性,又有乳化作用[7]。

（二）中药加硫黄制剂外治

姚少莲等应用中药煎水外洗加 15% 硫黄软膏外擦治疗疥疮 62 例,先用
中药(基本方剂:蛇床子20 g,地肤子20 g,白藓皮20 g,硫黄20 g,明矾15 g,月
石15 g,苦参15 g,黄柏20 g)煎水擦洗全身,指缝的皮损加浸泡 10 分钟,达到
清热解毒、止痒、杀疥虫的作用;再用 15% 硫黄软膏涂擦全身(头面部除外);
疗程 10 天,治愈率为95.16%,复发率4.84%;表明中药煎水外洗加 15% 硫
黄软膏外擦治疗疥疮可明显提高治愈率,降低复发率[8]。

瞿忠灿对140 例采用自拟硫椒灭疥洗剂与冰硫膏治疗的疥疮患者作了
疗效观察,处方配制:①硫椒灭疥洗剂:硫黄50 g,花椒30 g,白藓皮30 g,苦参

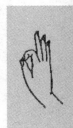

30 g,薄荷20 g,冰片10 g,黄柏30 g,千里光30 g,加水3 000 ml,煎煮2次,药液备用。如有感染者,加金银花30 g,蒲公英30 g。②冰硫膏:取冰片5 g,硫黄25 g,凡士林70 g,将冰片、硫黄研粉,与凡士林调匀装瓶备用。用法:将煮好的硫椒灭疥洗剂温热至30℃时浴洗全身,洗后,待身上水气干后,外涂冰硫膏,穿已消毒的衣服。药浴两天1次,药膏每天涂1次,7天为一个疗程。总有效率为100%。本疗法药廉效佳,疗程短,治后无复发[9]。

（三）中药内服

苏小茹等对60例疥疮病人,治以杀虫、疏风清热、利湿止痒,方以疥灵丹合导赤散加减。处方:栀子、当归、苦参、生地黄、木通、甘草各10 g,枳壳、连翘、荆芥、羌活各8 g,蒺藜、白芷各15 g,竹叶4 g。视病情调整药量药味,心烦、小便黄,竹叶可加至8 g,另加黄芩12 g;水疱大者蒺藜用至20 g,羌活用至12 g。每天1剂,水煎,分早晚2次温服,7天为1个疗程。治愈40例,显效15例,有效5例,总有效率100%[10]。

（四）中药内服外用综合治疗

张群永以龙胆泻肝汤加减内服及外洗治疗疥疮结节136例,所有病例均为用硫黄软膏和疥得治等规范化治疗后,疥疮结节持续瘙痒不止,外涂皮质激素类药膏疗效不显著者。药用:龙胆草、栀子各10 g,柴胡6 g,车前子、泽泻、赤芍、牡丹皮、苦参、地肤子、白鲜皮、连翘各10 g,甘草3 g。小儿用量酌减,每日1剂,煎2次服,药渣煎水洗浴患处,7剂为1个疗程,治疗期间,不再用其他药物。1个疗程后判定疗效,总有效率达100%。本方特别适用于害怕局部封闭及不宜使用糖皮质激素的患者[11]。

（五）中西结合治疗

王琛报道了复方百部酊等综合治疗疥疮39例,采用以复方百部酊(百部50 g,蛇床子15 g,薄荷15 g,冰片5 g,45%酒精1 000 ml,浸泡20天后即可用)为主的综合治疗,配以抗组胺药及抗生素,取得较满意的疗效。1次治愈30例(76.9%);2次治愈8例(20.5%);总治愈38例(97.4%);未治愈1例(2.6%),系患者未能坚持医嘱治疗而失败[12]。

附:西医治疗参考

1.成人和10岁以上的儿童

（1）选择方案

1%灵丹洗剂或霜剂擦颈以下的所有部分(大约30 g),8小时后全部洗

中医男女科诊疗学

掉。孕妇和哺乳期的妇女不宜用灵丹。

（2）替代方案

①25%苯甲酸苄酯洗剂擦洗颈以下整个身体，连续两晚2次。重复应用这种洗剂擦身之前，病人可以洗澡。最后一次使用这种洗剂24小时后，要将全身冲洗干净。

②10%克鲁塔米通霜剂或洗剂从颈以下擦洗全身，连续两晚2次，在最后一次使用24小时后，洗净身体。在一些地区，应连续坚持治疗5个晚上。克鲁塔米通还有止痒的优点。

③6%的硫黄凡士林（软石脂）洗剂，从颈以下擦涂全身，连用3晚。在重复使用前，病人可先洗澡。最后一次使用24小时后，要洗净全身。

2. 小于10岁的儿童及孕妇和哺乳期妇女治疗方案

①10%克鲁塔米通霜或洗剂，照上述方法使用。必须谨防误入消化道。

②6%硫黄凡士林（软石脂）洗剂，照上述介绍的方法应用。

3. 密切接触者

性接触和家庭密切接触者都应用上述介绍的一种方法治疗。

4. 特殊考虑

在治疗之后，瘙痒可能持续几周，如果没有临床改善，在治疗后一周应再给予一次治疗。每周1次的追加治疗，仅用于那些发现了活疥螨的病人。

在最后一次应用抗疥螨药后，病人的衣服或床上用品应烫洗干净并晒干或用干洗的方法处理。

参考文献

［1］梁厚佳. 龙胆苦蛇汤熏洗治疗疥疮128例［J］. 湖南中医杂志，2002，18（5）:37.

［2］宋广英. 自拟疥洗剂治疗疥疮300例［J］. 广西中医药，2002，25（6）:28.

［3］蔡志强. 五子苦参汤外治疥疮100例［J］. 中医外治杂志，2000，9（1）:55.

［4］李丕玲. 苦参汤洗剂治疗疥疮100例［J］. 湖北中医杂志，2000，22（7）:38.

［5］张晓燕，等. 外用中药治疗疥疮78例［J］. 中国民间疗法，2007，

15(3):12 - 13.

[6]苗永乐,等.疥疮膏治疗疥疮600例[J].中医外治杂志,2005,14(5):37.

[7]李洪泉,等.五香散治疗疥疮369例报告[J].中国社区医师,2004(10):38.

[8]姚少莲,等.中药煎水外洗加硫黄软膏治疗疥疮62例疗效观察[J].岭南皮肤性病科杂志,2006,13(4):306,308.

[9]瞿忠灿.自拟硫椒灭疥洗剂与冰硫膏治疗疥疮140例疗效观察[J].中国实用乡村医生杂志,2005,12(8):45.

[10]苏小茹,等.疥灵丹合导赤散治疗疥疮60例[J].新中医,2005,37(9):70.

[11]张群永.龙胆泻肝汤加减治疗疥疮结节136例[J].辽宁中医杂志,2003,30(11):908.

[12]王琛.复方百部酊等综合治疗疥疮39例报告[J].中国乡村医药杂志,2007,14(6):47.

第十一节　阴虱病

阴虱病作为性传播疾病,在世界各国均有散在发生和流行,近些年来在国外流行,主要由性接触而直接传播,本病女性多于男性。在我国20世纪40年代就有散在发生,50年代后基本消灭,从80年代起又散在发生,且呈逐年增多之势。虱是体外寄生虫,寄生于人体表面,依赖吸血维持生存。根据形态和寄生的部位,分为头虱、体虱和阴虱。阴虱主要寄生在阴毛及肛周毛上,偶尔寄生于腋毛、眉毛及睫毛上。阴虱常贴伏皮面,或凭其螃蟹样的足爪紧抓住阴毛,而阴虱卵则可牢固地黏附在阴毛上。皮肤被阴虱叮咬后可出现高出皮面的小红疙瘩,有不同程度的瘙痒,经病人搔抓,往往会出现感染。古代医籍中对此已有记载,明代《外科正宗》称为阴虱疮,认识到本病是阴虱寄生所致之皮肤病。

本病主要累及成人,主要在性交时直接传播,常为夫妇同病。世界各国均有散在发生或流行,我国也有阴虱患者发现。阴虱的传播,几乎都是性交时感染,因此本病被认为是性传播疾病的一种。少数也可通过内衣、被褥等间接传播。

一、病因病机

阴虱寄生于阴毛或皮肤上叮咬皮肤是本病病因,性交是主要传播途径。中医认为阴虱叮咬后,皮肤损伤,毒汁内侵,阻于肌肤而形成阴虱疮。

阴虱较头虱及体虱(衣虱)短,卵圆形如芝麻粒大小(体长 1~2 mm),茶褐色,前足细长,其余两对足有钩形巨爪,胸腹分界不明显,腹短而宽呈盾形或貌似螃蟹。阴虱寄生在阴毛处,虱卵为白色,孵化后 24 小时得不到食物就会饿死。幼虱孵化后在 2~3 周内经三次蜕皮变为成虫。雌虱可存活一个月以上,最多不超过两个月。雌雄虱交配后,每日产卵数个,总数可达 200~300 个。阴虱在吮吸人血的同时,放出有毒的唾液,叮刺及毒液引起人体瘙痒,皮肤发炎。

二、主要症状

皮肤被叮咬处发生丘疹,可引起或轻或剧的瘙痒,剧烈的搔抓可出现糜烂、流滋水、血痂,外阴皮肤也可发生湿疹样改变。有的继发感染或形成毛囊炎。有些患者在患处附近可见到豆大至指头大的浅青色或灰色斑,不痒,压之不褪色,有时这种青斑还见于躯干两侧、胸部、腹部、股内侧等处。检查时在阴毛或皮肤上可见到灰黄色的阴虱,并在阴毛上有铁锈色或淡红色虱卵。

三、实验室检查

对阴虱的诊断,主要依靠检查虱卵。将拔下的阴毛,置于玻片上,如在显微镜下见到虱卵,可确诊。

四、诊断要点

1. 具备临床症状,瘙痒部位局限于阴阜、下腹部及腋窝处。
2. 阴毛上或腋毛上发现阴虱。
3. 显微镜下阴毛根部有虱卵。

五、鉴别诊断

1. 外阴瘙痒症

无原发皮肤损害,也无青色或灰色斑点。查无虱及虱卵。不传染。

2.疥疮

发疹部位除外阴部以外,好发于手指间、手腕、腰部、大腿内侧及女性乳房下,除头、面、足外,几乎全身都痒,影响睡眠。皮疹为水疱,淡红色丘疹、丘疱疹,并有隧道,可查到疥虫。

六、中医治疗

初起于阴毛之处出现红色或淡红色丘疹,瘙痒剧烈,搔抓后有血痂,溃破、糜烂。除有继发感染外,一般不需内治,只要外治即可。

［治法］杀虫灭卵。

［方药］10%百部酊。

百部50 g,50度白酒(或用75%酒精)500 ml。将药浸酒内一昼夜,即可使用。剃去阴毛,温水洗净外阴,然后用10%百部酊涂搽患处。治疗的同时将衣服、被褥烫洗消毒。

若皮损严重,溃烂成疮者,可用百部50 g,蛇床子30 g,苦参30 g,黄芩30 g,白藓皮15 g,龙胆草15 g,煎液外洗。

注意事项:

1.治疗期间禁止房事,不共同穿用内裤和使用卧具等。

2.感染者须剃去阴毛,将其烧毁;如夫妻一方患阴虱病,皆要剪去阴毛,同用外用药治疗。

3.对病人使用的衣物、床上用品和污染物应煮沸灭虱。

七、现代治验

阴虱病的治疗并不复杂,有效药物也有很多,西医治疗阴虱方法为杀虫、灭卵,目前常用药物有:优力肤霜(克罗米通霜)、疥灵霜(林丹霜)、20%苯甲酸苄酯乳剂、0.01%二氯苯醚菊酯溶液、1%的六氯苯霜、10%硫黄软膏等外用药。经临床观察,这些药物有的毒性较强,如二氯苯醚菊酯溶液,使用不慎可伤及人体黏膜和眼睛,林丹为有机氯类杀虫药,毒性也大,可经皮肤吸收而产生蓄积性毒副作用。其中绝大多数药物需要连续使用5~7日。而且必须剃除阴毛,涂药后覆盖塑料薄膜等,疗程偏长,又不方便,上述药物除疥灵霜外,多数对虱卵杀灭作用不强,容易复发。这些药物有异味,且有耐药性。而中药制作简单,无副作用,疗效显著。

（一）以百部为主要成分的中药外用方

中药百部是传统的止咳、杀虫良药，具有灭虱杀虫功效。《别录》载"主去虱"，古人常用其外用灭虱止痒，治疗皮肤寄生虫病，百部酊浸液和百部水浸液对多种致病细菌、皮肤真菌及寄生虫如头虱、衣虱、阴虱、动物虱等有抑制和杀灭作用，且治疗后不留瘙痒症状，不继发感染，见效快并能够杀灭虫卵。

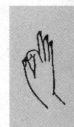

1. 百部酊

实验证明，25%百部酊可杀死阴虱的成虫与幼虫，50%百部酊可杀死虫卵。

唐慧等采用25%和50%百部酊（分别取百部25、50 g，倒入65%～70%医用酒精各100 ml，浸泡1周后，过滤留液即成）间隔3天，连续3次涂搽阴虱病患者。结果50例患者均治愈[1]。包泽明报道用百部酊治疗阴虱：生百部300 g加75%乙醇1 000 ml，浸泡15天滤出浸液。治疗组35例单纯使用百部酊，直接涂擦于患处，有效率为100%，且疗程短，对照组15例使用新洁尔灭溶液治疗有效率73%，疗程较长[2]。李永洁治疗103例阴虱，治愈率高。用百部60 g，浸入95%酒精300 ml中3天之后外用。103例患者均痊愈[3]。刘彩云报道将90例阴虱病按治疗方案随机分为3组观察25%百部酊（生百部加入75%酒精中炮制7天配制而成）治疗阴虱病的效果，其中Ⅰ组为剃去阴毛，Ⅱ组为局部涂25%百部酊，每天2次，连用5天，Ⅲ组为剃去阴毛后局部涂25%百部酊，方法同Ⅱ组。结果表明剃去阴毛后涂25%百部酊治疗效果最好，治愈率100%（36/36）；单纯涂药效果次之，治愈率84.85%（28/33），两组比较差异无显著性；单纯剃去阴毛效果差，治愈率14.29%（3/21），与另两组比较差异有显著性（$P < 0.005$）[4]。何子祥予自制百部酊（生百部粉100 g，加入60%医用酒精400 ml浸泡7天后即可）局部外用治疗阴虱病278例，一个疗程后，治愈例数为274例，治愈率达到98.56%[5]。

2. 复方百部酊

于晓志等采用中药复方百部酊治疗阴虱48例，方法：称取百部50 g，蛇床子20 g转入容器中加入75%医用酒精100 ml，浸泡一周后，过滤留液，加入樟脑5 g，甘油10 ml，酒精加至100 ml即成。每日一次，连续5～7次涂搽。结果48例均痊愈，无不良反应[6]。王桂萍报道自制复方百部酊（百部、蛇床子等草药各20 g，浸泡于75%酒精100 ml之内，2周后过滤取浸液）治疗阴虱

826 例,总有效率为 100%[7]。王景凤用樟脑酊外涂治疗阴虱病 69 例,获显著疗效。樟脑酊药物组成:苦参100 g,百部200 g加 95% 乙醇 200 ml,蒸馏水 300 ml 浸泡 72 小时滤过备用。樟脑30 g,水杨酸20 g用 95% 乙醇 100 ml 稀释后加备用液即可。总量 500 ml 加氟美松注射液 30 mg,2 次/天直接涂患处。总有效率 100%。樟脑具有除湿杀虫、清凉止痒及驱邪避秽的作用,有研究者试验证明对大部分节肢动物都有杀灭作用,樟脑外用属局部刺激药,气味浓烈,易挥发,对残存在皮肤表面及吸附在阴毛上的阴虱都有熏洗杀灭的作用,并能抑制卵的孵化[8]。孟兆祥用止痒酊及硫黄樟脑软膏联合治疗阴虱 51 例,先涂止痒酊(百部100 g,蛇床子100 g,加 75% 乙醇 800 ml 浸泡 24 小时,滤过备用,干后在患处薄涂硫黄樟脑软膏(硫黄20 g,樟脑3 g,凡士林加至100 g,调匀备用)。51 例全部治愈[9]。曹索奇等自制中药外用液治疗阴虱病 52 例,中药配方:百部250 g,白藓皮100 g,薄荷40 g,地骨皮100 g,苦参100 g加入 75% 乙醇 1 000 ml 浸泡 72 小时后去渣过滤,分装备用,外擦会阴及肛周毛发区,临床治愈率达 100%[10]。

（二）中药外洗

临床报道显示中药外洗法治疗阴虱疗效满意。

张健自拟百部汤治疗阴虱 146 例,收效好,方药:百部50 g,生大黄、黄柏、白矾、苦参、蛇床子各30 g,加水 2 000 ml,煮沸 15 分钟,煎液 150 ml,146 例均治愈,治愈率 100%[11]。杨丽等自拟中药杀虫方治疗阴虱病 63 例,药用:蛇床子30 g,百部20 g,苦参、白藓皮各50 g,黄柏25 g,水煎后坐浴。63 例均痊愈[12]。姚普等根据多年临床经验自拟百部苦参汤(百部30 g,苦参30 g,蛇床子30 g,川椒6 g,枯矾6 g,白头翁12 g,蒲公英15 g)外洗,疗效奇特[13]。吴伯聪自拟百部汤治疗阴虱病 52 例,百部汤由百部50 g,苦参30 g,黄柏30 g 熬成汤液,由上而下擦洗阴部。52 例中 47 例一次性治愈,5 例再发者,再治获愈[14]。石世强自拟外洗方并配合电吹风外烤治疗男性阴虱 80 例,均获痊愈,外洗方药组成:花椒10 g、生艾10 g,白矾20 g,狼毒30 g,蛇床子10 g,穿心莲20 g,鹤虱10 g,苦参10 g。水煎 2 000 ml,坐浴。因阴部的湿度、温度适合于阴虱的繁殖与生存,每次泡洗后用家用电吹风烘烤提高局部温度,改变湿度,杜绝阴虱的生存繁殖条件,对治疗起到事半功倍的作用,治愈率 100%[15]。宋禄法介绍一简便效方:取中药百部200 g,加冷水 3 000 ml,先浸泡约 1 小时,然后用文火煎煮 40 分钟,待药液温度适宜时,放入50 g普通洗

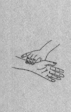

衣粉,搅和使其溶化后,以此液浸洗阴部及有毛的肛门区,持续浸洗 30 分钟即可。大量临床实验表明,百部抗菌杀虫力强,一般用该方治疗 1 次即可获愈[16]。金明亮采用该混合液治疗阴虱病 74 例,全部病例均一次性灭虱成功,治愈率 100%[17]。

（三）中西医结合治疗

瞿红英治阴虱病患者 21 例,通过中西结合治疗取得满意疗效,以自制的"除湿杀虫洗剂"（龙胆草 12 g,炒栀子 30 g,云茯苓 25 g,柴胡 15 g,百部 30 g,二花 60 g,木通 20 g,车钱仁 20 g,泽泻 20 g,蛇床子 30 g,白藓皮 30 g,地肤子 30 g,甘草 10 g,生地黄 20 g,当归 30 g）。浓煎后趁热熏洗患处,再兑适量温开水后泡洗或坐浴 20 分钟,然后局部外擦林旦乳膏。结果:21 例患者均痊愈,随访半年无复发[18]。潘力报道运用中药外洗方配合 10% 的硫黄软膏外涂,治疗阴虱病 120 例,取得了非常满意的疗效。中药外洗方组成:苦参 40 g,生百部 40 g,蛇床子 30 g,乌梅 10 g,白藓皮 30 g,明矾 15 g,土茯苓 30 g。结果均全部治愈[19]。

附:西医治疗参考

1% 灵丹洗剂或霜剂轻轻涂擦阴虱侵扰的阴毛部位及邻近部位,8 小时后彻底洗净。孕妇和哺乳期的妇女不宜用灵丹。

治疗 7 天之后,如果在阴毛与皮肤接合处又发现阴虱的卵,需要重复治疗。由病人污染的衣服或床上用品要彻底清洗干净,晒干或干洗。性伴侣的阴虱也应治疗,并且应作其他性传播疾病的检查。

参考文献

[1]唐慧,等.中药百部酊治疗阴虱病 50 例的疗效观察[J].中国皮肤性病学杂志,2003,17(2):130,139.

[2]包泽明.百部酊治疗阴虱[J].山东中医杂志,2007,26(6):425.

[3]李永洁.阴虱病 103 例治验[J].中国性科学,2006,15(1):35.

[4]刘彩云.百部酊治疗阴虱病疗效分析[J].中华现代中西医杂志,2004,2(7):648-649.

[5]何子祥.百部酊治疗阴虱病 278 例临床分析[J].中国男科学杂志,2003,17(6):413-414.

[6]于晓志,等.中药复方百部酊治疗阴虱 48 例疗效观察[J].中国临

床医药研究杂志,2006(3):38－39.

[7]王桂萍. 自制复方百部酊治疗阴虱826例初步观察[J]. 贵阳中医学院学报,2000,22(1):30－31.

[8]王景凤. 樟脑酊治疗阴虱病69例临床分析[J]. 现代中西医结合杂志,2007,16(11):1521－1522.

[9]孟兆祥. 止痒酊及硫黄樟脑软膏治疗阴虱51例[J]. 中医外治杂志,2002,11(3):31.

[10]曹索奇,等. 自制中药外用液治疗阴虱病52例[J]. 人民军医,1999,42(10):606－607.

[11]张健. 自拟百部汤治疗阴虱146例[J]. 新疆中医药,2003,21(2):22.

[12]杨丽,等. 中药治疗阴虱病63例[J]. 辽宁中医杂志,2004,31(5):396.

[13]姚普,等. 百部苦参汤外洗治疗阴虱[J]. 中医外治杂志,2004,13(4):40.

[14]吴伯聪. 自拟百部汤治疗阴虱病52例临床观察[J]. 湖南中医药导报,2000,6(12):23.

[15]石世强. 中药外洗治疗阴虱80例[J]. 皮肤病与性病,2006,28(3):50.

[16]宋禄法. 白部巧除阴虱病[J]. 家庭中医药,2008,15(4):25.

[17]金明亮. 百部、洗衣粉混合液治疗阴虱病74例疗效观察[J]. 河北中医,2003,25(6):424－425.

[18]瞿红英. 中西结合治疗阴虱病21例[J]. 中华实用中西医杂志,2007,20(20):1828.

[19]潘力. 中药外洗法治疗阴虱病120例疗效观察[J]. 中华临床医学研究杂志,2006,12(17):2379.

第十二节　传染性软疣

传染性软疣,俗称"水瘊子",中医称为鼠疮、鼠乳。早在隋代巢元方《诸病源候论》就有记载:"鼠乳者,身面忽生肉,如鼠乳之状,谓之鼠乳也。此亦是风邪搏于肌肉而变生也。"

传染性软疣,是一种传染性软疣病毒所引起的表皮传染性疾病。传染性软疣主要由直接接触传染,发病者多是儿童和青年。疣可出现在身体的任何部位,好发于面、颈、上肢、躯干部位,成人较常见于外阴部,如男性的阴茎和阴囊,女性的大阴唇,男女均可发生于大腿内侧和阴阜部。目前发现许多成人生殖器部位的软疣与性接触传染有关,因此世界卫生组织将其划归为性传播疾病之一。传染性软疣还可自身接种,故往往损害越来越多。

一、病因病机

密切的性接触是本病的主要病因,由直接传染所致。接触染毒,气血不和,风湿热毒阻于皮肤而发。

1. 风热血燥,肝火亢旺:接触染毒,风热血燥,怒动肝火,肝火亢旺,气血不和,风热毒邪搏于肌肤。

2. 肺胃蕴热:染毒后,肺热胃燥,腑气不通,毒邪蕴积,热邪熏蒸,发于肌肤。

3. 肝胆湿热:肝客淫气,湿热内生,肝胆湿热,循经下注,发为阴部鼠疮。

现代医学已经认识到传染性软疣是由痘类病毒的软疣病毒感染引起的一种接触性传染性皮肤病。除直接接触传染外,公共浴室或游泳池也往往成为传播的场所。鸟螨及阴虱等昆虫是可疑的传播媒介。

二、主要症状

本病潜伏期2~3周。初起时为孤立的针头或粟粒大的丘疹,以后继续增大如绿豆、豌豆,为半球形丘疹,呈灰白、乳白、淡红或正常皮色,境界明显。早期坚实,继而成熟,逐渐变软,表面光滑如蜡,中心微凹如脐窝。如用指甲挤压,可挤出乳酪样,或白色豆渣样物质。皮损数目不定,由单个至多个,可少数散在或数个成群,但不融合。可出现于男性阴茎、阴囊或大腿内侧及女性的两侧阴唇或大腿内侧等处,亦可发于面、颈、臂、躯干等部位。一般无明显不适感,偶有痒感,可因搔抓而引起继发感染,出现红肿、疼痛。

病程缓慢,可存在数月、数年,也有终身不愈者。少数人软疣经过6~10月有自愈倾向。

三、实验室检查

将皮疹切下作组织病理切片检查,在表皮内若见到大量嗜酸染色的病毒包涵体,即可确诊。

四、诊断要点

根据疣体特征,表面有蜡样光泽,中心凹陷有脐窝,从其中可以挑出或挤压出白色乳酪样物质,不难确诊。但传染性软疣可以由性接触传染,亦可非性接触传染,本病作为性传播疾病,因此需要确定是性传播软疣。

1. 原发软疣生长在外生殖器上,如男性的阴茎、阴囊,女性的大阴唇,或阴部周围、肛周。

2. 在发病前 2～3 周有性行为,或其性伴侣的外阴部或其他部位长有软疣。

五、鉴别诊断

疣是皮肤科常见的传染性疾病,绝大多数的疣是非性传播感染的。只有原发于外阴部位的疣,才属于性传播疾病,需要与常见的寻常疣、扁平疣鉴别。

1. 寻常疣

寻常疣俗称刺瘊,中医称为千日疮、枯筋箭、疣目等。

①疣体特征:初起为针头帽至豌豆大,呈半圆形或多角形丘疹,触之较硬,表面粗糙干燥,呈灰褐或正常肤色,在顶端形成如花蕊或刺状外观,故名刺瘊。一般无自觉症状。

②好发年龄:好发于 7～20 岁的儿童或青少年;较之性软疣的好发年龄(20～40 岁或更高)要年轻。

③好发人群:多见于托儿所儿童,中、小学校学生。而性软疣则多见于性乱者和同性恋者。

④性交史:本病与性交无关;而性软疣发病前 2～3 周有性交史。

⑤好发部位:多见于手背、手指、足背或甲周等处,发生在甲周之旁,将影响甲板的发育,使甲板发生畸形。性软疣发生于外阴部或肛周。

2. 扁平疣

扁平疣,中医称为扁瘊,或疣症。因外形扁平,故而得名,好发于青少年,故又有"青年扁平疣"之称。本病经过缓慢,可以自然消退。

①疣体特征:初发时为针头帽大小或小米粒大的扁平丘疹,呈圆形或椭圆形,表面光滑,为正常皮色或浅褐色。疣体孤立而界限明显,散在发生。手抓可自身接种,呈串珠状排列,这是扁瘊的主要特征。

②好发年龄:好发于青少年,以青年为多见。

③性交史:本病与性交无关。

④好发部位:本病多发于颜面,手背或前臂,大都是突然发生。

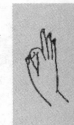

六、中医治疗

(一)辨证论治

1. 风热血燥,肝火亢旺

皮损顶端中央有小白点或凹陷如脐窝,能挤出乳酪状物,略有痒感,伴有口苦,头目眩晕,舌红薄黄苔,脉弦。

[治法]疏风散热,平肝解毒。

[方药]马齿苋合剂(经验方)加减。

马齿苋30 g,大青叶15 g,紫草10 g,败酱草10 g,桑叶12 g,生地黄12 g,菊花12 g,生赭石(先煎)30 g,灵磁石(先煎)30 g,生薏苡仁30 g。水煎服。

方中以桑、菊疏风散热;马齿苋、大青叶清热解毒,合用生地黄、紫草、败酱草增强泻火解毒之力,又能凉血润燥,通瘀散结;赭石、磁石平潜亢阳;薏苡仁功能清热利湿,近年来将其作为治疗疣症的专药。

2. 肺胃蕴热

多见于青春期,疣发较多,痒感明显,伴心烦、少寐,脘腹胀满,大便干结,小便黄赤,口干渴喜冷饮,口气臭秽,舌红苔黄燥,脉沉有力。

[治法]清泻肺胃,凉血解毒。

[方药]板蓝大青汤(经验方)加减。

板蓝根20 g,生石膏30 g,生地黄20 g,大青叶20 g,连翘15 g,玄参15 g,黄芩12 g,地肤子12 g。水煎服。

方中石膏泻胃火,黄芩清肺热,合用板蓝根、大青叶、连翘增加清热泻火解毒之功;生地黄、玄参、地肤子养阴清热,凉血解毒。

加减法:大便干结甚者,加入生大黄(后下)6 g,芒硝6 g(分两次冲服),甘草4 g。

3. 肝胆湿热

疣体较大,有蜡样光泽,脐窝明显,常有痒感,伴胸胁胀闷不舒,口苦,尿黄,舌红苔黄腻,脉濡数或弦数。

[治法]清肝泻胆,清利湿热。

[方药]龙胆泻肝汤(《医宗金鉴》)加味。

龙胆草6 g,生地黄12 g,黄芩12 g,栀子10 g,泽泻12 g,车前子10 g,当归6 g,柴胡10 g,木通10 g,生甘草6 g,黄柏10 g,夏枯草15 g,生薏苡仁15 g,绿豆10 g。水煎服。

方中龙胆泻肝汤泻肝胆实火,清利肝胆经湿热。加入黄柏、夏枯草,增加清利湿热和泻火解毒的作用;加入薏苡仁、绿豆,增强清热利湿,导湿浊下走解毒之功。

(二)外治疗法

1. 板蓝根50 g,红花20 g,紫草25 g,薏苡仁45 g,桃仁15 g,加水1 000 ml,煎汁外洗,日3次,每剂可洗1~3天。

2. 马齿苋50 g,香附20 g,蜂房10 g,白芷15 g,苦参25 g,木贼25 g,蛇床子30 g,细辛15 g。水煎800 ml,乘热反复洗患处,洗至皮肤略呈淡红色为度,每日加温,洗3~5次,每次洗15分钟,每煎可洗2天。

3. 红花30 g,骨碎补30 g,良姜30 g,三棱15 g,莪术15 g,樟脑10 g,生半夏30 g。用75%酒精1 000 ml浸泡一周,滤渣后即可应用。外用点涂患处。

4. 鸦胆子40 g。连壳打碎,装烧瓶加水80 ml,置酒精灯上煮沸。5~10分钟后去渣,取煎液约40 ml,即成100%鸦胆子煎液。上有浮油,用时搅匀,以棉签蘸药液点涂软疣,一日2次,涂药后,红晕加重,但无痛感。三日后软疣萎缩,逐个脱落,不留疤痕,暂有色素沉着。

5. 将骨碎补20 g,浸于75%酒精100 ml中,浸泡48小时后,纱布滤过,得20%的骨碎补酊。外用点涂疣体,一日2次。

6. 板蓝根穴位注射,取穴:外关、血海、曲池、足三里(两侧交替使用)。常规消毒,用5 ml注射器,6~6.5号针头刺入穴位,得气后,抽无回血,将板蓝根注射液缓缓注入。每穴注射1~2 ml,3~5日1次,7次为一疗程。一般3~5次,疣可自行脱落(板蓝根注射液2 ml含生药2 g)。

7. 在局部消毒下,用消毒针挑破顶端,挤出软疣小体,外涂碘酊。

（三）单方验方

1. 生薏苡仁(碾粉)600 g。服时加白糖适量,开水冲服,日三次,20 天一疗程。每次服10 g。

2. 紫草15 g,生薏苡仁15 g,煎汤代茶饮,每日一剂。

3. 板蓝根15 g,煎汤代茶。

4. 板蓝根30 g,马齿苋30 g,生薏苡仁30 g,大青叶15 g,莪术15 g,赤芍12 g,香附12 g,紫草20 g,王不留行20 g,蜂房10 g,郁金10 g,甘草5 g。每日一剂,水煎服。另药渣内加入白矾30 g,加水煎汁熏洗患部。

5. 板蓝根30 g,薏苡仁30 g,木贼10 g,荆芥10 g,白蒺藜10 g,水煎服,日一剂。

6. 荆芥10 g,连翘10 g,当归10 g,蝉衣10 g,柴胡15 g,赤芍15 g,僵蚕15 g,黄芩15 g,薏苡仁30 g,夏枯草30 g,甘草6 g。水煎服。

（四）注意事项

1. 注意浴具和衣物分开,尤其是夫妇一方患病时,要暂时避免密切接触及性生活。

2. 一旦发现皮肤上有软疣样损害,应及时就医,早确诊早治疗,避免因传染性软疣的自身接种而导致损害的不断增多,波及身体其他部位。

3. 若不慎将软疣抓破,应立即用碘酒消毒,将白色内容物挤净,并消毒空腔,同时洗净双手。注意勿使软疣内容物污染衣被,造成他人感染。

4. 饮食宜清淡,多食蔬菜、水果,保持大便通畅。

七、现代治验

传染性软疣西医一般采用常规消毒后用齿镊或弯曲血管钳夹破软疣小体,然后涂5%的碘酊,疗效肯定,但是,手术后患者感觉疼痛,创面容易感染,或有疤痕留下。中医药治疗本病独具优势,能避免西药治疗的不足。

（一）中药外治

临床实践表明外用中药治疗传染性软疣是一种好方法。

韩丽清总结了56 例传染性软疣病例,给患者外搽中药于局部,药物组成:乌梅、枯矾、雄黄、冰片、大黄、白胡椒等份,研细末。取上述中药适量加适量食醋伴成糊状,涂于疣体上,然后用脱敏胶布覆盖固定。2 日换药 1 次,

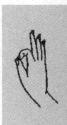

3 次为 1 个疗程。总有效率达 98.21%[1]。张新平等采用狼毒散外洗治疗传染性软疣 200 例,取得满意疗效,狼毒散方组成:川椒、白矾、防风、地肤子、蛇床子、土鳖子、大枫子、荆芥、白藓皮、雄黄各 10 g,狼毒 15 g。水煎外洗,每日 1 剂,日洗 2 次,一般洗 3~6 天。治疗结果:200 例治愈 120 例,占 60%;有效 80 例,占 40%[2]。程晨等采用中药外洗治疗 729 例传染性软疣患者,先将较大丘疹拔除疣体,涂以 2% 碘酒,以后每隔 1~2 天将红花 10~15 g、大青叶 10~15 g 开水浸泡并放置待凉后,用纱布沾药液反复擦全身皮损处,范围可大于皮损,30 天为 1 个疗程。经 1 个疗程的治疗,729 例患者均治愈,未再复发[3]。郑晓玲等报道用自制鸦胆子酊外涂治疗传染性软疣,将鸦胆子 20 g,连皮带仁,共研细末,加入 65% 酒精 100 ml 内,浸泡 10 天,滤过去渣。先用 75% 酒精消毒患处,然后用无菌注射针头剥开表皮,用牙签或细竹签蘸少许鸦胆子酊点滴于软疣表面。总临床治愈率为 100%,除个别病人有轻微的局部症状外,未见全身毒性反应[4]。殷宗诚等应用复方大青叶注射液治疗传染性软疣 31 例。软疣局部常规消毒,对较大软疣用注射针头挑破顶部,挤出奶酪样物质后,涂上复方大青叶注射液,并用蘸有药液的棉棒压迫止血;对较小坚韧的软疣或成簇的小软疣,挑破顶部后,因无奶酪样物质挤出,可直接涂上复方大青叶注射液。31 例涂药 1~5 天后,软疣即干缩结痂而愈,无 1 例复发[5]。

(二)中药内服

刘桂荣等用清热解毒中药野菊花单味冲泡口服,防治传染性软疣复发取得了较好的疗效。全部患者均常规消毒,以镊子夹除全部皮损的白色乳酪状软疣小体,外涂碘酊。治疗组加用野菊花,每日 5 g 用 250~300 ml 开水冲泡后代茶饮。对照组只进行常规处置治疗,不服用任何药物。所有观察病例均在夹除治疗 5 天后复诊,观察记录新发皮损情况。治疗组的总有效率为 87.76%,而对照组为 53.33%,治疗组疗效明显优于对照组。野菊花为清热解毒类中药,冲泡野菊花一方面可以预防已感染病毒而未发出的软疣,另一方面还可以防止患者搔抓可能造成的化脓性感染[6]。王霞等采用中药平疣汤内服治疗传染性软疣 90 例,取得良好疗效。平疣汤组成:大青叶、紫草根、败酱草各 24 g,土茯苓、蒲公英、生薏苡仁各 30 g,连翘 15 g、板蓝根 18 g、蚤休 10 g。加水 500 ml 浸泡,煎 30 分钟,取汁 200 ml,分早晚 2 次口服,日服 1 剂。治愈 63 例,总有效率为 92.2%。治愈者随访 1 个月无再发[7]。谭玉波等应用五味消毒饮加味治疗传染性软疣35例,药物组成:金银花15 g、野菊花15 g、蒲公英15 g、紫花地丁15 g、天葵子15 g、龙胆草15 g、赤芍15 g、牡丹皮15 g。每日1剂水煎分2次服。35例经治疗全部获愈,其赘生物消失,不留痕迹[8]。

（三）中药内外治结合

孙月霞等用自拟解毒清疣汤治疗传染性软疣52例,解毒清疣汤药物组成:金银花25 g,薏苡仁、板蓝根各30 g,贯众、蜂房各10 g,徐长卿、苍术各15 g,老鹳草20 g,白芥子、荆芥、防风各9 g。每天1剂,水煎,早晚分服。将药渣再加水煎,趁热外洗局部,每天1次。治愈(软疣完全消失,1年内无复发)31例,好转(软疣明显减少或消减后复发)17例,无效(症状无明显改善)4例[9]。纪家贵采用解毒消疣汤内服外洗治疗传染性软疣36例,解毒消疣汤由板蓝根30 g,土贝母15 g,薏苡仁30 g,苍术15 g,夏枯草12 g,木贼草12 g,香附12 g组成。每日1剂,水煎服。再将药渣水煎后趁热外洗,一般连用1~3周。有效率94.44%[10]。

（四）针灸治疗

向红兵等报道艾炷灸治疗传染性软疣32例,取艾条中的艾绒,根据疣体大小制成大小不等的艾炷,以蒜汁作黏附剂。患者取卧位,先将黏附剂涂于疣体上(以防止艾炷脱落),然后将点燃的艾炷置于疣体上,听见噼啪响声即可取下艾炷,再行第二壮,一般行2~3壮即可,以疣体顶端呈黄色或黑色为度,只需治疗1次。总有效率为96.7%。表明采用艾炷灸治疗传染性软疣疗效肯定,经济并且痛苦少,不易感染[11]。聂苗等用火针治疗传染性软疣62例,选择细号单头火针,依据发病部位,顺时针转体分别治疗。局部用碘络酮消毒。酒精灯加热针尖至白热化,急速垂直点刺疣体中心部位。结果:62例总有效率98.4%,提示火针治疗对传染性软疣有抗病毒、消灼疣体的功效[12]。项衡等采用挑刺法治疗传染性软疣232例,暴露软疣,常规消毒,右手紧持三棱针,左手拇、食指将皮疹周围皮肤向两侧撑开,使皮肤绷紧,迅速将三棱针刺向疣体中央,快速转一周,拔出,然后沿皮肤表面平行刺进疣体内,拔出,用针柄左右一刮疣体,即可将疣内白色乳酪状物体全部刮出,然后用干棉球压迫止血,再涂以2%碘酒。232例全部治愈,其中1次治愈者214例,占92.2%,2次治愈者18例,占7.8%[13]。孔月娇采用"四步针法"治疗105例传染性软疣,取穴:主疣(最先长出且最大的疣体)、期门、太冲、风池、阳陵泉、行间。针主疣采用"四步针法":第 1 步从疣的顶部垂直进针,快速捻转 10~15 次;第 2 步从疣的顶部到基底部提插 3~7 次;第 3 步摇大针孔,然后出针;第 4 步从针孔中挤出乳酪样白色小体(软疣小体),再挤出少量血液即可。主疣隔日施针 1 次。其余配穴均采用平补平泻法,留针 30 分钟,隔日 1 次。结果 105 例患者治愈 102 例,治愈率占 97.1%[14]。

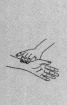

附:西医治疗参考

1. 软疣小体清除法:一般先常规消毒,然后将损害中的软疣小体完全挤出、挑出或用小镊子夹出,最后涂以 2%~3% 碘酊或 50% 苯酚或 33% 三氯醋酸,同时压迫止血,处理经一周后一般可以痊愈。

2. 电灼疗法:常规消毒,20% 普鲁卡因注射液局部麻醉后电灼治疗,必须一个一个进行。要根治关键在于清除每一个软疣小体,同时要破坏囊壁,以免复发。

3. 冷冻疗法:可用液氮喷雾或直接点涂,每日 1 次,连续数天至愈为止。

4. 激光疗法:可在局麻下行 CO_2 激光治疗效果也很好。

5. 腐蚀疗法:对于疣体较小者可用纯石炭酸点涂皮面发白即止,或用 33% 三氯醋酸点涂,若 2~3 天后未愈再点涂一次,一般可迅速痊愈。

6. 合并其他感染时,以上方法均不能应用,必须消炎治疗,待感染控制后,再取上述方法之一进行治疗。

参考文献

[1] 韩丽清. 中药外搽治疗传染性软疣[J]. 内蒙古中医药, 2005(1):25-26.

[2] 张新平, 等. 狼毒散治疗传染性软疣 200 例[J]. 新疆中医药, 2003, 21(6):3.

[3] 程晨, 等. 中药治疗泛发性传染性软疣 729 例[J]. 现代中西医结合杂志, 2003, 12(5):520.

[4] 郑晓玲, 等. 鸦胆子酊治疗传染性软疣疗效观察[J]. 中医外治杂志, 2001, 10(3):56.

[5] 殷宗诚, 等. 复方大青叶注射液治疗传染性软疣[J]. 中国中西医结合外科杂志, 2001, 7(4):288.

[6] 刘桂荣, 等. 冲泡野菊花辅助治疗传染性软疣 49 例[J]. 中国民间

疗法，2005，13（3）:44－45.

［7］王霞，等. 平疣汤治疗传染性软疣90例［J］. 实用中医药杂志，2002，18（1）:23.

［8］谭玉波，等. 五味消毒饮加味治疗传染性软疣35例［J］. 中国民间疗法，1999（8）:42.

［9］孙月霞，等. 解毒清疣汤治疗传染性软疣52例［J］. 新中医，2000（11）:48.

［10］纪家贵. 解毒消疣汤治疗传染性软疣36例［J］. 河南中医，2001，21（4）:43－44.

［11］向红兵，等. 艾炷灸治疗传染性软疣32例临床观察［J］. 泸州医学院学报，2005，28（3）:230.

［12］聂苗，等. 火针治疗传染性软疣62例［J］. 陕西中医，2003，24（7）:644.

［13］项衡，等. 挑刺法治疗传染性软疣232例［J］. 实用中医药杂志，1999，15（3）:35.

［14］孔月娇. 针刺治疗传染性软疣105例［J］. 中国针灸，1999（10）:584.

第十三节　股癣

股癣，中医称为阴癣，是发生在大腿内上侧，或蔓延至阴部、臀部及肛门周围的一种特殊类型的体癣，是一种浅表真菌感染。由于本病常在密切接触或共同生活的人中间传播，而性生活则为股癣的传播提供了非常有利的条件，故国外已把股癣列入性传播疾病范围。

一、病因病机

股癣的传染方式，自身感染较多见，如患手、足癣等自身感染而成，亦可通过污染物，如浴巾、浴盆、内衣裤等间接传染。通过性接触而感染是存在的，不过在我国较少见。

中医认为股癣由风热湿邪侵入肌肤而成。

现代医学认识到引起本病的病原菌有红色毛癣菌、石膏样毛癣菌、絮状表皮癣菌以及少数白色念珠菌。在温暖潮湿的条件下,如股内上部、会阴、腹股沟、臀间沟等处因多汗、潮湿,易受摩擦(如性生活)等,均给股癣真菌侵入提供了条件。在温热潮湿的夏季,身体多汗或白带过多而又不注意卫生的人更易发生股癣。

二、主要症状

1. 自觉症状:瘙痒剧烈,常因搔抓使癣成苔藓化或继湿疹样变。由于瘙痒,甚至影响睡眠。

2. 股癣特征:初起时为微隆起的红斑,逐渐扩大,颜色变深,呈环形或半环形,边界清楚,尤以下缘为清楚,其上伴有细小鳞屑,也可见小疱疹或丘疹,中心部位可自愈或留有色素沉着。

3. 好发部位:股癣好发于两侧大腿内上方,可扩展至外阴、阴阜、会阴及肛周等处,偶可波及阴囊或阴茎根部。

4. 好发季节:夏重冬轻,即夏季症状加重,冬季减轻或消退,这是癣病的共同特点。

三、实验室检查

在皮损边缘取皮屑镜检可发现真菌菌丝,偶见孢子,则可确诊。也可进行真菌培养,作菌种鉴定。

四、诊断要点

1. 一般多有手、足癣,或密切接触(包括性接触)病人的病史。
2. 具备股癣典型症状。
3. 真菌检查阳性。

五、鉴别诊断

1. 杨梅斑疹
全身多发,不痒,一过性小片脱屑疹。有硬下疳史,梅毒血清检查阳性。
2. 慢性湿疹
全身多发,多形性损害,丘疹、水疱、糜烂,边界不清,真菌检查阴性。

六、中医治疗

(一)辨证论治

股阴部发斑,初起为丘疹或小水疱,渐向周围扩大而成红斑,边缘清楚,上有薄屑,瘙痒极甚,心烦、眠差,口腻或口干苦,小便黄赤,舌红薄黄苔或薄腻苔,脉濡数。

[治法]祛风除湿,清热凉血。

[方药]消风散(《外科正宗》)加减。

生地黄12 g,当归6 g,防风10 g,蝉蜕6 g,苦参10 g,荆芥10 g,苍术12 g,牛蒡子10 g,白藓皮12 g,地肤子12 g,土茯苓12 g,鸡血藤20 g,紫草12 g。水煎服。

方中防风、蝉蜕、荆芥、牛蒡子祛风止痒;苦参、地肤子、白藓皮、苍术清热除湿,合用土茯苓利湿导浊,引湿热之邪下走;生地黄、当归、鸡血藤养血活血,"血行风自灭",合紫草又能凉血解毒。

(二)外治疗法

1. 雄黄15 g,以陈醋适量浸泡48 小时后,外搽患处。

2. 山西陈醋适量(太原酿造厂生产的陈醋较佳)。先将患部搔抓后(使汗腺疏松,以便药力直达病的深部,加速药效),然后用温开水洗涤干净(切忌用生冷水洗),再用消毒棉球蘸山西陈醋涂搽患处。每日早晚各搽一次。

3. 硫黄30 g,丁香15 g,土槿皮15 g,冰片1 g,凡士林适量。将前四味药分别研末过筛,加凡士林至100 g,溶化搅拌均匀,即成软膏。使用时将患处洗净,涂搽本药膏,每日 1~3 次。

4. 丁香15 g,黄精15 g,水适量煎煮 20 分钟,去渣。外用涂擦患处,每日 3~5 次。或纱布湿敷患处。

5. 大蒜头、红糖各等份。将上药捣成泥,敷于患处。一般敷半小时,局部有灼热感后取掉。每天用药 2 次。

6. 黄柏20 g,茵陈蒿35 g,蛇床子35 g,丁香15 g,生黄精20 g。加减:瘙痒甚加地肤子20 g,白藓皮15 g,川椒10 g,牡丹皮15 g;病久反复发作加苦参45 g,桂皮10 g,土槿皮30 g,大黄30 g,枯矾30 g,硫黄25 g;轻度红肿加金银花25 g,蒲公英45 g,大黄10 g;轻度渗出加生石膏35 g,滑石30 g。加水1 500 ml,浸泡半小时,煎沸 5 分钟后,加食用醋250 g备用。每日 1~2 次熏洗患处,每

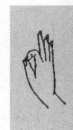

次20~30分钟。

7. 四黄膏：雄黄15 g，生黄精15 g，硫黄15 g，黄柏10 g。将上药研细过筛去杂，加凡士林制成20%软膏备用。每日外洗后搽患处。

（三）注意事项

1. 同时治疗手癣和足癣。

2. 因阴囊部及股内侧皮肤较薄，注意避免使用强烈刺激大的治癣药物。如土槿皮酊或复方水杨酸酒精等。

3. 要注意保持皮肤清洁和干燥，勤换内裤，并煮沸消毒，以免治愈后再感染复发。

4. 治疗期间忌饮酒及进食辛辣、鱼虾等食物，多吃新鲜蔬菜。

5. 未治痊愈，夫妇之间禁止性生活。

6. 避免外用激素类药膏。

七、现代治验

李进忠等采用冰黄肤乐膏治疗股癣50例，冰黄肤乐膏由大黄、姜黄、硫黄、黄芩、甘草、冰片、薄荷组成，治疗组使用时将适量冰黄肤乐膏涂于皮损处并超过边缘2 mm，轻轻揉搓3~5分钟，使药物均匀透入皮肤，2次/天，疗程3周。对照组用孚琪乳膏，10 g/支，用法、用量、疗程同治疗组。结果显示，治疗组有效率为92%，对照组有效率为94%，两组总有效率非常接近，说明冰黄肤乐膏治疗浅部真菌病同样值得关注，且运用本品一般3~5天，瘙痒症状即可得到缓解，继而皮损得以改善，较少出现不良反应及过敏反应，无刺激性（但皮损破溃处不宜使用），不易产生耐药性[1]。杨凌阁采用复方丁香搽剂治疗体股癣和手足癣取得较好疗效，复方丁香搽剂主要由公丁香、蛇床子、地肤子、苦参等组成。使用时棉签蘸药液直接涂搽于患处。每日早、晚各涂搽1次，2周为1疗程。结果显示76例中痊愈48例，显效25例，有效3例，总有效率为100%。研究结果表明，该药起效快，用药第1天即能止痒，2~3天可见红斑、丘疹、水疱逐渐消退，浸渍糜烂减轻，且对皮肤无刺激，未发现其他不良反应[2]。罗文峰采用随机、有效对照、平行分组试验，与1%联苯苄唑霜作对照比较，评价中药制剂黄散（密陀僧、轻粉、硫黄、雄黄、蛇床子、枯矾、梅片共研细末）治疗体股癣的临床疗效和安全性。结果观察了可供疗效评价的体股癣病例85例，其中试验组45例，对照组40例，两组治愈率分别为80%和75%;有效率分别为97.78%和97.5%;两组真菌清除率分别为75.56%和75%;两组综合疗效有效率分别为91.11%和90%。两组临床疗效、真菌清除率、综合疗效比较差异均无显著性($P>0.05$)。结论表明中药黄散治疗体股癣疗效确切,耐受性好,安全性高,是治疗浅表真菌病的理想药物[3]。吴碧娣采用自制复方土槿皮酊治疗股癣183例,自制复方土槿皮酊由土槿皮130 g,花椒、蝉衣、全蝎、木通各6 g,百部65 g,槟榔、芒硝各16 g,樟脑9 g。用50%的酒精浸泡2个月以上,去渣过滤制成酊剂,装瓶时,每100 ml加水杨酸2 g,苯甲酸4 g。用棉签蘸此药液由外向内涂抹患处2～3遍,并保持患处干燥,每天早晚各1次,7天为1疗程。结果显示:183例中169例基本痊愈(皮疹全部消退或消退90%以上),占92.35%;10例显效(皮疹消退70%以上),占5.46%;2例好转(皮疹消退30%以上或有少量新疹出现),占1.1%;2例无效(皮疹消退不足30%或皮疹消退30%以上但范围扩大,有较多新皮疹出现),占1.1%[4]。刘焕强用苦柏洗剂治疗股癣,苦柏洗剂由苦参30 g,蛇床子、地肤子、黄柏各20 g,苍耳子、射干、白矾各15 g组成,水煎后过滤,浓缩成500 ml,瓶装备用。治疗组用苦柏洗剂外洗患处,有糜烂者采用湿敷每日2次,每次15分钟。对照组用克霉唑软膏涂患处,有糜烂者先用利凡诺溶液湿敷,渗液减少后再用克霉唑软膏,每日2次,7天为1个疗程。结果:治疗组痊愈率为50%,总有效率为93%,均高于对照组[5]。吴栋华自拟治癣2号洗剂治疗慢性体癣、股癣45例,治癣2号洗剂包括:苦参60 g,生百部30 g,艾叶20 g,白藓皮20 g,土槿皮20 g,透骨草30 g,蛇床子30 g,小苏打粉20 g加水1500 ml,浸泡30分钟后微火煮沸20分钟,取滤出液待温度适可后用毛巾湿敷及坐浴20分钟。45例病人治愈38例,占84.5%;显效3例,占6.7%;有效2例,占4.4%;无效2例,占4.4%;总有效率95%[6]。王传力等应用食醋浸铜液治疗股癣38例,用食醋50～100 g置瓶中,加10 g铜块(红铜最佳),密封浸泡10天,开启后见液体为墨绿色,以棉签蘸药液涂于患处即可,每日数次。38例中35例治愈,用药时有刺激性疼痛,但持续时间短,未发现其他副作用及不良反应[7]。卜静波等采用中药煎剂外洗,对68例股癣患者进行治疗,同时用克霉唑软膏治疗股癣40例,对照观察疗效。中药处方:苦参20 g,明矾10 g,百部20 g,丁香10 g,黄柏20 g,紫草20 g,地肤子10 g。每日1剂,每日煎洗2次,每次10～15分钟。对照组外涂克霉唑软膏,每日用药2次。结果显示:治疗组治愈率为88.24%,对照组治

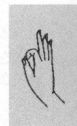

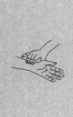

愈率为72.5%,$P<0.05$,差异有显著性[8]。康泰通等采用林氏复方马钱膏外擦治疗股癣162例,林氏复方马钱膏由马钱子7.5 g,铜绿6 g,三仙丹4.5 g,硫黄4.5 g,五倍子9 g,儿茶6 g,水粉12 g,甘石12 g,冰片6 g,蛇床子9 g等组成,诸药合为细末,60 g调凡士林500 g搅拌均匀为膏。根据股癣的皮损范围大小,用手指涂抹适量林氏复方马钱膏在皮损部位,摩擦至有烧灼感为度,每天擦3~4次,7天为1疗程。治疗162例取得总有效率为95.67%[9]。

附:西医治疗参考

3%克霉唑霜,或2%咪康唑霜,或1/4复方苯甲酸软膏或溶液,外搽患处,每日2-3次,连续2周以上。

参考文献

[1]李进忠,等. 冰黄肤乐膏治疗股癣50例疗效观察[J]. 光明中医,2008,23(1):81.

[2]杨凌阁. 复方丁香搽剂治疗体股癣和手足癣76例[J]. 湖南中医杂志,2006,22(3):72.

[3]罗文峰. 中药黄散治疗体股癣疗效观察[J]. 中国中医药信息杂志,2005,12(7):73-74.

[4]吴碧娣. 自制复方土槿皮酊治疗股癣183例[J]. 浙江中医杂志,2003,38(4):162.

[5]刘焕强. 苦柏洗剂治疗股癣疗效观察[J]. 河北中医药学报,2001,16(3):20.

[6]吴栋华. 治癣2号洗剂治疗慢性体癣、股癣45例[J]. 中医外治杂志,1997,6(6):38.

[7]王传力,等. 食醋浸铜液治疗股癣[J]. 中国民间疗法,1996(6):40-41.

[8]卜静波,等. 中药煎剂外洗治疗股癣双盲对照分析[J]. 时珍国药研究,1996,7(2):83.

[9]康泰通,等. 林氏复方马钱膏治疗股癣162例[J]. 福建中医药,1995,26(5):26.

第十四节　艾滋病

艾滋病,简称 AIDS,是 1982 年世界上新确诊并被正式命名的一种由艾滋病病毒引起的获得性免疫缺陷病,是当今世界正流行的一种严重危害人类健康及生命的病毒性传染病。艾滋病是肆虐全世界令人可畏的传染病,被称为"超级癌症、当代人类新瘟疫",自 1981 年在美国发现首例艾滋病以来,逐渐成为一个全球性的流行病。

艾滋病在中医文献中虽未见记载,但是分析本病临床见症,如顽固性咳嗽、皮肤多发性出血性肉瘤、长期不明原因发热、皮肤紫癜、吐血便血等,均有专门论述,这些临床表现类似于中医的肺痈、肺痿、恶核、虚劳、伏气温病等。近十几年来治疗艾滋病的实践证明,中药治疗艾滋病相对于西药来说有着自身的优势,在有效保护和改善患者免疫功能,延长患者生命方面疗效确切,中西药协同治疗可起到对西药减毒增效,增加患者依从性,促进机体免疫重建等作用。中医药研究对治疗艾滋病带来了新的契机,临床治疗显示,中医药治疗艾滋病的优点有:①用药安全:中药取自几千年中国民间的用药,是几千年用药经验的积累,因此中药具有较高的安全性和可控性;②长期使用毒副反应低;③有抗病毒协同作用;④艾滋病病毒耐药性产生的可能性降低;⑤与免疫增强剂(中药中的补虚药)合用,能够改善患者体质,有增效的功能。[1]

一、病因病机

艾滋病患者多见于性乱、同性恋、吸毒者中,其病毒传播途径分为性传播、血液传播和母婴传播。中医认为肾为先天之本,先后天之精俱藏于肾,《内经》指出:"夫精者身之本也,故藏于精者,春不病温。"体现了中医的一贯看法,"正气存内,邪不可干,邪之所凑,其气必虚"。纵欲,以及吸毒成瘾等,皆能耗散肾精,使人肾精虚衰而正不胜邪,造成内分泌功能紊乱,或免疫机能缺陷的正虚状态。正气不足,一旦感染毒邪,邪气乘虚而入,伏于血络,内舍于营,成为发生本病的根本原因。

1. 内脏虚损:触染毒邪,或长期纵欲等斫伤肾精致使肾精虚衰。肾精匮乏则五脏之精皆受影响,因为"肾者主水,受五脏六腑之精而藏之""五脏之阴气非此不能滋,五脏之阳气非此不能发"。因此病源在肾,而波及肺、脾它脏。常可导致肺气阴两虚,脾虚血亏,肾阴不足等;或表现为几脏同时受邪,如肺肾阴虚、脾胃虚损、脾肾阳虚、肺肾气虚等病理机制。

2. 伏气温病:中医认为温病感邪有新感、伏气两种。新感温病,则邪从上受(通过口、鼻),感邪即发,由卫气分入营血分,从表至里。伏气温病,则感邪之后,病邪潜伏于体内,经过相当时间郁热内发,最易伤阴。从血分转入气分,由里达表。因本病过程始终有不同程度、不同类型的发热,可归属于中医"温病"范畴,其病毒亦可考虑为温热毒邪。艾滋病的发病过程与伏气温病犯于营血的临床表现是极为相似的,温热毒邪直犯营血,热毒炽盛,热盛动血生风,引起各种出血、神志症状、高热烦躁等。

总之,中医认为本病以肾虚为本,以温热毒邪为标,病变涉及肺、脾、肝、胃等脏腑,为本虚标实之证。

现在医学认为艾滋病的发生是多种因素的综合作用,但最关键的因素是免疫缺陷。感染了艾滋病的病原体——人类免疫缺陷病毒(HIV),它与T淋巴细胞有亲和力,在侵入人体后,侵犯淋巴细胞,尤其是辅助性T淋巴淋巴细胞,在细胞中繁殖,使细胞死亡而不能发挥免疫作用。由于辅助性T淋巴细胞减少,抑制性T细胞便相对增多,免疫功能呈现抑制状态,免疫缺陷随之发生。这样人体对多种病原体失去防御能力,而病原体感染又使免疫缺陷进一步加重,造成免疫缺陷与感染的恶性循环。

二、主症与诊断

艾滋病的潜伏期还不清楚,一般认为6个月至5年,儿童艾滋病的潜伏期较成人短。潜伏期的长短与感染人类免疫缺陷病毒(HIV)的多少有关,经输血感染的量大,潜伏期相对短,经性接触传染者感染的量少,潜伏期稍长。艾滋病好发于青壮年,以男性多见。

长期以来医学界一直认为,艾滋病病毒具有潜伏期,需要经过几年甚至十几年时间才会对身体造成实质伤害。形成这一观念的部分原因是,很多病人可能十多年之内都没有出现任何症状,然而,两项研究结果却提出了相反的观点,美国两个科学家小组通过实验发现,艾滋病病毒进入人体后,会立即对免疫系统内特定的免疫细胞——CD_4T淋巴细胞进行攻击,在感染的最初几天内杀死半数以上的免疫细胞,使免疫防线"一溃千里",相关研究报

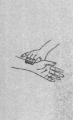

告发表在 2005 年 3 月 28 日出版的英国《自然》杂志上[2]。

（一）艾滋病病毒感染期

此期为无症状的病毒携带者，可完全没有症状，与正常人一样活动、生活。没有任何明显的不适。HIV 抗体检测阳性，成为疾病的传染源。这类隐性感染病人占感染艾滋病病毒人数的 50% ~ 70%。

（二）艾滋病前期

对具有艾滋病的某些全身性症状和体征，而尚未表现出机会性感染和肿瘤（如卡波济氏肉瘤或中枢神经系统淋巴瘤）的病人，称为艾滋病相关综合征（ARC）。此病介于慢性淋巴结病与出现罕见癌症和严重感染的艾滋病之间。估计有 25% 的 ARC（艾滋病相关综合征）会发展成为 AIDS。目前认为艾滋病相关综合征和慢性淋巴结病均是艾滋病前期。占感染总人数的 20% ~ 30%。

1. 慢性淋巴结病

表现为全身浅淋巴结持续性肿大，除淋巴结肿大外，并无其他异常表现，肿大的淋巴结直径一般都在 1 cm 以上，质地硬，数量多，持续时间长（可达数月到数年之久），可活动，不融合，无疼痛，表面皮肤无变化等特点，特别好发于颈部、腋窝和腹股沟处。

诊断标准：在缺乏已知引起淋巴结病的疾病或药物的条件下，至少有两个腹股沟以外的其他部位的淋巴结持续性肿大在 3 个月以上者，称慢性淋巴结病，或称持续性泛发性淋巴结病。

2. 艾滋病相关综合征（ARC）

此类病人正气开始虚弱，免疫功能出现缺陷，临床上表现出一些非特异症状，如反复发热，盗汗、慢性咳嗽和呼吸困难，体重明显减轻，持久的疲乏，慢性淋巴结肿大，腹泻，食欲不振，皮肤黏膜有出血斑和疱疹，并有鼻衄、血痰、吐血、血尿等出血症状。

诊断标准：关于艾滋病相关综合征的诊断标准，美国国立卫生研究院艾滋病工作组与疾病控制中心共同规定，具有下列两项以上症状（或体征）和两项以上异常实验室值者，可诊断为 ARC。

（1）临床症状（或体征）存在 3 个月以上的原因不明的下述慢性情况：①淋巴结病≥2 个非腹沟部位。②体重减轻≥7 kg（15 磅），或≥10% 正常体重。③发热≥38℃，间歇热或稽留热。④腹泻。⑤乏力（不适）。⑥盗汗。

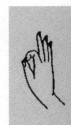

（2）实验室检查：①辅助性 T 淋巴细胞减少。②辅助性 T 淋巴细胞与抑制性 T 淋巴细胞比例减少。③贫血或白细胞减少或血小板、淋巴细胞减少。④血清球蛋白水平增高。⑤淋巴细胞对有丝分裂原的母细胞转化反应降低。⑥皮肤对多种皮试抗原无反应性。⑦循环免疫复合物水平增高。

（三）艾滋病期

正气受到严重损害，免疫功能逐渐崩溃，患者体质呈极度虚弱，高度消瘦，顽固性腹泻，甚至出现神昏谵语、抽搐、惊厥等神志症状。

艾滋病最具特征的是条件致病菌感染（又称机会性感染）和少见的恶性肿瘤，形成典型的艾滋病，这类典型艾滋病病人占感染总人数的 5%～20%。

1. 机会性感染

所谓机会性感染是指各种病原体，包括病毒、细菌、真菌及寄生虫，在正常情况下已存在于体内，对一般健康人并无致病的作用，但一旦机体防御机能减弱或消失，它们即乘虚而入，引起感染致病。常见的机会性感染有以下几方面。

（1）肺部感染：肺部感染最常见，达 50% 以上，其中大部分是卡氏肺囊虫肺炎（PCP），占肺部感染的 80%，它是最常见的威胁生命的机会性感染，并常为本病死亡的主要原因之一，死亡率高达 55%。卡氏肺囊虫是一种寄生在呼吸道的原虫，约有 5% 的正常人呼吸道中可发现这种原虫，一般情况下，它与人类和平共处不致病。但对于免疫缺陷的艾滋病人，则表现出肺炎症状：发热（可达 39 ℃），干咳，活动时呼吸困难，恶心，胸痛，紫绀等。引起肺部感染的其他病原体还可有巨细胞病毒、鸟分枝杆菌、隐球菌、组织胞浆菌、弓形体、隐孢子虫和单纯疱疹病毒等。

（2）脑部感染：中枢神经系统是第二个易受条件致病菌感染的器官，大约 40% 的病人有此表现。常见的有弓形体所致的脑脓肿（发病率为 5%～25%）、弥漫性脑炎、隐球菌引起的脑膜炎以及类圆线虫感染等。病人有头痛，发热，痴呆，抽搐，半身麻痹，视觉、语言障碍，意识不清等复杂表现。现在有人认为，艾滋病病毒本身亦可侵入脑组织导致脑炎、脑膜炎。

（3）胃肠道感染：胃肠道机会性感染常见的有隐孢子虫引起的水样便慢性腹泻。正常人偶发，仅引起一过性腹泻。而艾滋病病人，却会形成经常性水样便腹泻，每天大便达 20 多次，大便量达 15 L，伴食欲不振，或呕吐，使病人营养不良，极度衰竭，病死率达 50% 以上。其他如沙门氏菌、志贺氏菌、巨细胞病毒、贝氏等孢子球虫和小孢子球等,亦可引起肠炎。当然,一些痢疾杆菌、阿米巴滋养体等致病菌也可乘虚而入,引起严重的腹泻。疱疹病毒和念珠菌侵犯食道引起食道炎,病人偶有吞咽时梗塞感,胸骨后疼痛和烧灼感。

(4)皮肤黏膜感染:皮肤黏膜可由许多病毒、真菌和细菌感染,常见的是严重的单纯疱疹和带状疱疹,念珠菌引起的阴道炎和口腔炎,人乳头瘤病毒引起的尖锐湿疣。

①单纯疱疹:单纯疱疹病毒Ⅰ型主要引起生殖器以外的皮肤黏膜和器官感染;Ⅱ型主要引起生殖器的皮肤黏膜感染,属于中医热疮范畴。艾滋病患者发生单纯疱疹病毒感染时,往往病情严重,病程持续时间长,水疱破溃后,可发生进展性大片溃疡,导致严重不适,剧烈疼痛和毁形。

②带状疱疹:带状疱疹是以成簇疱疹呈带状分布,伴有疼痛为主要临床特征。本病俗称蛇丹、蛇箍疮,因好发于胸腰部,故中医称为缠腰火丹、串腰龙,其他如面部、下肢等处亦可发生,又称蜘蛛疮、蛇串疮等。若青年病人涉及多个皮肤节段的带状疱疹,常提示艾滋病病毒感染的可能。

③念珠菌性阴道炎和口腔炎:念珠菌性阴道炎,以外阴瘙痒,白带量多为主要症状,而白带呈奶酪样或伴有豆腐渣样小块从阴道排出,又是念珠菌性阴道炎的典型症状。念珠菌性口腔炎较常见,中医称为鹅口疮,在口腔黏膜、舌面甚至咽喉出现凝乳块状的白色伪膜呈点状或片状。将白色伪膜除去后留下潮湿红色基底。如一男同性恋者患有持续性鹅口疮而没有其他原因能解释时,往往表明患者已感染艾滋病病毒或将发展成艾滋病,并且是一个相当可靠的指征。

④尖锐湿疣:见尖锐湿疣病。

由于艾滋病病人有免疫功能缺陷,所以各种致病微生物以及条件性致病菌都可乘虚而入,侵犯皮肤黏膜,引起各种皮肤黏膜感染。其他如脂溢性皮炎、传染性软疣、银屑病、皮肤干燥病、血管炎、药疹、环状肉芽肿、血小板减少性紫癜、营养缺乏症等,其特点是较寻常型的严重而泛发,如艾滋病病人传染性软疣常好发于面颊部,艾滋病病人带状疱疹的发病年龄相对年轻得多,艾滋病病人的脂溢性皮炎的发病率高达46%,比寻常人的发病率约高9倍,而且更为严重。

上述的机会性感染可以只有一种感染,但也可二重、三重感染,也可发生播散性感染。

2. 特殊性恶性肿瘤

（1）卡波济氏肉瘤（KC）：此种肉瘤是艾滋病最常见的一种肿瘤，据报告，25%～40%的艾滋病病人并发这种肿瘤，又名多发性特发性出血性肉瘤。患者可出现不同类型及大小不同的皮损，有呈紫色或棕色的斑疹和丘疹，有多发的紫红色或樱桃红色小结节，皮疹好发于颈、上肢和胸背部，有些病人口腔黏膜出现紫红斑，晚期可有较大的溃疡。这种肉瘤不仅出现在皮肤上，还侵入内脏，如肺、消化道、淋巴结，甚至迅速波及全身。艾滋病病人的卡波济氏肉瘤进展快，治疗困难，预后不良，病死率高。目前将艾滋病病人患卡波济氏肉瘤分Ⅳ期，Ⅰ期：皮肤，局限性，无痛；Ⅱ期：皮肤，局限性侵袭性有或无区域淋巴结受侵犯；Ⅲ期：全身性皮肤黏膜有或无淋巴结受侵犯；Ⅳ期：内脏受累。

（2）恶性淋巴瘤：艾滋病病人易于患淋巴瘤，其发病率大约为同年龄正常人发病率的 3 倍以上。约 1/4 的病例表现为大脑淋巴瘤。另一些病例的病灶发生在口腔或肛门。艾滋病病人出现恶性淋巴瘤的特征为具有高度恶性，组织学低分化，预后差，病人可能很快死亡。

其他尚有布尔基特淋巴瘤、脑的原发淋巴瘤、何杰金氏淋巴瘤。少见的还有肛门和舌的鳞状细胞癌、皮肤基底细胞癌、慢性淋巴细胞白血病、肝癌和肺癌等。

三、中医治疗思路

艾滋病病情复杂，死亡率高，目前仍然缺乏肯定有效的防治手段和治疗药物，因此，运用中医药防治艾滋病，将成为今后的一项重要任务。在治疗艾滋病的对策上，应该从以下几方面考虑并加以研究。

1. 审证类比，找准对应范围

中医最大的优势是审证求因，辨证论治。在认证上可以充分发挥中医特点，而不受病种的局限。艾滋病的临床表现极为复杂，可以对艾滋病表现出的症状通过中医的辨证用类比的方法，逐渐缩小范围，类比的越准确越相似，治疗的成功率也较大。近年来对"证"实质的研究已经有了很大的进展，中医异病同治的科学性的基础，就在于不同疾病的相同症候，在某种程度上具有相同的病理机制，而中医有是证用是方的辨证论治方法，已经为几千年临床实践所证实。目前根据初步观察艾滋病的症状表现,从大的方面来看,一般中医认证属于伏气温病,癥瘕、恶核,虚损范围。

艾滋病潜伏期长,感邪之后并不是立即发病,而是邪气深伏于内,一旦发病,则具有发病急、症情重、长期发热特点;易发生斑疹、吐血、衄血、咯血、尿血、便血等各种血证;容易合并胃肠、肺、脑部的各种急性感染,可以引起惊厥、抽搐、痴呆、癫痫、语言错乱、意识障碍等神志症状。根据其发病特点,感邪之后邪气潜伏,以及郁热内发,由里达表和临床表现出的营血分症状,用中医病因病机的观点分析,当属于伏气温病,温热毒邪炽盛,犯于营血所致。

艾滋病发病期间,多伴有全身淋巴结肿大、肝脾肿大,属于中医瘰疬、痰核、癥瘕范畴,多为伏气温病郁热内发伤阴所致,阴液受伤,阴虚火旺,炼液灼津为痰,留滞经络,气滞血瘀而成。艾滋病的一个特有症状,表现为皮肤多发性出血肉瘤(卡波济氏肉瘤),发病率可高达 25% ~ 40% ,属于中医恶核,多由于正气不足,阴液受损,温热毒邪搏于血分,瘀阻不行而成。

艾滋病的最大特点是感受病毒之后,免疫功能遭到严重破坏,而形成全身衰竭,表现为严重的消瘦,严重的机会性感染和多种肿瘤,因此而丧命。用中医的观点分析,属于中医虚损范围,长期纵欲淫乱. 吸毒成瘾斫伤肾精,肾精先亏,进而影响它脏,以致阴阳,气血、脏腑虚损而成。虚损病情表现复杂,与之艾滋病表现出的全身衰竭情况相当,主要可以概括为气虚,血虚,阳虚,阴虚。

基于上述分析,艾滋病总属于中医伏气温病,癥瘕、恶核和虚损范畴。

2. 确立治则,筛选有效方药

根据类比所得到的中医所属病证范畴,辨证分型,确立治则,然后筛选有效方药。

①温热毒邪,内犯营血,造成热陷营血,症见高热,皮肤紫癜、衄血、吐血、便血,神昏谵语,惊厥抽搐,热盛动风之象。治宜清营泻热,凉血解毒,醒神开窍,熄风止痉,佐以养阴复脉。方选清营汤、犀角地黄汤、清瘟败毒饮、羚羊钩藤汤、至宝丹、紫雪丹等;药物酌情选用犀角、羚羊角、水牛角、紫草、生地黄、牡丹皮、赤芍、玄参、知母、石膏、僵蚕、金银花、连翘、黄连、麦冬等。神昏谵语,惊厥,抽搐动风之象明显,方选羚羊钩藤场、柴胡加龙牡汤、桂枝去芍药加蜀漆牡蛎龙骨救逆汤、癫狂梦醒汤、礞石滚痰丸等,镇心安神,熄风

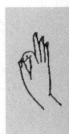

209

止痉。

②瘰疬、癥瘕、恶核,症见淋巴结肿大,肝脾肿大,肿瘤等,治宜软坚散结,泻火解毒,方选消瘰丸、海藻玉壶丸、毒核消毒散(《鼠疫抉微》:金银花、连翘、玄参、桔梗、僵蚕、板蓝根、甘草、马勃、牛蒡、荆芥穗、薄荷)等;药物酌选山慈菇、黄药子、夏枯草、生牡蛎、海藻、天南星、浙贝母、白花蛇舌草、昆布、玄参、牛蒡、青黛、半枝莲等。

③虚损病情复杂,根据损及何脏何腑及虚损性质而确定治法方药。以肾虚为主的全身虚损证,以补益肾阴、肾阳,大补元气为主,方选六味地黄丸,大补元煎,河车大造丸,肾气丸,左、右归饮,地黄饮子等;药可酌选补益填精的血肉有情之品,如鹿胶、龟胶、鹿茸、龟板、鳖甲、紫河车、人胚、猪脊髓、冬虫夏草、海马、海龙、蛤蚧等。肺肾气虚证,宜补益肺肾,益气补虚,方选保元汤、生脉散、人参蛤蚧散、百合固金汤、人参营养汤、十全大补汤等;肺肾阴亏证,宜滋补肺肾,救阴润燥,方选三甲复脉汤、养阴清肺汤、沙参麦冬汤、清燥救肺汤、清营汤、犀角地黄汤等;脾气不足证,宜补益脾气,方选四君子汤,参苓白术散,健脾丸等;脾虚血亏证,宜健脾养血,补中益气,方选归脾汤、补中益气汤、八珍汤等;脾肾阳虚证,宜温补脾肾,回阳救逆,方选桂附理中汤、四神丸、真人养脏汤、四逆汤等。

不仅要在传统中医辨证论治的治则上,按照中医理论严格筛选方药,而且要结合辨病论治,按照现代医学的理论,筛选能够促进免疫功能的中药。已有资料报道的促进重组免疫功能的药物有:人参、党参、白术、灵芝、甘草、黄精、阿胶,地黄、女贞、墨旱莲、淫羊藿、仙茅、补骨脂等;促进免疫球蛋白增多的中药,IgG:香菇、黄芪、参苓白术散;IgA:胎盘、地黄、黄芪、灵芝、何首乌、淫羊藿等;IgM:黄芪、云茯苓等;IgE;黄芪等;能增加白细胞的中药有:人参、党参、黄芪、灵芝、绿豆、阿胶、人胚、胎盘、鸡血藤、女贞子、山茱萸、补骨脂、刺五加、肉桂等;能增强中性白细胞吞噬功能的中药有:人参、黄芪、白术、甘草、山药等;能促进单核巨噬细胞吞噬功能的中药有:黄芪、人参、党参、白术、灵芝、猪苓、香菇、当归、地黄、蝮蛇、淫羊藿、补骨脂、刺五加、杜仲等;能增加 T 淋巴细胞数量的中药有:人参、灵芝、云茯苓、香菇、菜豆、白术、薏苡仁、黄精、天门冬、女贞子、淫羊藿、雄狮丸、小柴胡汤等;促进淋巴母细胞转化的中药有:黄芪、人参、党参、白术、灵芝、云茯苓、猪苓、薏苡仁、何首乌、当归、黄精、阿胶、地黄、女贞子、五味子、淫羊藿等;对抗体产生有促进作用的中药:黄芪、人参、云茯苓、香菇、何首乌、胎盘、地黄、淫羊藿等。可以从这类药物中再进一步筛选寻找能纠正免疫缺陷的药物。

筛选抗病毒及消肿瘤的药物。已有资料报道抗病毒消肿瘤的药物有:贯众、蒲公英、大青叶、白英、山慈菇、夏枯草、穿山甲、干蟾皮、守宫等;然后进一步研究寻找能对抗抑制艾滋病病毒的药物。已有资料报道,牛蒡子、金银花、紫花地丁、紫草、黄连、夏枯草、千里光、穿心莲、一见喜等有抑制艾滋病病毒生长的作用。

3.标本兼顾,辨病结合辨证论治

艾滋病最突出的矛盾是感染艾滋病病毒后,造成免疫缺陷。这是艾滋病的根本矛盾,治疗上要始终不忘这一点,这就是辨病论治,选用上述筛选的促进免疫功能和抗病毒的药物,用驱邪安正或扶正祛邪的方法,辨病施治解决根本矛盾。然后根据艾滋病的不同时期和不同患者表现出的不同症状,辨证论治解决不同时期的不同病人的主要矛盾,治本治标兼顾,既照顾到贯穿疾病始终的根本矛盾,又兼顾疾病发展过程中不同时期的主要矛盾,辨病结合辨证论治,以期提高治疗效果。

4.综合疗法,针灸与健身气功并用

据研究发现,人体经络上的腧穴大多都有双向良性调节作用,针灸疗法能够调整机体免疫功能,增强"卫气",提高抗病力,常选用足三里、大椎、肾俞、命门、脾俞、肺俞、气海、关元、膏肓俞等穴位,除了传统的针刺、艾灸穴位的方法,还可加用有提高免疫能力的强壮药物提纯剂,用穴位注射的方法,既能达到针刺的目的,又有药物的效果,穴位注射药物有增值和加强疗效的作用。针灸对艾滋病病人有着长期的预防和保护价值,使患者的病情复杂率降低,生存率提高。健身气功是中国独特的强身健体、延年御病的方法。健身气功治病的机理,主要是调动人体内在的"潜能",达到扶正祛邪的目的。

中医治疗艾滋病,如果针药并用,结合健身气功练功自救,综合治疗,预计疗效会更好。

四、现代研究

近十几年来中医学在艾滋病的防治工作中取得了可喜的成绩,在药物筛选、方剂组成、临床观察、研究思路等方面进行了深入探讨,辨病与辨证相结合,充分发挥中医治疗的优势,展示了中医药治疗艾滋病的良好作用和前景。

2004 年以来,卫生部、国家中医药管理局在全国开展了中医药治疗艾滋病项目,从最初的 5 个省扩展到 2006 年的 14 个省,并制定了《中医药治疗艾滋病临床技术方案》等一系列技术文件,科学、规范、有序地在全国推广中医药治疗艾滋病工作[3]。

（一）中坦合作治疗艾滋病

中国和坦桑尼亚合作中医药治疗艾滋病项目始于 1987 年,通过十几年的治疗,总结出丰富的临床经验及系列有效组方,证明中医治疗艾滋病的优势在于着眼于整体,特别是以辨证论治应对艾滋病错综复杂的临床变化,且依从性好,临床疗效确实,可明显延长患者生命,提高生存质量。尤其是一部分患者坚持中医药治疗 10 年以上,仍能像常人一样生活和工作,危剑安等将其中资料较全的 23 例总结分析,临床实践表明中药治疗一段时间后病情稳定时间较长,远期效果较好,有些患者由于条件所限中断 30 天到 90 天未服药,病情反复时再来治疗还可缓解,中药不会产生抗药性[4]。黄世敬等对在坦桑尼亚运用中医治疗十年以上的 21 例艾滋病病例进行综合分析,通过病历记载及门诊随访相结合,了解发病及治疗经过,探讨本病症状特征及病机演变,总结中医治疗经验,从观察的这 21 例病人来看,益气活血之品几乎贯穿治疗全过程,常用药有当归、黄芩、紫草、丹参等,这也为临床治疗本病提供了治法参考。该组病人治疗前 CD_4^+ T 淋巴细胞计数普遍较低,治疗十余年后,患者免疫功能有一定改善,并维持在较高水平,说明中医辨证治疗本病,能提高人体免疫功能,改善患者症状,延长患者生存时间[5]。吕维柏等用 801(猪苓多糖制剂)、802(冬虫夏草制剂)、803(赤芍制剂)、809(甘草甜素制剂)、810(人参白术当归等)及生脉饮等 9 种中药制剂治疗坦桑尼亚达市 158 例 HIV 感染者 3~15 个月,从血清学、免疫学、临床学方面评价疗效,3 例显效,36 例有效,24 例部分有效,总有效率为 39.87%,有 1/3~2/3 病人淋巴结肿大、腹泻、乏力、发热和消瘦获得缓解,有 31.01% 病人 T_4/T_8 比值改善,7 例在用药(802、806、809)后出现抗体阴转现象,伴发高免疫水平[6]。刘国等自 1996 年 7 月~1998 年 5 月在坦桑尼亚运用中药健脾益肾为主治疗晚期 AIDS 38 例,获得一定疗效。根据晚期 AIDS 的临床特点,认为多属中医"正虚邪盛"之证,以脾、肾两虚为主,治疗以扶正固本为基础,选用

中医男女科诊疗学

黄芪、枸杞子、菟丝子、甘草各10 g作为基本方，每日1剂，水煎服，随证加减，佐以解毒祛邪中药，目的在于保护患者免疫功能，延缓病情发展。该方以健脾益肾为基础，对晚期 AIDS 的贫血均有不同程度的改善作用，与治疗前相比，具有显著性差异，说明健脾益肾以补血生髓的客观性，也是改善病人症状，提高生存质量的物质条件之一，认为该方可作为晚期 AIDS 的治疗药物[7]。于智敏于1998年5月～1999年5月在非洲坦桑尼亚参加国家"九五"攻关课题"中医药治疗艾滋病的研究"的临床研究工作，在辨证论治原则指导下，运用中医药治疗艾滋病相关综合征（ARC），尤其是发热、咳嗽、腹泻、胸痛、颈、腹股沟淋巴结肿大等取得较好疗效。临床体会：①应用中医药临床治疗艾滋病患者及其相关综合征，必须坚持辨证论治与辨病论治相结合的原则，处方用药在坚持选用经现代中药筛选研究有抗 HIV 作用中药的同时，还必须在中医辨证论治原则指导下组方应用，这是最重要的；②应用中医药治疗艾滋病患者，要时时固护患者正气，切忌滥用清热解毒之品；③艾滋病患者绝大多数舌质紫暗，舌上有瘀斑瘀点，从舌象上看，瘀血症状明显，但据于氏体会，对于艾滋病患者临床上应用活血化瘀治法方药治疗效果不佳[8]。

（二）中医药治疗艾滋病的临床及药物研究

1. 单味中药及有效成分治疗艾滋病的研究

（1）甘草：甘草甜素（GL）是甘草的主要成分之一，由甘草次酸和葡萄糖醛酸组成，甘草次酸已在体外被证明能对几种 DNA 和 RNA 病毒起抑制作用。据报道，GL 在机体具有多种作用，不仅具有诱导干扰素，增强自然杀伤细胞（NK）活动功能，明显抑制 HIV 增殖，并具有免疫激活作用。1.23 μg/ml 的 GL 对 HIV 增殖抑制率达50%，用 GL 抑制 HIV 感染的有效浓度（0.2～1 mg/ml）高，范围狭窄，要维持其在血液中的有效浓度，须持续大量给药。但 GL 对治疗呈现精神神经症状的 AIDS 患者无效。并有研究发现，甘草中3种黄酮类成分对 HIV 增殖的抑制作用是 GL 的25倍[9][10]。日本 Ikegami 等报道长期口服 GL 对20例感染 HIV 的血友病人的疗效，治疗组口服150～225 mg/日，对照组不服药，12～24个月后，治疗组10例均保持在无症状期，未发现免疫异常进展；对照组的10例中，2例发展为艾滋病而死亡。日本池松正次郎等用甘草甜素治疗4名住院病人，其中1例静点800 mg/日，3例静点1 600 mg/日，2～7周后，有3例阳性反应消失或病毒检测转阴，T 淋巴细胞恢复正常[11]。

（2）天花粉：天花粉蛋白是从瓜蒌根部提取的一种蛋白，在体外能选择性的杀伤被 HIV 侵犯的 T 淋巴细胞和巨噬细胞，对正常 T 淋巴细胞有保护作用，使其免受 HIV 感染，它还能直接作用于巨噬细胞。其作用机制可能是：作用于受 HIV 感染的单核巨噬细胞，抑制细胞内 HIV 的复制；抑制合胞体形成，使 CD_4 T 淋巴细胞数目明显回升；诱发 CD_8 T 淋巴细胞对 HIV 的特异性杀伤能力[12]。

（3）芦荟：芦荟汁和芦荟提取物已在中国、希腊、埃及等国家作为有效草药应用了几千年。本品苦寒，入肺、胃、大肠经。主治热结便秘，肝火头痛，小儿疳积，烧伤等。1984 年发现其有效成分是一个大分子糖蛋白，称为 Carrisyn，它能促进 T_4 淋巴细胞和巨噬细胞增加，诱生干扰素，白细胞介素等。Texas 的观察显示：服该药后，29 个 ARC/AIDS 病人的症状如发热、盗汗、疲乏、腹泻、腹胀、消化不良显著改善或消失。体外试验发现芦荟能防止 HIV 侵犯 T 细胞，使 P24 抗原显著下降。它在 HIV 的外膜结合点上形成异常的蛋白，使得 HIV 灭活，实际上阻滞或延缓了疾病的进展。动物试验未显示毒性，可长期服用[13]。

（4）黄芩：黄芩提取物及主要成分黄芩苷（Baicalin）在细胞培养中抑制 HIV-1 病毒逆转录酶（RT）和细胞病变（CPE），抑制病毒荧光抗原（FA）、P24 抗原和成人 T 淋巴细胞白血病病毒，抑制 HIV-1 在 H9 细胞中生长。黄芩甙元（Baicalein）体外可抑制 HIV-1 逆转录酶和在细胞培养中抑制 HIV-1，静滴可使 AIDS 病人 P24 抗原下降；T4 淋巴细胞上升[13]。

（5）苦瓜：苦瓜提取物可抑制艾滋病病毒蛋白的表面活性，选择性地杀死被 HIV 污染的淋巴细胞和巨噬细胞，从苦瓜中分离出的 α - 苦瓜素、β - 苦瓜素、MAP30 这三种新型蛋白，能使艾滋病病病毒核糖体灭活，抑制艾滋病病毒蛋白的表面活性。美国许多艾滋病病人接受苦瓜提取液治疗，取得一定疗效[14]。

（6）灵芝：灵芝提取液在体外对 T_4 细胞具有免疫调节作用，其作用对受 HIV 感染的细胞较为显著。日本学者研究证实，灵芝的成分三萜烯对促进病毒增殖的蛋白酶具有抑制作用[15]。泰国的 S. Sunee 报道用灵芝提取液治疗了 22 例 HIV 病人（2 例 AIDS，3 例 ARC，8 例慢性全身淋巴结综合征即 PGL，9 例早期无症状即 AC），以 5 名健康志愿者作为对照。并观察不同浓度的灵芝液试验和周围血单核细胞培养三天后,其改变 T 细胞亚群的能力。任何增加 T_4、T_8 达 20% 以上者,即被认为有免疫调节作用。结果发现 10 mg/ml 是增加巨噬细胞 T_4 表达的最有效浓度,用药后,有 16/27(59.3%)例的 T_4 细胞数上升,而 T_8 细胞不受影响。平均上升细胞数为(53.1±61.4)%,而未受感染的对照组则为(32.6±6.48)%。作者认为,灵芝提取液在体外对 T_4 细胞有免疫调节作用,其作用对受 HIV 感染的细胞较对未受感染者为著[11]。

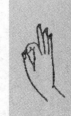

(7)姜黄:姜黄素是一种在食物香料姜黄中的化合物,是咖喱中引起黄色而非引起辣味的成分,它对急性和慢性 HIV 感染都有效。在特立尼达,约 40% 居民是印度裔,经常食用咖喱,而另有 40% 是非洲裔,很少吃咖喱,结果发现后者发生艾滋病 10 倍于前者。一个旧金山的病人 1993 年 5 月 7 日开始服用姜黄素试治,其剂量为食用姜黄的 100 倍,1 周后查血,发现 P24 抗原显著下降[11]。国内外许多学者都公认姜黄中的姜黄素对 HIV 有抑制作用,资料表明:姜黄素确实有抗免疫缺陷病毒(HIV)的作用。但姜黄素是否可以作为 AIDS 的治疗药物,需进一步研究[16]。

(8)金菇:金菇多糖锗对艾滋病毒逆转录酶有明显的抑制作用,它在 1:1 稀释时对艾滋病病毒逆转录酶抑制率为 100%,1:5 稀释时抑制率为 60%[17]。

(9)丹参:丹参在人 T 淋巴细胞和外周血单核细胞培养中有抑制艾滋病病毒 P24 抗原,在体外有抑制艾滋病 I 型逆转录酶(HIV-1)的作用[18]。

(10)菊花:菊花提取物中乙酸乙酯及正丁醇部分具有抑制 HIV 逆转录酶和 HIV 复制的活性。乙酸乙酯提取物经 PVP 层析,得到 4 种黄酮类化合物,其中抗 HIV 的新活性成分,为金合欢素-7-o-β-D-吡喃半乳糖甙[19]。

(11)金丝桃:从金丝桃属植物的鲜花中提取的金丝桃素(Hypericin)有抗 HIV 的作用,在细胞培养中可抑制逆转录病毒的复制。纽约大学医学中心 Danied 等研究指出:金丝桃素是通过阻断病毒脱壳、出芽或装配而干扰 HIV-1 复制,但对病毒的转录、翻译和病毒蛋白运送至细胞膜无明显作用,对 DNA 多聚酶亦无直接作用。但有报道认为金丝桃素在细胞内的 HIV-1 抑制作用是由于其与感染细胞中残留的毒粒成分相结合,是一种杀病毒的药物。以色列 Weizman 科学研究所的研究结果表明,金丝桃在体内、体外有很强的抗病毒活性,且与叠氮胸苷(AZT)有协同作用[20]。

（12）虎杖：蒋岩将 MT4 细胞用虎杖的水提取物处理后，再接种 HIV-1，可见 HIV-1 增殖；将持续感染细胞与非感染细胞混合培养后加入该提取物，能够完全抑制巨细胞的形成，提示该提取物可能作用于病毒的表面，以阻止其吸附于细胞[21]。

（13）大蒜：大蒜含有大蒜素，具有杀菌和抗病毒的药理作用，对控制部分 AIDS 相关症状，延长一些 AIDS 患者寿命有一定作用。有研究者用大蒜治疗 AIDS 患者 98 例，64 例症状改善，其中明显有效 49 例，有效 15 例[22]。王满霞等研究大蒜提取物 GO889 对人类免疫缺陷病毒Ⅰ型（HIV-1）及其他与呼吸道感染有关病毒的作用，采用 MTT 法及 CPE 法测定其对病毒所致细胞病变的抑制作用，证实大蒜提取物 GO889 有较广的抗病毒谱，为临床用其治疗艾滋病提供了参考依据[23]。

⑭日本 NIH 的 Tachibana 观察麝香水提物的抗 HIV 作用。麝香为鹿科动物麝雄性香囊中的干燥分泌物，性辛温，能开窍、辟秽、活血、散结。主要含有麝香酮，还有少量降麝香酮、无机盐、胆甾醇等。在体外对金黄色葡萄球菌和大肠杆菌有抑制作用。研究者用 MT-4 细胞株和 HIV-1 的ⅢB 株作体外抗 HIV 活性试验，用细胞的存活和抑制巨细胞形成作观察指标，结果发现麝香的水提液有高度的抗 HIV 活性，而其脂肪提取物则无此反应[11]。

2. 复方治疗艾滋病的研究

中药复方抗 HIV 的研究取得了进展。在缓解艾滋病患者临床症状，改善生活质量，延长生存期等方面，已经显示出较为积极的疗效，并经实验及临床研究表明，中药复方对抗艾滋病的机会性感染，提高免疫，降低病毒载量，改善艾滋病临床症状，提高患者免疫功能，有一定作用。如治疗急性感染期的银翘散、三仁汤、荆防败毒散等，治疗慢性无症状 HIV 感染期的八珍汤、柴胡疏肝散等，治疗艾滋病相关综合征的白虎加人参汤、参苓白术散等，还有治疗完全性艾滋病的补中益气汤、血府逐瘀汤、季德胜蛇药、艾通冲剂、予中胶囊等，除了辨证选方外，临床上常用的还有如克艾可（以甘草为主）、艾滋Ⅰ号方（中国Ⅰ号方，以冬虫夏草菌丝为主）、艾灵颗粒、理中汤（即人参汤）、高欣 908 口服液、双黄连粉针剂（以金银花、黄芪为主）、阴速康、云芝糖肽胶囊、克艾特、"公明抗－HIV"注射液、红宝方（以人参、当归为主）、艾滋宁（以人参、白术、当归为主）、康滋胶囊，据报道在临床应用中均取得了不同程度的效果，患者身体状况有所恢复，检验指标有所改善，生活质量得以提

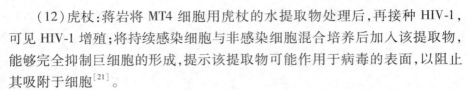

高,寿命得以延长[24]。

此外还有许多中药复方如生脉饮、玉泉丸、中药免疫丸、六君子汤、复方绞股蓝合剂、保元汤、十全大补汤、艾滋宁、艾滋可宁、艾可清等都有不同程度、不同方面的抗 HIV 或提高免疫系统功能的作用。

3. 针灸治疗

国内外的临床资料表明,针灸能够增强机体免疫力及抗病能力,能够较迅速地缓解艾滋病的各种症状,延长患者的生存期限。

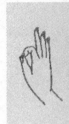

美国 Smith 和 Rabinovitz 从 1982 年起用针刺治疗艾滋病,一例已出现卡波济肉瘤者,经针刺治疗后明显好转。他们认为:艾滋病的本质是免疫功能缺陷,属中医卫气虚弱,故采取增强卫气的穴位和手法,取穴主要有足三里、膏肓俞、外关、列缺、合谷、曲池、大椎等,采用平补平泻手法。并观察到在急性感染出现前,艾滋病人多属虚寒证,应予补肺气、暖中焦。到 1988 年,又治疗了 350 例艾滋病人,经针刺 2 周后症状好转,夜间盗汗消失,疲乏减轻,体重增加;有些 KS 和 PCP 也能改善,少数病人 T 淋巴细胞也有所提高。纽约市林肯中心医院用针灸治疗了 200 例艾滋病患者,发现针刺可使患者情绪更稳定,呼吸改善,气短减轻,盗汗及腹泻减少,神经症状也有所减轻。美国休斯敦针刺研究院 Stemmler 用针刺补充正规 AIDS 疗法,发现可显著减少医疗护理费用,患者机会性感染少,住院少,T4 细胞增加,能持续工作,享受生活乐趣。有一例脑弓形体病患者也获得良好疗效[11]。尹勇等于 1999 年至 2001 年参加中国援助乌干达医疗队时,采用针刺结合艾灸治疗了 23 例 HIV/AIDS 患者,发现该疗法可明显减轻和改善患者的症状和体征,提高生活质量,延长生命。治疗方法:取穴①中脘、关元、气海;②肾俞、命门、胃俞;③肺俞、大椎、曲池。操作:3 组穴位交替使用,每次选用 1 组穴位,每日 1 次。气海、中脘、关元、肾俞、命门、胃俞、肺俞用纯艾条灸治每穴 10 分钟;大椎、曲池采用针刺治疗。施平补平泻手法,留针 30 分钟,30 次为 1 个疗程,休息 3~5 日后,继续下 1 个疗程,总共治疗 3 个月后观察疗效。治疗结果表明:针刺加艾灸可减轻艾滋病患者各种症状,尤其可明显改善患者的食欲不振、乏力、体重减轻、腹泻、咳嗽以及肢体麻木等症状。经统计学处理,治疗前后临床症状和体征积分有非常显著的统计学意义,说明针灸能明显减轻和改善 AIDS 患者的症状,提高患者的生活质量,延长患者的生命。目前国际上对 AIDS 的治疗主要是采用药物以增加机体内正常的 CD_4^+ T 淋巴细胞

217

数量和降低血中 HIV 载量,但价格昂贵,副作用明显,因此应用中国传统医学治疗本病有广阔的前景[25]。吴欣在艾滋病高发国家——纳米比亚工作期间,治疗艾滋病并发带状疱疹 43 例,从扶正固本考虑,提高机体免疫力,治疗方法:取穴足三里、阳陵泉、三阴交、合谷、外关、曲池、风池、大椎、肾俞。其中针刺阳陵泉、外关、风池用泻法,由于此病多发于少阳经循行部位,故取阳陵泉、外关疏通经气,其余各穴均用补法,均留针 30 分钟,并在患处局部施以艾灸。隔日治疗 1 次,10 次为 1 疗程。休息 1 周再行下 1 疗程。治疗 1～3个疗程后,4 例痊愈,12 例显效,21 例有效,6 例无效[26]。张驰等随机将 143例埃塞俄比亚纳兹雷市 Adama 医院门诊的艾滋病合并面瘫病人分为治疗组和对照组,两组均用局部选穴(地仓、颊车、合谷、承浆、阳白、四白),治疗组在此基础上加用了大椎、关元、气海、足三里、丰隆、肺俞、脾俞等整体调节穴,结果治疗组总有效率 85.1%,对照组 66.1%,经统计学处理,$P < 0.01$,差异非常显著,证明针灸后 T 淋巴细胞数可明显增高,免疫活性明显增加而起到调节阴阳平衡的良性调整作用,达到治疗目的。通过针灸能提高艾滋病病人的免疫功能,减轻病人并发症的症状和体征,提高对并发症的疗效和病人的生存质量[27]。

参考文献

[1] 罗士德. 治疗艾滋病的中西药物比较[J]. 河南中医学院学报,2006, 5(3):1 - 4.

[2] 奇云 艾滋病没有潜伏期[J]? 世界科学,2005(5):20.

[3] 吕维柏. 中医治疗艾滋病研究探讨[J]. 中国中西医结合杂志,2003(7):533 - 535.

[4] 北京市中医管理局. 中医药治疗艾滋病——国家中医药治疗艾滋病项目北京地区工作报告[J]. 北京中医, 2007, 26(1):3 - 4.

[5] 危剑安, 等. 中药系列组方治疗艾滋病生存 10 年以上病例报告[J]. 河南中医学院学报, 2005, 5(3):1 - 3.

[6] 黄世敬, 等. 中医治疗十年以上 21 例艾滋病病例报告[J]. 中国医药学报,2004, 19(12):731 - 732.

[7] 吕维柏. 中医治疗艾滋病实践论文汇编(第一版)[M]. 北京:人民卫生出版社, 1992:1 - 10.

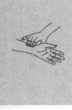

［8］刘国，等. 健脾益肾为主治疗晚期 AIDS 38 例临床体会［J］. 中国中医药信息杂志. 1999，6（12）：65 – 66.

［9］于智敏. 中医药治疗艾滋病相关综合征初探［J］. 中国医刊，2001，36（2）：46.

［10］张萍，等. 甘草及其制剂药理与临床应用研究新进展［J］. 中草药，1997，28（9）：569 – 570.

［11］李铁民，等. 甘草提取物及其衍生物的抗病毒研究现状［J］. 中草药，1994，25（12）：656 – 657.

［12］吕维柏. 艾滋病中西医防治学［M］. 北京：人民卫生出版社，1994：175 – 179.

［13］周光炎. 天花粉蛋白诱发 CD8 阳性细胞参与的人体免疫抑制剂［J］. 上海免疫学杂志，1990，10（1）：1.

［14］赵晶，等. 黄芩甙元及其苄衍生物的制备与抗人免疫缺陷病毒实验研究［J］. 药学学报，1997，32（2）：140.

［15］严启新，等. 苦瓜的研究及开发思考［J］. 时珍国药研究，1997，8（4）：380.

［16］怡悦. 灵芝抑制艾滋病发病［J］. 国外医学·中医中药分册，1998，20（6）：50.

［17］陈宏，等. 姜黄素抗 HIV 作用研究进展［J］. 国外医学·中医中药分册，1998，20（4）：21 – 23.

［18］潘维新，等. 金菇多糖锗对艾滋病病毒逆转录酶的抑制作用［J］. 中国药科大学学报，1995，26（3）：187.

［19］陈鸿珊，等. 中药丹参体内外抗艾滋病病毒和乙型肝炎病毒作用的研究（简报）［J］. 中国医学科学院学报，1996，18（6）：封 3.

［20］田圣志. 中药抗艾滋病的药理药效研究概况［J］. 河南中医学院学报，2007（1）：9 – 12.

［21］赵晶，等. 金丝桃素与乙基金丝桃素的合成及对人免疫缺陷病毒逆转录酶的抑制活性［J］. 药学学报，1998，33（1）：67 – 71.

［22］蒋岩. 虎杖抗 HIV – 1 活性的体外实验研究［J］. 感染症学杂志，1994，68（2）：282.

［23］朱善岚，等. 中药治疗艾滋病概述［J］. 海峡药学，2001，13（2）：

104 – 105.

[24] 王满霞, 等. 大蒜 GO889 对 HIV 等病毒作用的实验研究[J]. 中国中医基础医学杂志, 1999, 5(3):35 – 36.

[25] 田圣志, 等. 中药复方抗艾滋病的回顾分析[J]. 中成药, 2006, 28(6):868 – 870.

[26] 尹勇, 等. 针灸治疗艾滋病 23 例[J]. 上海中医药大学学报, 2002(6):29 – 30.

[27] 吴欣. 针灸治疗艾滋病并发带状疱疹 43 例[J]. 浙江中医杂志, 2002(10):431.

[28] 张驰, 等. 针灸治疗艾滋病合并面瘫疗效观察[J]. 中国针灸, 2000(8):489 – 490.

第二章　男女性功能障碍疾病

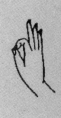

　　所谓性功能，是指男女性器官的性生理功能而言，主要指性行为、性生活的正常功能，包括性欲、性交、性高潮以及男子的勃起、射精等各个环节，也包括生殖功能。性功能失调，则可能出现各种病证，影响夫妇之间正常的性生活，这类性功能失调影响性生活的病证，称为性功能障碍疾病。这类疾病造成性生活不能正常进行，身心受到伤害，或根本不能进行性生活，当然也影响生殖功能。性功能障碍可由器质性病变和功能性病变所引起，本章所述主要是功能性病变所引起性功能障碍。器质性病变不属本章讨论范围，可参看内科、妇科学等对器质性病变导致性功能障碍的治疗。

第一节　阳　痿

　　阳痿是指阳事不举，或临房举而不坚的一种病证。祖国医学对此病早有论述。《内经》又将其称为阴痿。《灵枢·经筋》说："热则筋弛纵不收，阴痿不用。"《素问·五常政大论》则认为阳痿为"气大衰而不起不用"，认识到了阳痿有虚实的不同。隋代《诸病源候论》认为阳痿多劳伤、肾虚使然，"劳伤于肾，肾虚不能荣于阴器，故萎弱也。"明代《景岳全书》以阳痿名篇，指出阴痿即是阳痿，并正式以阳痿为病名。认为阳痿"多由命门火衰，精气虚冷，或七情劳倦，损伤生阳之气……亦有湿热炽盛，以致宗筋弛纵""凡思虑焦劳，忧郁太过者，多致阳痿""凡惊恐不释者，亦致阳痿。"清代韩善徵在《韩氏医书六种》中，撰有阳痿论二卷。论阳痿有独到之处。韩氏认为阳痿"因于阳虚者少，因于阴虚者多"，一扫前人将阳痿与阳虚等同之偏见。祖国医学对阳痿的论述及具体治法有着相当丰富的内容。现代医学认为阳痿的产生与体内雄激素水平的高低有着直接联系，并认为与心理、精神因素的关系也比较密切。适当的体育锻炼，夫妇的暂时分居，相互关怀体贴和手淫习惯的戒除对阳痿的治疗有重要意义。

一、病因病机

1.命门火衰

先天禀赋不足,或少年误犯手淫,或房劳过度,或大病久病及肾。肾气亏虚,命门火衰,引起阳事不举。

2.恐惧伤肾

暴受惊吓,恐则伤肾,恐则气下,气机下陷,则阳事作强不能。《景岳全书》说:"忽有惊恐,则阳道立痿,亦甚验也。"

3.心脾受损

思虑忧郁,损伤心脾。心脾两虚则生化无源,气血不足,宗筋失养,而导致阳痿。《景岳全书》说:"若以忧思太过,抑损心脾,则病及阳明冲脉……气血亏而阳道斯不振矣。"

4.阴精亏耗

房事太过,屡竭其精,而致肾阴亏怯;或屡用壮阳催性之品,欲火内动,耗伤阴液。阴精亏耗,宗筋无以滋养,而导致阳痿。

5.肝气郁结

肝主筋,而阴器为宗筋之汇。若所愿不遂,忧思郁怒,则肝之疏泄功能失常,使宗筋所聚无能而痿。清代沈金鳌说:"抑郁伤肝,肝木不能疏达,亦致阴痿不起。"

6.湿热下注

素食肥甘,嗜酒无度,戕伤脾胃,湿热蕴结。湿热下注,宗筋弛纵,则阳痿不举。

二、诊断要点

男子青壮年时期,临房时,阴茎萎弱不能勃起,或勃而不坚,不能进行性交或完成性交。

三、中医治疗

(一)辨证论治

1.命门火衰

阳事不举,精薄清冷,腰膝酸软,头晕耳鸣,素畏寒怯冷,面色㿠白,或灰黑,精神不振,舌质淡,白苔,脉沉细,尺部尤弱。

　　[治法]温补命门,壮阳生火。

　　[方药]赞育丹(《景岳全书》)。

　　熟地黄15 g,白术9 g,当归12 g,枸杞子9 g,杜仲15 g,仙茅15 g,巴戟天肉15 g,山茱萸9 g,淫羊藿15 g,肉苁蓉20 g,韭菜子15 g,蛇床子12 g,制附子(先煎)12 g,肉桂5 g。水煎服。

　　2.恐惧伤肾

　　有惊吓史,阳痿不振,举而不坚,胆怯易惊,多疑,心悸,寐不安宁,舌质淡红,薄腻苔,脉弦细。

　　[治法]补肾宁神。

　　[方药]菟丝子丸(《济生方》)加减。

　　菟丝子12 g,五味子9 g,肉苁蓉12 g,山药12 g,益智仁9 g,茯神12 g,酸枣仁15 g,制附子6 g,远志9 g,当归12 g,升麻3 g,柴胡3 g。水煎服。

　　3.心脾受损

　　阳事不举,精神不振,夜寐不安,失眠多梦,心悸健忘,胃纳不佳,倦怠乏力,面色萎黄,舌质淡,薄苔,脉虚细。

　　[治法]补益心脾。

　　[方药]归脾汤(《脾胃论》)。

　　白术12 g,黄芪20 g,茯神12 g,龙眼肉9 g,酸枣仁15 g,党参15 g,木香12 g,当归12 g,远志9 g,炙甘草6 g。水煎服。

　　4.阴精亏耗

　　阳事不举,或举而不坚,多有遗精。午后潮热,头昏耳鸣,口渴腰酸,溲黄便干,舌红少苔,或舌有剥苔,或见龟裂。脉细数。

　　[治法]滋阴降火。

　　[方药]三才封髓丹(《卫生宝鉴》)加味。

　　天门冬12 g,熟地黄20 g,党参12 g,黄柏9 g,砂仁4 g,甘草6 g,肉苁蓉15 g,山茱萸15 g,山药12 g,龟板(先煎)20 g,桑寄生15 g,菟丝子15 g,枸杞子12 g。水煎服。

　　5.肝气郁结

　　阳事不举,或举而不坚,多忧思郁怒,胸胁胀满。纳差食少,舌淡苔白,脉弦等症。

[治法]疏肝解郁。

[方药]逍遥散(《和剂局方》)加减。

柴胡12 g,白术12 g,茯苓12 g,白芍12 g,当归9 g,薄荷4 g,郁金12 g,山药15 g,川楝子9 g,菟丝子15 g,炙甘草6 g。水煎服。

6. 湿热下注

阴茎萎软不用,阴囊潮湿,臊臭,下肢酸困,或伴遗精,小便黄赤,口渴口苦,舌质红,苔黄腻,脉濡数。

[治法]清利湿热。

[方药]龙胆泻肝汤(《医方集解》)。

龙胆草6 g,黄芩12 g,栀子9 g,泽泻12 g,木通9 g,车前子12 g,当归12 g,生地黄12 g,柴胡9 g,甘草3 g。水煎服。

(二)针灸疗法

1. 关元、气海、三阴交,用温补法灸二壮。

配穴:太冲、太溪、内关、大陵、神门、复溜。配穴随病情选用,太冲以清肝经虚热;太溪大补肾阴,兼清虚热;内关安神宁心;大陵泻心火;神门养心安神;复溜滋阴降火。

2. 主穴:中极、关元、气海。

辨证加减:肾阳虚衰加命门;心脾两虚加足三里、三阴交、志室;肝肾阴虚加阳陵泉、阴陵泉、三阴交。手法:采用烧山火捻转补虚。

3. 穴位注射,取穴:气海、关元、中极、曲骨、命门、足三里(双)。可单用鹿茸精注射;或用胎盘组织液或维生素 B_{12} 加 0.5% 普鲁卡因,按 1:5 混合兑入,作穴位注射,每穴注射 0.5 ml,进针以产生麻、胀感为好,隔日 1 次,15 次为一疗程。

4. 耳穴贴丸:选取肾、神门、外生殖器、内分泌、皮质下,三天更换一次,10次为一疗程。

(三)单秘验方

1. 将新鲜狗肾(睾丸)切成薄片,温开水送服,早晚各 1 次,每次10 g。须注意不去血,《本草纲目》论本品曾指出:"食犬不可去血,去则力少不益人。"

2.《洞玄子》秃鸡散治男子五劳七伤阴痿不起。肉苁蓉0.9 g,五味子0.9 g,菟丝子0.9 g,远志0.9 g,蛇床子1.2 g。捣筛为散,每日空腹服,酒下0.3 g。

3.《洞玄子》鹿角散治男子五劳七伤,阴痿不起,临事不成或中道痿软。鹿角、柏子仁、菟丝子、蛇床子、车前子、远志、五味子、肉苁蓉各1.2 g。捣筛为散,每食后服1.5 g,日3服,无效更加3 g。

4.牛鞭1根,韭菜子25 g,淫羊藿15 g,菟丝子15 g。将牛鞭置于瓦上文火焙干,磨细;淫羊藿加少许羊油,在文火上用铁锅炒黄(不要炒焦),再和菟丝子、韭菜子磨成细面;将上药混匀。每晚用黄酒冲服一匙,或将一匙粉和蜂蜜成丸,用酒冲服。

5.复方栀茶酒:栀子根皮50 g,果仁50 g,蛇床30 g,淫羊藿30 g,红花3 g,地龙10 g,冰糖90~120 g。加米酒浸泡,一周后可服。每次服20~25 ml,早晚各一次。肾阳虚明显者,加用附片、肉桂、巴戟天、鹿茸少许;阴虚明显者,配木瓜、山茱萸、桑椹。

6.制黑附子6 g,蛇床子15 g,淫羊藿叶15 g,益智仁10 g,甘草6 g。共为细末,以炼蜜80 g调匀,做成12丸。每次服1丸,日服3次,温开水送服。适用于阳虚患者。

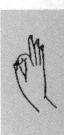

四、现代治验

阳痿是男科常见病、多发病,是临床上最常见的男子性功能障碍,近几年本病有日益增多的趋势。产生阳痿的原因很多,临床上分器质性和功能性两种,器质性病变如睾丸萎缩缺损及阴茎畸形等引起的阳痿比较少见,临床上功能性阳痿比较多见。中医治疗阳痿积累了丰富的临床经验。

(一)辨证治疗

临床上多数医家以补肾疏肝,理气活血为本病主要治法。杨俊用疏肝理气解郁兼益肾法治疗阳痿36例,基本处方:柴胡10 g,当归10 g,白芍10 g,云茯苓10 g,薄荷6 g,郁金10 g,淫羊藿30 g,菟丝子30 g,石菖蒲10 g。每日1剂,水煎服。总有效率92%[1]。赵振利采用强肾益精法治疗肾虚型阳痿,药用:淫羊藿15 g,雄蚕蛾10 g(研末冲服),枸杞子30 g,熟地黄20 g,山茱萸15 g,金樱子15 g,肉苁蓉15 g,巴戟天15 g,蜈蚣1 g(研末冲服)。炙马钱子0.3 g(研末冲服),水煎取汁300 ml与研末中药混匀,分2次口服,每日1剂。在药物治疗的同时,要善于心理疏导。总有效率为94.4%[2]。何正全采用活血助阳法治疗阳痿25例收到满意效果,药用熟地黄20 g,黄芪30 g,鹿角胶12 g,锁阳、当归、枳壳、桃仁、杜仲各10 g,川芎、红花、蒲黄各6 g,阳虚重者加附子10 g,兼阴虚者去熟地黄加生地黄、枸杞子各20 g,每日 1 剂,水煎服。总有效率为96%[3]。白建一以舒肝解郁活血法治疗因精神因素所致阳痿患者33 例,基础方:当归20 g,牛膝、白芍各15 g,云茯苓、白术各12 g,柴胡、桃仁、红花、木香、陈皮各9 g,丹参30 g,薄荷叶、甘草各6 g,每日 1 剂,15 天为 1 个疗程,连用 2~6 个疗程。总有效率为84.8%[4]。解品启等用补肾疏肝法治疗阳痿40 例,药物组成:生地黄30 g,山药30 g,山茱萸15 g,泽泻10 g,茯苓10 g,牡丹皮10 g,肉桂10 g,附子10 g,柴胡10 g,当归10 g,白芍10 g,白术10 g,炙甘草6 g,薄荷6 g,人参10 g,穿山甲10 g,蜈蚣 10 条。海马10 g。每日2 次,每次9 g。总有效率77.5%[5]。申宝童采用疏肝补肾法治疗肝郁肾虚型阳痿患者40 例,基本方药用:柴胡、当归、赤芍、白芍、香附、枳壳、鹿角胶各10 g,沉香(研冲)、小茴香(研冲)各2 g,蜈蚣 2 条(研冲),巴戟天、蛇床子、仙灵脾各15 g。每日 1 剂,水煎服。15 天为 1 疗程。总有效率90%[6]。

(二)专方治疗

1. 汤剂

郑新华用自拟疏肝解郁汤疏肝解郁,行气养筋,治疗阳痿468 例,取得良好疗效。组成:柴胡10 g,香附10 g,王不留行10 g,白芍20 g,当归5 g,柏子仁15 g,地龙10 g,蜈蚣 3 条。每日 1 剂,水煎服[7]。张良圣等采用益气补血活血为主治疗阳痿57 例,用参归三七汤,药用红参15 g(口干、口苦、尿黄者用白参或西洋参),当归、川芎各10 g,枸杞子24 g,丹参12 g,三七15 g,鸡血藤20 g,水煎温服,随证加减,并辅以精神疏导。结果:治愈37 例,好转15 例,无效 5 例,总有效率91.24%。结论:益气补血活血法治疗阳痿疗效显著。总有效率91.24%[8]。宣志华应用自拟二仙活血利湿汤治疗阳痿48 例,处方:仙茅10 g,仙灵脾10 g,黄柏10 g,蜈蚣 2 条,桃仁10 g,红花10 g,甘草10 g。随证加减,水煎温服。30 天为 1 个疗程。总有效率为83%[9]。熊竹林自拟龟鹿海马汤治疗阳痿368 例,组成:龟胶、鹿胶、人参、菟丝子、五味子、覆盆子、车前子仁、山药、山茱萸、茯苓、牡丹皮、淫羊藿、海马、仙茅、杜仲、乌药各10 g,熟地黄、丹参各24 g,泽泻8 g,蜈蚣2 g,枸杞子、白芍各20 g,炙甘草3 g。随证加减,每日 1 剂,水煎服。总有效率为98.9%[10]。黄五臣等运用金匮五子二仙汤加减治疗阳痿139 例取得较好的临床效果。方药组成:熟地黄20 g,山药15 g,山茱萸10 g,牡丹皮10 g,茯苓10 g,泽泻10 g,肉桂10 g,菟丝子15 g,金樱子15 g,韭菜子15 g,覆盆子15 g,枸杞子15 g,巴戟天15 g,淫羊藿

15 g,仙茅15 g,阳起石20 g,煅龙骨20 g。下阴、下肢发冷、阳虚偏重者加附子 6~9 g,失眠健忘,神经衰弱者加远志10 g。15 天为1个疗程,服用2~3个疗程后,若疗效较好可按原方加倍改散剂继服1~2个疗程,以巩固疗效。结果显示,全痿患者50 例,服药好转40 例,无效10 例,总有效率达80%,半痿患者48 例,总有效率100%。举而不坚者41 例,总有效率100%[11]。江军亮等以益肾疏肝活血方为基础,辨证加减治疗阳痿81 例,药物组成:巴戟天、肉苁蓉、蜈蚣、地龙、露蜂房、紫梢花、白蒺藜、醋柴胡、醋延胡索、九香虫、怀牛膝等。治愈率49.3%,总有效率90.1%[12]。

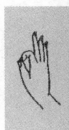

蒋建用龟鹿补肾汤加减治疗阳痿95 例。龟鹿补肾汤组成:鹿角胶12 g,龟板胶12 g,炙黄芪18 g,熟地黄20 g,淫羊藿9 g,益智仁9 g,枸杞子12 g,巴戟天15 g,肉苁蓉12 g,阳起石15 g,水煎服。加减:肾阳虚损明显者鹿角胶加倍量;兼血虚者加何首乌12~15 g,当归12 g,气虚者加党参12 g,山药15 g;腰痛甚者加川杜仲12 g,菟丝子10 g。结果:95 例患者治愈70 例,好转19 例,无效6 例[13]。

杨宝贵以自拟滋阴起痿汤为基本方,加减治疗阳痿50 例。基本方组成:熟地黄30 g,何首乌40 g,枸杞子20 g,山药15 g,阳起石30 g,淫羊藿10 g,麻黄1 g,黄狗肾粉1 g(每晚吞服)。水煎服,每日1 剂,若服药1 周效果不明显者,于每晚睡前改黄狗肾粉剂量为2 g,吞服。治愈30 例,有效16 例,无效4 例[14]。王世勋用四逆散加减疏肝解郁,调畅气机,疏通血脉。治疗阳痿56 例,基础方:柴胡15 g,赤白芍各15 g,枳壳15 g,当归15 g,生地黄15 g,桃仁15 g,红花10 g,蜈蚣3 g,甘草10 g。每日1 剂,水煎服。随证加减,总有效率为85.7%[15]。邹世光等运用土柏六五汤治疗阳痿140 例,疗效满意。土柏六五汤组成:土茯苓30 g,黄柏15 g,生地黄15 g,熟地黄15 g,山药15 g,山茱萸15 g,牡丹皮10 g,茯苓15 g,泽泻10 g,韭菜子15 g,菟丝子15 g,枸杞子15 g,覆盆子15 g,车前子10 g,淫羊藿15 g,肉苁蓉15 g。每日1 剂,水煎服。结果有效率96.4%,痊愈率60%[16]。于增瑞等选用自拟三紫振痿汤治疗阳痿75 例,以三紫振痿汤益肾疏肝,活血通络,兴阳振痿,处方:紫霄花10 g,紫河车10 g,紫丹参15 g,蜈蚣2 条,白芍10 g,淫羊藿10 g,蜂房6 g,巴戟天10 g,枸杞子15 g,香附12 g,柴胡10 g,葛根10 g,九香虫6 g,牛膝6 g。水煎,每日1 剂,早晚饭后分服,30 天为1个疗程,连服3 个疗程,收效后以2 倍量作蜜丸,每丸9 g,每日3 次,每服1 丸,以巩固疗效。总有效率92%[17]。门波等采用四逆散合八味地黄汤加减治疗肝郁肾虚型阳痿 98 例。药物组成:柴胡12 g,当归12 g,白芍15 g,茯苓15 g,白术15 g,熟地黄25 g,山药12 g,山茱萸12 g,泽泻9 g,牡丹皮15 g,制附子9 g,肉桂9 g,仙茅12 g,淫羊藿15 g,加减:气虚,加党参15 g,黄芪20 g;湿热甚,加生薏苡仁30 g。每日 1 剂,水煎服。1 个月为 1 个疗程。总有效率88%[18]对于湿热型阳痿,甘发生等自拟五仁凤威汤治疗湿热型阳痿 112 例,药用:地肤子、蛇床子、枸杞子、车前子仁、薏苡仁、凤尾草、威灵仙等。每日 1 剂,水煎温服。2 个月为一个疗程。总有效率 83.3%[19]。翟海定等采用淡利通阳方治疗湿热型阳痿 56 例,药方组成:生薏苡仁、草薢各15 g,泽泻、滑石、车前子、石菖蒲、路路通各10 g,通草6 g。每日 1 剂,水煎早晚空腹分 2 次口服。随证加减。总有效率89.29%[20]。谭万顺运用加味龙胆泻肝汤治疗湿热型阳痿病 40 例,药方组成:龙胆草10 g,黄芩10 g,栀子10 g,泽泻8 g,木通8 g,车前子8 g,当归10 g,柴胡10 g,生地黄10 g,蜈蚣 2 条,甘草3 g。每日 1 剂,水煎服。总有效率90%[21]。

2. 其他剂型

朱彤等根据随机分组原则将 180 例患者随机分为生精胶囊组 100 例,每天口服生精胶囊(由熟地黄、肉苁蓉、淫羊藿、枸杞子、车前子各20 g,人参、白术、五味子、韭菜子、巴戟天、炒杜仲各10 g,覆盆子、茯苓、续断各15 g,黄芪、菟丝子各30 g,甘松、陈皮、川芎、羌活、甘草各5 g,鹿茸2.5 g组成)3 次,每次10 粒。五子衍宗丸组 80 例,每天口服 3 次,每次9 g。两组均以 30 天为 1 个疗程,随访 3 个月。结果:生精胶囊组总有效率78%,五子衍宗丸组总有效率36%,二者相比效果差异极显著(P<0.01)。提示生精胶囊能补肾壮阳,健脾益气,对阳痿疗效甚捷[22]。张殿龙等以亢痿振阳胶囊治疗阳痿 100 例,药物组成:蜈蚣60 g,生水蛭60 g,全当归180 g,白芍180 g,黄芪200 g,淫羊藿600 g,肉桂40 g,丁香40 g,川椒40 g,丹参100 g,红景天100 g,蜂房60 g,仙茅60 g,急性子60 g,肉苁蓉60 g,韭菜子60 g,甘草60 g,蜻蜓40 g,共2 000 g,蜈蚣、水蛭、肉桂、丁香、蜻蜓分别低温干燥,粉碎成细粉备用,黄芪等 13 味中药加水煎煮 2 次,每次煎煮 2 小时,分次过滤,合并滤液,滤液浓缩成膏,加入蜈蚣、水蛭、肉桂、丁香、蜻蜓细粉,混合干燥,再粉碎成细粉,装入胶囊。0.25 g/粒。总有效率为79%[23]。何正奎用抗痿灵治疗阳痿 36 例,抗痿灵组成:蜈蚣 18 条,当归60 g,甘草60 g,白芍60 g。上药共研细末,分为 40 包,早晚用黄酒吞服 0.5 包至 1 包,每半月为 1 个疗程。另外,根据患者体质,辨

证分型,适当辅以汤剂。总有效率94.4%[24]。

3. 内外合治

战旗俊治疗阳痿100例,应用:①自拟参蚕补肾汤内服:党参、雄蚕蛾、巴戟天、山茱萸、枸杞子、杜仲、当归、山药、白芍各10 g,淫羊藿、菟丝子、鹿角胶(烊化)、紫霄花各15 g,熟地黄20 g,附子、肉桂、蜈蚣、天麻各5 g。每天1剂,水煎服。随证加减。②外用起痿汤熏洗:阳起石、淫羊藿各30 g,蛇床子、韭菜子各21 g,炙马钱1 g,伸筋草15 g,罂粟壳6 g,丁香3 g。水煎浓汁,先熏洗阴囊、阴茎、会阴部,然后用热毛巾浸药水,热敷以上部位。20天为1疗程。总有效率96%[25]。

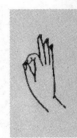

(三)针灸治疗

张发英采用针灸治疗阳痿43例,方法:取穴:①关元、中极、曲骨、大赫、三阴交。②上髎、次髎、命门、肾俞。病人仰卧,局部皮肤用75%的酒精消毒,给予针刺第一组穴位,针刺腹部穴位时针感一定要达到会阴部,配合艾灸半小时。病人仰卧后针上加灸针第二组穴位,时间为半小时。总有效率97.7%[26]。陆军采用针刺足厥阴经穴治疗阳痿患者30例。穴位选择:太冲、曲泉、足五里。1个月为1个疗程。总有效率93.3%[27]。黎明采用针刺关元穴配合心理疏导治疗功能性阳痿32例:将功能性阳痿56例随机分为两组,治疗组32例采用针刺关元穴配合心理疏导治疗;对照组24例采用中医辨证分型治疗。结果:总有效率治疗组为93.8%,对照组为75%。两组疗效比较,差异有统计学意义($P<0.05$)。表明针刺关元穴配合心理疏导治疗功能性阳痿有较好的疗效(心理疏导是一种心理治疗方法,针对各个患者不同的病因,采取不同的言词进行心理疏导,以消除患者固有的疑虑和恐惧)[28]。段晓英等以振阳针法治疗命门火衰型阳痿,将60例命门火衰型阳痿患者随机分为两组,治疗组30例,采用振阳针法进行治疗,主穴取振阳穴(定位:白环俞直下,会阳穴旁开1寸),辨证配穴取肾俞、命门;对照组30例,采用中极穴为主进行治疗。两组均每日治疗1次,10次为1个疗程,经2个疗程治疗后比较疗效。结果治疗组与对照组治疗后的各项症状积分与治疗前相比较,差异有非常显著的统计学意义($P<0.01$)。治疗组与对照组总有效率比较差异有非常显著的统计学意义($P<0.01$)。表明振阳针法对命门火衰型阳痿有明显疗效,并且优于对照组[29]。焦红波等临床应用针灸治疗功能性阳痿患者60例,以温补肾阳为主,兼清湿热,取肾俞、气海、阴陵泉、足三里、

229

八髎、百会、曲骨、中极、三阴交、膈俞、命门等穴针灸治疗,实证用泻法,虚证用补法。针刺后用艾条灸所针腧穴,每日针灸治疗1次,7次为1疗程。总有效率为98.33%[30]。

（四）其他治法（如穴位敷药、穴位注射）

王琛运用自拟壮阳益肾汤内服加穴位敷药治疗阳痿88例,壮阳益肾汤:制附片、肉桂、巴戟天、淫羊藿、肉苁蓉、补骨脂、山茱萸、杜仲、熟地黄、枸杞子、泽泻、怀牛膝。水煎服,每日1剂,每日3次,9剂为1疗程。气虚者加人参、炙黄芪,阴虚者加女贞子、光山药;血虚者加当归、鸡血藤,重用熟地黄。穴位敷药:用干姜、韭菜子等量共研细末,敷贴双侧肾俞穴,继用火加热。贴3天换1次,共3次为一疗程。治愈74例,占84.1%;好转12例,占13.6%,无效2例,占2.3%,总有效率达97.7%[31]。

曾德建采用中药配曲骨穴穴位注射治疗阳痿100例,中药组成:巴戟天10 g,肉苁蓉15 g,淫羊藿20 g,枸杞子15 g,黄精15 g,菟丝子15 g,丹参20 g,当归15 g,川芎15 g,韭籽10 g,黄芪15 g,五味子15 g。水煎服,每日1剂,10天为1个疗程。穴位注射药物:复方丹参注射液,当归注射液。每日早晚各1次,10天为1个疗程,总有效率100%[32]。

参考文献

[1]杨俊.疏肝解郁法治疗阳痿36例初步分析[J].光明中医,2008,23(1):61-62.

[2]赵振利.应用强肾益精法辨证治疗阳痿36例[J].实用中医内科杂志,2007,21(5):41.

[3]何正全.活血助阳法治疗阳痿25例[J].实用中医药杂志,2006,22(2):87.

[4]白建一.舒肝解郁活血法治疗阳痿[J].山西中医,2005,21(4):47.

[5]解品启,等.补肾疏肝法治疗阳痿40例临床研究[J].中医杂志,2004,45(11):841-842.

[6]甘发生,等.五仁凤威汤治疗湿热型阳痿112例[J].男科医学,2005,9(2):29-30.

[7]郑新华.自拟疏肝解郁汤治疗阳痿468例[J].中国性科学,2006,

15(7):32.

　　[8]张良圣,等. 益气补血活血法治疗阳痿 57 例[J]. 实用中医药杂志,2006,22(8):482.

　　[9]宣志华. 自拟二仙活血利湿汤治疗阳痿 48 例临床观察[J]. 北京中医,2006,25(2):95-96.

　　[10]熊竹林. 龟鹿海马汤治疗阳痿 368 例[J]. 实用中医药杂志,2006,22(1):10-11.

　　[11]黄五臣,等. 金匮五子二仙汤加减治疗阳痿 139 例临床观察[J]. 内蒙古中医药,2005,24(6):7.

　　[12]江军亮,等. 益肾疏肝活血方为主治疗阳痿 81 例[J]. 男科医学,2005,9(2):27-28.

　　[13]蒋建. 龟鹿补肾汤加减治疗阳痿 95 例[J]. 时珍国医国药,2004,15(9):645.

　　[14]杨宝贵. 滋阴起痿汤治疗阳痿 50 例临床报告[J]. 中国中医基础医学杂志,2007,13(12):F0003.

　　[15]王世勋. 四逆散加减治疗阳痿 56 例[J]. 中国中医药科技,2007,14(1):20.

　　[16]邹世光,等. 土柏六五汤治阳痿 140 例疗效观察[J]. 辽宁中医杂志,2007,34(6):770.

　　[17]于增瑞,等. 三紫振痿汤治疗阳痿 75 例[J]. 北京中医,2006,25(9):552-553.

　　[18]门波,等. 四逆散合八味地黄汤治疗阳痿 98 例[J]. 中医研究,2006,19(8):29-30.

　　[19]甘发生,等. 五仁凤威汤治疗湿热型阳痿 112 例[J]. 男科医学,2005,9(2):29-30.

　　[20]翟海定,等. 淡利通阳方治疗阳痿 56 例小结[J]. 甘肃中医,2005,18(8):29.

　　[21]谭万顺. 加味龙胆泻肝汤治疗湿热型阳痿病 40 例[J]. 云南中医中药杂志,2008(2):62.

　　[22]朱彤,等. 生精胶囊治疗阳痿 100 例[J]. 陕西中医,2005,26(6):507-508.

[23]张殿龙,等.亢痿振阳胶囊治疗阳痿100例临席报告[J].男科医学,2005,9(1):27-28.

[24]何正奎.抗痿灵治疗阳痿36例[J].中国中医药科技,2006,13(6):410.

[25]战旗俊.参蚕补肾汤治疗阳痿100例[J].新中医,2006,38(11):73-74.

[26]张发英.针灸治疗阳痿43例[J].陕西中医,2007,28(8):1066-1067.

[27]陆军.针刺足厥阴经穴治疗阳痿临床观察[J].河北医学,2007,13(8):1003-1004.

[28]黎明.针刺关元穴配合心理疏导治疗功能性阳痿32例临床观察[J].中医药导报,2007,13(2):48-49.

[29]段晓英,等.振阳针法治疗命门火衰型阳痿临床观察[J].吉林中医药,2006,26(11):58-59.

[30]焦红波,等.针灸治疗阳痿60例[J].中医外治杂志,2005,14(2):45.

[31]王琛.自拟壮阳益肾汤加穴位敷药治疗阳痿88例[J].中华医学研究与实践,2004,2(2):50-51.

[32]曾德建.中药配穴位曲骨综合治疗阳痿100例疗效观察[J].男科医学,2005,9(5):33-34.

第二节　早　泄

早泄是指性交时间极短,男子过早射精。古代医籍中尚未发现有早泄的病名,但所述证候在阳痿、遗精中却很多见。《玉房秘诀》说:"阴不坚而强用之,中道强泻。"所谓中道强泻,大概就是最早记述早泄的名称。早泄严重可以导致阳痿,阳痿又常可伴见早泄,治疗当互参。手淫习惯的戒除,对早泄的治疗有重要的作用。

一、病因病机

1. 相火亢盛:多由欲念不遂或屡犯手淫,阴精不能制约相火,加之欲念过旺,引动心火,以致二火相交,相火亢盛,性欲过激,精关受扰,固摄失职。

2. 肾阴亏虚:多由于少年过多手淫,过早婚育,房事不节,阴精亏耗,致肾阴亏虚,藏精失固,阴虚阳亢,而成早泄滑精。

3. 肾气不固:先天禀赋虚弱,或纵欲过度,肾气虚弱,肾阳衰微,以致肾不藏精而失职。

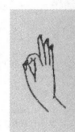

二、诊断要点

男女交合时,男方过早射精,这种过早,一般有三种情况:男子的阴茎尚未与女方接触;或刚接触女子外阴或阴道口,即提前射精;或虽已插入阴道,而即刻发生射精,阴茎萎软而无法进行正常的性生活。

三、中医治疗

(一)辨证论治

1. 相火亢盛

临房时早泄,情欲亢盛,急躁易怒,心悸失眠,怔忡不安,头晕目眩,口苦咽干,小便色黄,舌红苔黄,脉弦数。

[治法]清泻相火,降火固精。

[方药]龙胆泻肝汤(《医方集解》)加味。

龙胆草6 g,柴胡9 g,栀子9 g,黄芩12 g,车前子仁12 g,泽泻15 g,生地黄15 g,当归6 g,珍珠母20 g,芡实15 g,金樱子12 g,甘草3 g。水煎服。

2. 肾阴亏虚

阴茎易勃起,入房早泄,心烦失眠,腰膝酸软,五心烦热,潮热盗汗,舌红少苔,脉细数。

[治法]滋阴潜阳,养肾固精。

[方药]知柏地黄丸(《丹溪心法》)加味。

知母9 g,黄柏9 g,生地黄15 g,山茱萸12 g,牡丹皮9 g,茯苓12 g,泽泻12 g,山药15 g,沙苑蒺藜12 g,金樱子9 g,龙骨(先煎)30 g,牡蛎(先煎)30 g。水煎服。

3. 肾气不固

入房早泄,多伴有遗精,性欲减退,腰膝酸软,夜间尿多,小便清长,腰背发凉,畏寒肢冷,舌淡胖,薄白苔,脉沉弱。

［治法］温固肾气,补益肾精。

［方法］金匮肾气丸(《金匮要略》)加减。

制附片6 g,肉桂4 g,熟地黄9 g,山茱萸9 g,茯苓12 g,泽泻12 g,五味子6 g,桑螵蛸9 g,金樱子9 g,山药12 g,菟丝子15 g,桑寄生12 g,炙甘草3 g。水煎服。

（二）针灸疗法

1.取穴,主穴:关元、中极。配穴:足三里、神门、心俞、阴陵泉、太冲、志室、曲池(配穴随病情选用)。

关元、中极温灸二壮;其他穴位平补平泻。隔日1次。

2.穴位封闭:取穴①肾俞(双)、气海;②小肠俞(双)、关元;②中极、膀胱俞(双)。胎盘组织液2 ml(或维生素 B_{12} 1 ml)10.5%普鲁卡因加至10 ml,分注于三组穴中。一般采用牙科5号长注射针头,取穴要准确,深浅适度,得气后方可推药,一般腹部穴位针感多放射到龟头,下腰部穴位多向会阴部放射。每10次为一疗程,可以连续施治不必休息。

（三）单秘验方

1.刺猬皮炒脆研末,每服1.5～3 g,一日2次。

2.金樱子12 g,芡实30 g,水煎服。

3.生龙骨30 g,煅牡蛎30 g,莲须30 g,芡实30 g,锁阳15 g,沙苑蒺藜15 g,用淡盐水久煮,温服。

4.枯矾研末,装入胶囊,每日3次,每次1粒。

（四）外治疗法

1.五倍子20 g煎汤,于性事前洗阴茎和阴部,可以防治早泄。

2.治疗早泄挤捏手法,施术者把拇指放在阴茎的系带部位,食指与中指放在阴茎的另一面,正放在冠状缘的上下方,稳捏压迫4秒钟,然后突然放松,施加压力的方向是从前到后,决不要从一侧向另一侧。施术者要用指头的腹侧压迫阴茎,不要用指甲捏挟或搔刮阴茎。在性生活期间,不管男方是否马上迫近射精,要求施术者每几秒钟使用捏挤术一次。所用的压力与勃起的硬度成正比,充分勃起者,用力捏挤,阴茎松弛时用中等力捏挤。应用适当时,仅有一种压迫感而无不适感。捏挤可引起阴茎硬度暂时性减退——通常减退10%～25%。经2周的施术,多数病人在射精控制方面有很大改善,典型病例能在阴道主动摩擦10～15分钟之久。自己做捏挤术效果较差。

四、现代治验

早泄是最常见的性功能障碍,虽然目前治疗早泄的方法很多,但疗效不太理想,传统中医学在治疗男科疑难杂病上积累了一些经验,治疗上采用辨证分型、专方专药、针灸推拿、穴位埋线以及食疗等方法,临床实践证实运用中医中药治疗早泄具有一定优势。

（一）辨证分型治疗

陈刚用辨证分型配合挤捏疗法治疗早泄32例,辨证论治分三型:①相火内盛:以龙胆泻肝汤加减清泻相火,处方:龙胆草10 g,栀子10 g,黄芩10 g,柴胡6 g,生地黄15 g,车前子10 g,木通9 g,当归3 g,甘草5 g;②阴虚阳亢:以知柏地黄丸加减潜阳滋阴,处方:知母10 g,黄柏10 g,生地黄20 g,熟地黄15 g,山茱萸10 g,泽泻10 g,茯苓15 g,牡丹皮10 g;③肾虚不固:用济生种精丸加减益肾固精,处方:菟丝子15 g,韭菜子10 g,桑螵蛸10 g,熟地黄20 g,沙苑子12 g,煅龙骨30 g,附子10 g,肉桂5 g。配合挤捏疗法,1个月为1疗程。总有效率90.6%[1]。汪明德运用辨证论治治疗早泄118例,分三型:①君相火炽,精窍易泄:治以泻火宁心,封髓固精,方用封髓定志汤:知母15 g,黄柏15 g,茯苓30 g,炙远志10 g,生龙骨30 g,生牡蛎30 g,金樱子30 g,芡实15 g,五味子15 g,石菖蒲10 g。②湿热瘀结,下扰精室:治以清热利湿,活血固精,方用加味虎杖汤:虎杖根30 g,川牛膝15 g,茯苓15 g,茺柏15 g,败酱草15 g,石菖蒲10 g,丹参15 g,牡丹皮15 g,金樱子30 g,芡实30 g,萆薢15 g,黄芪15 g,口服和保留灌肠。③肾虚阳衰,精关不固:治以温肾固精,方用兴阳固精汤:仙茅15 g,淫羊藿30 g,菟丝子15 g,蛇床子12 g,沙苑子15 g,金樱子30 g,生龙骨30 g,桑螵蛸15 g,蜂房15 g,蜈蚣3条,肉苁蓉15 g,锁阳15 g,狗肾粉5 g,阳虚甚者加炮附子10 g,人参3 g,配合洗鸟方(蛇床子15 g,细辛15 g,干蟾皮15 g,地骨皮30 g,五倍子10 g)浸擦阴茎龟头。结果各型合计痊愈72例,占61.02%,好转35例,占29.66%,无效11例,占9.32%[2]。

（二）专方专药治疗

1. 内治

王桂如运用经验方固精煎补肾健脾,固精止泄治疗早泄患者40例,药物组成:党参15 g,天门冬15 g,莲子15 g,生地黄15 g,北黄芪10 g,五味子6 g,五倍子6 g,煅龙骨30 g,煅牡蛎30 g,芡实15 g,黄柏10 g,砂仁6 g,甘草6 g,每天1剂,水煎服,2周为1个疗程。有效率90%[3][4]。张传涛等运用桂枝加龙骨牡蛎汤加减治疗早泄患者,药物:桂枝10 g,白芍30 g,生龙骨30 g,生牡蛎30 g,酸枣仁15 g,五味子9 g,大枣15 g,甘草9 g,兼见下焦湿热者加龙胆草、川木通,阴虚火旺者加熟地黄、知母、黄柏,肾气不固者加山药、山茱萸,心神不宁明显者加菖蒲、远志。日1剂,水煎服。5周为1个疗程。总有效率91.1%[5]。张德修等自拟泻火益肾固精汤治疗早泄29例,泻火益肾固精汤药物组成:知母(盐炒)9 g,黄柏(盐炒)6 g,五味子12 g,覆盆子15 g,芡实15 g,莲子15 g,煅龙骨、煅牡蛎、珍珠母各30 g,炒酸枣仁15 g,水煎服,日1剂,分早晚2次空腹服。随证加减,29例经治疗后痊愈21例,有效8例,治愈率为72.4%,总有效率为100%[6]。宫兴胜报道对壮阳散治疗阳痿早泄266例,壮阳散药物组成:肉苁蓉、五味子、菟丝子、远志、蛇床子,口服,每日2次,每次3 g。一个月为一个疗程。总有效率80.2%,总显效率50.8%[7]。王万里选用酸枣仁汤为主治疗早泄,药用:酸枣仁30 g,知母12 g,川芎10 g,黄柏10 g,茯苓、枸杞子、熟地黄各15 g,随证加减。1日1剂,水煎分2次服,20天为1个疗程。显效32例,有效21例,无效10例,总有效率84%[8]。肖洲南用龙胆泻肝汤加减治疗早泄60例,方药组成:龙胆草、栀子、黄芩、黄柏、牡丹皮、赤芍、牛膝、车前子各10 g,柴胡8 g,生地黄15 g,生甘草6 g。随证加减。每日1剂,水煎服。总有效率90%[9]。欧春自拟滋肾固精汤治疗早泄51例,药用:巴戟天12 g,韭菜子15 g,菟丝子12 g,炙首乌15 g,熟地黄15 g,当归12 g,白芍9 g,桑螵蛸15 g,煅龙骨15 g,枳壳9 g。随证加减,水煎服。总有效率为88.23%[10]。

2. 外治

尹桂汉运用中药敷脐法治疗早泄40例,药物及配制方法:五倍子150 g,煅龙牡各50 g,淫羊藿50 g,熟地黄50 g,蛇床子50 g,丁香30 g,肉桂50 g,细辛30 g,当归30 g,上药混合研末,患者仰卧床上,脐部用75%酒精常规消毒后,根据脐部凹陷浅深大小不同,取药末5~8 g用食醋调和成糊状,敷于脐孔内,用胶布固封,24小时换药1次,10次为1疗程。总有效率为95%[11]。徐生荣等用五辛香擦剂加理疗治疗早泄80例,五辛香擦剂处方:五倍子100 g,细辛100 g,丁香100 g,加95%乙醇500 ml。每晚睡前取药液反复涂布龟头、冠状沟及包皮系带,同时以右手拇食指对上述部位反复挤捏摩擦至阴茎勃起

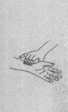

中医男女科诊疗学

5~10 分钟,每晚 1 次,并以男性外生殖器治疗仪康复理疗。有效率97.5%[12]。孙志兴等治疗原发性早泄 76 例,治疗组 38 例采用真空负压中药水动按摩治疗,使用男性性功能康复治疗仪,对患者阴茎进行真空负压吸引其充分勃起,同时予中药煎剂(处方:石榴皮10 g,细辛6 g,公丁香6 g,五倍子20 g,蛇床子10 g)水动按摩治疗 30 分钟,每周 3 次,连续治疗 4 周。对照组38 例采用阴茎中药(中药煎剂同治疗组)浸浴疗法治疗,每次 30 分钟,每周3 次,连续治疗 4 周。结果:治疗后治疗组平均阴道内射精潜伏期、性交满意度评分等较对照组提高明显,两组比较差异有显著性($P < 0.01$);且治疗组的性生活满意率为 73.7%,对照组仅为 42.1%。说明真空负压中药水动按摩治疗原发性早泄疗效明显[13]。

3. 综合治疗

张彦峰等用三联疗法治疗早泄 38 例,即中药内服、外洗及阴茎挤捏法。①自拟固精汤:桑螵蛸10 g,五味子9 g,菟丝子9 g,芡实12 g,枸杞子9 g,淡肉苁蓉12 g,柴胡7 g,玄参12 g,随证加减。水煎服,日 1 剂。②中药熏洗,取五倍子20 g,加水适量文火煎煮半小时,趁热熏蒸阴茎数分钟,待药液温度降低后,再将阴茎浸泡在药液中 10~20 分钟,每晚睡前 1 次。③阴茎挤捏法每周2~3 次。结果治愈 27 例,好转 11 例[14]。蒋毅等采用辨证施治加中药外洗方及性行为治疗与心理疏导治疗早泄 75 例,内服基本方:覆盆子、茯苓、益智仁、山茱萸、金樱子、芡实、莲米各20 g,五味子、五倍子各15 g,牡蛎、龙骨各30 g,随证加减。水煎服。外洗方:蛇床子、地肤子、地骨皮、乌梅、白矾、桉叶各30 g,五味子、丁香各20 g,细辛、肉桂各10 g,花椒15 g。用消毒纱布蘸药液轻擦阴茎头及整个阴茎 10 分钟,然后用药液浸泡。每日 1 次,每次 20 分钟,继以冷水加冰浸泡整个阴茎 20 分钟。配合心理疏导与性知识教育,总有效率70.66%[15]。

(三)针灸、推拿疗法

1. 针灸治疗

蔡青对 48 例早泄患者进行辨证分型后分别予以针刺治疗,认为针刺治疗本病应从肝肾立论,以调和阴阳为主,并注意对湿、热、郁等兼有因素的治疗,一般选取关元、长强、太溪、太冲为主穴,曲泉、三阴交、足三里、志室等为配穴,临证时主穴必用,配穴根据病情变化加减。结果治愈 22 例,好转 20例,无效 6 例[16]。

2. 针药结合

彭贵云对 108 例功能性早泄患者采用随机对照治疗分组。治疗组 54例,用针灸配合中药治疗,取穴:①气海、中极(加电脉冲)、关元、三阴交、公孙、太冲、行间、太溪、涌泉、内关、神门、安眠、百会;②肾俞(加电脉冲)、命门、三阴交、公孙、太冲、行间、太溪、涌泉、内关、神门、百会、安眠。每日针 1次,两组穴位交替使用,连续 10 天,中间休息 3~5 天,1 个月为 1 个疗程。内服中药:①基础方:五味子、金樱子、覆盆子、益智仁、枸杞子、枣仁、柏子仁各15 g,莲米、芡实、生龙牡各30 g,辨证加减,每 2 天一剂,1 个月为 1 个疗程。对照组单纯服用中药,用药方法同治疗组。结果治疗组总有效率为92.6%,对照组总有效率为74.1%,差异显著,表明针灸配合中药治疗早泄疗效可靠[17]。

贺心云采用针刺配合药物治疗男性功能障碍早泄51 例,取穴分为 2 组:①气海、中极(加电脉冲)、关元、三阴交、公孙、太冲、行间、太溪、涌泉、内关、神门、安眠、百会。②肾俞(加电脉冲)、命门、三阴交、公孙、太冲、行间、太溪、涌泉、内关、神门、百会、安眠。每日针 1 次,2 组穴位交替使用,连续 25天,中间休息 3~5 天,2 月为一疗程。内服中药基本方:金樱子15 g,五味子15 g,覆盆子15 g,益智仁15 g,枸杞子15 g,枣仁15 g,柏子仁15 g,生龙牡各30 g,莲米30 g,芡实30 g,辨证加减。间日 1 剂,2 月一疗程。总有效率88.2%[18]。柏砚芳等以针药并用治疗早泄 27 例,取穴:①心俞、肺俞、肝俞、脾俞、肾俞、志室、次髎。②中脘、气海、关元、足三里、阳陵泉、蠡沟、三阴交、太溪、太冲、四渎、合谷。2 组穴位交替针刺,每次留针 30 分钟,隔日 1 次,12次为 1 个疗程。中药处方:西洋参5 g,麦冬15 g,沙参15 g,生地黄15 g,当归15 g,枸杞子15 g,金樱子15 g,女贞子15 g,益母草15 g,仙茅15 g,仙灵脾30 g,川牛膝20 g,川续断30 g,桑寄生30 g,黄芩20 g,盐黄柏30 g,砂仁15 g,炙甘草6 g。水煎服,西洋参单煎后合汤药兑服,每日 1 剂。结果 27 例中治愈 16例,有效 11 例[19]。

3. 推拿治疗

推拿治疗早泄具有操作简单,易于掌握,成本低廉,无痛苦,无副作用等优点。白端报道采用推拿手法治疗肾虚型早泄 59 例,基本手法:患者俯卧位,医者立于左侧,左手掌根放于左侧的肺俞穴,指端向下,右手掌根放于右侧的下髎穴,指端向上,两掌上下交叉,分别推至同侧的下髎穴与肺俞穴,反复6遍;然后左手掌根放于左侧的下髎穴,指端向上,两掌上下交叉,分别推至同侧的下髎穴与肺俞穴,反复6遍,继续其他手法,并按照肾气虚和肾阴虚分别加用不同的手法,结果痊愈率达61.01%,总有效率达到96.59%[20]。王长海等运用推拿治疗早泄30例,选取任脉自肚脐至耻骨联合上沿,分别采用推、揉、点、按、搓等手法,尤其是在气海、关元、中极等穴位重点施术,至患者自觉脐下有热感或向会阴部放散为宜,每日1次,10次为1疗程。并与针刺组对照,结果推拿组总有效率为93.33%,针刺组总有效率为66.66%。疗效差异显著,推拿组的作用明显优于针刺组,提示推拿有良好的温经通络作用[21]。

(四)穴位埋线

穴位埋线疗法是在中医学经络理论和针灸疗法的基础上发展而成的,以穴位注射的方式利用药液将针头内的羊肠线推入穴位,利用羊肠线对穴位的持续刺激作用治疗疾病的方法,具有针刺、药物、羊肠线的多重刺激效应,操作简便,费用低廉,值得临床推广应用。

赵星卫运用穴位埋线治疗早泄76例,取得较好疗效。取系带穴(包皮系带的中点)、关元、三阴交(单侧)、肾俞(单侧)四穴,常规消毒局部皮肤,作浸润麻醉后,镊取一段1~2cm长已消毒的羊肠线放置在腰椎穿刺针针管的前端,后接针芯,左手拇食指绷紧或捏起进针部位皮肤,右手持针,刺入到所需的深度;边推针芯,边退针管,将羊肠线埋植在穴位的皮下组织或肌层内,依次完成四穴埋线,针孔处覆盖消毒纱布。埋线后一周开始练习,以拇指与食指相对捏住系带,持续用力搓捻系带及系带内的羊肠线,重复操作共10次,拇指按压埋线后的关元、三阴交、肾俞穴、每穴1分钟,每日2次。76例患者治愈58例,好转14例,有效率为94.7%[22]。张培永等用穴位注射埋线治疗早泄72例,取穴:系带穴(包皮系带的中点)、太冲透涌泉。用3个5ml注射器,9号针头各抽取2%利多卡因5ml,排净空气后分别镊取一段1cm长的00号羊肠线置入针头内备用。进行系带穴埋线、太冲透涌泉埋线,埋线后次日开始搓捻系带,每日2次。总有效率90.3%[23]。杜杰采用穴位埋线配合药物外用治疗早泄63例,取穴:肝俞、胆俞、肾俞、心俞、膀胱俞、三焦俞、关元、中极。用00号羊肠线穴位埋线,肝俞、胆俞、肾俞、心俞、膀胱俞、三焦俞采用三棱缝皮针法埋线或用埋线针埋线;关元、中极可用腰穿针埋线,每次埋线3~5穴。穴位交替使用。15天埋线1次,3次为1个疗程,休息10天后再进行第2疗程,3个疗程后统计疗效。中药外用:五倍子、花椒、丁香、细辛、蛇床子各3 g,研细,用95％酒精100 ml 浸泡15 天过滤后密封备用,性交前20 分钟涂抹龟头和冠状沟。63 例中治愈51 例(占81％),无效12 例(占19％)[24]。

（五）食疗

吴翠秀介绍治早泄的药粥供患者选用。如芡实粥治疗肾气虚弱,脾虚久泻之早泄、韭菜籽粥治疗肾阳不足之早泄,黄肉粥治疗肝肾阴亏之早泄等[25]。董飞侠介绍了4 类早泄的药膳疗法,①早泄的食疗,如黄芪淮山药枸杞子炖乳鸽,能滋阴益气固肾,适用于气阴两虚型早泄。②早泄的粥疗,如莲肉枸杞子芡实粥有益气健脾摄精的功效,适宜于脾肾两虚所致的早泄。③早泄的汤疗,如党参山药枸杞子炖甲鱼有补肾填精,固涩止泄的功效,适用于肾精亏损之早泄。④早泄的酒疗,如二子固精酒具有补肾固精的功效,适用于肾精不固之早泄[26]。

参考文献

[1]陈刚. 辨证分型配合挤捏疗法治疗早泄32 例临床观察[J]. 河北医药, 2001, 23(6):461 – 462.

[2]汪明德. 辨证论治早泄118 例疗效观察[J]. 浙江中医学院学报, 1998, 22(1):18.

[3]王桂如. 固精煎治疗早泄40 例[J]. 河南中医, 2007, 27(1):59.

[4]郑祖峰. 镇肝熄风汤加减治疗早泄90 例临床观察[J]. 中国男科学杂志, 2006, 20(12):52, 54.

[5]张传涛,等. 桂枝加龙骨牡蛎汤加减治疗早泄45 例临床观察[J]. 中华实用中西医杂志, 2006, 19(20):2470 – 2471.

[6]张德修,等. 泻火益肾固精汤治疗早泄[J]. 山东中医杂志, 2006, 25(6):368.

[7]宫兴胜. 壮阳散治疗阳痿早泄的临床疗效观察[J]. 黑龙江医药, 2005, 18(2):61.

[8]王万里. 加味酸枣仁汤治疗早泄63 例[J]. 实用中医内科杂志, 2005, 19(4):359.

[9]肖洲南. 龙胆泻肝汤加减治疗早泄60 例临床观察[J]. 上海中医药杂志, 1998(8):26.

[10]欧春. 滋肾固精汤治疗早泄51例[J]. 山西中医, 1998, 14(3):15.

[11]尹柱汉. 中药敷脐治疗早泄40例[J]. 中国民间疗法, 2002, 10(11):19-20.

[12]徐生荣, 等. 五辛香擦剂加理疗治疗早泄80例分析[J]. 男性学杂志, 1996, 10(3):173.

[13]孙志兴, 等. 真空负压中药水动按摩治疗原发性早泄76例疗效观察[J]. 湖南中医杂志, 2007, 23(5):3-4.

[14]张彦峰, 等. 三联疗法治疗早泄38例[J]. 现代中医药, 2002(6):39-40.

[15]蒋毅, 等. 中医综合治疗早泄75例[J]. 四川中医, 2000, 18(9):25-26.

[16]蔡青. 针刺治疗早泄48例疗效观察[J]. 中国临床医生, 2000, 28(10):44-45.

[17]彭贵云. 针药结合治疗早泄54例疗效观察[J]. 成都医药, 2002, 28(2):88-89.

[18]贺心云. 针药结合治疗早泄51例疗效观察[J]. 中国针灸, 1999, 19(11):669-670.

[19]柏砚芳, 等. 针药并用治疗早泄27例[J]. 中国针灸, 1997, 17(7):427-428.

[20]白端. 推拿治疗肾虚型早泄59例[J]. 按摩与导引, 2001, 17(5):23-24.

[21]王长海, 等. 推拿治疗早泄30例疗效观察[J]. 贵阳中医学院学报, 1998, 20(4):30-31.

[22]赵星卫. 穴位埋线治疗早泄的疗效观察[J]. 中国性科学, 2008, 17(2):29-30.

[23]张培永, 等. 穴位注射埋线治疗早泄72例[J]. 中国民间疗法, 2000, 8(3):8.

[24]杜杰. 穴位埋线配合中药外用治疗早泄63例[J]. 江苏中医药, 2007, 39(9):77.

[25]吴翠秀. 药粥治早泄[J]. 东方药膳, 2007(6):33.

[26]董飞侠. 早泄的药膳疗法[J]. 药膳食疗, 2005(11):19-20.

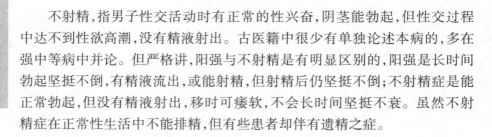

第三节　不射精

　　不射精,指男子性交活动时有正常的性兴奋,阴茎能勃起,但性交过程中达不到性欲高潮,没有精液射出。古医籍中很少有单独论述本病的,多在强中等病中并论。但严格讲,阳强与不射精是有明显区别的,阳强是长时间勃起坚挺不倒,有精液流出,或能射精,但射精后仍坚挺不倒;不射精症是能正常勃起,但没有精液射出,移时可痿软,不会长时间坚挺不衰。虽然不射精症在正常性生活中不能排精,但有些患者却伴有遗精之症。

一、病因病机

　　1.心肾不交:多发生于新婚者,由于纵思妄想,所欲不遂,一旦新婚,情绪过度紧张,心火独亢,肾精暗耗,水火失济。

　　2.惊恐伤肾:性欲妄动,突然受惊,惊则气乱,血随气逆,精寓血中,致精不出,惊恐伤肾,肾主二阴,肾伤则精关失司,故性交时不射精。

　　3.阴虚阳亢:房劳伤肾,致肾阴不足,肝阳偏亢,相火妄动,肾精暗耗而致精无以化,成不射精症。

　　4.肾阳不足:恣情纵欲,房事不节,或误犯手淫,肾阳受损,命门火衰,精室寒冷,精无所化,而导致不射精。

　　5.肝气郁结:情怀不畅,精神抑郁,致使肝郁气结,疏泄功能失常,精关开启不利,则精不能正常施泄下走,而为本病。

　　6.气滞血瘀:病久入络,经脉阻塞,气滞不通,血瘀不行,则交而不泄。

二、诊断要点

　　性交时,有正常性欲,阴茎能够正常勃起,但缺乏快感,性交过程中,始终无精液射出。移时阴茎可以自然萎软。

三、中医治疗

　　(一)辨证论治

　　1.心肾不交:多发生于新婚者,性欲亢旺,阴茎坚挺,但达不到快感高潮,无精射出。伴虚烦不眠,头晕耳鸣,腰膝酸软,梦遗等症,舌红少苔,脉弦

中医男女科诊疗学

或弦数。

[治法]滋肾养心,交通心肾。

[方药]黄连阿胶汤(《伤寒论》)加味。

黄连6 g,阿胶(烊服)9 g,黄芩9 g,白芍12 g,鸡子黄(兑入)1 个,菖蒲9 g,远志9 g,桂心2 g,熟地黄12 g,泽泻12 g,牡丹皮9 g,炙甘草3 g。水煎服。

2.惊恐伤肾:性欲正常,能勃起,性交不射精,伴有心悸易怒,多疑,心烦失眠,头晕腰酸,脉沉细数。

[治法]益肾养心,定志安神。

[方药]安神补心丹(《沈氏尊生》)加减。

当归9 g,生地黄9 g,茯神12 g,黄芩6 g,川芎6 g,白芍12 g,酸枣仁15 g,远志9 g,麦冬9 g,菟丝子12 g,枸杞子15 g,菖蒲9 g,珍珠母20 g。水煎服。

3.阴虚阳亢:性欲偏亢,阳事易举,久交不能射精,甚至性交结束后阴茎亦不软缩,头晕耳鸣,心烦易怒,面赤,口干咽燥,手足心热,腰膝酸软,多伴梦遗,小便短赤,舌红少苔,脉细数。

[治法]滋阴泻火。

[方法]知柏地黄丸(《丹溪心法》)加味。

知母12 g,黄柏9 g,熟地黄15 g,山药15 g,牡丹皮15 g,茯苓12 g,山茱萸12 g,泽泻15 g,丹参9 g,枸杞子9 g,川牛膝12 g。水煎服。

4.肾阳不足:性欲减低,阴茎虽能勃起,但不甚坚挺,交媾时间不长,不能射精,移时即萎软。伴腰背畏寒,手足不温,神疲乏力,小便清长或频数,时有大便溏泄,面色㿠白,舌质淡胖,脉沉细无力,或沉迟无力。

[治法]温肾壮阳。

[方药]右归饮(《景岳全书》)加减。

熟地黄12 g,山药12 g,山茱萸6 g,杜仲15 g,肉桂5 g,制附子(先煎)12 g,巴戟天15 g,仙灵脾15 g,胡芦巴9 g,仙茅12 g,阳起石20 g,炙甘草6 g,陈皮9 g。水煎服。

5.肝气郁结:性交阳强,不能射精,小腹睾丸坠胀,胸胁满闷,叹息不休,烦躁易怒,纳差,嗳气,小腹作胀,舌质红,苔薄白,脉弦。

[治法]疏肝解郁。

[方药]逍遥散(《和剂局方》)加味。

白芍12 g,当归9 g,白术12 g,柴胡12 g,茯苓12 g,薄荷5 g,川牛膝12 g,王

不留行9 g,香附12 g,川楝子9 g,郁金12 g,炙甘草6 g。水煎服。

6.气滞血瘀:同房不射精,或精液滴沥难出,精道刺痛,行房时少腹胀满,拘急隐痛,小腹坠胀,阴茎胀痛,时有刺痛感,胸胁胀满,舌质暗红,或有瘀斑,苔干,脉弦涩。

[治法]行气通瘀。

[方药]血府逐瘀汤(《医林改错》)加味。

桃仁9 g,红花6 g,当归12 g,生地黄12 g,川芎9 g,赤芍12 g,牛膝15 g,桔梗6 g,柴胡12 g,枳壳12 g,甘草3 g,丹参20 g,路路通12 g,王不留行12 g。水煎服。

(二)针灸疗法

1.取穴:神门(双)、太冲(双)、关元、中极、气海、水道、三阴交(双)。每日针刺1次。神门、太冲用泻法,余穴则用平补平泻针法。

2.取穴:曲骨、足三里穴,每日1次,施平补平泻针法。

3.灸大敦穴每日1次;针刺行间、曲骨、次髎、治阴穴(经验穴:在骶骨尖端旁开二指远),每隔两日1次。

(三)单秘验方

1.急性子10 g,大枣250 g,水煎分三日服,喝汤食枣。

2.远志9 g,菖蒲9 g,水煎,每日1剂。

3.麝香0.3 g,敷脐心,通关开窍。

4.制马钱子12 g,生麻黄12 g,石菖蒲12 g,蜈蚣18 g(不去头足),当归60 g,杭白芍60 g,生甘草60 g,共研细末,分为40包,每晚1包,黄酒送服。

5.炒枣仁30 g(嗜睡多生用),细茶末60 g,研细,每日2次,每次6 g,以人参须6 g,煎汤送服。

6.马钱子0.3 g,蜈蚣0.5 g,冰片0.1 g,研细末,混匀,每晚临睡前2小时,用麻黄6 g,菖蒲6 g,虎杖6 g,甘草6 g,煎汤送服。每日1次。

7.肉苁蓉30 g,淫羊藿12 g,肉桂1 g,水煎早晨服。菖蒲10 g,远志10 g,麝香0.3 g(烊化),水煎晚上服。两方交替使用。

8.当归60 g,白芍60 g,甘草60 g,蜈蚣18 g,共研末,分作40份,每天晚上用白酒少许服一份。

四、现代治验

中医治疗不射精症的方法很多,经验丰富,疗效较好。包括中药内服外用、针灸、按摩等方法,食疗也起到辅助的功效。

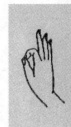

(一)药物内服

1. 辨证分型治疗

董和平等根据临床主要症状,以中医辨证分4型(肝郁阻遏、湿热阻窍、瘀血涩滞、肾精亏损)对107例不射精症患者进行分别治疗。如肝郁阻遏型治以疏肝达郁通窍,药用:柴胡15 g,郁金12 g,枳实12 g,合欢皮12 g,炮穿山甲15 g,王不留行18 g,路路通20 g,炙麻黄10 g,蜈蚣3条,车前子12 g,泽泻10 g,牛膝15 g,同时配合心理治疗,治愈78例,有效23例,无效6例,总有效率为94.4%[1]。

2. 专方治疗

彭汉光等采用加味四逆散疏肝活血,补肾填精,治疗功能性不射精症38例,药用:柴胡、枳壳、白芍、甘草、郁金、香附各10 g,石菖蒲、远志各6 g,茯神、枸杞子、熟地黄各12 g,丹参、王不留行各15 g,随证加减,每日1剂,水煎服,30天为1个疗程,治疗期间配合适宜的心理治疗。总有效率为84.2%[2]。赵士亮用自拟开窍通关汤加减治疗功能性不射精30例,组成:生麻黄5 g,石菖蒲10 g,冰片1 g(冲服),蜈蚣1条(生用研粉吞服),杭白芍、当归、路路通、川牛膝各15 g,生甘草6 g。每日1剂,水煎服,随证加减。结果治愈16例,好转5例,无效9例,总有效率为70%[3]。安波等用活血化瘀,疏通经络中药治疗功能性不射精130例,收到较好效果。药物组成:当归15 g,熟地黄20 g,枸杞子20 g,菟丝子15 g,赤芍15 g,丹参15 g,甲珠15 g,柴胡15 g,王不留行15 g,红花15 g,桃仁15 g,牛膝15 g,蜈蚣2条。随证加减[4]。刘习明以射障通片治疗不射精症159例,均采用射障通片治疗,处方:肉苁蓉15 g,菟丝子12 g,狗肾12 g,茯苓15 g,天门冬10 g,巴戟天10 g,路路通10 g,王不留行10 g,泽泻12 g,穿山甲12 g,仙茅10 g,红花9 g,穿破石12 g等。将诸药共研为末制成片剂,每次5片,每日2次,温开水送服。以1个月为1疗程:结果159例中,痊愈137例(占86.17%),好转21例(占13.18%),无效1例(占0.65%),总有效率为99.35%[5]。舒光辉用通关精射汤治疗不射精症45例,药物组成:枸杞子、菟丝子、桃仁、牛膝、山茱萸、白芍、车前子各15 g,肉苁

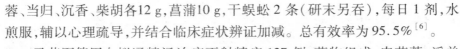

蓉、当归、沉香、柴胡各12 g,菖蒲10 g,干蜈蚣 2 条(研末另吞),每日 1 剂,水煎服,辅以心理疏导,并结合临床症状辨证加减。总有效率为95.5%[6]。

马若军等用自拟通精汤治疗不射精症 127 例,药物组成:肉苁蓉、淫羊藿、杜仲、巴戟天、枸杞子、紫河车、王不留行、蜈蚣、郁金、石菖蒲。肾阳不足者加肉桂;肾阴不足加知母、女贞子;肝气郁滞加香附;湿热阻滞加龙胆草、黄柏;气滞血瘀加丹参、赤芍等。每日 1 剂,水煎服。同时结合性心理疏导及夫妻双方性技巧指导,必要时配合理疗以增强刺激度。总有效率88.19%[7]。江杰士等用补肾通窍中药治疗功能性不射精 65 例,药用:熟地黄、枸杞子、仙灵脾、蛇床子、枳实、黄芪各30 g,麻黄、当归、白芍、牛膝各15 g,柴胡10 g,甘草5 g。水煎服,每日 2 次,2 日 1 剂,服 15 剂。另用蜈蚣、全蝎、僵蚕、炮山甲、土元各30 g,制马钱子9 g,冰片3 g,共研细末,分 30 包,晚上睡前 1 小时用中药水吞服 1 包,有效率95.38%[8]。佟志刚等用疏肝通关汤治疗功能性不射精症 148 例,基础方:柴胡15 g,郁金15 g,枳实15 g,石菖蒲15 g,麻黄10 g,王不留行10 g,路路通15 g,牛膝15 g,穿山甲15 g,鳖甲30 g,蜈蚣 2 条,随证加减,日 1 剂,水煎服。配合精神治疗和性知识指导。总有效率95%[9]。郑文华用自拟通关排精汤为基本方治疗不射精症 238 例,药用:淫羊藿20 g,巴戟天12 g,川续断15 g,枸杞子20 g,女贞子12 g,柴胡12 g,白芍18 g,木通6 g,车前子9 g,路路通12 g,王不留行12 g,牛膝15 g。肾气亏虚型(71 例)加肉桂9 g,红参9 g,鹿茸1.5 g,阴虚火旺型(65 例),去巴戟天、川续断,加黄柏12 g,知母12 g,生地黄20 g,牡丹皮12 g;肝郁不疏型(62 例)加枳壳12 g,香附12 g;湿热阻窍型(22 例)去巴戟天、川续断,加龙胆草6 g,黄柏12 g;血郁瘀阻型(18 例)加丹参15 g,急性子12 g,皂角刺12 g。每日 1 剂,水煎服,服药期间同时对患者夫妇双方进行性生活指导及心理治疗。结果治愈 225 例,治愈率94.5%[10]。

(二)针灸推拿

1. 针灸治疗

杜杰采用针刺治疗不射精症 116 例,取穴:肝俞、肾俞、大肠俞、膀胱俞、次髎、关元。操作手法:肝俞、肾俞、大肠俞、膀胱俞用 1.5 ~ 2 寸毫针,平刺1.2 ~ 1.5 寸得气后,单向捻转使纤维缠绕针体,然后做小幅度快速牵拉,每穴反复操作 10 分钟,双侧穴位隔日交替使用。每日针刺 1 次,10 日为 1 个疗程。116 例痊愈 98 例,占 84.5%[11]。郎伯旭等以头针为主治疗功能性不射精73例,取头针额旁三线为主,配大赫、三阴交,偏实者加太冲、中极透曲骨,偏虚者加太溪、关元透中极,伴阳痿者点刺举阳穴(第4骶椎棘突下旁开2寸),精神郁闷,焦虑不安者加内关,遗精频繁加复溜。每日或隔日1次,10次为一疗程。总有效率为95.89%[12]。陈以教用针灸治疗功能性不射精症,将70例患者分为肾虚型和肝火旺盛型,肾虚型取穴:关元、三阴交、肾俞、次髎为主,腰阳关、中极、太溪、束骨、水道等为辅。先针灸主穴3~5次,症状改善后,再取辅助穴加减治疗,肾俞、腰阳关针后加灸,灸时用艾条灸至局部皮肤微红为度,每天或隔天针1次,10次为1个疗程。肝火旺盛型取穴:中极、行间、三阴交为主,肾俞、阴廉、束骨、太冲为辅。本型实证居多,多用泻法,每日1次,只针不灸。70例痊愈65例,占92.8%。无效5例,占7.2%[13]。

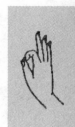

周贤道采用内服排精汤通关开窍加针刺激发肾经经气,治疗不射精症30例,取得较好疗效。排精汤:黄芪30 g,当归9 g,急性子12 g,蜈蚣2条,石菖蒲、川牛膝、车前子各10 g,麻黄4.5 g,路路通15 g,冰片(分冲)3 g。随证加减,每日1剂,10日为1疗程。针刺取穴:第1组为曲骨、大赫(双)、太溪(双)、太冲(双)。第2组穴为肾俞(双)、关元俞(双)、三阴交(双)。每日用1组,每日1次,交替用毫针针刺,得气后每10分钟行1次提插捻转补泻手法,留针30分钟,10天为1个疗程[14]。

2. 针灸加穴位注射

谢文霞等以温针加穴位注射治疗功能性不射精30例,根据中医辨证,属命门火衰者22例,属气滞血瘀者8例。命门火衰者取穴分2组,第一组:肾俞(双)、关元、中极、足三里(双)、三阴交(双)、曲泉(双),第二组:命门、气海、太溪(双)、曲骨、大敦(双)。2组穴位每日轮换,针刺入皮后,用重插慢提手法得气再加艾柱1壮。温针后取绒毛膜促性腺激素500 U,用生理盐水溶化成2 ml液体,注入肾俞、命门、关元、中极、每穴1 ml,每次取2穴,每周3次,轮换取穴。气滞血瘀者,取穴太冲(双)、阴廉(双)、三阴交(双)、肾俞(双)、气海、曲骨。得气后使针感传至阴器,再加艾柱1壮,其余用慢插重提法,间歇动留针,30分钟后起针,将绒毛膜促性腺激素500U,用生理盐水溶化成2 ml液体,注入肾俞穴,隔日1次。经治疗30例中18例治愈,占60%;9例好转,占30%;3例无效,占10%[15]。

3.点按穴位

唐业建等运用点按穴位疗法,按辨证分型对不射精症进行治疗观察,①肝经郁热型,治以泻肝解郁,滋肾通窍,取穴:行间、三阴交、关元、中极、肾俞、维道、中都、通里、太冲等。②肾虚型(包括肾阳虚和肾阴虚):治以温肾助阳,滋阴通络,肾阴虚者,以关元、中极、三阴交、会阴、肾俞等穴为主,配以命门、志室、腰阳关、提托、尾闾关等穴为辅,肾阳虚者,按肾阴虚证的辅穴为主穴,主穴作为辅穴相配。结果所治40例患者中,治愈24例,显效11例,无效15例,总有效率为87.5%[16]。

参考文献

[1]董和平,等. 中医药辩证治疗不射精症的临床观察[J]. 云南中医中药杂志,1995,16(3):20-22.

[2]彭汉光,等. 加味四逆散治疗功能性不射精症38例[J]. 湖北中医杂志,2004,26(12):36-37.

[3]赵土亮. 开窍通关法治疗功能性不射精30例[J]. 四川中医,2003,21(8):43.

[4]安波,等. 中药治疗功能性不射精130例[J]. 人人健康:医学导刊,2007,1(8):93-94.

[5]刘习明. 射障通片治疗不射精症159例疗效观察[J]. 湖南中医杂志,2006,22(4):16.

[6]舒光辉. 通关精射汤治疗不射精症45例[J]. 江西中医药,2002,33(2):14.

[7]马若军,等. 自拟通精汤治疗不射精症127例[J]. 中医药信息,2000,17(1):38.

[8]江杰士,等. 补肾通窍治疗功能性不射精65例[J]. 现代中西医结合杂志,1999,8(8):1295-1296.

[9]佟志刚,等. 疏肝通关汤治疗功能性不射精症148例临床观察[J]. 长春中医学院学报,1997,13(4):22.

[10]郑文华. 通关排精汤为主治疗不射精症238例[J]. 广西中医药,1998,21(4):33-34.

[11]杜杰. 针刺治疗不射精症116例[J]. 河北中医,2007,29(4):

338.

[12]郎伯旭,等.头针为主治疗功能性不射精临床观察[J].中国针灸,2000,20(5):281-282.

[13]陈以教.针灸治疗功能性不射精70例临床观察[J].中国针灸,1990,10(2):19-20.

[14]周贤道.排精汤加针刺治疗不射精症30例[J].新中医,1993(8):38.

[15]谢文霞,等.温针加穴位注射治疗功能性不射精30例[J].浙江中医杂志,1999,34(4):164.

[16]唐业建,等.点按穴位治疗不射精症40例临床报告[J].按摩与导引,1996(1):8-9.

第四节　阳　强

阳强是指男子阴茎易举,甚则久举不衰的病证,又称强中、茎纵、阴纵,或阳强不倒。早在《灵枢》中就有记载,"其病……阴股痛,转筋,阴器不用,伤于内则不起,伤于寒则阴器缩入,伤于热则纵挺不收。"《诸病源候论》说:"强中病者,茎长兴盛不衰,精液自出。"傅青主称此症为"阳强不倒",认为本病为"此虚火炎上,而肺气不能下行故耳。"中医认为本病与肝、肾两脏密切相关。

一、病因病机

1.肝火亢旺,湿热下注:素过食辛辣肥甘,嗜酒过度,以酒助阳,情欲不节,交会无制,以致湿热内蕴,充斥肝经,肝火亢旺,复随足厥阴之脉下注阴器,肝火湿热充斥不解,故阳强不衰。

2.肾阴亏耗,虚阳亢盛:纵欲无度,更兼以酒助性,相火妄动,则煎熬真阴,丹溪指出,相火"易动而难静""阴气难成而易亏"。真阴不足则无以制约相火,两者互为因果,导致恶性循环,以致动极不静,阳强不萎。

二、诊断要点

性欲亢进,平时阳事易举,入房时间延长,性交后仍长时间不萎,甚则挺长不收,长时间坚硬不软,有的可达一天或数天,更有甚者,可长达数十天。阴茎肿胀坚硬,色赤紫,伴疼痛。

三、中医治疗

(一)辨证论治

1. 肝火亢旺,湿热下注:性欲亢进,且易冲动,阴茎坚硬勃起,久久不萎,茎中涩痛,阴部常湿,臊臭气味,面红目赤,烦躁易怒,唇口干燥,小便黄赤涩痛,舌红黄腻苔,脉弦数。

[治法]降泻肝火,清利湿热。

[方药]龙胆泻肝汤(《医方集解》)加味。龙胆草9 g,黄芩12 g,栀子12 g,泽泻15 g,木通12 g,车前子12 g,当归9 g,生地黄12 g,柴胡9 g,生甘草6 g,牡丹皮12 g。水煎服。

2. 肾阴亏耗,虚阳亢盛:性欲亢盛,阳事易举,久交而阴茎不倒,伴疼痛坠胀,口咽干燥,五心烦热,夜寐盗汗,腰膝酸软,唇红,舌红少苔,脉细数。

[治法]滋阴益肾,泻火敛阳。

[方药]大补阴丸(《丹溪心法》)加味。黄柏12 g,知母12 g,熟地黄20 g,龟板(先煎)30 g,猪脊髓1条,玄参15 g,牡丹皮12 g,泽泻15 g,山茱萸9 g,芡实12 g,茯苓12 g,甘草6 g。水煎服。

(二)单秘验方

1. 泽泻20 g,煎汤服,一日1剂。

2. 淡盐水30 ml,童便20 ml,两者兑合,冲服芒硝粉2 g。

3. 玄明粉60 g,兑水浸洗阴茎。

4. 同房时两手各握一小把碎芒硝粉,握于两手掌心劳宫穴。

四、现代治验

现代中医多认为本病与肝肾有密切关系。临床所见实多虚少,青壮年病人较多。

来叶根等临床治疗阳强按证型分为肝经实火,阴虚火旺,肝经湿热,瘀血阻络4种。肝经实火型治以清肝泻火,滋阴软坚,用丹栀逍遥散加减:柴胡5 g,香附10 g,当归10 g,白芍15 g,牡丹皮15 g,栀子10 g,龙胆草10 g,大黄10 g,鳖甲15 g,甘草10 g。继以逍遥丸合杞菊地黄丸调理。阴虚火旺型治以滋阴清热,潜阳软坚,用大补阴丸加减:黄柏10 g,知母10 g,熟地黄20 g,龟甲15 g,鳖甲10 g,赤芍10 g,牡蛎30 g。肝经湿热型治以清热利湿,软坚通络,用龙胆泻肝汤加减:龙胆草10 g,黄芩10 g,栀子10 g,木通5 g,泽泻10 g,车前子10 g,柴胡5 g,当归10 g,鳖甲12 g,丝瓜络12 g,甘草10 g。瘀血阻络型治以活血化瘀,益肾通络,以桃核承气汤加减:桃仁10 g,芒硝10 g,大黄15 g,甘草10 g,炙水蛭粉6 g,续断10 g,穿山甲10 g,杜仲10 g。在用药上无论何种证型,均酌情加入活血通络、软坚散结之品,改善阴器血液循环,能明显提高疗效[1]。葛传富报道治疗阳强的验案两则,一例辨证为肾阴亏耗,相火妄动,治以泻火养阴,滋肾安神,药用:生地黄、知母、生龙骨、生牡蛎、女贞子、枣仁各15 g,丹参、夜交藤各20 g,枣皮、黄柏、牡丹皮、菊花各10 g,服4剂后诸症减轻,守前方出入服药8剂,病告痊愈,随访2年未复发。另一例辨证为瘀血败精阻滞精窍,治以活血化瘀,兼补肝肾,药用:桃仁、红花、地鳖虫、赤芍、牛膝各15 g,当归、枸杞子、枣皮、首乌、栀子各10 g,木香、甘草各6 g,服8剂后痊愈,随访一年病未反复[2]。张岐山在辨证的基础上加用大剂量白芍补肝血、柔肝体、敛肝气,治疗阳强效果良好。如治疗一45岁阳强患者,辨证属阴虚火旺,先予知柏地黄汤加味:熟地黄20 g,山药15 g,牡丹皮10 g,泽泻10 g,茯苓10 g,山茱萸15 g,知母12 g,黄柏12 g,生龙牡各30 g,服6剂后无明显改变,遂于上方中加白芍100 g,炒枣仁30 g,再用6剂水煎服。药后阳强之症基本消失,继续用6剂而愈,追访至今无复发,患者性功能正常[3]。刘志报道老年阳强治验、中年阳强治验各1则。老年阳强系年高肾精本亏,更兼房事不节,损耗肾阴,致燥热内盛而致阳强,辨证属肾阴不足,相火亢动,治以滋阴降火,药用:生地黄20 g,熟地黄20 g,枣皮15 g,怀山药30 g,牡丹皮10 g,茯苓15 g,泽泻10 g,沙参20 g,麦冬20 g,甘草5 g,知母15 g,黄柏15 g。水煎服,日1剂,服3剂痊愈。中年阳强因过用壮阳之剂耗损肾阴,致相火亢盛导致阳强,辨证属阳药伤阴,阴虚火亢,治以滋阴降火,方药同前,服2剂痊愈[4]。霍玉森等治疗一阳强患者,13岁,1993年9月17日来诊。近1年来,善言多动,性情急躁,睡眠差,不易入睡,阴茎异常勃起,不分昼夜,持续时间长,夜间尤甚,每于夜间勃起时即醒,醒后难以入睡,伴有胸背部多发性粉刺,皮疹如粟,影响正常学习和生活。该患者平素喜食肉类,发病前半年来,曾间断饮用"营养液"3个月左右。病人发育正常,身高158 cm,体重44 kg,舌质红,苔薄黄,脉弦。投黄柏30 g,知母20 g,每日1剂,早晚水煎服。用药1个月,

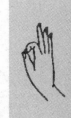

胸背部粉刺消失,诸症明显减轻,续服半月,余症大减,考虑病人年少,恐苦寒之味伤正,改用白芍 20 g,炙甘草 10 g、肉桂 5 g,续服半月,诸症皆除,再以知柏地黄丸每日 1 丸,睡前淡盐水送服 10 天以善后,药后病愈[5]。朱平东报道幼儿阳强 1 例,治以清消分化肾经湿热,方用八正散加减:萹蓄、瞿麦、木通、前仁、黄柏、滑石、甘草、大黄、芒硝、泽泻、龙胆草。三剂水煎服。用芒硝与食盐少许贴神阙、涌泉穴。二诊阴茎平素已不勃起,在小便将解之前阴茎勃起,便后阴茎自然萎软,阴茎、腰、腿疼痛已无,按原方去大黄、龙胆草,加玄参、麦冬,十剂调理,痊愈后随访一年未复发[6]。郭振东介绍莲子水蛭蜂蜜膏作为食疗方治疗阳强,用莲子8 g,水蛭9 g,苏合香1 g,麝香0.3 g,蜂蜜少许,有潜阳软茎的功效。水蛭阴干,加入麝香、苏合香、莲子共研细末。拌蜂蜜少许调和成膏。用此膏擦在脚心,阴茎即软缩[7]。

参考文献

[1]来叶根,等.阳强的治疗体会[J].中医杂志,2001,42(6):340 - 341.

[2]葛传富.阳强验案二则[J].黑龙江中医药,1995(4):29.

[3]张岐山.重用白芍治阳强[J].中国民间疗法,2001,9(7):25 - 26.

[4]刘志.阳强不倒治验 2 则[J].成都中医学院学报,1994,17(4):37.

[5]霍玉森,等.阳强治验[J].中华现代中西医结合,2004,1(4):371.

[6]朱平东.幼儿阳强 1 例治验[J].黑龙江中医药,2005(4):29 - 30.

[7]郭振东.阳强·阳缩·性欲亢奋食疗妙法[J].药膳食疗,2003(8):25.

第五节 血 精

男子精液中夹有血液,称为血精。本病成因较多,但祖国医学认为,房劳过度是血精的主要成因。正如《诸病源候论》说:"虚劳精血出候,此劳伤肾气故也。肾藏精,精者,血之所成也,虚劳则七情亦极,气血俱损,肾家偏虚,不能藏精,故精血俱出矣。"《医宗必读》也指出:"少年天癸未至,强力行房,所泄半精半血;少年施泄无度,亦多精血杂出。"也指出肾水亏于前为血精之主要成因。另外,不洁性交,湿热内蕴;气血不摄;火邪内扰,血热妄行等都可导致血精。现代医学认为血精多由精囊炎、前列腺炎等病证引起。

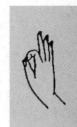

一、病因病机

1. 阴虚火旺:素体阴虚,房事太过,或思虑操劳,阴液受损,而致阴虚火旺,火热之邪灼伤阴络,则见精血杂出。

2. 湿热内蕴:包皮过长,或性交不洁,导致湿热毒邪内蕴,损伤血络,则精中夹杂血出。

3. 气血不足:气血虚弱,或心脾两虚,气不摄血,脾不统血,则精血并出。血精时间一长,更加损伤气血,而形成恶性循环。

二、诊断要点

男子排精(包括遗精、滑精、手淫或性交射精)时看到血性精液,其色鲜红、淡红或暗红不等,其量或多或少,少者精中偶见血丝或血迹,多者每次排精都见血液,有的夹有血块,伴有阴茎疼痛。由于本病常常引起患者恐惧,以致影响正常的性生活。

三、中医治疗

(一)辨证论治

1. 阴虚火旺:遗精和性交时射血性精液,质较稠厚,伴五心烦热,盗汗,舌干口燥,失眠多梦,舌质红,少苔,脉细数。

[治法]滋阴泻火,凉血止血。

[方药]知柏地黄丸(《医宗金鉴》)加味。

知母12 g,黄柏9 g,熟地黄20 g,山茱萸12 g,山药12 g,泽泻15 g,茯苓12 g,牡丹皮12 g,阿胶(烊化)9 g,紫草12 g,茜草12 g,苎麻根20 g。水煎服。

2. 湿热内蕴:精液颜色深红,射精疼痛,小腹、睾丸及会阴部胀痛,小溲黄赤涩痛,头昏胀痛,口苦咽干,心中烦躁,舌红苔黄腻,脉滑数或弦数。

[治法]清热利湿,佐以止血。

[方药]三妙丸(《医学正传》)加味。

黄柏12 g,苍术12 g,川牛膝9 g,萆薢15 g,马鞭草30 g,茵陈12 g,土茯苓15 g,车前子仁9 g,菖蒲9 g,淡竹叶12 g,蒲公英30 g,小蓟15 g,藕节15 g。水煎服。

3.气血不足:精液带血,血色淡红,神疲倦怠,面色少华,短气头晕,纳差便溏,舌质淡红,白苔,脉沉细弱。

[治法]补益气血。

[方药]八珍汤(《正体类要》)加减。

当归12 g,白芍15 g,熟地黄15 g,党参15 g,白术12 g,茯苓12 g,炙甘草6 g,枸杞子15 g,黄芪12 g,血余炭9 g,仙鹤草15 g,升麻3 g。水煎服。

(二)单秘验方

1.地锦草30 g,马鞭草30 g,水煎服。

2.藕节30 g,白茅根30 g,水煎服。

3.大蓟15 g,小蓟15 g,墨旱莲15 g,大枣15 g,水煎服。

4.仙鹤草30 g,血余炭10 g,水煎服。

四、现代治验

血精是男科常见病之一。常见于成年男子,亦可见于未成年男子及老年人。本症多见于现代医学的精囊炎、前列腺炎、后尿道炎等。在临床上往往伴有前列腺炎、前列腺结石等病症,特点是呈间歇性发作,容易复发,迁延难愈。发生后应早期治疗,病程越短,疗效越佳,否则效果缓慢,病程缠绵。中医学对本病早有认识,治疗该病有独到优势。

(一)中药内治

专方治疗总以滋阴清热,凉血止血,化瘀利湿为法。

鲍身涛等将102例血精症患者随机分为治疗组和对照组,治疗组51人,治以"安精汤"滋阴降火,凉血止血,主方:生地黄30 g,山茱萸6 g,知母10 g,黄柏10 g,当归10 g,紫草10 g,牡丹皮6 g,苎麻根25 g,白茅根30 g,随证加减。对照组51例口服左氧氟沙星0.2 g/次,每日2次。治疗组痊愈43例,占84.31%;有效8例,占15.19%;无效无。对照组痊愈17例,占33.33%;有效20例,占39.22%;无效14例,占27.45%。取得了较好的临床效果,显示中药疗效远较抗生素为好[1]。唐志安用中药治疗血精症30例,并与西药治疗的30例作对照观察。考虑到部分精囊炎患者的自愈倾向,所选择的患者病程至少为 20 天,至少发作两次。治疗组用中药茜根散改散剂为汤剂,药物组成:茜草根20 g,黄芩10 g,侧柏叶15 g,生地黄10 g,阿胶10 g,墨旱莲15 g,乌贼骨30 g,甘草5 g。随证加减。水煎服,每日 1 剂,15 天为 1 疗程。对照组采用新安络血片 20 mg,每天三次。15 天为 1 疗程。结果治疗组痊愈率83.4%,对照组痊愈率50%,治疗组疗效优于对照组[2]。李军将 103 例血精症患者随机分为治疗组58 例,对照组45 例。治疗组采用加味知柏地黄汤加减,处方:生地黄、山药、山茱萸各12 g,枸杞子15 g,牡丹皮6 g,茯苓、泽泻、知母、黄柏、墨旱莲、菟丝子各10 g,白茅根、生地黄榆、仙鹤草各30 g,加减:睾丸疼加荔枝核、延胡索;寐差加夜交藤、远志;出血量多加血余炭、阿胶等。每日 1 剂,水煎服。2 周为 1 疗程。对照组口服复方新诺明片(或红霉素)、乙烯雌酚、谷维素。二组均治疗 1 疗程后观察疗效。结果治疗组治愈率70.7%,对照组治愈率31.1%。经统计学分析,两组疗效有显著差异($P <$0.01)。表明加味知柏地黄汤具有滋阴补肾、降火利湿、凉血止血之功,治疗血精症有显著疗效[3]。尚学臣等以精囊炎汤滋肾清热,凉血止血治疗血精症 36 例,药物组成:生地黄、山茱萸、女贞子、墨旱莲各12 g,牡丹皮、泽泻、茯苓各10 g,茜草根、侧柏炭各15 g,苎麻根20 g。随证加减,每日 1 剂,水煎服,2 周为 1 个疗程。结果痊愈30 例,占83.33%,好转5 例,占13.89%,无效1例,占2.78%[4]。慢性精囊腺炎是男子生殖系统常见疾病,血精是其最常见的临床症状。吴栋林一共接诊以“血精”为主诉患者 56 例,采用纯中医中药治疗 48 例,疗效满意。自拟“宁血康”组方如下:三七粉4 g(冲服),败酱草15 g,白花蛇舌草15 g,车前子12 g,瞿麦10 g,茯苓12 g,牡丹皮12 g,赤芍12 g,川牛膝10 g,白茅根30 g,通草6 g,甘草6 g,血余炭10 g。每日 1 剂,水煎服。总有效率为93.75%[5]。周仕轶等将血精患者 35 例,随机分成中药治疗组20 例和西药对照组15 例。治疗组采用桃红四物汤加味治疗,处方:桃仁、红花、川芎、生三七粉(另包冲服)各10 g,当归、赤芍、蒲公英、生蒲黄(布包煎)各15 g,生地黄20 g,水煎服,日 1 剂。西药对照组口服可乐必妥治疗。两组均 10 天为一疗程,共两个疗程。结果:中药治疗组痊愈 10 例,显效 5 例,好转 2 例,无效 3 例,总有效率85%;西药对照组痊愈 2 例,显效 2 例,好转 4 例,无效 7 例,总有效率53.33%。两组比较有显著差异($P < 0.05$)。表明桃红四物汤治疗血精疗效确切[6]。周华用清热解毒凉血汤治疗血精症 30 例,基本方:萆薢9 g,生地黄9 g,黄柏9 g,苍术9 g,薏苡仁12 g,牛膝15 g,白茅根

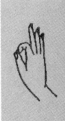

12 g,蒲公英9 g,白芍9 g,车前子20 g,琥珀2 g(冲服),生甘草3 g,随证加减。每日1剂,水煎服。7天1疗程。结果痊愈26例,好转4例[7]。

（二）中药内外结合治疗

张继平等对血精患者采用中药口服配合灌肠疗法,认为本病基本病机为阴虚火旺,精室血络受损,治以滋阴泻火,凉血止血,用知柏地黄汤加减:知母10 g,黄柏10 g,生地黄15 g,生山药30 g,山茱萸10 g,藕节10 g,大蓟10 g,小蓟10 g,棕榈炭10 g,三七粉3 g,侧柏叶10 g,牡丹皮10 g,泽泻10 g。随证加减化裁,水煎服,1次/天,15天为1个疗程。继口服知柏地黄丸巩固,每次1丸,2次/天,共2个月。中药灌肠基本方:大蓟15 g,小蓟15 g,侧柏叶15 g,白茅根15 g,墨旱莲15 g,棕榈炭10 g,黄芩炭10 g。水煎30分钟,留取药液200 ml,水温45℃,保留灌肠30分钟,1次/天,15次为1个疗程。患者治疗第15天的痊愈率为90.3%,第75天的疗效为93.5%[8]。高学清等认为顽固性血精症由瘀血、死血及坏血阻滞精室,血循失其常道而成,治疗在于正本清源,活血止血,以少腹逐瘀汤加减治疗顽固性血精症14例,基本方:小茴香6 g,延胡索15 g,没药15 g,当归15 g,川芎10 g,穿山甲6 g,赤芍15 g,桂枝10 g,蒲黄10 g,五灵脂10 g,三七粉(冲服)3 g,王不留行30 g,益母草15 g,白茅根30 g,茜草根15 g,川牛膝15 g。随证加减,每日1剂,水煎服。另以本方药渣煎汤1 000 ml,趁热先熏洗阴部,待温度适宜时再坐浴15分钟,每晚1次。结果14例治愈8例,好转5例,无效1例[9]。

（三）针灸治疗

李国良等将11例血精病患者按辨证分三型,以针灸治疗:①阴虚络伤型(6例),取肾俞、血海、太冲、阴谷、三阴交;②气血不足,肾气不固型(4例),取肾俞、神阙、气海、足三里、会阴;③湿热下注型(1例),取肾俞、中极、阴陵泉。进针出针均强力捻转,快速进针,缓慢出针为泻法;轻微捻转,徐缓进针,快速出针为补法,一般留针15~30分钟,中间行针2次。灸法:雀啄灸,一般灸3~5分钟,每日针灸1次,5次为一疗程。结果11例全部治愈[10]。

参考文献

[1]鲍身涛,等. 安精汤治疗血精症疗效观察——附102例临床分析[J]. 中国性科学,2007,16(7):25-26.

[2]唐志安. 中药治疗顽固性血精症30例对照观察[J]. 时珍国医国

药,2006,17(8):1546.

[3]李军.加味知柏地黄汤治疗血精58例[J].四川中医,2006,24 (6):56-57.

[4]尚学臣,等.精囊炎汤治疗血精症36例[J].黑龙江中医药,2003 (5):42.

[5]吴栋林."宁血康"治疗血精48例[J].江苏中医药,2004,25 (12):39.

[6]周仕轶,等.桃红四物汤加味治疗血精20例疗效观察[J].四川中 医,2003,21(10):54-55.

[7]周华.清热解毒凉血汤治疗血精症30例[J].临床医学,2003,23 (1):61-62.

[8]张继平,等.中药口服配合灌肠治疗血精症62例[J].中国全科医 学,2004,7(18):1369.

[9]高学清,等.少腹逐瘀汤加减治疗顽固性血精症14例[J].长春中 医学院学报,2001,17(1):30-31.

[10]李国良,等.针灸治疗血精病11例疗效观察[J].甘肃中医, 1994,7(5):24-25.

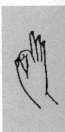

第六节　射精疼痛

射精疼痛是指同房男子射精时发生阴茎、尿道、会阴或下腹部阵阵疼痛。中医认为感受湿热毒邪,湿热蕴蒸下焦;或房劳过度,肾阴亏耗;或七情过激,气滞血瘀等原因均可造成射精疼痛。现代医学认为,射精疼痛多由输精管、精囊、前列腺、尿道部位炎症等病变所引起,即射精时,由于肌肉节律性收缩,而引起炎症部的疼痛。此外,房事不节,性生活过频,特别是短时间内连续射精,使前列腺等份泌腺过度刺激也能引起疼痛。

一、病因病机

1.湿热下注:感受湿热毒邪,湿热下注,蕴蒸于下焦而致发生射精疼痛。

2.气滞瘀阻:七情过激或经常忍精不射,败精留滞,造成气血瘀滞,精道不通,不通则射精疼痛。

3.阴虚内热:房事不节,肾阴亏耗,阴液匮乏,热邪蕴结,精道不利而发病。

二、诊断要点

在同房射精过程中,男子阴茎、尿道、会阴部、阴囊上方或下腹部等任何一个部位发生疼痛,即可诊断为射精疼痛。

三、中医治疗

(一) 辨证论治

1.湿热下注:射精疼痛,伴尿少色黄赤或点滴不畅,口干渴不思饮,舌红苔黄腻,脉滑数。

[治法]清利湿热。

[方药]八正散(《和剂局方》)加减。

车前子15 g,瞿麦12 g,萹蓄12 g,滑石25 g,栀子12 g,木通12 g,蒲公英30 g,金钱草20 g,益母草30 g,泽兰12 g,酒大黄6 g。水煎服。

2.气滞瘀阻:射精疼痛,排精不畅,会阴部坠胀,阴茎中时有刺痛,多伴情志不舒,胸胁满闷,口苦咽干,舌红或边尖有瘀点,苔薄,脉弦涩。

[治法]行气通瘀。

[方药]血府逐瘀汤(《医林改错》)加减。

柴胡9 g,枳壳12 g,赤芍12 g,川芎12 g,当归12 g,川牛膝15 g,丹参15 g,甲珠6 g,路路通12 g,沉香6 g,败酱草25 g,金银花藤30 g。水煎服。

3.阴虚内热:射精疼痛,伴尿少色黄赤,口渴,心烦,腰酸耳鸣,大便秘结,舌红而干,少苔,脉细数。

[治法]滋阴清热。

[方药]知柏地黄汤(《医宗金鉴》)加减。

知母12 g,黄柏12 g,生地黄15 g,山茱萸9 g,牡丹皮12 g,茯苓12 g,泽泻12 g,麦冬12 g,当归6 g,玄参15 g。水煎服。

(二)单秘验方

1.滑石30 g,甘草6 g,水煎服。

2.海金砂15 g,蒲公英30 g,金钱草15 g,菖蒲6 g,水煎服。

3.王不留行10 g,路路通10 g,淡竹叶12 g,木通10 g,水煎服。

四、现代治验

王祖贤报道运用中医理论治疗射精疼痛取得较好的疗效。

①患者,34岁。1999年11月2日诊,1周以来2次出现射精疼痛,第1次出现后,未予重视,未就医,第2次出现下腹部及尿道灼痛,并呈节律性加重,射精结束后疼痛消失,既往有慢性前列腺炎史。近半月来饮酒过多,出现尿频尿急,尿道灼热,睾丸坠胀,无血精,无血尿。舌红,苔薄黄,脉弦,辨证属湿热蕴结,精道不通,治以清热利湿,药用:木通、瞿麦、萹蓄、乌药、升麻、甘草各10g,延胡索、王不留行各15g,车前子18g(包),滑石(包)、黄芪、红藤各30g。10剂后症状消失,房事1次,未出现射精疼痛。继以通淋合剂(医院制剂)巩固治疗,3个月后随访,射精疼痛未再发作。

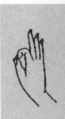

②患者,48岁,2002年4月8日诊。1个月以来射精时会阴部、下腹部隐痛,并逐渐加重,性生活次数被迫减少。有时为了避免射精疼痛而中断性交,以往性欲旺盛,性交频繁,近感腰膝酸软,精力不济,射精量少,时有头晕耳鸣,寐差,便干,舌红,苔薄少,脉细数,无血精史。辨证属肾阴亏虚,精室失养,治以补肾填精,药用:枸杞子、山茱萸、生地黄、熟地黄各20g,菟丝子、制首乌、仙茅各15g,女贞子、墨旱莲、川续断、杜仲各12g,山药30g,连服20剂,患者感腰膝酸软、精力不济等症状基本消失后,房事1次,未出现射精疼痛。停药观察1个月,仍未出现射精疼痛。

③患者,45岁,2002年2月20日诊。2月19日晚射精时,下腹、尿道出现较为剧烈的疼痛,射精结束后,仍隐隐作痛,5分钟后疼痛逐渐消失,患者颇为惊恐,平素形体不温,少腹犹冷,阴囊冷缩,性欲减退,小便频多,舌淡红,苔薄白,脉沉弦。否认前列腺炎及血精史,B超排除泌尿生殖系统结石。辨证属寒凝厥阴,肝脉阻滞,治以温阳散寒,佐以通络。处方:附片、补骨脂、当归、九香虫各10g,肉桂、小茴、吴茱萸各6g,仙茅30g,蜈蚣2条,延胡索15g。12剂后,形体转温,少腹、阴囊冷已不甚明显。嘱其房事1次,射精时虽仍有少腹、尿道隐痛,但疼痛程度已明显减轻,宗前方,继续10剂,射精疼痛消失。

④患者,36岁,2000年8月18日诊。20天以来,2次房事射精时,均出现会阴、少腹疼痛。伴性欲下降,勃起不坚,精神抑郁,情怀不畅,失眠多梦,舌淡红,苔薄白,脉弦。辨证属肝气郁结,气滞瘀阻,治以疏肝解郁,理气通

络,处方:柴胡、当归、枳壳、香附、九香虫、桃仁、甘草各10 g,延胡索15 g,蜈蚣2 条,白蒺藜、柏枣仁各20 g,14 剂后,射精疼痛消失,性功能也明显增强,继服 7 剂,半年后未复发[1]。

参考文献

[1]王祖贤. 射精疼痛治疗体会[J]. 中华现代中西医杂志,2004,2(8):726.

第七节　交接阴茎痛

交接阴茎痛,是指同房时,男子阴茎疼痛,甚则牵引少腹作痛。多因肾水素亏,肝木失养所致。

一、病因病机

房事不节,损伤肾阴,或肾水素亏,不能涵养肝木,肝之经脉入毛中,过阴器,抵少腹,肾阴亏耗,肝脉失养而致阴茎疼痛。

二、诊断要点

每当同房阴茎勃起后则感阴茎疼痛,甚则牵引少腹。平时无疼痛感。本证与射精疼痛稍有不同,射精疼痛是性交到最后射精时发生疼痛,即疼痛与射精同时发生。本证是疼痛与阴茎勃起有关,勃起稍久即感疼痛,不因为射精而引起。

三、中医治疗

辨证论治:性交时,阴茎与少腹疼痛,咽干口燥,口渴引饮,平时急躁易怒,舌红少津,脉左关弦,两尺沉细。

[治法]滋肾疏肝。

[方药]一贯煎(《柳州医话》)加味。

北沙参15 g,麦冬12 g,当归9 g,生地黄15 g,枸杞子12 g,炒川楝子12 g,柴胡12 g,茯苓12 g,牡丹皮9 g,甘草3 g。水煎服。

第八节　阴茎硬结症

阴茎硬结症为现代医学病名,又称为阴茎海绵体纤维硬结症。中医无类似病名,但根据其硬结,中医辨证属于痰核。病变初起不易发觉,此后发生较快,但有自限性,几个月后发展又很缓慢,硬结始终不溃烂,亦不引起恶变。影响正常性功能,性生活时可出现性功能障碍,即痛性阴茎勃起;勃起不坚;阴茎勃起时弯曲(侧弯、背弯或腹弯),称为三联症状,严重者可有阳痿。现代医学认为阴茎硬结症病变主要在白克氏筋膜、阴茎海绵体及海绵体间质内,可与白克氏筋膜粘连,严重时至白克氏筋膜外,它在急慢性海绵体炎症的基础上发生。

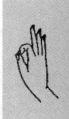

一、病因病机

足厥阴肝经循行于阴器,其络脉循经上睾结于茎,由于肝经气滞,以致经络阻隔,久则血瘀痰凝而成硬结。气血凝滞,不通则痛,故常有痛性勃起。

二、诊断要点

本病多见于30～50岁的中年人。患者常有会阴不适及下坠感,排尿时轻微刺痛,部分患者排尿不畅。阴茎海绵体可扪及单个或多个硬结,形状有椭圆形、片状、条索状,部位可在阴茎头、阴茎海绵体及阴茎脚等处,硬结边界清楚,多数不可推动,硬结的坚硬度各异,大小差别亦大,触痛轻。性生活时可出现性功能障碍,即痛性阴茎勃起;勃起不坚;阴茎勃起时弯曲。严重者可有阳痿。

三、中医治疗

(一)辨证论治

阴茎硬结,勃起疼痛、不坚、弯曲,影响性生活,会阴部坠胀,尿短赤不畅,时有刺痛,舌红有瘀斑,薄白苔,脉弦涩。

[治法]理气活血,化痰散结。

[方药]血府逐瘀汤(《医林改错》)加减。

桃仁9 g,红花6 g,当归12 g,川芎12 g,赤芍9 g,牛膝15 g,柴胡12 g,枳壳

261

12 g,制香附12 g,丹参15 g,虎杖12 g,陈皮12 g,海藻15 g。排尿疼痛者,加乳香、没药、泽兰;排尿困难者,加泽泻、车前子草;结节坚硬不消者,加穿山甲、橘核。

（二）单秘验方

加味复方软坚药酒(《千家妙方》):橘络18 g,法半夏24 g,橘红30 g,炒白芥子30 g,炮穿山甲30 g,共研粗末,入白酒 300 ml 中,密封浸泡 7 天后,滤出酒液,加水 500 ml 于药渣中,浸泡一天,滤出药液,与药酒合并,放砂锅内煮沸两分钟,待冷却后装入瓶中备用。服法:每次取药酒 2 ml(或兑入适量开水),于饭后服下,一天 3 次。

（三）外治疗法

1.落得打30 g,煎汤熏洗患部,每日 1～2 次,一剂药用一天,如一天熏洗 2 次时,第二次只需将原药液加温即可。

2.10% 当归液 2～3 ml,加 2% 普鲁卡因 1 ml,注射于硬结周围海绵体组织内,每周一次,操作仔细,不可注射于血管内。

四、现代治验

阴茎硬结症又称为阴茎纤维性海绵体炎、海绵体硬化病、海绵体纤维化等。本病中年人最为多见,临床上以 40～55 岁发病率最高,也可见于 20 岁左右的年轻人和 80 岁的老年人。本病病因尚不清楚,治疗也比较棘手,虽然有部分病例不经治疗症状可自行缓解,硬结也可缩小,变软,但多数患者如不采取积极治疗,病情将进一步发展,其阴茎硬结经久不消或续有增大,增多,逐渐出现阴茎勃起弯曲,勃起疼痛,性交困难甚至阳痿。

近年来中医对本病的治疗取得了较好的临床疗效,有不少相关治疗经验的报道。

（一）中医辨证分型治疗

杨远贵采用辨证分两型治疗阴茎硬结症,取得了明显效果,①脾肾两虚,痰湿凝结型治以补脾益肾,化痰散结,佐活血化瘀。方用硬结Ⅰ号方(自拟经验方)白芥10 g,桔梗12 g,海藻、昆布各15 g,甲珠10 g,乳香10 g,丹参30 g,桃仁15 g,法半夏10 g,陈皮15 g,红花10 g,赤芍15 g,甘草6 g。②气滞血瘀,痰湿凝结型治以疏肝活血、化痰散结,方用硬结Ⅱ号方:桃红各 12 g,当归15 g,丹参 30 g,海藻、昆布各15 g,甲珠10 g,川芎10 g,赤芍15 g,柴胡15 g,香附15 g,川楝15 g,延胡索15 g,甘草6 g[1]。王玉章认为本病分两型:①脾肾两虚型,病机为脾肾两虚,寒湿凝结,经络阻隔。治以温肾散寒,健脾化湿,活血通络,方药:紫丹参、白芥子、黑玄参、上肉桂、全当归、怀山药、鸡血藤、金银花藤、丝瓜络、广橘核、生地黄、熟地黄、蓬莪术。②气血凝滞型,病机为气血凝滞,经络阻隔,治以活血化瘀、通络散结,方药:紫丹参、蓬莪术、丝瓜络、鸡血藤、核桃仁、藏红花、伸筋草、黑玄参、白芥子。以上两型均外用消化膏或紫色消肿膏敷贴患处,1日换药1次[2]。

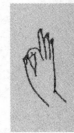

(二)专方治疗

专方治疗以疏肝、健脾、补肾,化瘀散结为主要治法。

白中山采用中药橘核丸加减治疗阴茎硬结症18例,本方能直达厥阴肝经而行气活血化瘀,散寒湿,化痰软坚散结,药物组成:橘核20 g,海藻15 g,昆布15 g,海带30 g,川楝子10 g,桃仁15 g,厚朴10 g,木通6 g,枳实15 g,延胡索15 g,肉桂6 g,木香10 g。舌有瘀斑者,加莪术、三棱、乳香、没药;肝肾不足者加黄芪、党参、补骨脂、枸杞子。每日1剂,水煎服,45日为1个疗程。18例中治愈8例,好转4例,无效6例,总有效率66.7%[3]。赵润璞等通过临床观察认为阴茎硬结症的病机符合瘀血内阻的范畴,运用独一味胶囊治疗本病35例。独一味是我国藏、蒙、纳西等民族的民间草药,具有活血化瘀作用,现代医学研究证实,独一味有止血、镇痛、抗菌消炎、增强免疫机能等作用,独一味胶囊成分单一,毒副作用少,服用方便。患者服用独一味胶囊(0.3 g/粒),重症患者每次4粒,每日3次,轻症患者每次2粒,每日3次,50岁以上酌减。结果35例痊愈12例,显效11例,有效7例,无效5例,总有效率为85.7%[4]。宣志华用阳和汤加减治疗阴茎硬结症19例,基本方:熟地黄15 g,鹿角胶(烊化)、炮姜、肉桂、麻黄、白芥子、生甘草各10 g。血瘀疼痛重者加乳香、没药;硬结大,阴茎变形者加穿山甲、蜈蚣;肝郁气滞者加川楝子、夏枯草;脾虚痰浊明显者加白术、川贝母;肾阳虚明显者加桂枝、附子。每日1剂,水煎服。20日为1个疗程。本方用于阴茎硬结症,有散阴凝寒痰,温补营血不足的功效,19例中痊愈11例,显效4例,好转2例,无效2例,总有效率为89.5%[5]。王忠等根据中医辨证用中药治疗阴茎硬结症18例,本病多血瘀,且发病者多为中老年人,而中老年人常有肝肾不足,脾胃虚弱等特点,因此采用活血化瘀,滋补肝肾,化湿,消痰散结的方法治疗,药用:黄芪15 g,党参12 g,当归10 g,牛膝10 g,赤芍10 g,柴胡9 g,荔枝核9 g,陈皮10 g,补骨脂

12 g,枸杞子12 g,茯苓9 g,甘草10 g,川芎9 g,紫苏梗9 g,桑椹12 g,香附10 g,枳实9 g等适量加减每日1剂,分2次煎服,中药服30~90天,平均45天。结果治愈8例,好转4例,无效6例[6]。张宝兴等采用祛湿除痰、化瘀软坚、理气通络法,予自拟阴茎除结汤治疗阴茎硬结症30例,药用:陈皮12 g,半夏10 g,茯苓12 g,莪术15 g,三棱15 g,夏枯草20 g,猫爪草20 g,白芥子15 g,浙贝母12 g,制乳香10 g,制没药10 g,川楝子12 g,柴胡10 g,牛膝12 g,白术10 g,丝瓜络15 g。每日1剂,水煎服,1个月为1个疗程,连续治疗3个疗程。痊愈23例,显效7例,全部有效[7]。卢子杰以补肾散结汤治疗阴茎硬结症28例,补肾散结汤由六味地黄丸合《济生方》橘核丸化裁而来,具有补肾疏肝、活血散瘀之功,药物组成:熟地黄10 g,山茱萸10 g,泽泻10 g,牡丹皮10 g,丹参20 g,橘核20 g,海藻10 g,陈皮10 g,桃仁10 g,红花6 g,川楝子10 g,木香10 g,肉桂6 g。每日1剂,水煎服,2周为1个疗程。28例中治愈12例,有效10例,无效6例,有效率为78.6%[8]。冷亦煊认为阴茎硬结症由脾肾阳虚,肝气郁滞,血瘀痰凝所致,以阴茎消结汤益肾温经,健脾化痰,疏肝理气,活血散结治疗本病26例,药物组成:柴胡、青皮、橘核仁、莪术、补骨脂、半夏、白芥子各10 g,丹参、党参、白术、茯苓各15 g,夏枯草20 g,小茴9 g,肉桂4 g,蜈蚣2条,水煎服,每日1剂,1个月为1个疗程。结果治愈19例,显效7例,总有效率100%[9]。王慧生认为本病虽涉及肝、脾、肾三脏,但非独伤一脏而成疾,它的发生是肝、脾、肾三脏在病理情况下协同作用的结果,其中以肝气郁滞、脾虚痰聚为发病的前提,以肾经虚弱,脉络空虚为发病的诱因,在辨治过程中,不能拘于表象的脏腑偏颇而投药,治疗上应疏肝、健脾、充肾、散结并举。辨证分三型:脾虚痰聚型(9例)、肝郁阻络型(13例)、肾元亏虚型(3型),均以散郁化结汤治疗,药物组成:昆布15 g,橘核20 g,浙贝母15 g,川楝子10 g,当归15 g,青皮15 g,郁金15 g,夏枯草20 g,白芥子10 g,仙茅6 g,枸杞子15 g。水煎服,15天为一个疗程。总有效率96%[10]。

（三）验方

复方软坚药酒,方药组成:桔核18 g,法半夏24 g,橘红、炒白芥子、炮穿山甲各30 g。用法:共研细末,加入白酒300 ml,密封浸泡7天后,滤出酒液,加水500 ml于药渣中,浸泡1天,滤出药液与药酒合并,放砂锅内煮沸2分钟,待冷却再加入碘化钾5 g,溶解后装入瓶中,每次饭后服2 ml,每日3次。

（四）中西医结合治疗

姜杰采用中西医结合治疗阴茎硬结症 15 例,中医分两型治疗:①脾肾两虚寒痰阻络型治以温补脾肾,化痰软坚,方选阳和汤、二陈汤、活络效灵丹三方合用,若软坚力不足加夏枯草,化瘀力不足加莪术、鸡血藤、地龙。另外,可配合服用中成药如阳和丸、小金丹、散结灵片,夏枯草膏等。②肝经气滞血瘀阻络型治以疏肝理气,化瘀散结,方选复方活血汤合海藻玉壶汤,化瘀散结力不足重用穿山甲,睾丸痛加白芥子、川楝子,少腹坠胀者加香附、小茴香,为防肝阴暗耗,可重用白芍。另外,可配合服用中成药大黄蟅虫丸、西黄丸等。西医治疗以对氨基苯甲酸钾、甲苯胺、维生素 E 口服,醋酸氢化可的松或醋酸去炎松直接注入硬结内,透明质酸酶肌注等。服药 1 个疗程后硬结完全消失 2 例,2 个疗程后硬结消失 5 例,硬结软化勃起时疼痛减轻、弯曲消失 3 例,无效者 5 例[11]。钟才进等采用阴茎局部注射强的松龙和玻璃酸酶(一部分注射到硬结内部,一部分注射到硬结周围),口服维生素 E(100 mg,每天 3 次)、逍遥丸9 g(每天 3 次)治疗阴茎硬结症 23 例,取得满意疗效,15 例(51%)硬结完全消失,9 例(31%)硬结部分缩小,5 例(17%)治疗无效[12]。郑伟成等运用中西医结合的方法治疗阴茎硬结症 32 例。患者口服维生素 E 100 mg,每日 2 次;肠溶阿司匹林 25 mg,每日 3 次,确炎舒松 A 10 mg加2% 利多卡因 1 ml,在局部硬结内或加周围注射,每 2 周注射 1 次,同时配合理气活血、化痰散结为主的中药煎服(药用:制香附、当归、赤芍、丹参、红花、莪术、泽兰、虎杖、海藻、陈皮等加减)。连续服用 2 周,休息 1~2 周。结果 32 例治愈 15 例(46.88%);有效 14 例(43.75%),无效 3 例(9.37%),总有效率为90.6%。说明中西医结合治疗阴茎硬结症是一种较为有效的治疗方法[13]。胡光明等运用中西医结合的方法治疗 13 例阴茎硬结症,效果良好,治法以疏肝理气,活血化瘀为主,方药组成:柴胡、当归、赤芍、川芎、茯苓各15 g,乳香、没药、陈皮、香附、荔枝、鳖甲各12 g,莪术、牛膝各9 g,甘草5 g。辨证加减:气虚者加黄芪20 g,党参15 g,肾虚者加枸杞子、补骨脂各20 g,桑椹、巴戟天各15 g,每日 1 剂,水煎服,连服 2 周为 1 疗程,间隔 1 周后再服 2~3 疗程,同时每日服维生素 E 500 mg。第一疗程结束后,13 例阴茎勃起疼痛均有不同程度减轻或消失,其中 4 例硬结完全软化吸收,6 例硬结部分软化吸收。9 例接受第二疗程治疗,症状和硬结完全软化吸收的有 3 例。坚持完第 3 疗程的 6 例中症状和硬结消失的有 5 例,1 例硬结消失了

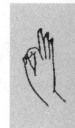

2个,另3个变小变软,但未完全吸收[14]。

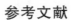

参考文献

[1]杨远贵.阴茎硬结症的中医辨证施治[J].中国医药卫生,2005,6(20):105.

[2]王玉章.玉茎结疸(阴茎硬结症)[J].北京中医,1992(6):58-59.

[3]白中山.橘核丸治疗阴茎硬结症18例[J].河北中医,2004,26(6):416.

[4]赵润璞,等.独一味胶囊治疗阴茎硬结症35例[J].中医杂志,2006,47(10):772.

[5]宣志华.阳和汤加减治疗阴茎硬结症19例[J].河北中医,2003,25(7):506.

[6]王忠,等.中药治疗阴茎硬结症18例[J].中医杂志,2003,44(1):51.

[7]张宝兴,等.除结汤治疗阴茎硬结症30例[J].山西中医,2001,17(4):43.

[8]卢子杰.补肾散结汤治疗阴茎硬结症28例[J].吉林中医药,2001,21(2):26.

[9]冷亦煊.阴茎消结汤治疗阴茎硬结症26例[J].陕西中医,1998,19(10):452.

[10]王慧生.散郁化结汤治疗阴茎硬结症25例[J].河北中医,1996,18(5):41.

[11]姜杰.中西医结合治疗阴茎硬结症15例[J].吉林中医药,2004,24(11):46.

[12]钟才进,等.中西医结合治疗阴茎硬结症[J].临床医药杂志,2005,18(2):74.

[13]郑伟成,等.中西医结合治疗阴茎硬结症32例[J].淮海医药,2001,19(2):149.

[14]胡光明,等.中西医结合治疗阴茎硬结症13例报告[J].淮海医药,1997,15(1):30.

第九节　交接出血

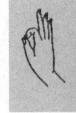

交接出血,系指妇女每于性交时或性交后阴道出血,又称为交感出血。《傅青主女科》说:"此等之病,成于经水正来之时交合,精冲血管也。……交感之际,淫气触动旧日之精,则两相感召,旧精欲出,而血亦随之而出。"傅氏认为,此乃由于胞系血管娇嫩,"精伤"所致。本病若发生于初婚妇女,由于处女膜破裂发生疼痛出血者,不属于本病;时间稍长,即可自愈。局部有明显病变,如外阴炎、阴道炎、盆腔炎、子宫颈炎等病症引发出血者属于妇科范围,按妇科病治疗,亦不属于本病。多数妇科检查无异常,而又经常出现性交时出血者,属于本病范围。

一、病因病机

1.肝郁脾虚:忧虑郁结,肝气失于条达,脾虚失运,统血失常,以致冲任失调,交接时情志过激,容易引发本病。《校注妇人良方》说:"妇人交接出血作痛,此肝火动脾而不能摄血。"

2.心脾两虚:心主血,脾统血,若思虑过度,劳伤心脾,气血不足,则统血失常,交接之时,气血大动、冲任受损,不循常道,则有阴道出血发生。《医宗金鉴》指出:"交接出血伤心脾。"

二、诊断要点

妇女每当性交时或性交结束,阴道则出血。新婚出血,卒暴交合撕裂阴道,以及明显的妇科炎症出血皆不属于本病。

三、中医治疗

(一)辨证论治

1.肝郁脾虚:每当行房则有少量出血。患者多素体禀赋较差,情志不舒,胸胁胀满,面色少华,月经多衍期,量少,纳差倦怠,舌淡红,苔白,脉细弦。

[治法]疏肝健脾,调固冲任。

[方药]逍遥散(《和剂局方》)加味。

柴胡12 g,当归9 g,白芍15 g,白术12 g,茯苓12 g,甘草6 g,荆芥炭10 g,党参12 g,泽兰6 g,山茱萸9 g。水煎服。

2.心脾两虚:每于合房交接,则阴道少量出血。忧虑寡欢,精神不振,失眠健忘,食少体倦,面色萎黄,舌质淡,苔薄白,脉细缓。

[治法]补益心脾,固冲摄血。

[方药]归脾汤(《济生方》)加减

白术12 g,黄芪15 g,龙眼肉6 g,酸枣仁9 g,党参15 g,当归9 g,甘草6 g,茯苓12 g,木香9 g,仙鹤草30 g。水煎服。

(二)单秘验方

1.《刘涓子鬼遗方》治女人交接辄血出方:桂心0.6 g,伏龙肝0.9 g,二味酒服0.3 g,一日3服。

2.《校注妇人良方》以赤石脂或五倍子末涂之。

四、现代治验

马大正以经方治疗交接出血4例,①用白头翁加甘草阿胶汤合黄连阿胶汤加减,清利湿热,止血:白头翁15 g,炒黄柏10 g,秦皮10 g,炒黄连3 g,阿胶(烊冲)10 g,生白芍15 g,黄芩炭10 g,贯众炭30 g,侧柏10 g。3剂后症减,守前方加蚤休20 g,地榆15 g清热止血,3剂后出血止,用四逆散加味调气清湿热。②用奔豚汤加减,和血清热止血:甘草6 g,川芎6 g,当归6 g,半夏10 g,黄芩10 g,葛根15 g,白芍10 g,桑白皮10 g,益母草12 g,贯众20 g,4剂后出血止。③用芍药甘草汤加味,凉血益气止血:生白芍30 g,炙甘草6 g,党参15 g,水牛角(先入)20 g,仙鹤草20 g,侧柏叶10 g,阿胶(烊冲)10 g,益母草12 g。3剂后阴道出血已净,再以四逆散加味调气清湿热。④用炙甘草汤加减,益气血,养阴止血:炙甘草8 g,党参20 g,生地黄炭20 g,桂枝3 g,天门冬10 g,火麻仁10 g,炮姜5 g,阿胶(烊冲)10 g,大枣5个,仙鹤草30 g,墨旱莲30 g,侧柏叶10 g,3剂后,阴道出血净,以3剂黑归脾丸加阿胶(烊冲)10 g,仙鹤草20 g补气血,益肾[1]。张烈平用傅青主引精止血汤配合口服安络血、维生素K 4片剂治疗交感出血17例,收效良好。中药方剂(引精止血汤原方):人参15 g,白术30 g,茯苓9 g,熟地黄30 g,芥穗9 g,黑姜3 g,黄柏2 g,山茱萸15 g,车前子15 g,水煎服,每日1剂。西药:安络血片5 mg,维生素K4片4 mg,每日3次,口服。结果17例,治疗2天痊愈者5例,治疗4天痊愈者9例,治疗7天痊愈者 3 例[2]。史国平以引精止血汤治疗交感出血 140 例,效果良好。内服引精止血汤:方剂组成:党参、白术、熟地黄各30 g,山茱萸、车前子(包煎)各15 g,黑荆芥、茯苓各9 g,黑干姜3 g,黄柏1.5 g,每日 1 剂,水煎 2 次,取汁 500 ml,分 2 次服。140 例经服 3 ~ 5 天后,阴道不规则流血均止,有效率达100%[3]。

参考文献

[1]马大正. 经方治疗交接出血验案 4 则[J]. 江西中医药, 2007, 38(8):62 – 63.

[2]张烈平. 傅氏引精止血汤对交感出血的疗效观察[J]. 临床医药实践, 2007, 16(4):296.

[3]史国平. 引精止血汤治疗交感出血 140 例[J]. 浙江中医杂志, 2000, 35(10):425.

第十节　交媾阴痛

交媾阴痛,是指男女同房时,女性阴部疼痛,主要是阴道内疼痛,影响正常性生活,以致不能进行性交。交媾疼痛,是女性性生活中容易出现的症状,分为局部有病损的器质性交媾疼痛和无病损的非器质性交媾疼痛,后者包括精神因素在内。器质性病损包括:阴道炎、外阴炎、子宫颈炎、子宫内膜炎、盆腔炎以及外阴、阴道畸形等。有局部病变,交媾时的冲击,疼痛的发生是必然的;阴道或外阴畸形,处女膜狭小等,阴茎不能顺利进入阴道,也会造成疼痛。这些外阴或阴道有病变和畸形患者的性交疼痛,不属本病论述范围(器质性病变致使交媾疼痛,可按妇科病治疗)。本病所述的交媾阴痛,是指没有妇科病症,生殖器发育正常的女性,性生活时出现的交媾疼痛。这类交媾疼痛,除了有精神因素在内外,主要与肝肾有关。《金匮要略》妇人杂病篇说:“在下未多,经候不习,令阴掣痛……”指出带下少是其致痛的根本原因。王孟英指出:“带下乃女子生而即有,津津常润,本非病也。”生理性带下来源于肾气充盛,脾气健运,肝的疏泄正常,气血充足,经络气机通达,则带下津津常润,不多亦不少。若肾阴亏虚,津液不足,则无带下分泌,或极少分泌,则阴道干枯无润,影响性生活,使交媾疼痛。足厥阴肝脉绕阴器,至少

269

下编　各论

腹,主藏血,主筋,若肝之疏泄失常,津液输布受阻,阴中无液以润,加之血虚筋无所养,则交媾时痉挛、干涩疼痛。

一、病因病机

1. 肾精亏虚:先天精气不足或后天由于各种致病因素导致肾之精气不足,从而形成肾虚,虚则津液亦相应不足,肾阴不足则带下少而阴道干涩,无以润滑,故交媾阴痛。

2. 肝郁血虚:足厥阴肝之脉绕阴器,至小腹,主藏血及主筋。如果人体摄入不足,脏腑失养;或耗伤太过,如房事不节,恣情纵欲;或产后气血耗伤,冲任失司;或情志郁结,气机不利,导致肝气郁结,气血虚弱,津液输布受阻,则阴中无液,带少干枯,加之阴血不足,无以濡养筋脉,则交接时干涩痉挛疼痛。

二、诊断要点

排除器质性因素,生殖器发育正常,交媾时女性阴道疼痛,甚至抽搐疼痛,且多伴有带少,阴道干燥症状。

三、中医治疗

(一)辨证论治

1. 肾精亏虚:阴道干涩,性生活困难,交媾疼痛,甚至无法进行。性欲淡漠,腰酸腿软,头晕耳鸣,口燥咽干,渴欲饮水,多伴有月经不调,量少色红,舌质红,少苔,脉细弱带数。

[治法]滋肾填精,生津润燥。

[方药]左归丸(《景岳全书》)加味。

熟地黄15 g,山药15 g,枸杞子15 g,山茱萸12 g,川牛膝9 g,菟丝子15 g,鹿胶(烊服)9 g,龟胶(烊服)9 g,沙参15 g,陈皮9 g,麦冬12 g,仙灵脾9 g。水煎服。

2. 肝郁血虚:情志抑郁,烦躁易怒,性交阴道疼痛,甚至痉挛抽搐,多伴有阴道干涩,口苦口干,胸胁满胀,头晕目眩,舌红苔薄,脉弦稍数。

[治法]疏郁柔肝,养血润燥。

[方药]方用一贯煎(《柳州医话》)加味。

北沙参15 g,麦冬12 g,当归9 g,生地黄12 g,枸杞子15 g,川楝子12 g,香附12 g,白芍12 g,炙甘草6 g,木瓜9 g,菟丝子12 g,郁金9 g。水煎服。

（二）辅助治疗

性交阴痛多伴有精神紧张因素，害怕性生活带来痛苦而引起精神高度紧张，越是紧张则性交疼痛的可能性越大，因为紧张的情绪使性兴奋不能充分调动，性兴奋不足则阴道的相应生理性反应不够，不能产生较多的分泌液润滑阴道为性交作准备，所以疼痛和精神紧张是有关系的，对于有交媾疼痛的妇女，夫妇间性生活前充分的动情准备是绝对必要的，激发女性的性兴奋，避免操之过急和焦虑，有助于疾病的治疗。

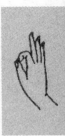

（三）单秘验方

1. 枸杞子适量泡水，常饮。

2. 白芍30 g，炙甘草10 g，水煎服，一日 2 次。

3. 淫羊藿10 g，女贞子10 g，墨旱莲10 g，仙茅10 g，水煎服，一日 2 次。

（四）外治疗法

1. 治合阴阳辄痛不可忍方（《千金方》）：黄连45 g，牛膝30 g，甘草30 g，上三味加水 4 000 ml，煮取 2 000 ml，洗之，一日 4 次。

2. 地骨皮30 g，煎汤，去渣，温洗外阴。

四、现代治验

杨林等介绍行房阴痛辨治经验：①瘀阻阴户治以活血祛瘀，疏肝通络，方拟复元活血汤化裁：柴胡15 g，天花粉、当归、红花、炮山甲、桃仁各10 g，大黄、甘草各5 g，失笑散20 g，水煎服，药渣熬水熏洗阴部，依据病情随证加减，损伤初起红肿疼痛甚可用赤小豆捣烂外敷，局部青紫，皮色难褪者可用地鳖虫，牵及小腹痛甚者加用芍药甘草汤。②气结阴器治以疏肝理气，缓急止痛，用自拟方"疏肝解痉汤"加减，药用：路路通、柴胡、延胡索、乌药、当归、川芎各10 g，徐长卿、丹参各30 g，白芍20 g，甘草5 g。加减：阴部喜温者加干姜、吴茱萸，阴痛剧烈者加牛膝、乳香。③阳虚阴缩治以温阳补肾，养肝填精，予归肾丸加减：熟地黄、山茱萸、枸杞子、山药、茯苓、当归、紫石英各10 g，白芍、党参各30 g，杜仲、菟丝子各15 g。加减：若阴部内缩甚者加淫羊藿、巴戟天，阴部冷甚者加附桂，舌面青紫或阴部色紫加丹参、五灵脂，并可用干姜煎熬成渣后装布袋外敷阴户。④湿热蕴结阴器治以祛除湿热，方拟"清宫汤"，药用：龙胆草、焦栀子、生地黄、大黄、黄柏、白鲜皮各10 g，白花蛇舌草、土茯苓、薏苡仁各30 g，每日 1 剂，水煎服。药渣加白矾30 g，煎后坐浴，随证加减：尿频急痛者加车前子草、白带色黄气味臭加墓头回,阴部痒甚者加蛇床子、苦参。⑤津伤阴枯治以补肝益肾,滋阴养液,选用一贯煎加减,药用:生地黄30 g,枸杞子、麦冬、北沙参、山茱萸、当归各10 g,丹参、白花蛇舌草20 g。加减:阴中出血加参三七,阴虚发热甚者加银柴胡,气虚者加西洋参,并用扩阴器扩阴,再用煎制大黄水冲洗,每晚 1 次[1]。

参考文献

[1]杨林,等. 行房阴痛辨治举隅[J]. 甘肃中医, 1995, 8(2):31 - 32.

第十一节　女子阴痿

　　女子阴痿,是指妇女阴道干枯,分泌物少,干涩不舒,性功能减退的一种证候。多伴有交合涩痛,甚至厌恶畏惧性生活。严重者可伴有外阴干枯,乳房萎缩,闭经。本病的发生,既有先天不足的原因,又有后天因素。多发于绝经前后的妇女,亦可见于青年妇女。

一、病因病机

　　1.肝郁不舒:肝之经脉上行布胸胁、乳房,下过阴器,抵少腹。若长期精神抑郁,肝气郁结,不能正常疏泄生发,则发为本病。

　　2.心脾两虚:心血不足,脾失健运,升化无权则气血不足,气血不足则温养、濡润功能失职,发为阴痿。

　　3.脾肾阳虚:素体禀赋不足,肾阳虚衰,脾失温煦,脾肾两虚,冲任失去温煦生养,阳虚宫寒发为阴痿。

二、诊断要点

　　阴道干枯,分泌物少,干涩难受,性功能减退,常伴有月经量少,或闭经,交合涩痛,甚至外阴干枯,乳房萎缩。

三、中医治疗

　　(一)辨证论治

　　1.肝郁不舒:阴道干涩分泌物少,抑郁不悦,胸胁苦满,经行量少,色泽

中医男女科诊疗学

暗,夹有小块,交合时干涩不适,缺乏快感,舌质暗,或有瘀斑,苔白或黄腻,脉弦细。

[治法]疏肝解郁,柔肝养血。

[方药]柴胡疏肝散(《景岳全书》)加味。

柴胡12 g,香附12 g,枳壳9 g,白芍20 g,川芎6 g,当归9 g,白术12 g,益母草20 g,木瓜9 g,炙甘草3 g。水煎服。

2. 心脾两虚:阴道干枯不润,心悸气短,肌瘦无力,面色萎黄,食少,大便溏泻,乳房平坦,性欲淡漠,经少色淡,甚或闭经不行,舌淡红,苔薄白,脉沉细。

[治法]补益心脾,益气生血。

[方药]归脾汤(《济生方》)加减。

白术12 g,茯神9 g,黄芪20 g,龙眼肉12 g,党参15 g,木香6 g,当归12 g,红枣12 g,酸枣仁9 g,熟地黄12 g,炙甘草6 g,远志6 g。水煎服。

3. 脾肾阳虚:阴道干涩,性功能减退,阴毛稀少,性交时干涩疼痛,月经错后,量少色淡,或闭经不行,四肢不温,腰膝酸软,食少便溏,小便频数,夜尿多,舌质淡胖有齿痕,苔薄白,脉沉细或沉迟。

[治法]温补脾肾。

[方药]右归丸(《景岳全书》)加减。

熟地黄9 g,山药20 g,枸杞子12 g,鹿胶(烊服)9 g,菟丝子15 g,杜仲12 g,淫羊藿15 g,补骨脂15 g,益母草15 g,山茱萸9 g,党参12 g,制附片6 g,甘草3 g。水煎服。紫河车粉3 g,吞服。

(二)针灸疗法

1. 取穴:关元、气海、中极、命门、肾俞、足三里,每天取2~4穴,艾条悬灸。

2. 取穴:照海、太溪、足三里(双)、三阴交(双),针刺,每日1次。

(三)单秘验方

华佗治阴痿神方:熟地黄30 g,白术15 g,山茱萸12 g,人参9 g,枸杞子9 g,肉桂6 g,茯神6 g,远志3 g,肉苁蓉9 g,杜仲9 g。水煎服,一剂起,二剂强,三剂妙。

(四)外治疗法

1. 赤芍15 g,当归15 g,首乌15 g,鸡血藤30 g。煎水熏洗外阴。

2. 地肤子25 g,淫羊藿30 g,当归15 g,仙茅30 g,煎水熏洗外阴。

四、现代治验

李某,女,28 岁,已婚。1984 年 8 月 10 日初诊。25 岁结婚,婚后次年分娩一女孩,女孩因病死亡。自此经行错后,甚或 2~3 个月一行,量少,色泽暗淡,平时少腹、胸胁胀闷,经将行之时又胀又痛,性功能减退,交时干涩,乳房萎缩,6 月 24 日末次月经,迄今未来潮。脉象细涩,舌苔薄白;舌边有瘀点。症属七情所伤,肝失条达,疏泄失常,气血不和,生发无能之变。治宜养血疏肝,以促进生发阳气,使冲任脉通盛。处方:柴胡6 g,当归12 g,白芍6 g,枳壳6 g,黄精15 g,鸡血藤20 g,合欢花6 g,素馨花6 g,甘草5 g。水煎服,每日一剂,服六剂,每剂均复煎 1 次。

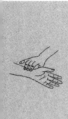

8 月 22 日诊:上方服到第五剂,月经来潮,经将行及经中期少腹、小腹及胸胁胀疼大减,月经色量较上次为佳,无小块,持续四天干净。脉象沉细,舌苔如初诊。疏养之法已见初效,转用温肝养血之法。处方:当归身12 g,白芍6 g,熟地黄15 g,巴戟天10 g,党参15 g,山茱萸10 g,吴茱萸3 g,炙甘草6 g。清水煎服。每天一剂。每三天蒸炖鲜胎盘 1 具(酌加油盐、配料),分 2 次吃,吃胎盘时停汤药。

12 月 20 日三诊:数月来坚持遵服上方,每周服汤药五剂,鲜胎盘两具。现精神较好,性功能转佳,经行色、量正常,经中期无不适,但经行错后一周。脉象细缓,舌苔薄白,舌质如平。药已对症,效不更方。守上方去吴茱萸加炙北芪15 g,艾叶6 g。水煎服,每日一剂,并以鲜蛤蚧易胎盘,每次酌加配料蒸吃 1 只,每三天 1 次。吃蛤蚧时停汤药。

1985 年 5 月 25 四诊:上方连服二个月,经行周期正常,色量均佳,乳房如常,性交舒适,即自行停药。现已停经月余,经医院妇科检查为早孕[1]。

蒋某某,女,32 岁。1985 年 1 月就诊。婚后六年不孕,季经。自述阴道干涩,性生活困难,近两年来性欲几无,且有腰酸潮热,口渴目干,头晕,情绪异常,舌红苔净,脉细弦。处方:当归15 g,太子参15 g,沙参15 g,枸杞子15 g,女贞子15 g,菟丝子15 g,生地黄18 g,怀牛膝18 g,香附10 g,木香10 g,天花粉10 g,川芎8 g,甘草4 g。五剂。药后阴户少有润感,腰酸潮热已瘥,尚口渴目涩。上方加麦冬10 g,木瓜10 g,大枣20 g,七剂。服药五剂,月经适至。半月后再诊,性欲改善,阴道有分泌物常润。上方再服 13 剂,阴道干燥已除。四月底因恶阻前来诊治,知药后一切正常,性生活协调。患者已怀孕[2]。

周某某,女,36岁,农民。患者于就诊前六月,第四胎分娩,产时大出血。产后一周即感头晕,畏寒,食欲减退,举步乏力,乳汁缺少,继则乳房萎缩,乳汁缺如,毛发易脱落,渐则性欲丧失,月经闭止。诊见颜面萎黄无华,呈无欲畏寒状态,少语懒言,头发稀少,色泽枯黄,皮肤干燥,乳房萎缩。口唇淡白,舌质淡,苔少欠津,齿干不润,脉细弱无力。妇产科会诊检查:外阴萎缩,阴毛稀少枯萎,阴道通畅,子宫缩小,无异常分泌物,宫体后位,无压痛,附件(-)。诊为脑垂体前叶机能减退症。此乃气血两虚,肾精亏耗,肾阳虚损所致。治当温养肾阳,补益气血。处方:仙茅10 g,甘草15 g。水煎2次,早晚分服,每日一剂。20天为一疗程。服药20日,患者精神好转,已不畏寒,食欲增加。服药二月,形体渐丰,精神充沛,毛发已不脱落,乳房增大,性欲恢复。又20日,月经来潮,量少,色正红,颜面有轻度浮肿,甘草量减至10 g。又服药一月,毛发渐生,乳房丰满,能从事家务劳动。停药半年随访,患者健康情况如常,月经按月来潮,已参加田间劳动[3]。

参考文献

[1] 班秀文. 妇科奇难病论治[M]. 南宁:广西科技出版社,1989:135.

[2] 阮士军. 带下过少证及其治疗[J]. 黑龙江中医药,1986(3):41.

[3] 陈卫平. 性功能减退症[J]. 江苏中医杂志,1986(10):30.

第十二节　阴道痉挛

阴道痉挛是指交媾时或交媾前女性阴道肌肉持续性抽搐痉挛。古医籍中记载甚少。中医认为与肝肾两脏功能失调密切相关。另外,情绪过度紧张,也可导致阴道痉挛。注意:本病不包括局部器质性病变在内,局部器质性病损属妇科范围,按妇科病证治疗。精神紧张所致则不需要治疗,解除思想负担,症状自会消失。

一、病因病机

1. 肝郁血虚:足厥阴肝经绕阴器,至少腹,其支脉环绕口唇。肝藏血、主筋,又"冲为血海""任主胞胎",冲、任二脉与肝脉相连。肝郁化热,耗伤阴血,复加交媾,更竭其阴,刚而不柔,筋脉失养,最易诱发本病。

2.肾阴不足:肾中阴精不足,气血亏少,筋脉不能得其濡养,交媾时阴道不润,筋脉不柔,阴道痉挛抽搐。

3.肾阳虚衰:肾中元阳不足,命门火衰,阳虚阴乘,寒滞肝脉,则收引挛缩。

二、诊断要点

交媾时或行将交合时,阴道持续性剧烈紧缩痉挛,或有阴部憋胀麻木,甚至口噤,多伴交媾疼痛,排除器质性局部病变。

三、中医治疗

(一)辨证论治

1. 肝郁血虚

交媾时阴道持续紧缩抽搐,阴部憋胀麻木,继续交媾则阴道疼痛,影响性生活,甚至牙关紧闭。面色少华,消瘦,胸胁胀闷不舒,咽干口燥,经少色暗,舌质淡红,苔薄,脉弦。

[治法]疏肝解郁,养血止痉。

[方药]解痉汤(经验方)。

全当归12 g,杭白芍20 g,柴胡12 g,夏枯草12 g,白菊花12 g,川楝子9 g,枸杞子15 g,香附12 g,琥珀粉(吞服)2 g,薄荷5 g,炙甘草6 g。水煎服。

2. 肾阴不足

交媾时阴液不足,津亏液少,阴道干枯、抽搐、痉挛不适,伴腰酸足软,口燥咽干,舌尖红,脉细数等症状。

[治法]滋阴补肾,缓急解痉。

[方药]左归丸(《景岳全书》)合芍药甘草汤(《伤寒论》)加减。

熟地黄15 g,山药15 g,枸杞子12 g,山茱萸9 g,川牛膝12 g,菟丝子15 g,白芍20 g,炙甘草6 g。炒枣仁9 g,女贞子9 g。水煎服。

3. 肾阳虚衰

交媾时阴道痉挛,伴阴道疼痛。患者多体胖,面色㿠白,月经后期,色暗淡,经期腹痛。素畏寒,腰腹冷,舌质淡,苔白,脉沉迟或沉细。

[治法]温肾助阳,暖肝缓急。

[方药]暖肝煎(《景岳全书》)合芍药甘草汤(《伤寒论》)加减。

小茴香6 g,肉桂4 g,乌药6 g,生姜3 片,当归12 g,仙灵脾12 g,巴戟天12 g,肉苁蓉12 g,仙茅12 g,白芍20 g,甘草6 g。水煎服。

（二）针灸疗法

房事生活前半小时,针刺关元、太冲、会阴、三阴交、神门、足三里等穴,弱刺激,留针 10 分钟,或用灸法,灸关元、三阴交穴。

耳穴贴丸:神门、肝、皮质下、交感、肾穴,行房前按压耳穴。

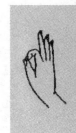

四、现代治验

关艳冰治疗 8 例阴道痉挛患者:①安排患者在安静舒适的环境下,详细采集讨论病史,寻找病因;②指导性感集中训练,布置家庭作业;③辨证内服中药。方用逍遥散加减调养冲任,疏肝止痉:柴胡7 g,白芍20 g,当归10 g,薄荷7 g,茯苓20 g,甘草5 g,合欢皮20 g,龟板15 g,肉苁蓉10 g。赤白带下加败酱草、虎杖;小腹坠胀加川楝子、乌药;腰痛性欲淡薄加杜仲、羊藿叶、山茱萸。每日 1 剂,水煎 2 次,早晚分服。结果 8 例患者,6 例治愈。表明心理咨询加性感集中训练配合内服中药治疗女性阴道痉挛有较好的疗效[1]。李曰庆等介绍了阴道痉挛的中医治疗方法,包括辨证分型治疗、针灸治疗、外治。①辨证分 4 型:肝气郁结证用四逆散加味疏肝解郁,理气缓急止痛;肝肾阴虚证用左归丸加减滋肾养阴;冲任虚损证用龟鹿补冲汤温补冲任,肝胆湿热以自拟方(土茯苓20 g,鱼腥草20 g,败酱草20 g,黄柏10 g,泽泻20 g,龙胆草10 g,木通10 g,甘草6 g,车前子草30 g,生地黄10 g,柴胡6 g。水煎,每日 1剂,分 2 次服)清化湿热,行滞止痛。②针灸疗法:性交前 20 分钟针刺合谷、神门、中极、关元、足三里、三阴交。③外治法:蛇床子15 g,花椒10 g,川乌15 g,青龙皮10 g,防风10 g,水煎取药液 300 ml,性交前外洗阴部。天仙子15 g,曼陀罗花1 g,水煎取药液 300 ml,放冷,性交前外洗阴部[2]。胡献国针对该病病机多为肝郁气结,疏泄失常,肾阴亏损,筋脉失养,或湿热下注所致,以疏肝理气,养阴益肾,清热利湿为治。介绍 8 种阴道痉挛综合征的食疗方,如:①二花金莲粥(菊花5 g,玫瑰花、莲米、白芍各10 g,郁金15 g,大米50 g,白糖适量,煮粥早晚服食)可清热疏肝,适用于肝气郁结之阴道痉挛。②二仁地黄粥(薏米仁25 g,银杏仁20 g,生地黄、淡竹叶各15 g,大米50 g,冰糖适量,煮粥早晚服食),有清热利湿功效,适用于湿热下注之阴道痉挛。③天地桑仁膏(天门冬30 g,生地黄50 g,桑葚子1 000 g,蜂蜜500 g。加水煎取汁,共取 2 次,两液合并,文火煎熬浓缩至黏稠,加蜂蜜收膏备用,开水冲饮),可养阴益肾,适用于肾阴亏损之阴道痉挛[3]。文廷超指出阴道痉挛多由忧思过度而心阴受损,脏阴不足,神不守舍引起,除采用精神治疗等方法外,食疗也是有效方法,介绍了 5 种阴道痉挛的药膳食疗方:①甘麦大枣汤(甘草9 g,小麦18 g,大枣 5 枚)养心安神,和中缓急;②龙骨荷包蛋镇惊安神,补益气血;③桂圆鹌鹑蛋养心安神,补益气血;④阿胶鸡子黄汤(石决明15 g,双钩藤6 g,生地黄12 g,炙草2 g,茯神木12 g,络石藤9 g,生牡蛎12 g,水煎汁去渣,纳入阿胶6 g烊化,再加入鸡子黄 2 枚)有养心解虑,柔肝缓痉的作用;⑤天麻蛋(鸭蛋 2 个,放盐水中浸 7 天,灌入研成细末的天麻9 g,将鸭蛋煨熟后开水送食)有解郁止痉的作用,是阴道痉挛患者的极好食疗佳品[4]。

参考文献

[1]关艳冰. 阴道痉挛的诊治体会[J]. 中国性科学, 2004, 13(12):14 −15.

[2]李曰庆, 等. 中西医诊治女性性功能障碍:阴道痉挛[J]. 中国农村医学, 1995, 23(12):53 −54.

[3]胡献国. 女子性交阴道痉挛综合征的食疗[J]. 家庭中医药, 2004, 11(11):53.

[4]文廷超. 阴道痉挛的药膳调治[J]. 药膳食疗, 2003(12):26.

第十三节　同房晕厥

同房晕厥,是指房事过程中或房事结束后发生晕厥,神识昏糊,甚至不省人事。中医学对此已有记述,古人称房事过程中出现的晕厥为马上风;房事后的晕厥为下马风。男子的晕厥为脱阳,女子的晕厥为脱阴。事实上,以女子出现晕厥者多见。古医书中也记载了一些同房晕厥的处理办法,如《卫生家宝》说:"男女交接过度,真气大脱,昏迷不醒,俱勿放开,须两阴交合,待气自苏。若就开合,必死难救,至慎至慎。"强调男女双方不要离开。《石室秘录》提出了比较妥善的救治办法:"凡色厥之暴脱者,必以其人本虚,偶因奇遇而悉力勉为者有之。或因相慕日久而纵竭情欲者亦有之,故于事后,则气随精去而暴脱不返,宜急掐人中,仍令阴人搂定,用口相对,务使暖气嘘通以接其气,勿令放脱以保其神,随速用独参汤灌之,或速灸气海数十壮,以复阳气,庶可挽回。"现代医学认为,同房晕厥是性交时过度兴奋,大脑皮层功能一时性障碍所致。

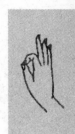

一、病因病机

1. 过喜气缓:心主神志,过喜则伤心阳,心神无依失守;过喜则气缓,心气过于涣散,阴阳之气不能相接,故出现性兴奋极度时晕厥。

2. 肝郁气闭:肝主疏泄,主情志用事,肝郁不舒,疏泄失调,交媾之时,情志过极,气机逆乱,不循常道,气闭而晕厥。

3. 精泄气脱:男子素来体衰多病,或大病初愈气血未复,交接时劳神伤气,泻精之后精气骤脱,则气脱晕厥。

4. 木郁土虚,风痰上壅:素体禀赋不足,或气血虚弱,或产后行房太早,肝气郁结,脾气不足,湿痰内盛,交媾之时,情欲高涨,则动阳化风,痰饮随风上壅,蒙闭清窍,则晕厥或房后眩晕。

二、诊断要点

交媾过程中突然神识昏蒙,甚至不省人事,呼之不应,伴手足厥冷、面色苍白等症;或合房结束出现晕厥、眩晕等症。

三、中医治疗

(一)辨证论治

1. 过喜气缓:每同房达到快感高潮时突然不省人事,四肢不温,呼之不应,一般患者体质无异常。多舌质淡,苔白,脉缓。

[治法]镇心安神,温经通阳。

[方药]桂枝加龙骨牡蛎汤(《金匮要略》)加牛膝、琥珀、桂枝6 g,白芍9 g,生姜9 g,甘草6 g,大枣9 g,龙骨(先煎)30 g,牡蛎(先煎)30 g,牛膝12 g,琥珀(吞服)2 g。水煎服。

2. 肝郁气闭:素有情志不舒,善叹息,胸胁胀闷不适,或急躁易怒,同房昏厥,气憋唇青,舌质淡,舌苔薄白,脉弦。

[治法]疏肝理气,顺畅气机。

[方药]柴胡疏肝散(《景岳全书》)。

柴胡9 g,香附12 g,枳壳9 g,白芍12 g,川芎9 g,甘草6 g,青皮9 g。水煎服。

3.精泄气脱:素体虚弱,阳气不足,气血虚衰,形体消瘦,交媾时多气喘汗出,排精后突然晕厥,面色苍白,身出冷汗,四肢厥逆,呼吸微弱,舌淡苔白,脉虚细,或散大。

[治法]益气回阳固脱。

[方药]参附汤(《正体类要》)。

人参10 g,附子(先煎)10 g。水煎灌服。素体虚弱之人,长服十全大补汤(《和剂局方》)加紫河车粉:党参12 g,肉桂4 g,川芎6 g,熟地黄15 g,茯苓12 g,白术12 g,甘草3 g,黄芪15 g,当归12 g,白芍12 g,生姜 3 片,大枣 2 枚,紫河车粉(吞服)3 g。水煎服。

4.木郁土虚,风痰上壅:素有肝气不舒,倦怠神疲,面色不华,纳少,多痰涎,白带量多,行房中晕厥,或同房后眩晕、呕吐,甚至不省人事,舌质淡,苔白腻,脉滑。

[治法]健脾开郁,化痰降浊。

[方药]香砂六君子汤(《医方集解》)加味。

香附9 g,陈皮12 g,法半夏12 g,党参9 g,白术9 g,茯苓12 g,甘草3 g,菖蒲9 g,枳实9 g,生姜 3 片,砂仁6 g,僵蚕12 g。水煎服。

(二)针灸疗法

1.手指掐压人中穴。手指按压内关穴。

2.针刺人中、合谷、足三里、中冲穴。

3.灸百会、关元、气海穴。

四、现代治验

女,27 岁。自述近半年来,每逢同房达最快感时突然不省人事,四肢厥冷,呼之不应。需 20～30 分钟后才自行缓解,清醒后一切正常,全身无不适。已婚五年,生一男,素来健康,夫妻和睦,性生活亦正常。发病后对房事无恐惧感。饮食、睡眠、二便正常。诊见体质健壮,面色红润,脉缓,舌淡白,苔薄白。此证属七情过喜而致。过喜气缓,心气涣散,阴阳气不能相接,故出现晕厥,四肢冰冷。治宜镇心安神,温经通阳。方选桂枝去芍药加蜀漆牡蛎龙骨救逆汤加减:桂枝6 g,牛膝10 g,生姜 3 片,甘草6 g,大枣 5 枚,龙骨粉30 g,牡蛎粉30 g。水煎服,每日一剂。服五剂后,病情明显好转,行房已无晕厥之事。令其守方续服 11 剂巩固疗效。药后随访一切正常[1]。

董妇,经行交媾,病犯撞红(月经期),初者,下部不适,嗣后每次相交,必然阴部抽搐,继而发痉,神志昏糊,病延年余。按脉弦细,审舌较暗,治以疏肝升清,养心安神法:全当归、沙杭芍、广郁金、制香附、白菊花、冬桑叶、朱茯苓、柏子仁、枣仁、焦远志、炙甘草。三剂证轻,六剂证消,继进三剂,以资巩固。七年来性生活如常。

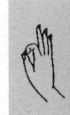

刘某某,女,41 岁。1975 年因产后数日即性交,次日出现抽搐、寒战,每日发作 1~2 次,发病数日后经服药而愈。自此始每遇性交次日即感头晕、体倦,甚至呕吐。轻则卧床二三日自愈,重则需服药治疗,但始终未能治愈。患者面色萎黄,精神欠佳,眩晕,两太阳穴及巅顶处疼痛,时呕吐痰涎及食物,带下腥臭,口黏苦,小便黄,苔白腻,脉滑数。治宜清利湿热,燥湿化痰,和胃降浊。药用龙胆草15 g,竹茹15 g,栀子10 g,黄芩10 g,柴胡10 g,泽泻10 g,当归10 g,姜半夏10 g,陈皮10 g,云茯苓10 g,生地黄20 g,木通6 g,生甘草3 g。五剂,水煎服。药后眩晕、头痛、呕吐已除,但仍觉口黏苦(较前轻),10 日内性生活正常。虑其热久,痰热未尽,再以上方加玄参10 g,隔日一服。10 剂后诸症皆消,精神良好[2]。

彭某,女,27 岁,已婚。1982 年 5 月 15 日初诊。患者于 1979 年春节结婚,婚后双方感情洽合,生活和工作均能互相照顾,但对性生活冷淡,而且惊恐交加,当男方阴茎一接触阴门,即惊慌万状,汗出淋漓,唇面发青,四肢冰冷,甚或晕厥,或不自主地呻吟哭泣。男方怜其痛苦,一直未进行性生活。

患者月经周期基本正常,量一般,色淡质黏,经将行时乳房胀痛,小便涩痛,经行时少腹、小腹胀痛,剧时膝关节亦疼。平时胃纳不振,大便秘结,2~3天 1 次,经行时则大便通畅。脉象虚细,舌苔薄白,舌质淡,症属素禀不足,肾脏本虚的病变。以温肾暖宫,益气养血之法治之。处方:菟丝子15 g,当归身9 g。杭白芍9 g,覆盆子9 g,潞党参15 g,炒白术9 g,车前子5 g,女贞子9 g,茺蔚子9 g,巴戟天9 g,仙灵脾15 g,红枣9 g。每天水煎服一剂,连服六剂。

5 月 22 日二诊:精神振作,性感略有所思。仍守上方出入。处方:菟丝子15 g,肉苁蓉15 g,黄精15 g,淮山药15 g,锁阳9 g,潞党参15 g,炙北芪15 g,当归身9 g,炙甘草5 g。每天水煎服一剂,连续服六剂。

6 月 2 日三诊:一周来,行性生活 2 次,临交时不惊恐,不汗出。药效已达,无须服药,嘱以饮食调养,以巩固疗效。自此之后,性感正常,半年后已经受孕[3]。

参考文献

［1］龙锦烺. 同房昏厥证［J］. 广西中医药，1984（4）：39.
［2］王大生. 同房眩晕案［J］. 国医论坛，1988（3）：46.
［3］班秀文. 妇科奇难病论治［M］. 南宁：广西科技出版社，1989：124.

第十四节　性欲低下

　　性欲低下，是指性交的欲望减退，对性生活意念冷淡。男女都可能发生性欲低下，在男子则影响勃起、性欲高潮、射精等过程，但应该说，虽然性事淡漠，在性刺激下阴茎能够勃起，不同于阳痿。女子则影响性高潮，甚至厌恶、拒绝性交。性欲低下是多方面因素造成的，有精神因素（包括家庭不和睦、性生活不和谐等）、器质性疾病，以及病理性改变。

一、病因病机

　　1. 命火虚衰：素体阳虚，或嗜酒损阳，或房劳太过，或久病体衰，阳虚不足以温煦，机能缺乏生机，性功能衰退。

　　2. 肝气郁结：情志不畅，忧虑寡欢，或素体血虚，血不养肝，则肝气郁滞，气机闭塞，经络阻滞而致。

　　3. 气衰痰盛：形体肥胖，素多痰湿，阳气虚衰，性欲衰减。

　　4. 气血不足：久病体弱，或积损成劳，气血双亏，机能减退。

二、诊断要点

　　性欲减退，欲望淡漠，甚至没有性生活要求，在性刺激下，男子阴茎难于勃起，或勃起难于达到比较理想的程度，女子则厌恶性交，没有快感，甚至完全拒绝性交。

三、中医治疗

　　（一）辨证论治

　　1. 命门火衰：性欲低下，厌恶房事，多有不孕症。伴腰膝酸软，畏寒肢

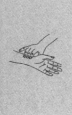

冷,面色㿠白,尿清便溏,神疲乏力,男子可有阳痿、早泄,女子则月经愆期,量少色淡,带下清稀,舌质胖淡,苔白,脉沉迟。

[治法]温养命火,补肾壮阳。

[方药]赞育丹(《景岳全书》)加减。

鹿角霜15 g,杜仲15 g,菟丝子15 g,当归12 g,茯苓12 g,白术12 g,熟地黄15 g,蛇床子12 g,韭菜子15 g,巴戟天15 g,肉苁蓉12 g,仙茅15 g,仙灵脾15 g,肉桂5 g,制附子6 g。水煎服。

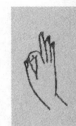

2. 肝气郁结:性欲淡漠,快感缺乏,胸闷不舒,善叹息,不欲饮食,心情抑郁,焦虑不宁,或急躁易怒,女子伴月经不调,经前乳胀,经行腹痛等,舌质红,薄白苔,脉弦。

[治法]疏肝解郁,理气和血。

[方药]开郁种玉汤(《傅青主女科》)加味。

白芍12 g,香附12 g,当归9 g,白术12 g,牡丹皮9 g,茯苓12 g,天花粉9 g,合欢皮12 g,枸杞子15 g,青皮12 g,甘草3 g,水煎服。

3. 气衰痰盛:形体肥胖,多痰涎,畏寒怯冷,动则气衰,小便清长,性欲冷淡,男子多有阳痿、阳缩;女子多带下量多,舌质淡胖有齿痕,脉沉弱。

[治法]益气壮阳,消痰导浊。

[方药]四君子汤(《和剂局方》)合导痰汤(《妇人良方》)加减。

党参12 g,白术12 g,茯苓12 g,半夏12 g,枳实12 g,胆南星6 g,冬瓜仁15 g,巴戟天15 g,陈皮12 g,山楂15 g,莱菔子12 g,甘草3 g。水煎服。

4. 气血不足:房事淡漠,面色无华,气短乏力,头晕目眩,食欲不振,皮肤枯燥不润,指甲唇口淡白,舌质淡,苔薄白,脉沉细弱。

[治法]补益气血。

[方药]八珍汤(《正体类要》)加味。当归12 g,川芎9 g,白芍12 g,熟地黄15 g,党参15 g,炒白术12 g,茯苓12 g,炙甘草6 g,女贞子15 g,墨旱莲12 g,仙茅15 g,仙灵脾12 g。水煎服。

(二)单秘验方

1. 仙茅10 g,甘草15 g。水煎2次,早晚分服,每日一剂。

2. 海马研末5 g,用仙灵脾30 g水煎冲服,每日2次。

3. 枸杞子15 g,仙灵脾15 g,水煎2次,早晚分服,每日一剂。

4. 雪莲花60 g,泡酒服。

5. 活雄蚕蛾 20 个,焙干为末,酒冲服,每次3 g,一日 2 次。

四、现代治验

(一)辩证分型治疗

黎志远等以中医辨证治疗为主,配合心理治疗,取得较疗效。将 58 例性欲低下患者,根据中医辨证分为肾阳虚损(14 例)、肾阴不足(10 例)、肝郁气滞(12 例)、心脾两虚(11 例)、痰湿壅盛(6 例)、寒凝血瘀(5 例)6 型,分别采用以下 6 法治疗:①温肾壮阳(方用右归饮加减:枸杞子、制附片、山茱萸、肉桂、菟丝子、当归、杜仲、鹿角胶、仙灵脾、巴戟天等);②滋阴补肾(方用左归饮加减:生地黄、山药、山茱萸、茯苓、枸杞子、女贞子、川牛膝、菟丝子、龟胶、墨旱莲等);③疏肝理气(方用柴胡疏肝饮或逍遥散加减:柴胡、白芍、当归、川芎、茯苓、薄荷、月季花、玫瑰花、绿萼梅、香附等);④健脾和胃,补养气血(方用归脾汤加减:人参、白术、黄芪、当归、熟地黄、广木香、砂仁、枸杞子、桂圆肉、仙灵脾等);⑤燥湿化瘀(方用苍术导痰汤或平胃散加减:苍术、香附、白茯苓、法半夏、胆南星、青皮、肉桂、覆盆子、鹿角霜等);⑥温经散寒(方用少腹逐瘀汤或温经汤加减:小茴、干姜、延胡索、乳没、吴茱萸、川芎、赤芍、当归、全虫、莪术等),并结合心理治疗。结果:临床治愈28 例,显效22 例,无效8 例,总有效率达86.2%[1]。戚广崇介绍治疗性欲低下的验方 6 种,可用于治疗湿热下注、肾阳不振、命门火衰、气血不足、肝气郁结之性欲低下,如十味兴阳汤适用于肾阳虚衰之性欲低下,药用:鹿衔草30 g,熟地黄20 g,山药30 g,巴戟天15 g,枸杞子12 g,茯苓10 g,仙灵脾20 g,附子(先煎)15 g,五味子12 g,鹿角胶(烊服)10 g,每天 1 剂,水煎分 2 次服[2]。

(二)专方治疗

陈代忠等采用自拟疏活补肾汤治疗性欲低下(伴雌二醇升高)60 例,疗效良好,疏活补肾汤组成:柴胡、红花、五味子各6 g,当归、白芍、茯苓、桃仁、丹参、淫羊藿、巴戟天、肉苁蓉、枸杞子、女贞子各10 g,黄芪30 g,用单位中药配方颗粒,每日 1 剂,200 ml 开水冲兑,早晚饭前半小时温服[3]。庞保珍等以自拟春遥丹口服治疗男女性欲低下 176 例、自拟香到春生丹外用治疗男女性欲低下 106 例,均取得较好疗效,春遥丹由人参、麦冬、淫羊藿、肉苁蓉、五味子、菟丝子、蛇床子、续断等药物组成,共研细末,装入胶囊,每粒0.5 g,每次 5粒,每日 3 次口服。结果痊愈 86 例,好转 76 例,无效 14 例,总有效率

92.05%。香到春生丹根据中医"内病外治""闻气治病"的传统理论而制,临床观察对各种性欲低下多有较好疗效,尤以精神因素引起者效果最佳,组成:蚯蚓(韭菜地挖出者)7条,檀香6 g,凤仙子10 g,蝼蛄7个,苏合香10 g,茶叶10 g,榆树皮36 g等,药物研末,用上好香料制成香,候干备用,每欲行房时将香点燃闻之即可。结果痊愈59例,有效39例,无效8例,有效率为92.45%[4][5]。张湖德介绍1治性欲低下方:九香虫50 g,车前子、陈皮、白术各20 g,杜仲40 g。先将九香虫炒至半生半熟,车前子微炒用布包,杜仲微炙,上药共为细末,炼蜜为丸如梧桐子大,每日服5 g,晚临睡前再服1次,淡盐水或白酒送下,本方补肾益气,适用于肾虚性欲低下,兼见阳痿不起[6]。

(三)中西医结合治疗

龙家乐采用金匮当归生姜羊肉汤(当归12 g,生姜3片,羊肉50 g,加水200 ml,煎至100 ml,每晚睡前半小时服)配合西药育亨宾口服治疗女性性欲低下30例(治疗组),与20例单纯西药组(对照组,口服西药育亨宾)作比较,结果治疗组临床控制6例,显效8例,有效12例,无效4例,总有效率为86.7%,对照组总有效率为60%,治疗组疗效显著高于纯西药组($P < 0.05$),且副作用小[7]。

参考文献

[1]黎志远,等. 中药辨证治疗女性性欲低下58例临床研究[J]. 中国性科学,2006,15(11):30 – 32.

[2]戚广崇. 性欲低下[J]. 现代中医药(北京),2004(3):49.

[3]陈代忠,等. 疏活补肾汤治疗性欲低下60例[J]. 浙江中医杂志,2006,41(7):418.

[4]庞保珍,等. 自拟春遥丹治疗性欲低下176例[J]. 国医论坛,2004,19(2):17.

[5]庞保珍,等. 香到春生丹治疗性欲低下症106例[J]. 河南中医,2004,24(2):10.

[6]张湖德. 治性欲低下方[J]. 养生大世界,2003(10):38.

[7]龙家乐. 中西医结合治疗女性性欲低下的临床疗效观察[J]. 湖南中医学院学报,1995,15(3):26 – 27.

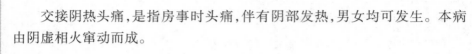

第十五节　交接阴热头痛

交接阴热头痛,是指房事时头痛,伴有阴部发热,男女均可发生。本病由阴虚相火窜动而成。

一、病因病机

素体阴亏,阴虚火旺,交接时相火启动,火随气升降,升则头痛,降则阴热。

二、诊断要点

每当交接时,即感头痛,或兼眩晕,同时可伴有阴部发热,男女均可发生。

三、中医治疗

辨证论治:房事头痛,或兼眩晕,伴有阴部灼热,或热痒难忍,口苦耳鸣,心烦易怒,舌红少苔,脉弦数。

[治法]滋阴降火。

[方药]经验方(《中医临证手册》)。

生地黄15 g,白芍12 g,当归6 g,黄芩6 g,知母9 g,黄柏6 g,柴胡9 g,香附9 g,生甘草3 g。水煎服。

四、现代治验

某男,36 岁。1986 年 9 月 2 日诊。患者四年多来从事机关文秘工作,经常熬至深夜。近一年来每性生活排精的同时,头痛发作。痛起自后枕部,沿右侧颞部过前额至左侧,渐而全头。伴有头晕而胀。次日头痛绵绵,晕胀不已,腰膝酸软,精力欠充。如此二三天后逐渐恢复正常。发现此规律后,尽管节制房事,但终不能免除其苦。一年来羞于启齿就医,自服各种止痛药、上清丸、清眩片等,均无效。患者外观无明显苦容(近一周未行房事),举止谈话均无异常。但见颜面潮红,舌质微红,苔薄淡黄,脉弦无力。辨为肾精不足,肝阳上亢型头痛。治宜补肾填精镇肝熄风以止痛。选用加味镇肝熄风汤:白芍20 g,玄参20 g,黄精20 g,枸杞子20 g,龙骨20 g,天门冬15 g,怀牛膝15 g,麦芽15 g,代赭石15 g,茵陈15 g,山茱萸15 g,煅牡蛎30 g。上药水煎服,每日一剂。二剂后症轻,六剂显效,12剂痊愈。性生活后无头痛等不适感,工作精力旺盛。半年后随访,未再复发[1]。

参考文献

[1]袁宝山.排精头痛治验.四川中医,1987(7).

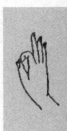

第十六节 遗 精

　　遗精是指男子不因性交而精液自行泄出的病症。遗精有梦遗和滑精之分。有梦而遗精的,名为梦遗;无梦而遗精,甚至清醒时精液流出者,名为滑精。梦遗或滑精证候有轻重之别,但发病原因基本一致。正如《景岳全书》说:"梦遗滑精,总皆失精之病,虽其证有不同,而所致之本则一。"成年男子,半月左右遗精一次,不出现明显症状者,属生理现象;若三五天遗精一次,或更频繁,甚或白昼精液自滑,并有头晕、精神欠佳、腰酸腿软等症状者,则属病态,应及时治疗。现代医学认为,病理性遗精多属于精神神经功能失调所致,亦见于前列腺炎、某些神经官能症及某些慢性疾病。

一、病因病机

　　1.肾虚不固:先天不足之人,或早婚,房事过度,或少年无知,频犯手淫,使"下元虚惫,精元不禁"(《赤水玄珠》),则遗精频作。

　　2.劳心太过,心肾不交:劳神太过,心阴暗耗,心阳独亢,心火不能下交于肾,肾水不能上济于心,心肾不交,水亏火旺,扰动精室而遗。正如《折肱漫录》说:"凡人用心太过则心火亢,火亢则水不升而心肾不交,士子读书过劳,功名心急者每有此病。"

　　3.心神不宁:心有妄想,所欲不遂,心神不宁,君火偏亢,相火妄动,使精液自遗。故欧阳修说:"有动乎中,必摇其精。"《金匮翼·梦遗滑精》也说:"动于心者,神摇于上,则精遗于下也。"

　　4.湿热下注:素食辛辣醇酒厚味,则湿热内生,湿热下注,扰动精室,封藏失职,精关不固,则出现遗精。《医学入门》说:"饮酒厚味,乃湿热郁,故遗而滑也。"

5.肝气郁结:精神抑郁,情志不畅,每致肝气郁结,肝郁气滞,疏泄失常,扰动精室,引起肾精不藏。

二、诊断要点

每周两次以上,或一日数次,在睡梦中发生遗精,或在清醒时精自滑出,并有头昏,耳鸣,精神萎靡,腰酸腿软等症状,即可诊断为遗精。

三、中医治疗

(一)辨证论治

1.肾虚不固

①肾阴亏虚:遗精,头昏目眩,神疲乏力,耳鸣腰酸,形体消瘦,五心烦热,舌红少津,脉弦细而数。

[治法]滋养肾阴,收涩固精。

[方药]知柏地黄丸(《医宗金鉴》)合水陆二仙丹(《洪氏集验方》)。

知母9 g,黄柏9 g,熟地黄15 g,山茱萸9 g,茯苓12 g,泽泻12 g,山药15 g,牡丹皮9 g,芡实20 g,金樱子15 g。水煎服。

②肾气不固:滑精频作,精神萎靡,面色㿠白,或大便不实,食少,畏寒,舌质淡,苔白,脉沉弱。

[治法]温补肾阳,涩精止遗。

[方药]金锁固精丸(《医方集解》)加味。

沙苑蒺藜15 g,芡实20 g,莲须12 g,龙骨(先煎)30 g,牡蛎(先煎)30 g,鱼鳔胶(烊服)9 g,五味子6 g,桑寄生15 g,菟丝子15 g,仙茅12 g,女贞子12 g,墨旱莲12 g。水煎服。

2.劳心太过,心肾不交:每多梦中遗精,次日头昏晕,心悸,精神不振,体倦无力,小便短黄而有热感,舌质红,脉细数。

[治法]滋阴降火,交通心肾。

[方药]三才封髓丹(《卫生宝鉴》)加味。

天门冬15 g,生地黄12 g,党参12 g,黄柏9 g,砂仁5 g,甘草5 g,黄连5 g,灯心草9 g,淡竹叶12 g。水煎服。

3.心神不宁:所愿不遂,朝思暮想,心烦少寐,多梦中遗精,舌尖红,苔薄

中医男女科诊疗学

白,脉数。

[治法]清心安神,养心敛精。

[方药]清心莲子饮(《和剂局方》)加减。

黄芩9 g,麦冬12 g,地骨皮9 g,车前子12 g,莲子9 g,茯神12 g,党参12 g,炙甘草9 g,远志9 g,生地黄12 g,莲须9 g,益智仁9 g。水煎服。

4. 湿热下注:遗精频作,面色暗黄,口苦,心烦,小便热赤,苔黄腻,脉濡数。

[治法]清热化湿。

[方药]萆薢分清饮(《医学心悟》)加味。

萆薢12 g,黄柏9 g,石菖蒲6 g,茯苓12 g,白术9 g,莲子芯4 g,丹参9 g,车前子12 g,滑石20 g,甘草3 g。水煎服。

5. 肝气郁结:遗精,腰酸,精神抑郁,胸闷胁痛,腹胀嗳气,不思饮食,苔薄腻,脉弦。

[治法]疏肝理气。

[方药]逍遥散(《和剂局方》)加味。

柴胡9 g,当归9 g,白芍12 g,白术12 g,茯苓12 g,生姜 3 片,薄荷6 g,炙甘草6 g,芡实12 g,郁金12 g,青皮9 g,山药12 g。水煎服。

(二)针灸疗法

1. 针刺:肾俞、心俞、膏肓、关元、三阴交,隔日一次。

2. 灸:曲泉、章门、曲骨、白环俞、肾俞、中极,每次取 2～3 穴,每日灸一次。

3. 针刺八髎穴对治疗各型遗精有效。肾虚配关元、中极、命门、肾俞(均补);肝郁配期门(泻)、三阴交(补);脾虚配足三里、中脘、三阴交(均补);心虚配神门、内关(均补);湿热配足三里、阴陵泉(均泻)。

4. 遗精针刺阴谷有奇效,病人仰卧位,裸腿屈膝,足心相对。针刺入两筋之间,行补法。又法,针刺志室,得气后行补法。

(三)单秘验方

1. 五倍子末15 g,调醋敷脐,间日一换。

2. 金樱子15 g,芡实15 g,白莲花蕊15 g,煅龙骨15 g,煅牡蛎15 g。水煎服。

3. 菟丝子30 g,鱼胶(烊服)30 g。水煎服。

4. 莲子心3 g,竹叶心9 g,甘草3 g。水煎服。

5. 猪心 1 个,切片(不切断),以飞过朱砂末掺入,用线缚住,白水煮熟食之。

6. 莲子心 1 撮为末,入辰砂0.3 g,每服3 g,白汤下,每日 2 次。

7. 白菜15 g,莲子肉15 g,江米15 g,胡椒3 g为末,乌骨鸡一只,如常打整干净,将上药装入鸡腹内,煮熟,空心食之。

8. 泽泻15 g,水煎服,一日 1 剂,治疗相火妄动遗精。

9. 生龙骨30 g,生牡蛎30 g,生莲子30 g,知母18 g,麦冬18 g,五味子10 g。水煎服,一日 2 次。

10. 分心木15 g,水煎,早晚服。

(四)外治疗法

1. 按摩关元穴,点压内关穴,治疗遗精有效。

2. 侧身屈卧,一手兜握阴囊,一手搓脐下 81 次,然后换手,每手各 9 次,兜搓 9 日见效,81 日见效。

3. 中夜盘坐,先摩两足心,次摩两肾俞(平脐后两腰后部位),安神静心,优枕缩足而卧,精自不遗。

四、现代治验

中医学对遗精的认识较为久远,诊治也颇有特色。治疗方法包括:中药内服,外治(主要是穴位敷贴疗法)、针灸取穴治疗、食疗等。

(一)中药内治

1. 辨证分型治疗

来优鹏等在临床上分 7 型对遗精进行辨证论治,效果满意。①心肾不交用三才封髓丹合交泰丸加减;②心脾两虚用归脾汤加减;③下元虚寒用右归丸合金锁固精丸加减;④阴虚火旺用知柏地黄丸加减;⑤湿热下注用程氏萆薢分清饮加减;⑥痰火扰精用黄连温胆汤加减;⑦肝郁血瘀用柴胡疏肝散加减[1]。王劲松等认为遗精症病情复杂,病因众多,其病在于精室藏泄功能失常,与心、肝、肾关系最为密切,列出遗精辨治七法:①清君相,静精室。方选黄连清心饮、三才封髓丹合大补阴丸加减,药用:黄连、生地黄、当归、甘草、酸枣仁、茯神、远志、莲子肉、天门冬、熟地黄、黄柏、知母、砂仁、生龟板、丹参等;②祛湿浊,泄热毒。方选抽薪饮、大分清饮合猪肚丸化裁,药用:黄芩、石斛、栀子、黄柏、枳壳、泽泻、甘草、土茯苓、猪苓、车前子、白术、苦参、牡蛎、石菖蒲、柴胡等。③涤痰火，安心神。方选黄连温胆汤、宣志汤合宁志丸加减：黄连、半夏、胆南星、陈皮、茯神、竹茹、甘草、连翘、石菖蒲、酸枣仁、远志、柴胡、当归、生姜、大枣等。④化瘀阻，通精道。方用二陈汤、失笑散合血府逐瘀汤化裁。⑤养心脾，益心血。方用启阳娱心丹、七福饮合水陆二仙丹加减。⑥滋肾精，降虚火。方用引火两安汤、二至丸合加减济心丹化裁。⑦温肾阳，涩精室。方用济生秘精丸、斑龙丸合金锁固精丸加减[2]。郭桃美在将遗精辨证分为7型的前提下，活用古方治疗本病，获良效。①湿热下注，扰动精室所致遗精，用白头翁汤加减清利湿热；②阴虚火旺，精关不固之遗精，取妇科方固经丸加减治疗男科症，既固肾精，又泄相火；③痰热阻中，下扰精室之遗精，用温胆汤加减化痰清热和中；④脾气下陷，精微下注之遗精，用补中益气汤加减升阳举陷，佐以固涩；⑤阳虚寒湿者用附子汤加味温肾扶阳，健脾除湿；⑥湿热下流，精关不固者，以三仁汤或甘露消毒丹加减疏利气机，宣畅三焦，清利湿热，佐金樱子。芡实等固肾涩精；⑦心有妄想，所欲不遂，心神不宁，君火偏亢，相火妄动者，以丹栀逍遥散加黄柏疏肝解郁，清泄相火[3]。徐经印总结遗精从心辨治5法，分5型治疗本病，临床疗效较满意，①心脾两虚型用补益心脾摄精法，治以归脾丸化裁：党参15 g，黄芪20 g，山药20 g，茯苓12 g，石菖蒲10 g，木香10 g，酸枣仁15 g，远志10 g，黄连6 g，山茱萸15 g，芡实20 g，煅牡蛎30 g，炙甘草10 g。②心肾不交型用清心滋肾填精法，治以黄连清心饮合知柏地黄丸加减：生地黄15 g，黄连10 g，知母10 g，黄柏10 g，酸枣仁15 g，山茱萸10 g，茯神10 g，远志10 g，莲子心20 g，黄精20 g，桑寄生10 g，阿胶（烊化）10 g，当归10 g，生牡蛎30 g。③肾虚不固型用宁心固肾涩精法，治以水陆二仙丹合五子衍宗丸加减：黄芪20 g，山药20 g，山茱萸10 g，杜仲10 g，菟丝子20 g，桑寄生15 g，枸杞子10 g，芡实30 g，金樱子20 g，覆盆子20 g，桑螵蛸20 g，煅牡蛎30 g，酸枣仁12 g。④心神失养型用安神健脑秘精法，治以安神定志丸合孔圣枕中丹：党参20 g，茯苓10 g，茯神10 g，远志12 g，生龙骨30 g，石菖蒲10 g，酸枣仁15 g，柏子仁12 g，生地黄15 g，山茱萸10 g，山药20 g，菟丝子20 g，枸杞子10 g，牛膝10 g，川芎15 g。⑤心肝气郁型用宁心疏肝利窍法，治以天王补心丹合柴胡疏肝散加减：党参20 g，茯苓10 g，五味子10 g，酸枣仁12 g，黄连10 g，当归10 g，川芎12 g，丹参10 g，朱砂3 g（冲服），白芍12 g，木香10 g，郁金15 g，柴胡10 g，山茱萸10 g，车前子10 g[4]。

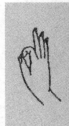

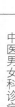

2. 专方治疗

柴科远认为遗精过频的病机为肾阴亏虚,相火妄动,扰动精室,精气不固,用知柏地黄汤(丸)加减滋肾阴而抑相火,治疗手淫过度所致遗精15例,疗效显著。知柏地黄汤加减:知母(盐炒)15 g,黄柏(盐炒)15 g,山茱萸25 g,熟地黄30 g,山药30 g,牡丹皮9 g,茯苓9 g,怀牛膝10 g,随证加减。水煎服,半个月为1个疗程,每个疗程后随证进行药物加减,病情稳定后,连服知柏地黄丸3个月。治疗结果:1个疗程后遗精得到控制4例,2个疗程后遗精得到控制7例,3个疗程后得到控制3例,4个疗程后得到控制1例。半年后均随访,无遗精复发[5]。宋秀霞认为脾气不升,肾关不固是主要病机,以桂枝汤加味健脾补气,温充肌腠治疗遗精50例,疗效满意。药用:黄芪20 g,桂枝10 g,白芍10 g,白术10 g,煅龙牡各10 g,炙甘草6 g,生姜10 g,大枣7枚,每日1剂,水煎服。结果50例治愈30例,占60%;显效4例,占8%;有效9例,占18%;无效7例,占14%。总有效率为86%[6]。李芳琴等以龙胆百合汤清肝经湿热,镇心安神,补肾涩精,治疗遗精患者102例。药物组成:龙胆草10 g,栀子10 g,黄芩10 g,柴胡6 g,木通6 g,泽泻10 g,车前子(包煎)10 g,百合15 g,生龙骨30 g,生牡蛎30 g,酸枣仁30 g,夜交藤10 g,芡实10 g,每日1剂,水煎服。结果:治愈73例,占71.6%;好转24例,占23.5%;无效5例,占4.9%[7]。舒友艺采用"益精固元汤"治愈遗精患者40例,药用:覆盆子20 g,金樱子、芡实、莲子、锁阳各15 g,巴戟天、鹿角霜、干地黄各12 g,桑螵蛸10 g,山茱萸6 g,有气虚证者加黄芪15 g,淮山药10 g;阴虚者加枸杞子12 g,黄精10 g;腰痛者加续断10 g,桑寄生10 g;夜寐不宁者加夜交藤10 g,合欢皮10 g[8]。常松山自拟固精灵丸治疗心肾不交、精关失固型的遗精,药用:鹿角胶12 g,龟板胶12 g,枸杞子15 g,山茱萸9 g,生地黄15 g,西洋参15 g,远志15 g,酸枣仁15 g,茯神15 g,五味子15 g,金樱子12 g,芡实12 g,甘草6 g,粉碎炼蜜为丸,2丸/次,2次/日,淡盐水送服,1月为1个疗程,150例中治愈129例,占86%。有效率96%[9]。黄显勋等用遗精灵丸治疗遗精150例,药用:知母、黄柏、益智仁、五味子、刺猬皮、黄芪、远志等。将120例君相火动、心肾不交证遗精患者随机分为治疗Ⅰ组(A组)和对照组(C组)各60例,分别给予遗精灵丸、金锁固精丸合知柏地黄丸口服治疗,另选30例劳伤心脾、气不摄精证患者为治疗Ⅱ组(B组:口服遗精灵丸)作为证型对照,均为30天1个疗程。结果总有效率分别为A组98.33%,B组96.17%,C组88.33%。表明遗精灵丸治疗君相火动、心肾不交型遗精具有较好的疗效,且优于金锁固精丸合知柏地黄丸。对劳伤心脾、气不摄精型遗精亦有良效[10]。段登志用自拟加味四妙汤治疗湿热下注型遗精 36 例,基础方:苍术15 g,黄柏15 g,薏苡仁30 g,牛膝15 g,车前子12 g,草蔻10 g,滑石20 g,石菖蒲12 g,草薢15 g,白术15 g,茯苓20 g,丹参30 g。遗精频繁者加金樱子15 g,芡实30 g;心烦少寐者加莲子心10 g,炒栀子15 g,每日 1 剂,水煎服。1 个月为 1 个疗程。结果痊愈24 例,好转 9 例,无效 3 例,总有效率为91.7%[11]。邹世光等自拟五黄止遗饮治疗青少年梦遗130 例,基本方:生地黄45 g,黄连、黄连、黄柏、栀子、竹叶各15 g,生甘草、大黄各6 g,知母30 g,木通、龙胆草、灯心草、莲子芯各10 g,随证加减,每日 1 剂,水煎服,5 剂为 1 个疗程,痊愈104 例,有效 20 例,无效 6 例,总有效率95.4%[12]。许二平采用止遗散口服(由刺猬皮、鸡内金、五味子各等份组成)固精止遗,健胃安神,结合中医辨证治疗:①君相火动,心肾不交型,用止遗散合知柏地黄丸;②劳伤心脾,气不摄精型,用止遗散合补中益气汤;③肾虚滑脱,精关不固型,用止遗散合金匮肾气丸;④湿热下注,扰动精室型,用止遗散合龙胆泻肝丸。疗程为 30 天。结果:近期治愈率、总有效率治疗组分别为 46.67%、93.33%[13]。梅陇介绍遗精内治方:①煅龙骨30 g,石莲子、蒺藜、韭菜子、五味子、石榴皮、锁阳、莲须、木通、防风各10 g,枯矾3 g。每日 1 剂,水煎服,18 天为 1 个疗程,一般服药 6~24 剂即愈。②淮山药、黄芪、党参各30 g,龙骨、牡蛎各24 g,茯苓、白术各20 g,大枣12 g,陈皮、柴胡、升麻、甘草各6 g。若肾虚滑精明显者可加金樱子30 g,炒芡实20 g,水煎服,2 日 1 剂,10 剂为 1 个疗程[14]。

(二)中药外治(穴位敷贴疗法)

中药敷贴神阙穴是治疗遗精的有效方法。神阙穴为人体强壮要穴,与督脉相表里,联系十二经脉、五脏六腑、四肢百骸、五官九窍,具有回阳固脱,运肠胃气机,化寒湿积滞等功效,渗透力强,药物易于穿透、弥散而被吸收,故外敷药物可使药力迅速渗透到各组织器官调节人体气血阴阳。五倍子收敛性极强,能固肾涩精,是治疗遗精的常用药物。

侯宪良等以自拟遗止丹贴脐治疗遗精 118 例,均为湿热下注,扰动精室证,遗止丹组成:刺猬皮20 g,五倍子20 g,龙胆草20 g,知母20 g,黄柏20 g,牡丹皮20 g等,共为细末,临睡时取药末10 g,以唾液调成稠糊状,涂于脐孔中,外盖纱布,胶布固定,3 天换 1 次,10 次为 1 个疗程,结果痊愈80 例,显效23

例,有效 8 例,无效 7 例,总有效率为 94.07%。表明本方对湿热下注,扰动精室之遗精有较好疗效[15]。宋天保等自拟止遗固精散外敷神阙穴治疗遗精 56 例,止遗固精散组成:五倍子10 g,黄连10 g,肉桂10 g,食盐3 g。共为细末,过 100 目筛,用温开水将神阙穴洗净,将药末适量和食醋调成糊状,敷于神阙穴上,外用胶布固定,每日换药 1 次,10 日为 1 个疗程。痊愈 51 例,无效 5 例,治愈率为 91%[16]。庄柏青自拟"五君散"神阙穴局部敷贴治疗遗精症 18 例,"五君散"具有滋阴降炎,宁心安神,利水渗湿,敛火涩精的功效。组成:黄柏20 g,知母20 g,茯苓20 g,五倍子20 g,枣仁20 g,研细末混匀,患者每晚睡前用酒精等清洁脐部,取五君散约10 g加蜂蜜调成糊状捏成圆形药饼,贴于脐窝。连续敷贴 10 次为 1 个疗程。结果痊愈 10 例,好转 4 例,无效 4 例,总有效率77.7%[17]。左恒采用复方五倍子散治疗遗精 30 例,疗效满意,组成:五倍子 10 g,朱砂 1 g,煅龙骨 15 g,煅牡蛎 15 g,研为极细末,用醋调成面团状,敷于肚脐,24 小时换药 1 次,治疗 30 次为 1 个疗程。痊愈 24 例,好转 5 例,无效 1 例[18]。梅陇介绍遗精外治方:生五倍子粉3 g,蜂蜜调匀,敷于神阙穴(肚脐),纱布覆盖,胶布固定,早晚各用药 1 次,伴有湿热内蕴者可加生茯苓粉、生草薢粉各2 g,调敷法同前。用药 1 个月无好转者为无效[19]。

(三)针灸取穴治疗

1. 针灸治疗

刘折等采用针刺会阴穴治疗顽固性遗精23 例,取会阴单穴,穴位常规消毒,用 28 号 2.5 寸毫针直刺入穴,深刺 1.5～2 寸,不提插只捻转,视病情程度及治疗情况决定操作力度,一般多单向捻针,刺激强度以患者耐受度为限,留针 30 分钟,隔 10 分钟行针 1 次,每日或隔日治疗 1 次。23 例患者全部治愈[20]。

2. 穴位封闭及穴位注射

郭海龙用会阴穴封闭疗法治疗遗精 28 例,取 0.25% 盐酸普鲁卡因注射液 15 ml,654－2 注射液 10 mg 装入 20 ml 注射器配 12 号针头待用,患者取仰卧位,会阴穴(阴囊根部与肛门连线中点)常规消毒,将针刺入会阴穴,深度不超过 1.5 cm,待患者有酸、麻、胀感时,回抽无血,即开始缓慢注入,一般注入药液 10～15 ml,每日治疗 1 次,7 次为 1 个疗程。治愈 20 例,显效 5 例,好转 3 例[21]。陈安等采用穴位注射秩边穴治疗遗精症,28 例患者按中医分型:阴虚火旺型 15 例,肝火亢盛型 8 例,湿热下注型 2 例,肾虚不藏型 4 例,每次先选一侧秩边穴,穴位注射药物选用当归注射液 4 ml,用 6 号半 3 寸针尖。每日一次交替注射,5 天为 1 个疗程,2 疗程之间休息 2 天,一般治疗不超过 4 个疗程。结果:28 例患者中,有 19 例症状消失或每周遗精不超过 1次,4 例症状较前减轻,但仍偶有每周 2 次以上遗精,5 例治疗前后无变化[22]。

3. 穴位埋线(针)

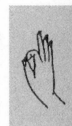

徐永文等采用列缺穴埋针治疗遗精 46 例,取穴:列缺(单)。穴位常规消毒,用 28 号 1 寸不锈钢针,逆经脉循行方向平刺入穴位,以局部产生酸麻胀感为度,令患者取不同姿势活动无影响时,以胶布固定,每周埋针 3 次,左右交替进行,留针 12 ~ 18 小时。治愈率为 90.8%,有效率为 100%[23]。马向明报道穴位埋线治疗遗精 36 例,取穴:关元、肾俞、三阴交。患者取仰卧位,医者取患者的关元穴,常规消毒皮肤,用 0.5% ~ 2% 奴夫卡因作局部麻醉,然后用大号皮肤缝合针穿上"0"号羊肠线,用血管钳夹住线的一端,左手将穴位皮肤固定,右手持针,从距关元穴上 1 cm 处穿入皮肤,然后轻提皮肤,剪断两端露在皮肤外面的线头,放松皮肤,敷上消毒纱布,再取三阴交穴、肾俞穴,按上述操作进行穴位埋线,每次间隔 20 天,3 次为 1 个疗程[24]。张培永等采用穴位埋线治疗遗精 110 例,取穴:长强与太溪合用,局部取穴与远道取穴相结合,充分发挥固肾摄精的作用,有效率 81.3%[25]。

(四)食疗

遗精的治疗,并不局限在某些药物的应用上,其实日常的许多食物中兼有治遗精的作用;或在食物中加入一些中药制成"药膳",就能收到治疗效果。但使用药膳要注意辨证分型施食。

韦公远介绍食疗方:①心肾不交型,用枸杞子粥(莲子90 g,鲜枸杞子叶250 g,大米适量)滋阴清火,交通心肾;②湿热下注型,用酒炒田螺(田螺50 g,白酒适量)清热化湿;③肾阴亏虚型,用地黄六味粥(熟地黄10 g,山药10 g,鳖甲15 g,芡实10 g,山茱萸10 g,知母15 g,米适量)滋阴补肾;④肾气不固型,用玉锁丹(龙骨粉30 g,莲花蕊30 g,鸡头米 30,乌梅肉30 g,山药150 g)补肾固精。⑤劳伤心脾型,用山药茯苓粥(山药粉、茯苓粉各50 g,大米适量,白糖适量)调补心脾,益气摄精[26]。何国兴将遗精按不同类型分别介绍相应的食疗方:如气不摄精型用肉苁蓉羊肉粥(肉苁蓉15 g,精羊肉适量,大米 30~60 g)补肾阳,益精血。肾虚滑脱型用巴戟天炖鸡肠(巴戟天15 g,鸡肠 2 ~

3 副)补肾阳,涩精止遗。阴虚滑脱型用冬虫夏草炖水鸭(水鸭 1 只,去内脏洗净,将冬虫夏草纳入鸭腹中,缝口后放入炖盅中隔水炖熟)滋阴降火固精等[27]。北云针对未婚男性青壮年遗精患者,在对症治疗的同时,介绍 7 种食疗方:①山茱萸胡桃煮猪腰(猪腰 1 对,山茱萸15 g,胡桃肉20 g)治肾气不固所致的遗精;②莲子银耳蛋汤(白莲子30 g,山药20 g,银耳10 g,鸭蛋 2 个,砂糖适量)治阴虚火旺的遗;③补骨脂炖狗肉(健康狗肉500 g,补骨脂20 g,熟附片6 g)治肾阳亏虚引起的遗精;④肉苁蓉羊肉粥(肉苁蓉20 g,精羊肉250 g,大米100 g)治肾虚体弱所致的遗精;⑤韭菜炒鸡蛋(韭菜500 g,鸡蛋 4 个)治肾气不足引起的遗精;⑥甲鱼补肾汤(活甲鱼 1 只约500 g,山药30 g,枸杞子25 g,女贞子15 g,熟地黄20 g)治肝肾阴虚所致的遗精。⑦锁阳粥(锁阳20 g,大米50 g)治长期遗精者[28]。郭振兴将遗精按 3 种分型介绍相应的食疗方:①阴虚火旺型,用猪胆蜜(猪胆 1 个,蜂蜜60 g,共煎或蒸服)、丝瓜饮(丝瓜 1 条,芡实10 g)、苦瓜泥(苦瓜 1 条,芡实粉 10 ~ 15 g,冰糖30 g)等滋阴清火,安神固精;②肾虚不藏型,偏阳虚者可用猪腰煨附子、沙苑莲子汤等;偏阴虚者可用山药萸肉粥、山药地黄粥等;③湿热内蕴型,用薏苡仁萆薢粥(薏苡仁30 g,萆薢 6 ~ 10 g,粳米100 g,冰糖适量)等清利湿热[29]。

参考文献

[1]来优鹏,等. 中医辨证治疗遗精[J]. 江西中医药,2007,38(4):58.

[2]王劲松,等. 遗精辨治七法[J]. 辽宁中医杂志,2008,35(2):206 -207.

[3]郭桃美. 活用古方治遗精[J]. 中医药学刊,2006,24(6):1118.

[4]徐经印. 遗精梦泄从心辨治 5 法[J]. 中医杂志,2004,45(5):337 -338.

[5]柴科远. 知柏地黄汤加减治疗遗精 15 例[J]. 实用中医药杂志,2007,23(6):362.

[6]宋秀霞. 桂枝汤加味治疗遗精50 例[J]. 河南中医,2008,28(4):21.

[7]李芳琴,等. 龙胆百合汤治疗遗精 102 例小结[J]. 甘肃中医,2007,20(1):32 -33.

[8]舒友艺. 益精固元汤治疗肾虚遗精40 例[J]. 男科医学,2005,9

(5):37.

[9]常松山. 固精灵丸治疗心肾不交型遗精 150 例[J]. 河南中医学院学报,2004,19(2):60.

[10]黄显勋,等. 遗精灵丸治疗遗精 150 例分析[J]. 中医药学刊,2004,22(3):429 -430.

[11]段登志. 加味四妙汤治疗遗精 36 例疗效观察[J]. 云南中医中药杂志,2004,25(1):47.

[12]邹世光,等. 五黄止遗饮治疗青少年梦遗 130 例[J]. 新中医,2003,35(3):50.

[13]许二平. 止遗散治疗遗精 30 例疗效观察[J]. 新中医,2006,38(9):33 -34.

[14]梅陇. 遗精自选方[J]. 家庭中医药,2008,15(4):31.

[15]侯宪良,等. 遗止丹贴脐治疗遗精的临床观察[J]. 黑龙江中医药,2004(6):33 -34.

[16]宋天保,等. 自拟止遗固精散外敷神阙穴治疗遗精 56 例[J]. 中医外治杂志,1996,5(5):27.

[17]庄柏青. 神阙穴敷贴治疗遗精症[J]. 中医外治杂志,1995,4(1):21.

[18]左恒. 复方五倍子散敷脐治疗遗精的临床体会[J]. 安徽中医临床杂志,1994,6(2):22.

[19]梅陇. 遗精自选方[J]. 家庭中医药,2008,15(4):31.

[20]刘折,等. 针刺会阴穴治疗顽固性遗精 23 例体会[J]. 四川中医,1995,13(2):56 -56.

[21]郭海龙. 会阴穴封闭疗法治疗遗精 28 例[J]. 上海针灸杂志,2004,23(11):30.

[22]陈安,等. 穴位注射秩边穴治疗遗精症 28 例[J]. 中华医学写作杂志,2003,10(13):1213 -1214.

[23]徐永文,等. 列缺穴埋针治疗遗精 46 例[J]. 中医药信息,2001,18(4):44 -45.

[24]马向明. 穴位埋线治疗遗精 36 例[J]. 针灸临床杂志,2000,16(6):47 -48.

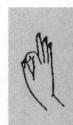

[25]张培永,等. 穴位埋线治疗遗精110例[J]. 上海针灸杂志,1999,18(1):14.

[26]韦公远."遗精"的食疗[J]. 现代养生,2005(12):19.

[27]何国兴. 遗精的食疗妙方[J]. 家庭医学,2007(9):47.

[28]北云. 遗精食疗七款[J]. 东方食疗与保健,2006(6):52.

[29]郭振兴. 药膳可治遗精[J]. 药膳食疗,2004(3):29.

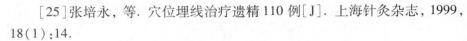

第十七节　梦　交

梦交是指女子梦中与人交媾,又称梦与鬼交。梦交一症,古医书多有论述。《金匮·血痹虚劳病脉症并治篇》有"男子失精,女子梦交"之说。《医宗金鉴·妇科心法要诀》列有"梦与鬼交"证治。《万病回春》说:"妇人与鬼交通者,由脏腑虚,神不守舍,故鬼气得为病也。其状不欲见人,如有对语,时独言笑,或时悲泣也。"指出脏腑虚是本病之因。实际上,女子梦交与男子梦遗,在病因、病机方面有大同小异之处。《丹溪心法》指出:"遗精得之有四,有用心过度,心不摄肾,以致失精者;有因色欲不遂,精乃失位,输精而出者;有欲太过,滑泄不禁者;有年高气盛,久无色欲,精气满泄者。"此虽言男子梦遗,实亦为女子梦交之病因。本病的病变重点在心肝肾三脏,治疗亦以调整心肝肾三脏阴阳气血功能为首务。

一、病因病机

1. 肝阳亢盛,魂不守舍:素体阳旺,肝阳偏亢,命门火炽,二火交并,龙雷不潜,欲火扰动,肝不藏魂,魂不守舍而荡游,故时有梦交。

2. 肝郁肾虚,相火妄动:情志不遂,肝气郁结,气郁化火,郁火暗耗肾阴,阴阳失衡,阴不内守,相火妄动,致发本病。

3. 心肾不交,水火失济:肾藏精属水,心藏神属火。若劳神太过,心阴暗耗,心火独亢,肾水不能上济于心,故水火失济,水亏火炽,心火扰动,神无所附而致梦交。

4. 心脾两虚,气血亏损:思虑过度,劳伤心脾,或大病失血,气血不足,心脾失养,神无所依,日久则血虚及气,阴损及阳,终至阴阳气血俱虚。若阳失其阴之涵养,则浮游不敛;阴无阳之固摄,则精不内守;气血虚弱则心神失养,神不安宅,故梦交时作。

二、诊断要点

妇女入睡之后,在梦中与男子交合。反复发生。患者多碍于情面,隐讳不言,只要说明病情,容易诊断。

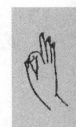

三、中医治疗

(一)辨证论治

1.肝阳亢盛,魂不守舍:夜间睡觉反复出现梦交,次日头晕目胀,多伴口干苦,小便黄赤,大便秘结,心烦易怒,带下量多色黄,舌红赤,苔黄,脉弦滑有力。

[治法]清肝泻火。

[方药]龙胆泻肝汤(《医方集解》)加减。

龙胆草9 g,黄芩12 g,栀子12 g,泽泻12 g,车前子12 g,生地黄12 g,柴胡6 g,牡丹皮12 g,当归9 g,芦荟6 g,甘草6 g。水煎服。

2.肝郁肾虚,相火妄动:梦交反复发生,情志抑郁,常伴头眩,胸脘痞闷,嗳气不舒,夜寐多梦,口干苦思饮,舌红赤,薄苔或少苔,脉弦细。

[治法]滋水疏肝,佐降火潜阳。

[方药]滋水清肝饮(高鼓峰方)加减。

生地黄15 g,玄参15 g,山药15 g,山茱萸9 g,牡丹皮9 g,栀子9 g,柴胡12 g,白芍15 g,茯苓12 g,泽泻9 g,夏枯草20 g,夜交藤20 g,合欢皮12 g。水煎服。

3.心肾不交,水火失济:入睡多梦,梦中交合,梦幻纷纭,头晕目眩,腰酸耳鸣,五心烦热,口燥咽干,小便短黄有热感,舌红少津,苔少或薄黄,脉细数。

[治法]清火滋水,交通心肾。

[方药]三才封髓丹(《卫生宝鉴》)加味。

熟地黄20 g,天门冬12 g,党参12 g,砂仁4 g,茯苓12 g,知母12 g,黄柏9 g,黄连4 g,灯心草9 g,酸枣仁15 g,珍珠母15 g,水煎服。

4.心脾两虚,气血亏损:梦中交合反复发生,头昏心悸,失眠健忘,心神不宁,体倦乏力,白带清稀,舌淡苔白,脉沉细无力。

[治法]补益心脾,调和阴阳。

[方药]归脾汤(《济生方》)合桂枝加龙骨牡蛎汤(《金匮要略》)加减。

党参12 g,黄芪12 g,龙眼肉9 g,酸枣仁15 g,当归12 g,远志9 g,白术12 g,茯神12 g,桂枝9 g,白芍12 g,龙骨(先煎)30 g,牡蛎(先煎)30 g,夜交藤30 g。水煎服。

四、现代治验

梦交和梦遗是中国传统医药文化对男女性梦过度所导致疾病的界定。在女子叫梦交或鬼交,在男子叫梦遗。若此病频发过度,导致精神萎靡、身体困倦,甚或出现现实反映的精神症状,需要及时治疗,中医药对此类疾病有较好的疗效。

（一）辨证分型治疗

唐明华将鬼交分3型治疗:①心脾两虚型治以补益心脾,安神定志,方用归脾汤。若心动悸,脉结代者,方用炙甘草汤;②肝肾阴虚型治以滋补肝肾,降火宁神,方用知柏地黄丸合交泰丸加减;③心阳虚损型治以温通心阳,镇惊安神,方用桂枝甘草龙骨牡蛎汤加减[1]。王正凯介绍将梦交病辨为心脾两虚、心肾不交、肝阳亢盛3型治疗的经验,认为正气虚弱是发生此病的基本病机。①心脾两虚型治以补血养心,益气安神,方用归脾汤加减;②心肾不交型治以清心安神,滋阴清热,方用黄连清心饮加减;③肝阳亢盛型治以平肝潜阳,滋养肝肾,方用天麻钩藤饮加减[2]。

（二）专方治疗

李公文等以六味地黄丸为基础方剂共治疗12例梦交症,基本方:山药12 g,山茱萸12 g,熟地黄20 g,泽泻9 g,牡丹皮9 g,茯苓9 g,水煎服,日1剂,5剂后改用中成药六味地黄丸,1次10粒,日3次,半个月为1个疗程。经治疗1个疗程后,12例病人,梦交消失8例,减少2例,无效2例,有效率83.3%[3]。

（三）个案报道

陶强报道1例38岁女性患者,患本病已20年,近10年来病情加重,辨证为忧思气结,气滞血瘀,气郁化火,扰乱心神及精室,治以疏肝理气,化瘀泻热安神,方用血府逐瘀汤、抵当汤、百合地黄汤加减:柴胡、红花、川芎、白薇、牡丹皮各10 g,桃仁、百合各20 g,香附、生地黄、当归、赤芍各12 g,大黄、水蛭(冲服)各6 g,水煎服,服药5剂后,病情减轻,于上方去牡丹皮、白薇,加夜交藤、女贞子、首乌、桑叶、黑大豆。服药45剂,梦交止,纳眠佳,诸症消失,采用滋阴养血安神之剂善后,后经随访,梦交未再复发[4]。连金秀等报道治疗 1 例 18 岁梦交患者,每夜梦交已近 2 个月,求诊前近 20 天加重,治以补气安神,养阴清心,拟天王补心汤为基础方:熟地黄15 g,玄参10 g,丹参10 g,党参15 g,茯苓10 g,桔梗、远志、枣仁、柏子仁、天门冬、五味子各6 g,当归15 g,竹叶为引,2 剂。每日 1 剂。二诊时,症减,两夜未发生梦交,舌脉同前,上方加牡蛎10 g,2 剂,每日 1 剂。三诊精神好转,但出现头痛,加川芎10 g,2 剂,每日 1 剂,四诊时全部症状皆有好转,精神大振,性情愉快,梦交亦无,守方 2 剂。后予柏子养心丸、补中益气丸等治疗,3 个月后随访梦交消失[5]。芮建宏以桂枝龙骨牡蛎汤治疗梦交 1 例,女,34 岁,患者初于 18 岁时,夜卧入睡后,梦与异性交合,后每有梦交,近 1 年来梦交现象日趋频繁,只要入睡便出现,不分白昼,甚者一夜数次。次日醒后,精神疲惫,四肢困倦,白带增多,观其面色灰暗,眼周发青,皮肤多皱,犹如老妪,舌质淡,少苔,脉濡软无力。用桂枝龙骨牡蛎汤加味调和阴阳,固精安神:桂枝、白芍各9 g,炙甘草6 g,龙骨。牡蛎各30 g,芡实20 g,山药、白术各15 g,生姜 5 片,大枣 5 枚,每日 1 剂,水煎早晚分服。二诊时梦交次数减少,隔日一发,白带亦减少,10 剂后偶发,20 剂而愈,随访半年无复发[6]。

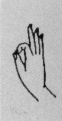

参考文献

[1]唐明华.鬼交与梦遗[J].家庭中医药,2004,11(3):43-44.

[2]王正凯.梦交病的中医治疗[J].云南中医学院学报,2002,25(2):39.

[3]李公文,等.六味地黄丸治疗梦交症体会[J].中医药临床杂志,2005,17(3):264.

[4]陶强.梦交治验 1 例[J].实用中医药杂志,2004,20(1):38.

[5]连金秀,等.梦交 1 例治验[J].甘肃中医,1999,12(6):13-14.

[6]芮建宏.桂枝龙骨牡蛎汤治疗梦交 1 例[J].山西中医,2003,19(2):43.

第三章　男女性激素异常疾病

男女进入青春期后,下丘脑、垂体、甲状腺、肾上腺等内分泌腺体功能活跃,激素分泌增加,使人体发育加快,新陈代谢增强。性器官在脑垂体促性腺激素的刺激下,逐渐成熟,产生精子或卵子,开始分泌性激素(雌激素或雄激素),性激素又促使性器官和男女第二性征的正常发育。性激素的正常与否,直接影响着性器官的发育和第二性征的发育是否正常,也就是说,外生殖器和生殖道在出生后发育还是不发育,早发育还是晚发育,取决于性腺功能的状态。男女第二性征的出现,青春期后男性生长胡须,肌肉发达,体格高大,喉结突出,声调较低;女性骨盆宽大,乳腺发达,脂肪丰满,声调较高。当性腺机能有障碍时,则男女第二性征的发育会受到影响。中医对性激素促进生殖器官和第二性征的功能,用天癸的作用来概括。所谓天癸,是一种促进性腺发育成熟的物质,而天癸的至与竭,又与肾气盛衰密切相关,中医各种治肾方法,可以调整天癸,实际上起调节内分泌作用,亦即对雌雄激素进行调节,因此用中医的治疗方法,可以治疗性激素异常所致的不同疾病。

第一节　男子阴茎短小

阴茎短小,古医书上有记载,由于阴茎短小影响性生活,甚至丧失生育能力,所以,古代医家也十分重视对本病的治疗。中医认为本病与先天禀赋有关,肾精亏乏是阴茎发育不良的重要原因。男子阴茎的长短大小,因个体因素有不同,但一般来说,阴茎松软时在 5 ~ 10 cm 都属于正常情况,勃起时则能胀大一倍。过于短小,则属于病态。本病属先天不足,治疗要想完全达到康复还是比较困难。

一、病因病机

先天不足,肾气亏虚,天癸之源匮乏,则使身体发育不良,阴茎、睾丸的发育受到影响,故阴茎短小而不足为用。

二、诊断要点

阴茎过于短小,同时多伴有睾丸发育不良,男子第二性征发育较差。

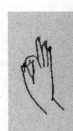

三、中医治疗

(一)辨证论治

肾气不足,肾精亏乏,阴茎短小,睾丸发育不良,身体矮小,形体消瘦,胡须阴毛稀少,或伴有肾阴亏证候,如口干盗汗,五心烦热,舌红少苔,脉细数;或伴有肾阳不足证候,如畏寒怯冷,遗尿,阳痿不举,舌淡苔白,脉沉细弱等。

[治法]温补肾阳,滋肾填精。

[方药]偏肾阴不足者,用左归丸(《景岳全书》)。

熟地黄20 g,山药15 g,枸杞子15 g,山茱萸12 g,川牛膝12 g,菟丝子15 g,鹿胶(烊服)12 g,龟胶(烊服)12 g。水煎服,每日一剂。偏肾阳不足者,用右归丸(《景岳全书》):熟地黄15 g,山药15 g,枸杞子15 g,山茱萸9 g,鹿胶(烊服)12 g,菟丝子15 g,杜仲15 g,当归12 g,肉桂5 g,制附子(先煎)15 g。水煎服,每日一剂。需要长期服。

(二)单秘验方

1. 治男子阴茎短小方(《玉房指要》):柏子仁15 g,白蔹12 g,白术21 g,桂心9 g,附子3 g。上五物为散,食后服2 g。

2. 选用狗睾丸或羊睾丸,猪睾丸亦可。阴干磨细末,每天服 1 ~ 2 次,每次服2 g,黄酒送下。

3. 远志丸(《洞玄子》):续断120 g,山药60 g,远志60 g,蛇床子60 g,肉苁蓉90 g。上五物下筛和雀卵,丸如豆大,旦服 5 丸,日 2 次。

4. 萆薢、姜汁炒杜仲、肉苁蓉、菟丝子、海狗肾各等份,为细末,水泛为丸,如桐子大,每服15 g。

(三)外治疗法

1. 欲令男子阴大方(《玉房秘诀》):蜀椒、细辛、肉苁蓉。凡三味分等,治下筛以纳狗胆中,悬房内阴干 30 日,用以敷磨阴茎,令长大。

2. 长阴方(《洞云子》):肉苁蓉9 g,海藻6 g。上捣筛为末,以和正月白犬胆汁,涂阴上,三度,平旦新吸水洗却,极验。

3.用柔软织物浸热水,紧裹阴茎约 15 分钟,再用软毛刷摩擦,每日 2 次。

四、现代治验

(一)中医治疗

1. 辨证用药结合针灸治疗

郭连澍用补肾壮阳法治疗"男性生殖器发育不良"30 例,效果满意。治疗方法:(1)辨证治疗:①肾阳虚型治以温补肾阳,方用自拟培元汤:红人参 9 g,鹿茸9 g,仙灵脾15 g,蛇床子15 g,仙茅15 g,巴戟天15 g,菟丝子30 g,沙苑子15 g,枸杞子15 g,牛鞭一具,水煎服,每日 1 剂,30 日为一疗程并检查一次生殖器变化,可连续服用 3 ~ 6 个疗程。②肾虚兼气虚型治以补肾壮阳,益气固本,方用自拟益气固肾汤:黄芪30 g,生晒参9 g,山药15 g,白术15 g,仙灵脾 30 g,女贞子15 g,当归15 g,巴戟天15 g,沙苑子15 g,紫河车一具,水煎服,每日 1 剂,30 日为一疗程并检查一次生殖器变化,可连续服用 3 ~ 6 个疗程。③肾虚兼血瘀型治以补肾通精,方用补肾通精汤:仙灵脾15 g,仙茅15 g,王不留行15 g,路路通10 g,桂枝10 g,穿山甲15 g,巴戟天15 g,冰片0.3 g(冲服),石菖蒲15 g。水煎服,每日 1 剂,七天为一疗程,可连续服用 3 ~ 9 个疗程。(2)针灸和穴位注射治疗:对部分病人,特别是生殖器(阴茎)经治疗达到正常人的水平,但仍不能进行性生活,或同房不射精的患者,加用此法效果更好。①针灸选穴:三阴交(双),关元,中极,八髎会阴,会阳穴,可交替使用。②穴位注射选穴:曲骨穴,次髎穴(双),或上髎穴(双)。③穴位注射药物:硝酸士的宁,每次 2 ml,隔日 1 次,或当归注射液,每次 2 ml,或胎盘组织液,每次 2 ml,隔日 1 次[1]。

2. 推拿理疗结合其他综合治疗

陈世林等观察配合中医推拿减肥对儿童肥胖性性发育不良的典型症状阴茎短小的治疗效果。纳入单纯肥胖男童 70 例,随机数字表法分为推拿 +康复治疗组40 例,康复治疗组30 例;同时纳入同年龄、同身高体质量正常儿童 20 例。所有肥胖儿童采用阴茎短小治疗仪治疗,推拿 +康复治疗组儿童再加用循经推拿法进行减肥治疗,采用中医推、揉、点、按等推拿手法在患者身上循经络进行按摩,并对胃俞、脾俞、肾俞、上脘、中脘、下脘等重点穴位进行刺激,每天治疗 30 分钟。同时对肥胖儿童给予饮食、运动指导。检测两组肥胖儿童治疗前后的身高,体质量,阴茎大小;放免法测定各组儿童的血清黄体生成素、卵泡刺激素、总睾酮、雌二醇。结果显示：①肥胖儿童血清黄体生成素、卵泡刺激素、雌激素均明显高于正常儿童，血清总睾酮水平明显低于正常儿童（$P < 0.01$）。②推拿+康复治疗组和康复治疗组儿童治疗后，阴茎长度与治疗前相比均有显著增长（$P < 0.01$）；推拿+康复治疗组治疗后阴茎长度增长大于康复治疗组儿童（$P < 0.01$）。③推拿+康复治疗组体质量较治疗前下降，差异有显著性意义（$P < 0.01$）。表明肥胖男童性发育滞后可能与男童性激素分泌紊乱有关，配合中医推拿减肥治疗，可显著降低患者的体质量，增加患儿的阴茎长度[2]。李洪玲等试用中医循经推拿和行为矫正及饮食、运动调整综合治疗儿童单纯性肥胖，同时配合阴茎短小康复仪康复治疗小阴茎。将单纯性儿童阴茎短小 60 例分为试验组和对照组各 30 例。试验组治疗方法：①循经推拿治疗方法，应用中医传统手法，在患者身上循经络进行按摩，并对重点穴位进行刺激，治疗 30 分钟/天。②行为矫正的治疗，以问卷形式了解肥胖儿童及其家长心理状况，制订个体治疗计划，每天推拿治疗时以对话形式实施。③饮食运动处方，为患者配戴能量监测仪，测定全天消耗能量，制定饮食处方，并以个体饮食习惯为基础，逐步调整，既达到减重目的，亦可保证身体均衡营养。对照组给予行为、饮食、运动指导。两组均采用阴茎短小康复仪治疗。结果试验组治疗后体质量均有下降，下降幅度两者有显著差异（$P < 0.01$），治疗后试验组阴茎长度由治疗前（1.81 ± 0.76）cm 增加至（3.45 ± 1.20）cm，两者比较有显著性差异（$P < 0.01$），其中 16 例治疗后阴茎长度已达到同龄阴茎的正常范围；对照组阴茎长度由治疗前（1.79 ± 0.70）cm 增加至（2.73 ± 1.50）cm，其中 3 例治疗后阴茎长度已达到同年龄阴茎的正常范围，试验组治疗效果明显优于对照组（$P < 0.01$）。说明减肥是治疗肥胖儿童阴茎短小的关键，在减肥治疗的基础上，配合阴茎短小治疗仪对阴茎进行局部康复治疗是治疗肥胖儿童阴茎短小的较好方法[3]。

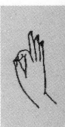

3. 食疗

余力介绍 5 种适用于阴茎短小病人选用的药膳粥：①菟丝鸡肝粥：雄鸡肝 1 具，菟丝子末15 g，粟米100 g，葱白 2 节，食盐、胡椒粉各适量。此粥具有养肝肾，壮阳事的功效，适用于肝肾不足而致阴茎短小。②吴茱萸粥：吴茱萸3 g，粳米10 g，葱花少许，精盐少许，清水适量。此粥具有补脾暖胃，散寒止痛的功效，适用于肝胃阳亏而致阴茎短小。③荔枝粥：干荔枝 5 枚，粳米100 g，清水适量。此粥具有温肝散寒,补脾止泻的功效,适用于肝阳亏虚,脾失疏泄而致阴茎短小。④菱角姜附粥:菱角60 g,熟附子9 g,干姜9 g,砂仁6 g,粳米60 g。此粥具有温肝健脾,降气和胃的功效,适用于肝胃虚寒而致阴茎短小。⑤桂皮山楂粥:桂皮6 g,山楂肉10 g,粳米50 g,红糖30 g。此粥具有温肝散寒,消食导滞的功效,适用于肝阳亏虚而致阴茎短小[4]。

二、中西医结合治疗

刘爱珍等采用中西药综合治疗阴茎短小症收到较为满意效果。适应症:阴茎明显短而细或伴有慢性性功能障碍,男性体征逐渐退化,阴毛稀少,精神不振,性欲减退,乏力,脉细弱。方药组成:鹿角胶15 g,鹿角霜15 g,菟丝子15 g,熟地黄20 g,柏子仁15 g,肉苁蓉15 g,阳起石15 g,附片10 g,黄芪15 g,当归20 g,枣仁10 g。鹿角胶、鹿角霜先煎20分钟,再下其他药同煎,每日1剂,每剂煎二煎,连用40天。若精神紧张,出现阳痿症状,给予维生素B_1、男宝Ⅰ号继续治疗20天;若效果不佳也可同时应用人绒毛膜促性腺激素每周2次肌肉注射。另外结合外治疗法:阴茎局部外涂1%睾丸酮霜刺激以诱发阴茎发育,结合中医针灸穴位治疗:长强、关元、会阴、肾俞、肝俞、三阴交,用补法,每日1次,每30天为一疗程。平素多食韭菜、羊睾丸、牛鞭、狗鞭、猪腰。用冷水摩擦脊背及阴茎,至红润发热为度。此方法需要长期坚持方可获效。结果痊愈16例,好转18例,总有效率为88.23%[5]。

参考文献

[1]郭连澍.补肾壮阳法治疗"男性生殖器发育不良"(附30例临床报告)[J].男科医学,2005,9(3):45-47.

[2]陈世林,等.中医推拿减肥治疗肥胖男童阴茎短小的效果观察[J].中国临床康复,2006,10(47):168-169.

[3]李洪玲,等.综合康复治疗单纯性肥胖儿童阴茎短小30例[J].实用儿科临床杂志,2006,21(7):402-403.

[4]余力.适用于阴茎短小病人选用的药膳粥[J].东方药膳,2007(5):24.

[5]刘爱珍,等.中西药治疗男子阴茎短小症的临床体会[J].男科医学,2005,9(5):44.

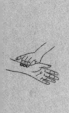

第二节　男子乳肿

男子乳肿是指男子乳房肥大伴有触痛。《外科秘录》记载了男子乳肿的主要征象："男子乳房忽然壅肿如妇人状。"中医认为男子乳头属肝，乳房属肾，脾胃络脉布于两乳。《疡科心得集·辨乳痈乳疽论》说："男子乳头属肝，乳房属肾，以肝虚血燥，肾虚精怯，故结肿痛。"可见肝肾阴亏是本病的主要病因病机，故《医学入门》也指出："盖由怒火房欲过度，以致肝虚血燥，肾虚精怯，不得上行，痰痕凝滞亦能结核。"房劳伤肾，肾阴不足，虚火自炎，亦可炼液成痰，致使痰火互结，结于乳络，而成结肿。青春发育期的男子乳肿结核，或因冲任失调，或因肾精不充，精血不足则不能涵木，木气不舒，则气滞痰凝，以致乳晕部结核。故中医有"乳中结核，虽云肝病，其本在肾"之说。人之睾丸属肾又属肝，故先天性睾丸发育不全，或睾丸功能障碍者，易并发此症，是与肾虚有关。现代医学认为男子乳房发育症与性激素异常、肝脏疾病等有关。

一、病因病机

1. 痰气郁结：痰湿素盛，或性情急躁易怒，致使气滞痰结壅滞于乳络，结为肿核。

2. 肝郁血虚：郁闷忧伤，肝气不舒，气机不畅，正气日亏，阴血不足；不能涵木，则气滞而结。

3. 气滞血瘀：气滞不行，血运不畅，瘀阻乳络，致乳肿核起。

4. 肝肾亏虚：肝血不足，肾精亏乏，不能涵养，虚火自炎，炼液为痰，痰火互结，结于乳络。

5. 肾阳虚衰：阳气不足，命门火衰，阳不制阴，痰湿凝结，则乳房结肿。

二、诊断要点

男子乳晕硬结，初如银杏大小，渐增大，逐渐呈弥漫性盘状或结节状，甚至可长大如未婚女子之乳房。不发红，局部温度不高，推之可动，轻度胀痛，发展缓慢，有时乳头有分泌物溢出。

三、中医治疗

（一）辨证论治

1.痰气郁结：患者多形体偏胖，性情急躁易怒，乳房一侧或双侧肥大，病后情绪紧张，两乳发胀，胸闷胁痛，嗳气不舒，口干不欲饮，舌质偏红，舌苔薄白或白腻，脉弦滑。

[治法]疏肝理气解郁，化痰散结通络。

[方药]柴胡疏肝散（《景岳全书》）加味。

香附12 g，枳壳12 g，白芍12 g，川芎9 g，柴胡12 g，炙甘草3 g，陈皮9 g，青皮9 g，王不留行15 g，全瓜蒌30 g，丹参30 g，川贝母10 g，夏枯草15 g。水煎服。

2.肝郁血虚：患者郁闷不乐，意志消沉。病后胸胁苦满或胁肋胀痛，一侧或双侧乳房肥大，消瘦，四肢乏力，失眠多梦，心悸，纳少，舌质淡，苔薄白，脉弦细。

[治法]养血疏肝，活血通络。

[方药]逍遥散（《和剂局方》）加减。

柴胡12 g，白芍15 g，赤芍15 g，当归12 g，茯苓9 g，枸杞子15 g，丹参20 g，制何首乌15 g，山楂15 g，橘核15 g，香附15 g，郁金12 g，炙甘草3 g。水煎服。

3.气滞血瘀：患者烦急胸闷，一侧或双侧乳房肿大伴硬块，按压肿块痛点固定，以刺痛胀痛为主，舌质紫暗，或有瘀斑，苔薄白，脉弦或涩。

[治法]行气活血，化瘀散结。

[方药]血府逐瘀汤（《医林改错》）加减。

桃仁12 g，红花9 g，当归12 g，生地黄9 g，川芎9 g，桔梗6 g，枳壳12 g，柴胡9 g，丝瓜络15 g，郁金15 g，三棱9 g，莪术9 g，浙贝12 g。水煎服。

4.肝肾亏虚：患者表现为一侧或双侧乳房肥大，伴有腰酸膝软，遗精乏力，眼眶黧黑；两目干涩，五心烦热，舌红苔少，脉细数。

[治法]补益肝肾，佐以化痰软坚。

[方药]左归饮（《景岳全书》）加味。

熟地黄30 g，山药30 g，山茱萸12 g，茯苓15 g，枸杞子15 g，炙甘草6 g，当归12 g，白芍15 g，川贝12 g，菟丝子15 g，炮山甲9 g，牡蛎15 g。水煎服。

5.肾阳虚衰：患者一侧或双侧乳房肥大，肿块无压痛，表情淡漠，性欲减退,臀部变丰,甚则胡须脱落,阳痿,声音变尖,伴腰膝冷痛,手足不温,舌质淡,苔薄或滑,脉沉迟。

［治法］温肾壮阳,补益命门。

［方药］肾气丸(《金匮要略》)加减。

熟地黄15 g,山药15 g,山茱萸9 g,泽泻12 g,茯苓12 g,巴戟天15 g,杜仲15 g,淫羊藿15 g,阳起石15 g,制附子(先煎)12 g,上肉桂6 g,怀牛膝15 g。水煎服。

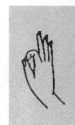

（二）单秘验方

1. 柴胡15 g,白芍15 g,白术15 g,茯苓15 g,香附20 g,丹参15 g,王不留行15 g,鸡血藤20 g。水煎服。儿童酌减。如混合感染者,加金银花、连翘、紫花地丁、蒲公英;肿痛严重者,加桃仁、红花、玄胡。

2. 青皮9 g,炙没药9 g,炙草乌6 g,昆布12 g,海藻12 g,夏枯草12 g,郁金12 g,当归12 g,白芥子9 g。水煎服,每日服2次。

3. 夏枯草12 g,炒橘核9 g,青皮9 g,法半夏9 g,浙贝母9 g,制香附15 g,蒲公英15 g,生牡蛎15 g,皂角刺6 g,露蜂房6 g,黄药子12 g。水煎服,每日1剂。若肿块坚硬,日久不消者,加鹿角粉6 g(研冲),广郁金6 g,赤芍6 g;疼痛甚者,加制乳香9 g,制没药9 g,炒玄胡12 g。

（三）外治疗法

1. 轻者可用芒硝30 g,溶于开水中,湿热敷,每日2次。

2. 塞鼻法:法半夏9 g,白芥子18 g,共研细末,临用时,以药棉浸酒精拧干蘸药末,将药棉卷成长条塞入鼻孔内,或用二层纱布置入药末卷之塞鼻。左乳肿塞右鼻,右乳肿塞左鼻,两乳交替塞两鼻。一日3次,每次塞1~2小时。

3. 消核散:皂角刺90 g,露蜂房90 g,山慈菇90 g,樟脑90 g,生半夏150 g,生南星150 g,全蝎60 g,蜈蚣60 g。共研细末,临用时,视患处大小取消核散适量用陈米酒(或鸡蛋清)调敷患处。外用纱布固定,每日换药1次。

四、现代治验

男性乳房发育症是临床常见的男性乳房病,几乎可见于任何年龄的男性,属于中医乳病的范畴。近年来,随着人们生活水平的提高以及饮食习惯的改变,男性乳房发育症的发病率有上升趋势。本病发病原因复杂,西医无特殊疗法,治疗效果亦不甚肯定。而中医对本病的治疗,历史悠久,积累了大量的临床经验,疗效显著。

（一）中医治疗

1. 辨证分型治疗

游约章报道对 72 例男性乳房发育症患者分 4 型辨治:①痰气郁结型(24例):治以疏肝理气、解郁化痰、通络散结。予自拟消增灵 3 号:柴胡12 g,郁金15 g,青皮15 g,茯苓15 g,当归15 g,赤芍15 g,天花粉15 g,夏枯草15 g,白芥子15 g,全瓜蒌30 g,丹参30 g,川贝母10 g,穿山甲6 g。②肝郁血虚型(24 例)治以养血疏肝、活血通络,方用自拟消增灵 2 号:柴胡12 g,郁金15 g,陈皮15 g,当归15 g,赤芍15 g,白芍15 g,熟地黄15 g,橘核15 g,香附15 g,何首乌30 g,山楂30 g,丹参30 g。③肝肾亏虚型(15 例)治以六味地黄汤加减:熟地黄12 g,山药12 g,山茱萸12 g,丹参12 g,茯苓12 g,当归12 g,淫羊藿12 g,巴戟天12 g,泽泻10 g,知母10 g,黄柏10 g,全瓜蒌9 g,穿山甲6 g。④肾阳虚衰型(9 例)治以温肾壮阳,补益命门。方以右归丸加减:熟地黄12 g,山药30 g,山茱萸30 g,丹参12 g,茯苓12 g,当归12 g,淫羊藿15 g,巴戟天15 g,杜仲15 g,菟丝子15 g,党参15 g,炙附子10 g,肉桂10 g,甘草6 g。结果:痰气郁结型有效率100%,肝郁血虚型有效率91.7%,肝肾亏虚型有效率80%,肾阳虚衰型有效率66.7%,总有效率88.9%。说明男性乳房发育症发病初期多以痰气郁结型、肝郁血虚型为主,邪实而正气未衰,故疗效较好;病久多合并睾丸疾病、慢性前列腺炎和慢性肝炎、肝硬化等,证见肝肾亏虚,肾阳虚衰,痰气交结,虚实夹杂,故缠绵难愈[1]。任黎萍等采用辨证治疗男性乳房发育症 60 例,部分患者配合中成药内服外用。辨证分 3 型:①肝郁痰凝型(18 例)治以疏肝理气,化痰散结,方用逍遥散合蒌贝二陈汤加减,药用:柴胡、青皮、陈皮、姜半夏各9 g,瓜蒌皮、茯苓、当归各12 g,赤芍药15 g,生牡蛎(先煎),夏枯草各30 g。②肝肾亏虚型(36 例)治以温补肾阳,化痰活血,方用二仙汤加减,药用:当归、郁金、浙贝母、泽兰各9 g,仙茅、肉苁蓉各12 g,淫羊藿、三棱、莪术各15 g,生牡蛎(先煎)、海藻各30 g。③痰瘀互结型(6 例)治以活血化瘀,化痰散结。方用桃红四物汤二陈汤加减,药用:红花、川芎、青皮、陈皮、茯苓、姜半夏、柴胡各9 g,当归、浙贝母、山慈菇各12 g,桃仁、赤芍各15 g,生牡蛎(先煎)30 g。以上各方均为每日 1 剂,水煎服。随证加减。对乳房局部疼痛,压痛明显者,可配合中成药金柴消癖液口服,1 次 1 支,1 日 3 次,以及四黄软膏局部外敷。60 例患者治愈36 例,好转 24 例[2]。

2. 专方治疗

万晓春等对男性乳房发育症用以疏肝、化痰、散瘀立法的槟榔消痞汤治疗，获得良效。处方：槟榔20 g，郁金、赤芍、川芎各15 g，柴胡、枳壳、川楝子、浙贝母、乌药各12 g，青皮、皂角刺各10 g，甘草3 g。每天1剂，水煎服。结果痊愈11例，显效6例，有效1例，无效1例。总有效率为94.74%[3]。许志萍自拟温肾化痰方治疗男性乳房发育症，药用：郁金、浙贝母、橘叶、橘核各10 g，淫羊藿、肉苁蓉各12 g，山慈菇、三棱、莪术各15 g，生牡蛎(先煎)、海藻各30 g，每天1剂，水煎服，10剂为1疗程。38例中治愈21例，好转14例，未愈3例，总有效率92.1%[4]。陈娟用自拟中药平消汤治疗男性乳房发育症患者70例，平消汤组成：柴胡15 g，香附12 g，青皮12 g，半夏9 g，昆布12 g，海藻12 g，浙贝母9 g，玄参12 g，生牡蛎18 g，栀子9 g，淫羊藿12 g，水煎服，日1剂。结果70例中痊愈67例，好转3例[5]。周兴忠用羊藿消瘰汤治疗男性乳房发育症16例，基本方：淫羊藿10 g，玄参20 g，川贝母10 g，牡蛎20 g，随证加减：胀痛明显，酌加柴胡、橘叶、白芷、当归、赤芍药、川芎；肿块较大较硬，酌加橘核、瓦楞子、海蛤壳、夏枯草，每日1剂，水煎服。结果16例均痊愈，治疗时间最短10日，最长45日[6]。张宗建等用疏肝化痰法治疗男性乳房发育症60例。药用：柴胡10 g，香附10 g，橘核10 g，淫羊藿10 g，鹿角霜10 g，陈皮10 g，半夏10 g，海藻21 g，昆布21 g，浙贝母15 g，生牡蛎20 g，穿山甲10 g，生山楂10 g，生麦芽10 g，每日1剂，水煎服，15天为1个疗程。结果痊愈44例，占73%；显效15例，占25%；无效1例，占2%；总有效率98%[7]。周欣甫自拟柴牡汤疏肝和脾，化痰软坚，治疗男性乳房发育症74例，药物组成：柴胡10 g，青陈皮各10 g，夏枯草15 g，白芥子10 g，大贝母10 g，牡蛎30 g(先煎)，黄药子20 g，山慈菇15 g，丝瓜络5 g，水煎服，每日1剂。结果痊愈57例，占77%；显效17例，占23%；有效率达100%[8]。马新生报道用金匮肾气丸加减治疗男性乳房发育症32例，基本方：肉桂6 g，赤芍、白芍、丹参各15 g，熟地黄30 g，淮山药、山茱萸各12 g，茯苓、牡丹皮、柴胡、制附片各10 g。随证加减。用热淡盐水毛巾湿敷患侧乳房，每日1剂，水煎服，20天为1个疗程。显效23例，好转7例，无效2例，总有效率93.7%[9]。张锐等用阳和汤温散寒凝，宣通散结，治疗男性乳房发育症28例，药用：熟地黄30 g，生甘草、鹿角胶各15 g，白芥子、炮姜、麻黄各10 g，肉桂5 g，肿痛明显者加郁金、延胡索各15 g，丹参40 g；硬结较大且质地较硬者加夏枯草30 g，天花粉15 g，有分泌物

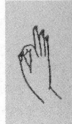

下编 各论

者加麦芽40 g,每日 1 剂,水煎服。治疗 1 个疗程后,28 例中 4 例痊愈,8 例显效,14 例好转,2 例无效[10]。

3. 针灸治疗

郭英民报道用针刺治疗男性乳房发育症62 例,方法:在肿块四周上下左右各 1 寸处,选用 28 号 1~1.5 寸毫针,针尖向肿块方向平刺入约 1 寸但不刺入肿块中,足三里、三阴交穴均照常规刺法,用平补平泻手法,留针 30 分钟,留针期间行针 2 次,每日 1 次,8 次为 1 疗程,休息 3 日再进行第二疗程,伴有烦躁易怒者加刺太冲穴。结果:痊愈 38 例,占 61%;有效 21 例,占33.8%;无效 3 例,占 4.9% 。总有效率为 95.1%[11]。

4. 内外合治

周仕萍采用内外合治法治疗男性乳房发育症 58 例,选用《外科全生集》小金丹内服结合自制红消炎膏外敷。小金丹具有软坚散结,婆瘀通络,祛痰化湿,消肿解毒的功效,1 次服0.6 g,每日 2 次,外敷自制红消炎膏,由月石、雄黄、银硝、梅花冰片、牛黄、朱砂、麝香、滑石粉加饴糖煎熬制成。敷药范围超过肿块 0.3~0.5 cm,厚度为 0.1~0.2 cm,3 天换 1 次。治疗以 2~4 周为1 个疗程。30 例痊愈,12 例显效,11 例有效,5 例无效[12]。朱宝贵采用内服自拟补肾活血消乳方为主,并酌情配合化瘀消积膏外敷,治疗男性乳房发育症 22 例。补肾活血消乳方组成:当归、丹参、柴胡、莪术、田七、女贞子、泽兰各10 g,熟地黄、仙灵脾各12 g,肉苁蓉、枸杞子、穿山甲、地鳖虫各9 g,炒韭菜子、仙茅各6 g,肉桂3 g,川楝子15 g,怀山药、鸡血藤各30 g。肾阳虚明显加制附片、黄精、黄芪各9 g,每日 1 剂,水煎服。30 剂为 1 个疗程。连用 1~2 个疗程。如患者病程较长,乳房积块不易消散,压痛明显,可配合化瘀消积膏外敷:桃仁、芒硝、莱菔子、当归、琥珀屑、山楂各30 g,红花、地龙各20 g,神曲、麦芽各50 g。用时共捣烂成末,去粗渣,加凡士林适量拌匀为膏。每次取适量外敷积块处,24 小时换药 1 次,15 天为 1 个疗程。经上治疗,15 例显效,5例有效,2 例无效[13]。

5. 中药加理疗

张宏等用乳核消结汤配合中药离子导入治疗男性乳房发育症,43 例患者按临床辨证分为 2 型,均以乳核消结汤为基础方加减治疗:①肝肾亏虚型(17 例),组方以乳核消结汤为基础方:柴胡10 g,白芍10 g,牡丹皮10 g,郁金10 g,茯苓15 g,猫爪草15 g,薏苡仁15 g,鹿角霜15 g,甘草6 g。加肉苁蓉15 g,

仙茅15 g,荔枝核15 g,疼痛明显者,加用延胡索10 g,阴虚明显者,加用女贞子15 g,山茱萸15 g。②肝郁化火型(26例),以乳核消结汤为基础方为主方,去鹿角霜,加用连翘10 g,薄荷10 g,菊花15 g,麦冬15 g,浙贝10 g,湿热明显者加茵陈10 g,栀子10 g,疼痛甚者加延胡索10 g。外用中药离子导入进行治疗,中药导入液在乳核消结汤基础方上加荔枝核20 g,芒果核20 g,水煎后浓缩至30 ml,取方形纱布放入导入液充分浸湿,置于乳腺结节处,上覆盖电极片,电极片与治疗仪连接,调整至中药离子导入功能,强度以病人能接受的疼痛度为佳,每次20分钟,每天1次,6次/周,连续3周为1疗程。结果:肝肾亏虚型17例,治愈9例,好转6例,总有效率88.24%;肝郁化火型26例,治愈18例,好转7例,总有效率96.15%。未见不良反应。表明乳核消结汤配合中药离子导入治疗男性乳房发育症,尤其对于肝郁化火型男性患者,疗效好,无副作用[14]。

(二)中西医结合治疗

黄广培以疏肝补肾、化痰活血类中药治疗男性乳房发育症,采用自拟消痞散结汤加减(基本方:柴胡、青皮、香附各10 g,荔枝核15 g,仙茅、仙灵脾各9 g,菟丝子、海藻、昆布各15 g,浙贝12 g,赤芍9 g,丹参15 g,三棱、莪术各9 g。结合临床随证加减,每日1剂,水煎服),配合西药(他莫昔芬、复合维生素B$_2$、维生素C)治疗本病34例,结果治疗组34例中治愈19例,好转11例,无效4例。总有效率88.2%[15]。赵智勇等报道中西医结合治疗男性乳房发育症32例,采用小金丸、甲基睾丸素联合用药,小金丸功效活血化瘀、解毒散结、止痛,组成:木鳖子45 g,制草乌45 g,地龙45 g,五灵脂45 g,枫香脂45 g,白胶香45 g,乳香(制)23 g,没药(制)23 g,当归23 g,麝香9 g,墨炭4.5 g,各研细末,用糯米粉36 g为糊,和药米捣均为丸,如芡实大,每服1丸陈酒送下。西药:甲基睾丸素口服,以补充人体内适量的雄激素来拮抗、协同治疗。结果治愈32例,经电话回访,无一例复发,总有效率100%[16]。陈长宽采用中西医结合治疗男性乳房发育症52例,中药用自拟乳病汤:仙灵脾20 g,仙茅、菟丝子、怀山药各15 g,夏枯草、海藻、制半夏、炒延胡索、桃仁泥各10 g,生牡蛎(先煎)30 g,每日1剂,水煎服,治疗10天为1个疗程。随证加减:肝郁气滞加柴胡6 g,制香附10 g;肾阳虚加鹿角片、补骨脂各10 g,肾阴虚加熟地黄15 g,枸杞子10 g;肿块质地偏硬者加莪术、三棱各10 g。西药用甲基睾丸素每次5 mg,1日2次,舌下含服或口服,维生素E每次100 mg,1日口服1~2

次。52 例中治愈 38 例,占 73% ;有效 11 例,占 21%,无效 3 例,占 6%,总有效率为 94%[17]。

参考文献

[1]游约章. 中医辨治男性乳房发育症 72 例[J]. 甘肃中医学院学报,2006,23(3):34-35.

[2]任黎萍,等. 男性乳房发育症 60 例辨证治疗[J]. 河北中医,2004,26(11):869-870.

[3]万晓春,等. 槟榔消痞汤治疗男性乳房发育症 19 例[J]. 新中医,2007,39(5):63-64.

[4]许志萍. 温肾化痰法治疗男性乳房发育症 38 例[J]. 辽宁中医杂志,2005,32(10):1036.

[5]陈娟. 平消汤治疗男性乳房发育症 70 例疗效观察[J]. 河南中医,2005,25(6):32.

[6]周兴忠. 羊藿消瘰汤治疗男性乳房发育症疗效观察[J]. 河北中医,2001,23(9):685.

[7]张宗建,等. 疏肝化痰法治疗男性乳房发育症[J]. 山东中医杂志,1999,18(2):72.

[8]周欣甫. 自拟柴牡汤治疗男性乳房发育症 74 例[J]. 南京中医药大学学报,1997,13(1):54-55.

[9]马新生. 金匮肾气丸加减治疗男性乳房发育症 32 例[J]. 新中医,1994,26(2):31.

[10]张锐,等. 阳和汤治疗男性乳房发育症 28 例[J]. 浙江中医杂志,2004,39(3):115.

[11]郭英民. 针刺治疗男性乳房发育症 62 例[J]. 陕西中医函授,2000(4):14-15.

[12]周仕萍. 内外合治男性乳房发育症 58 例[J]. 浙江中医杂志,1997,32(1):37.

[13]朱宝贵. 中药内服外敷治疗男性乳房发育症 22 例[J]. 浙江中医杂志,1994,29(8):345.

[14]张宏,等. 乳核消结汤配合中药离子导入治疗男性乳房发育症

[J].实用医学杂志,2005,21(7):760-761.

[15]黄广培.消疬散结汤配合西药治疗男性乳房发育症34例[J].四川中医,2007,25(6):71.

[16]赵智勇,等.中西医结合治疗男性乳房发育症32例[J].中华现代中西医杂志,2005,3(10):916-917.

[17]陈长宽.中西医结合治疗男性乳房发育症52例[J].实用中医药杂志,2000,16(2):23.

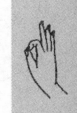

第三节　男性更年期综合征

女性有更年期,是女性生殖器官——卵巢功能由逐渐衰退到最后消失的一个过渡时期。同理,男子也要经历生殖器官——睾丸的功能由逐渐降低到几乎丧失功能的衰老过程。在睾丸萎缩和退行性变的同时,所引起的一组病证,如抑郁,精神不集中,或急躁易怒,或恐怖不安,震颤,冷汗,性功能减退等一系列证候,即称为男性更年期综合征。一般发生于45~60岁男性,以50岁左右最多见。症状轻重不等,而且不是所有的人进入更年期都出现症状,只是少数人发病需要治疗。现代医学认为,男子至更年期,由于机体代谢和内分泌功能的减退,特别是睾丸酮产生的水平下降,从而引起体内的一系列平衡失调,影响心血管、神经系统、生殖系统以及大脑皮质等的功能,因而导致了一系列症状。

一、病因病机

1.肝肾阴亏:素体阴虚,或热病后伤阴,或嗜食炙煿,阴液受损,加之年龄较大,肾气渐衰,肾阴亏耗,肝阴不足,阴虚则阳胜,导致性情急躁易怒等症状。

2.脾肾阳虚:房事不节,或素体阳气不足,临届六八,天癸将竭,肾阳虚衰,脾阳亦不足,脾肾阳虚,失去温运功能,而引起一系列症状。

3.心肾不交:肾阴不足,肾水不升,心火不降,水火失济,则心火独亢,脑失所养而出现心神不宁等一系列症状。

4.肝郁胆热:情志过极,肝郁胆热,则情志异常而致发本病。

二、诊断要点

年龄在45～60岁,出现失眠,多梦,头痛,抑郁,易怒,猜疑,喜怒无常,燥热,精力不集中,记忆力减退,容易紧张,倦怠,食欲减退,以往性情刚强之人变得优柔寡断、多愁善感等综合性的精神症状和全身不适。最突出的另一类症状是性欲减退,性功能低下,甚至丧失,表现为性欲、阴茎勃起、性交、射精、性欲高潮等一系列功能减退或丧失。有30%左右的患者,尿中促性腺激素排泄增多。

三、中医治疗

（一）辨证论治

1.肝肾阴亏:烦躁易怒,忧郁紧张,头晕目眩,耳鸣失聪,健忘多梦,潮热盗汗,五心烦热,腰膝酸软,舌红少苔,脉弦细。

［治法］滋养肝肾。

［方药］杞菊地黄丸(《医级》)加味。

枸杞子12 g,菊花12 g,熟地黄12 g,山茱萸9 g,山药15 g,泽泻9 g,茯苓12 g,牡丹皮9 g,菟丝子12 g,女贞子9 g。水煎服。

2.脾肾阳虚:神倦乏力,情绪低沉,形寒怯冷,腰膝或少腹冷痛,性欲减退,阳痿早泄,纳呆食少,大便稀溏或五更泻,小便清长,夜尿多,舌淡胖,苔白滑,脉沉弱。

［治法］温补脾肾。

［方药］还少丹(《医方集解》)加减。

熟地黄9 g,枸杞子15 g,肉苁蓉15 g,巴戟天15 g,杜仲12 g,怀牛膝12 g,茯苓12 g,山药15 g,大枣12 g,小茴香4 g,仙茅12 g,仙灵脾12 g,炒白术12 g。水煎服。

3.心肾不交:心烦不寐,多梦易惊,怔忡不安,健忘,口干咽燥,头晕耳鸣,潮热汗出,舌红苔少,脉沉细数。

［治法］交通心肾。

［方药］天王补心丹(《摄生秘剖》)加减。

生地黄12 g,丹参12 g,玄参12 g,茯苓9 g,五味子6 g,远志6 g,当归9 g,麦冬9 g,酸枣仁12 g,柏子仁9 g,地骨皮9 g,肉桂2 g。水煎服。

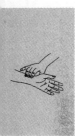

4. 肝郁胆热：情志不畅，忧郁烦闷，神思敏感，易生幻疑，寐多恶梦，胆怯心悸，头昏目胀，耳中轰鸣，口苦咽干，舌苔黄腻，脉弦数。

[治法]疏肝清胆。

[方药]黄连温胆汤(《千金要方》)加减。

黄连6 g，枳实9 g，竹茹12 g，陈皮9 g，法夏9 g，茯苓12 g，制香附12 g，佛手6 g，柏子仁9 g，石菖蒲6 g。水煎服。

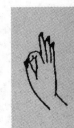

（二）针灸疗法

承命穴和太阴蹻穴是治疗男女更年期病症的特效穴位。承命穴位于小腿远端胫侧，内踝上缘2.5寸，跟腱前缘处。太阴蹻穴，位于足内踝下凹陷中。

用手指强压承命穴会促进激素分泌，缓解情绪不稳和自律神经失调，用指头按压太阴蹻穴使头昏和焦躁不安等症状消失。每天压5次，直到有疼痛感为止。

四、现代治验

男性更年期综合征正逐渐受到大众的重视，西医以雄激素为基础的治疗对本病有肯定疗效，但存在一定副作用，在国内尚不能受到多数患者的接受。中医对本病疗效确切，副作用少，治疗上表现出明显优势，强调辨证论治，治疗以补肾调肝为主，配合健脾益气，化痰除湿，宁心安神等，在针灸方面亦取得较好疗效。

（一）辨证分型治疗

来优鹏在临床上运用中药治疗男性更年期综合征收到较好疗效，辨证分7型：①阴虚内热：治宜滋阴降火。方用知柏地黄汤加减：山药15 g，山茱萸15 g，牡丹皮10 g，生地黄20 g，熟地黄10 g，茯苓10 g，知母10 g，黄柏15 g，龟板12 g，浮小麦30 g。②肾阳亏虚：治以温补肾阳。方用金匮肾气丸加味：山药15 g，牡丹皮10 g，茯苓10 g，熟地黄20 g，肉桂5 g，熟附子5 g，炙甘草5 g，杜仲15 g，菟丝子10 g。随证加减。③肾阴阳两虚：治以滋补肾阴，温补肾阳。方用二仙汤加味：仙茅、仙灵脾各15 g，巴戟天、当归、熟地黄、山茱萸、知母、黄柏各10 g。④心肾不交：治以交通心肾。方用交泰丸合天王补心丹加减：黄芩6 g，肉桂3 g，党参、丹参、天门冬、夜交藤各15 g，五味子、酸枣仁、柏子仁、生地黄、何首乌各10 g。⑤肾气不固：治以补肾固涩。方用金锁固精丸加味:芡实12 g,莲子10 g,莲须15 g,煅龙骨30 g,煅牡蛎30 g,沙苑子12 g。⑥心脾两虚:治以益气健脾,补血养心。方用归脾汤加减:党参20 g,炒白术12 g,茯苓15 g,黄芪20 g,当归10 g,炙甘草5 g,远志10 g,木香10 g,酸枣仁10 g,大枣10 g,陈皮6 g。⑦肝郁脾虚:治以疏肝解郁,养血健脾。方用逍遥散加减:当归10 g,白芍12 g,柴胡10 g,茯苓15 g,炒白术12 g,炙甘草5 g,煨姜3 g,薄荷5 g。以上各型均随证加减[1]。罗碧贵辨证分5型治疗本病56例,①阴虚阳亢型(15例)治宜滋阴潜阳,镇静安神,用滋阴潜阳方:大生地黄、龙骨、牡蛎、珍珠母各30 g,山药、女贞子、墨旱莲各20 g,麦冬、玄参、山茱萸各15 g,知母、黄柏、五味子、茯苓、牡丹皮、泽泻各10 g。②心肾不交型(13例)治宜滋肾养心,交通心肾,用滋肾养心方:生地黄、熟地黄、龟板、鳖甲、麦冬各20 g,玄参、天门冬、山茱萸、枣仁、柏子仁、地骨皮各15 g,远志、黄连各6 g,肉桂3 g,磁石、珍珠母各30 g。③肾虚肝郁型(9例),治宜滋肾养肝疏郁,用滋肾解郁方:女贞子、墨旱莲各20 g,生地黄、沙参、枸杞子各15 g,柴胡、玫瑰花、开心果、合欢皮、薄荷各10 g,炒川楝、甘草各5 g。④心脾两虚型(8例)治宜补益心脾,用益养心脾方:女贞子、墨旱莲、黄芪、龙骨、牡蛎、龙眼肉、炒枣仁各20 g,人参、白术、茯神、灵芝各15 g,当归、熟地黄、远志各10 g,甘草、木香各6 g。⑤肾阳虚型(11例)治宜温补肾阳,药用:附子、白术。仙茅、仙灵脾、杜仲、补骨脂、覆盆子、巴戟天、鹿角片、茯苓、山药、熟地黄(砂仁3 g拌)各15 g,白芍、山茱萸、干姜各10 g,肉桂、炙甘草各6 g。每日1剂,水煎服,10剂为1疗程。结果治愈37例,占66.1%;显效10例,占17.9%;有效6例,占10.7%;无效3例,占5.4;总有效率为94.6%[2]。田跃驰介绍男性更年期综合征治疗八法,在临床上运用获得满意疗效。①填精补肾法:方选还少丹加减:山药、肉苁蓉、地黄、楮实子各10 g,杜仲、山茱萸、巴戟天、枸杞子各12 g,五味子、茯苓各9 g,远志、小茴香各6 g,石菖蒲3 g。②滋补肝肾法:方选杞菊地黄丸加减:枸杞子15 g,女贞子、当归、桑椹子各10 g,茯苓、菊花、党参各9 g,熟地黄、龙骨、牡蛎、龟胶各12 g。③温补脾肾法:方选右归丸合附子理中丸加减:白术、山药、茯苓、附片各12 g,鹿角片20 g,巴戟天、仙茅、仙灵脾、菟丝子、益智仁、覆盆子各12 g,补骨脂15 g,狗肾一具。④交通心肾法:方选天王补心丹合六味地黄丸加减:丹参12 g,当归、五味子、柏子仁各10 g,远志6 g,珍珠母15 g,熟地黄、山药各15 g,茯苓、龙骨各20 g,泽泻、牡丹皮各10 g,炒枣仁15 g。⑤疏肝祛瘀法:方选逍遥丸合复元活血汤加减:柴胡10 g,白芍、

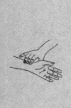

白术、茯苓各9 g,薄荷12 g,香附、郁金12 g,当归12 g,丹参、桃仁、红花各9 g,穿山甲12 g。⑥化痰解郁法:方选顺气导痰汤加减:半夏、陈皮各9 g,胆星6 g,茯苓12 g,香附、木香各9 g,菖蒲、郁金各9 g,远志15 g,生姜3 片。⑦镇惊安神法:方选磁朱丸加减:磁石25 g,朱砂1.5 g(冲服),五味子12 g,龙齿20 g,柏子仁15 g。⑧阴阳双补法:方选二仙汤加减:仙茅、仙灵脾各15 g,巴戟天、熟地黄、山茱萸、当归各12 g,知母、黄柏各9 g。除此八法之外,可配合针灸、膳食调养,健全有规律的生活制度,参加各种文体活动,增前体质,协调家庭生活,保持乐观情绪是可以较好地渡过这一时期的[3]。

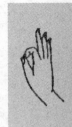

(二)专方专药治疗

路艺等采用补肾益精汤(仙灵脾、仙茅、当归、益智仁各10 g,生地黄、熟地黄、枸杞子、黄精各20 g,赤丹参、墨旱莲、女贞子各15 g,淮山药30 g等,每日1剂,水煎服,连服1个月)配合阴囊睾丸理疗治疗本病36例。结果:治疗前后PADAM评分、IIEF-5评分、血清睾酮值有显著改善($P < 0.01$)[4]。刘强以二仙汤加味结合心理疏导治疗本病52例,药用:仙茅、仙灵脾各20 g,当归、巴戟天各10 g,知母、黄柏各6 g,随证加减,每日1剂,水煎服,1个月为1个疗程。心理治疗包括加强对患者的精神疏导,运用认知行为疗法等心理治疗技术,鼓励患者努力提高自我控制能力,善于科学调理,消除紧张、焦虑等不良情绪,向患者说明更年期是一正常的生理过程。结果52例痊愈24例,占46.15%;显效12例,占23.07%;有效14例,占26.92%;无效4例,占7.69%;总有效率达92.30%[5]。莫延松在临床中运用自拟滋肾宁心安神汤治疗男性更年期综合征52例,取得较好疗效,药用:熟地黄15 g,山茱萸15 g,淮山药15 g,枸杞子15 g,钩藤20 g,莲芯10 g,茯神10 g,龙齿20 g,牡丹皮10 g,白芍10 g,仙灵脾10 g,浮小麦20 g,甘草6 g。随证加减。1个疗程后,52例患者痊愈36例,显效11例,无效5例,总有效率94%[6]。杨晓勇用仙茅汤加味治疗男性更年期综合征48例,药用:仙茅10 g,仙灵脾12 g,当归10 g,巴戟天10 g,黄柏10 g,知母10 g,黄精10 g,熟地黄15 g,炙甘草10 g。随证加减,水煎服,每日1剂,7天为1疗程。48例中,显效23例(47.9%),好转18例(37.5%),无效7例(14.6%),总有效率为85.4%[7]。郑天贵等根据本病肾气渐衰、天癸将竭,阴阳不和,冲任失调的病理特点,治以补肾精,调阴阳,理冲任,自拟中药方治疗男性更年期综合征30例,药用:淫羊藿15 g,仙茅15 g,当归10 g,巴戟天10 g,黄柏6 g,知母6 g,甘草3 g。随证加减。结果治愈

18例,好转9例,无效3例,总有效率90%[8]。王燕平服用益肾填精汤治疗男性更年期综合征76例,方药组成:淫羊藿10 g,黄精、枸杞子、生地黄、熟地黄黄各20 g,百合、酸枣仁各15 g,丹参、紫草各12 g,生牡蛎30 g(先煎),甘草5 g。水煎服,每日1剂。15剂为1个疗程,随证加减。结果:显效42例,有效28例,无效6例,总有效率92.11%[9]。陈庆钦等认为本病是由于肝肾虚衰,阴阳失调及心理障碍所致,滋养肝肾,平调阴阳可以兼顾标本,正确的心理辅助可以减轻病情,加速痊愈,减少复发,运用六味地黄汤(熟地黄40 g,山茱萸、山药各20 g,牡丹皮、泽泻、茯苓各15 g,随证加减,每日1剂,水煎服)治疗男性更年期综合征124例,治疗过程中适时给予心理辅导,以排解心理障碍。治疗结果:治愈35例,占28.2%;好转67例,占54%;无效22例,占17.7%;总有效率82.8%[10]。徐惠华认为,肾虚痰瘀为本病的基本病机,而不是传统认识上的以滋补肝肾为大法,运用温胆汤加丹参理气化痰,活血化瘀治疗男性更年期综合征62例,基本方:姜半夏、枳壳、陈皮各10 g,茯苓各16 g,姜竹茹6 g,丹参15 g,大枣9枚,甘草5 g,随证加减。每日1剂,水煎服。15剂为1个疗程,并积极配合心理治疗。运用该法,大多在2周内症状即能缓解,2个疗程后观察结果,痊愈41例,占66.13%;有效者18例,占29.03%;无效3例,占4.84%;总有效率为95.16%[11]。

(三)针灸推拿治疗

1. 针灸治疗

刘哲等用针灸治疗男性更年期综合征25例,其中肝肾阴亏型(10例),脾肾阳虚型(8例),心肾不交型(7例),①肝肾阴亏型治以滋养肝肾,取穴:太溪、三阴交、肝俞、肾俞(补)、行间、神门、内关(泻)。②脾肾阳虚型治以温补脾肾,取穴:关元、中极、肾俞、脾俞、足三里、三阴交,纳呆便溏者酌配中脘、天枢,治以补法,或针后加灸关元、肾俞、足三里。③心肾不交型治以交通心肾,取穴:神门、内关、百会、足三里、三阴交、肾俞、太溪,治以平补平泻法。针刺各组穴位留针20~30分钟,隔日治疗1次,10次为1个疗程。痊愈16例,好转7例,无效2例[12]。黄蜀等根据人体雄激素日分泌高峰时间,结合中医的子午流注有关气血流注的时间规律,选取辰时重用灸法治疗男性更年期综合征57例,取得良好疗效。治疗时间在9:00~11:00,治疗前患者排空小便,轮流对以下两组穴位进行针灸,每天1组,隔天交换:①肾俞、次髎、腰阳关,并配合百会、太溪;②中极、关元、归来,配合百会、足三里。腰部穴位直刺 6.6 cm,腹部穴位直刺 4.95 cm,平补平泻法,得气后插入点燃艾柱,每柱 3 壮,出针后,麦粒灸关元、肾俞各 3 壮,20 天为 1 个疗程[13]。

2. 耳穴贴压

刘哲等采用耳穴贴压治疗男性更年期综合征 58 例,中医辨证分型:肝肾阴亏型 23 例,脾肾阳虚型 19 例,心肾不交型 16 例。取穴:神门、交感、心、肾、肝、脾、睾丸(卵巢)、内分泌。肝肾阴亏型取肝、肾,酌配神门、交感、内分泌、睾丸;脾肾阳虚型取脾、肾、睾丸,酌配神门、交感、内分泌;心肾不交型取心、肾,酌配神门、交感。每次只取一侧耳穴,以急性子贴压,双耳轮流贴压,隔日换贴 1 次,每日捻按所贴耳穴 5 ~ 6 次,每次 2 ~ 3 分钟,以耳廓微有胀麻痛或灼热感为度,10 次为 1 个疗程。痊愈 39 例,好转 15 例,无效 4 例,总有效率为 93.1%[14]。庄田畋采用耳穴贴压结合心理疗法治疗男性更年期综合征 93 例,取穴神门、交感、心、肾、肝、脾、内生殖器、皮质下、内分泌,每次取一侧耳穴,以王不留行籽贴压,双耳交替,隔日换贴 1 次,并配合心理支持治疗。结果:总有效率 100%。本方法可通过对神经内分泌系统的整体调节,促使紊乱的植物神经功能恢复正常,改善中枢—下丘脑—垂体—性腺轴的功能状态,从而使男性更年期综合征得到更好的治疗[15]。

3. 针灸结合推拿治疗

耿鹏认为肾气虚是男性更年期综合征的主要病机,治疗上应补肾气,养肝阴,调脾胃,益神志。采用针灸、推拿配合心理疗法治疗本病 68 例。推拿背腰部,搓擦命门、肾俞、八髎,推揉、搓叩下肢部,针刺背腰部及下肢部腧穴,能调五脏,温肾阳,壮筋骨;推拿胁肋、胸腹及四肢,配合针刺相应部位的腧穴,能健脾和胃,疏肝理气,养血滋阴;推拿、针刺头颈部能除虚烦,安神志。心理治疗就是治神,包括劝说开导、暗示解惑、移情易性、以情胜情。68 例中痊愈 50 例,占 73.5%;好转 13 例,占 19.1%;无效 5 例,占 7.4%;总有效率 92.6%[16]。

(四)食疗

男性更年期综合征多为肾阴阳失调,脏腑功能紊乱所致。刘英介绍 7 种药膳食疗方平补阴阳,调理脏腑:①首乌猪肾粥(何首乌12 g,猪肾 1 对,小米 60 g)有滋养肝肾、补肾益精的功效,适用于本病肝肾亏虚,精髓不足所致者;②鹿角胶牛奶(鹿角胶10 g,牛奶250 ml)有补肾阳,益精血的功效,适用于更年期肾气不足所引起的阳痿早泄,遗精等。③核桃芡实粥(核桃仁15 g,芡

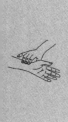

实、去芯莲子各12 g,大米、猪肉各50 g)有健脾补肾的功效,适用于更年期脾肾阳虚型。④杞栗羊肉汤(枸杞子15 g,栗子30 g,羊肉300 g,调料适量)有养阴益肾、健脾益气的功效,适用于更年期肾阴亏虚,腰膝酸软,神疲乏力等。⑤银耳蛋奶(白木耳9 g,鹌鹑蛋5 个,牛奶150 ml,白糖适量)有滋阴润肺,益胃生津的功效,适用于肺阴亏损所致本病。⑥黄精山药粥(黄精15 g,鲜山药50 g,糯米50 g)有滋肺肾、补脾胃的功效,适用于肺气不足者。⑦山药芡实韭菜粥(芡实15 g,鲜山药50 g,韭菜30 g,粳米60 g)有壮阳补虚、益气强志的功效,适用于更年期脾肾阳虚气弱而致虚劳羸瘦、气短乏力等[17]。

参考文献

[1]来优鹏.男性更年期综合征辨治体会[J].江西中医药,2007,38(12):53.

[2]罗碧贵.辨证治疗男性更年期综合征56 例临床观察[J].国医论坛,2003,18(2):29 - 30.

[3]田跃驰.男性更年期综合征治疗八法[J].中华临床医药杂志(北京),2002,3(11):82.

[4]路艺,等.补肾益精汤配合理疗治疗男性更年期综合征36 例[J].陕西中医,2008,29(4):419 - 420.

[5]刘强.二仙汤结合心理疏导治疗男性更年期综合征52 例疗效观察[J].深圳中西医结合杂志,2008,18(1):55 - 56.

[6]莫延松.滋肾宁心安神汤治疗男性更年期综合征52 例[J].中国社区医师:综合版,2006,8(3):54.

[7]杨晓勇.仙茅汤加味治疗男性更年期综合征48 例[J].湖南中医杂志,2002,18(5):32.

[8]郑天贵,等.中药治疗男性更年期综合征30 例[J].广西中医药,2002,25(3):37.

[9]王燕平.益肾填精汤治疗男性更年期综合征76 例[J].中国中医药信息杂志,2001,8(9):66.

[10]陈庆钦,等.六味地黄汤治疗男性更年期综合征124 例疗效观察[J].新中医,1998,30(4):17 - 18.

[11]徐惠华.温胆汤加丹参治疗男性更年期综合征62 例[J].四川中

医，1997，15(5):25.

[12]刘哲，等. 针灸治疗男性更年期综合征 25 例[J]. 江苏中医，1992，13(2):26.

[13]黄蜀，等. 辰时针灸治疗男性更年期综合征 57 例的临床分析[J]. 成都中医药大学学报，1999，22(2):26 – 27.

[14]刘哲，等. 耳穴贴压治疗男性更年期综合征 58 例[J]. 上海中医药杂志，1998(6):32.

[15]庄田畋. 耳穴贴压结合心理疗法治疗男性更年期综合征 93 例[J]. 陕西中医，2006，27(7):859 – 861.

[16]耿鹏. 针灸推拿配合心理疗法治疗男性更年期综合征 68 例[J]. 中国民间疗法，2006，14(10):52 – 53.

[17]刘英. 男性更年期综合征药膳[J]. 家庭中医药，2006，13(12):61.

第四节　女子多毛症

中医学对女子多毛症的记述甚少，但对毛发(包括头发、体毛等)的生理、病理认识是比较清楚的。《素问·经脉别论》说:"肺朝百脉，输精于皮毛。"《素问·阴阳应象大论》明确指出:"肺主皮毛。"肺气充盛，则能输精于皮毛。毛发的生、落、茂、疏与肺气有直接的关系。所以《素问·痿论》指出:"肺热叶焦，则皮毛虚弱急薄。"另外，《素问·阴阳应象大论》也明确指出:"热伤皮毛。"说明热邪与皮毛的异常也有着密切关系。现代医学认为，女子多毛症一般可由于青春期内分泌失调引起。肾上腺皮质分泌雄激素过多、服用雄性激素药物过多、多囊卵巢综合征、垂体肿瘤、甲状腺功能异常等，都可以导致多毛症的发生。

一、病因病机

1. 阴虚内热:女子阴质不足，而阳质较甚，是导致体毛如男子的重要原因。"亢则害，承乃制"，阴虚阳亢则气血运化失常;阴血不能顺其常道下行而反外荣于口唇、皮毛。

2. 肺胃热盛:"胃居胸中，热上熏肺则内热"(《内经知要》)。冲脉隶属于阳明,谓之"血海",阳明经脉挟口环唇,而手阳明大肠经与手太阴肺经相表里,故肺胃热盛,扰动"血海",影响应下行而为月经之气血,上逆转荣唇口及皮毛。

二、诊断要点

多毛症分先天性与后天特发性两种,以后天特发性为多见,后天性多毛又分为全身性与局部性两种。全身性是指除手掌、手指和足跖、足趾末节的背面,唇红部、乳头、大阴唇内侧、小阴唇、阴蒂等无毛外,其余各处体表均有浓密的黑毛生长。局部性是指女性的体毛呈男性型分布,或在体表某一部位有一簇或一片浓黑粗密的长毛,最长者 1.5～2 cm。女性第二性征无明显减弱。

三、中医治疗

(一)辨证论治

1. 阴虚内热:女子体毛如男性型分布,体毛增多,伴有月经失调,口干咽燥,五心烦热,大便干结,小便短赤,唇红舌赤,苔少,脉细或细数。

[治法]滋阴清热。

[方药]净肤汤(经验方)。

生地黄 15～30 g,鱼腥草15 g,天门冬12 g,天花粉12 g,石斛12 g,煅牡蛎30 g,紫草15 g,玄参24 g。水煎服。

辨证加减:阴虚津少、热盛便干如羊屎,或鼻衄、牙龈出血者,加牡丹皮、熟大黄、黄芩,重用生地黄;多囊卵巢综合征者,加三棱、莪术、皂角刺等。

2. 肺胃热盛:体毛分布如男性,且粗密色黑而长,伴口干舌燥,或口气热臭,大便干结,牙龈出血,或颜面痤疮,头面烘热,咽喉干痛,口腔溃疡,月经不调,舌红苔黄少津,脉大滑数。

[治法]清肺热,泻胃火。

[方药]玉女煎(《景岳全书》)加味。

石膏30 g,熟地黄20 g,麦冬15 g,知母12 g,牛膝9 g,鱼腥草30 g,黄芩12 g,黄连6 g,生大黄4 g(后下),淡竹叶9 g。水煎服。

(二)针灸疗法

取穴:合谷、列缺、足三里、上巨虚、膈俞、肝俞、脾俞均为双侧。针法:背俞穴针尖向脊柱侧刺 0.5~0.8 寸；列缺穴向肘部方向斜刺；合谷直刺，深达 1 寸；足三里、上巨虚针尖略出膝部斜刺，留针 20 分钟，隔日 1 次，15 次为一个疗程。

（三）外治疗法

净肤剂（经验方）：浮石10 g，炉甘石2 g（或按比例增加），研极细末，用棉球蘸药粉轻轻磨擦患处，以局部微红为止，每日 1 次，七天为一个疗程。口唇上部可用药粉和 50% 甘油调成霜剂磨擦。一般治疗两个疗程，病毛转黄软稀疏为有效。以后可 3~7 天擦一次。观察两个月，无反复时停药。磨擦时不宜过重，过重则毛囊起红点或皮屑，此时应停擦，待消退后再擦。

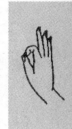

四、现代治验

李少华等报道：用中药内服净肤汤，外用净肤剂治疗女子多毛症 50 例，发现多数病例有阴虚内热症状，用养阴法治疗，疗效比较满意，推测阴虚与多毛具有某种内在联系。疗效判断，经内外并治后，阴虚症状消退，黑、粗、密、长的病毛变为黄、细、疏、短的正常汗毛，并观察两个月以上未复发者为痊愈；治疗后阴虚症状消失，病毛大都减退，观察两个月以上无变化者为显效；治疗后阴虚症状显著减轻，病毛有部分减少为有效；治疗后症状与病毛均无改善者为无效。50 例中，痊愈 12 例，占 24%；显效 26 例，占 52%；有效 11 例，占 22%，总有效率 98%；无效 1 例，占 2%[1]。吴泽森等报道：针刺治疗 20 例多毛症，年龄 17~35 岁，已婚 17 例，未婚 13 例，已婚中有 3 例不育，因内分泌失调所致者 18 例，均有经期异常表现，父母多毛 2 例。采用针刺方法治疗，取穴合谷、列缺、足三里、上巨虚、膈俞、肝俞、脾俞（均为双侧），留针 20 分钟，隔日 1 次，15 次为一个疗程，共观察两个疗程。治疗后双侧上肢和下肢效果明显，针刺前后有非常显著差异，提示针刺治疗对多毛症无论在减少毛的密度还是在减少毛的长度上均有一定疗效。对 15 例患者作了针刺治疗前后血浆睾丸酮和 24 小时尿 17 - 羟皮质类固醇、17 - 酮皮质类固醇排量的测定比较，结果提示针刺对女性患者内分泌激素水平的异常有良好的调整作用，并发现有一定的促排卵作用[2]。吴芸等报道针刺治疗一面部多毛症病例，患者为 21 岁女学生，主诉：面部汗毛浓密，粗长半年。半年前，患者因患肝豆状核变性，内科给予 D - 青霉胺、肌苷及复合维生素 B 等治疗，病情好转。约 2 周后出现面部汗毛浓密，粗长。患者自行停服青霉胺数日，面部汗毛较前明显稀疏,同时肢体震颤等症状复作,患者不得不重新服用青霉胺。如此反复数次,患者面部汗毛浓密程度随服用青霉胺与否而产生相应的变化。因病情需要不能停服青霉胺,患者为此曾到多家省级医院诊治无效。查体:面色暗,无华,面部布满浓密、粗长汗毛,长约1cm,色黑,无光泽,胡须像男性一样明显,舌质紫暗,有瘀点,苔薄黄,脉弦。诊断为面部多毛症,证属肝郁血瘀。治疗:疏肝理气活血,疏通经络。面部取穴:阳白、四白、颧髎、听宫、下关、颊车、地仓、太阳、印堂、承浆;四肢取穴:合谷、足三里、太冲、中渚。针用泻法,每日1次,10次为一个疗程,疗程之间间隔3天。连续治疗3个疗程后,患者面部的汗毛开始脱落。面色红润有光泽,情绪转佳;治疗6个疗程后,患者面部的汗毛全部脱落。随访2年,患者虽一直在服青霉胺等药,但多毛症未复发[3]。潘凤军等报道中药治愈女子特发性多毛症1例,患者47岁,因上唇、颏部毛发增长,增多就诊,自述1年前首次发现上唇、颏部有毛发长出,1年来逐渐增长、增粗。就诊时见长短不一的黑毛0.8~2.6cm,伴有烘热,汗出,面部潮红,头痛眩晕,烦躁易怒,口干口苦,失眠健忘,胸闷,善太息,腰膝酸软,白带增多,外阴瘙痒。舌质红,苔薄黄腻,脉弦细数,辨证为肝肾阴虚,肝火旺盛。治宜先清泻肝火,后滋补肝肾。予龙胆泻肝汤加减:龙胆草、柴胡、当归、木通、甘草各6g,栀子、黄芩、车前子各9g,泽泻、生地黄各10g,菊花12g。每日1剂,水煎服。连服1周,后改为龙胆泻肝丸,每次1丸,每日2次。继服14天,患者面部毛发生长速度减慢,并且毛发质地变软,诸症减轻,舌红苔薄白,脉弦细略数。改用知柏地黄丸每次1丸,每日2次,连服20天,面部毛发生长停止,开始枯萎脱落,烘热,汗出,潮红,头晕眼花继续减轻,改用六味地黄丸,每次1丸,每日2次,连服一个半月,面部毛发脱落,偶有烘热、汗出,头晕眼花消失,腰膝酸软明显减轻,舌质淡红,苔薄白,脉较前和缓有力。继服1月以巩固疗效,停药后,随访至今未复发[4]。

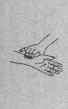

参考文献

[1]李少华,等. 多毛症与阴虚[J]. 上海中医药杂志,1983(4):10.

[2]吴泽森,等. 针刺治疗多毛症及对内分泌激素的影响[J]. 中医杂志,1988(1):47.

[3]吴芸,等. 面部多毛症案[J]. 中国针灸,2002,22(3):210.

[4]潘凤军,等. 中药治愈女子特发性多毛症 1 例报告[J]. 新中医,1998,30(9):59.

第五节　女子乳房发育不全症

女子乳房发育不全症,指女子青春期以后乳房过小。中医认为女子乳房发育归肾所主。《素问·上古天真论》说:"女子二七天癸至,任脉通,太冲脉盛,月事以时下。"薛立斋说:"血者,水谷之精气,……妇人则上为乳汁,下为月水。"可见,月经(胞宫发育)、乳汁(乳房发育)均赖肾气充盛。若肾气不足,则天癸源泉匮乏,肝失条达,可致乳房发育不全。

一、病因病机

1.肾气不足,精血匮乏:妇人先天不足,天癸源泉亏虚,肾气不充,冲任失于滋养,则无以上荣,导致乳房发育不良。

2.肝郁血虚,肾精不足:肝藏血而主疏泄,脾统血、主运化而为气血生化之源。肝脾和达则气血充足,潜藏于肝,充养于肾,肾中精气方能上荣两乳。若自幼精神压抑,情志不遂,肝气郁结,脾失健运,气血虚衰,肾精不足,则使乳房无以滋养而发育不良。

二、诊断要点

女子青春期后,乳房平塌不起,萎瘪如男子。因病乳房萎缩者不属此范畴。

三、中医治疗

(一)辨证论治

1.肾气不足,精血匮乏:女子乳房发育过小,两乳平坦,多月经初潮较晚,阴道分泌物少,素较怯寒冷,舌质淡,苔白,脉沉细或细弱。

[治法]温肾益精,调补冲任。

[方药]龟鹿二仙胶(《医方考》)加味。

鹿胶(烊服)15 g,龟胶(烊服)15 g,枸杞子15 g,人参12 g,肉苁蓉12 g,菟丝子12 g,巴戟天12 g,仙茅12 g,仙灵脾12 g,当归9 g,陈皮9 g,香附12 g。水煎服。亦可配合服用河车大造丸。

2.肝郁血虚,肾精不足:乳房平塌不起,月经初潮较晚,多伴有经量涩少,或痛经,精神抑郁,胸胁不舒,舌质红,苔薄,脉弦细。

[治法]疏肝养血,滋肾填精。

[方药]四逆散(《伤寒论》)合左归丸(《景岳全书》)加减。

柴胡9 g,枳壳9 g,甘草6 g,熟地黄20 g,山茱萸12 g,枸杞子9 g,菟丝子15 g,鹿胶(烊服)12 g,龟胶(烊服)12 g,香附12 g,郁金12 g,炮山甲9 g,王不留行9 g。水煎服。

(二)外治疗法

乳房按摩术:首先洗净乳房,涂上一些润肤霜,站立或正坐,挺直胸部,然后分别用双手按摩两侧乳房。

①由肋向里推乳房 10~30 次,再从下方托住乳房,向上推 10~30 次,动作要慢,用力要均匀。

②五指分开,用手掌按揉整个乳房,先顺时针,后逆时针,各 20~30 次。

③用食指和中指指肚均匀地按揉整个胸部 1~3 分钟。做完按摩后,可再作俯卧撑 5~10 次,锻炼胸大肌,也可两手掌相对,胳膊肘抬平,两手用力对压 10~20 次,也能达到锻炼胸大肌的作用。此按摩术可以促进少女乳房发育,亦可使中年妇女胸部肌肉的新陈代谢保持正常,防止和延缓乳房松弛、下垂。

四、现代治验

李培英等阐述了"升降"理论与乳房发育的关系及其在乳房发育不良治疗中的具体应用。①认为乳房发育不良的治疗应以"升"为主,辅之以"降",而补肾活血具有使上升之源旺、上升之力宏和上升之路通以及使升降和谐的作用,是中医升降原则的具体体现,是治疗乳房发育不良及改善乳腺结构的重要原则。②阳气是推动气血精津上升至于乳房的动力,从用药来讲,补肾活血治疗乳房发育不良时,尤应注意温补肾阳药的应用。③在温补肾阳的基础上,要根据各脏器的功能表现辨证施治,调理肝、脾、肺的功能,使脾气健,肝气舒,肺气宣,精血津液升达于乳房。同时酌用升提之药,如桔梗宣发肺气,升麻升发脾气,柴胡升达肝气等,有引经报使之效。总之,"升降"理论对于乳房发育不良的治疗有重要的指导作用。[1]

潘氏报道中医治疗李某,女,22 岁,工人,1981 年 5 月 9 日诊。自诉乳房发育太小。刻诊,颜面润泽,形体发育一般,两乳平坦如男,15 岁初潮,月经尚正常,阴道分泌物极少,素较常人怯冷,入冬更甚,自卑苦恼,精神欠展,舌淡,脉弦细。请妇科会诊:外阴、子宫发育尚可,提示卵巢功能低下。辨证为肾气不足,精血匮乏。治拟上病取下法:温肾益精,调理冲任。处方:鹿胶30 g,阿胶30 g(烊化),淡大云15 g,巴戟天15 g,菟丝子15 g,仙灵脾15 g,仙茅15 g,丹参15 g,当归12 g,香附12 g,柴胡6 g,桔梗6 g,升麻3 g。嘱隔日一剂,连服六个月。另鹿茸针、当归针交替肌注,每日 1 次,20 天为一个疗程,停药10 天,连续三个疗程。服药四个月(共 52 剂),肌注三个疗程(鹿茸针、当归针各 30 支),胸部较前丰满,两乳渐渐隆起,要求继续服药,遂嘱服河车大造丸三个月,于1982 年 8 月偶遇,观其形体丰满,胸部凸起[2]。

王氏报道中医治疗谢某某,女,21 岁。月经 16 岁初潮,此后 2 ~ 3 个月一至,经量涩少,经前小腹隐痛,乳房胀而不适,精神抑郁,胸胁不舒,而两侧乳房迄今平塌不起如男子。舌质红绛有津,脉弦细。法用滋肾疏肝,方选景岳左归丸加味治之:熟地黄30 g,山药30 g,菟丝子30 g,山茱萸10 g,枸杞子10 g,川牛膝10 g,鹿角胶12 g(烊冲),龟板胶12 g(烊冲),柴胡6 g,郁金6 g,玄胡6 g。上方服至 12 剂,月经未及 2 个月而至,且量较前增多,余证如前,又嘱接服前方 20 剂。药后精力较前充沛,惟情志欲遂不达,善躁易怒,胸胁、少腹皆满胀,舌红口干,渴不多饮,尤虑乳房平塌如前。故拟下乳涌泉散投之:当归10 g,白芍10 g,天花粉10 g,漏芦10 g,穿山甲10 g,王不留行10 g,柴胡6 g,青皮6 g,桔梗6 g,通草6 g,令服 20 剂。并劝其精神愉快,解除顾虑,以配合治疗。药后果见效机,乳房似有所长,于是患者情绪较稳定。接服 20 剂,乳房增长,大小如同龄女子[3]。

参考文献

[1] 李培英,等. 升降法在治疗乳房发育不良中的应用[J]. 新中医,2000, 32(12):5 - 6.

[2] 潘涓民. 慢性乳房疾病数例治验[J]. 云南中医杂志,1987(1):41.

[3] 王乃汉. 乳房发育不全症[J]. 江苏中医杂志,1986(10):36.

第六节　妇女更年期综合征

妇女更年期综合征,中医称为绝经前后诸证,主要是进入绝经期妇女卵巢逐渐萎缩,功能逐渐减退,引起内分泌系统功能失调,是妇女进入衰老状态的一种表现。临床主诉见症颇为复杂,但以植物神经系统功能紊乱表现居多。祖国医学认为,本病是由老年肾气渐衰,冲任两脉虚损,精血不足,阴阳平衡失调,乃致肝肾阴亏,阳失潜藏,遂有兴奋与抑制兼见的症状,故有本病初起源于肾,发展于肝,累及心脏之说。现代医学则明确指出:更年期卵泡分泌雌激素和孕激素减少,以致下丘脑—垂体—卵巢轴活动改变,对下丘脑—垂体的反馈抑制作用减少,而使垂体促性腺激素、促卵泡生成激素和促黄体生成激素的分泌量代偿性增加。由于内分泌平衡发生变化,可导致下丘脑及植物神经系统中枢的功能失调,而产生植物神经系统功能紊乱。一般认为女性更年期症状的出现与雌激素分泌减少的速度和程度相一致。一般在 40～55 岁发病,并不是所有的妇女在更年期都会出现症状,只有 10%～15% 的妇女有症状而需要治疗。

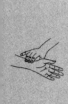

一、病因病机

1.肝肾阴虚:妇女将临经断之年,肾气渐衰,肾精不足,冲任脉虚,天癸将竭,水不涵木,肝失濡养,则可见肝肾阴虚,肝阳上亢等一系列症状。

2.肾阳虚衰:年届六七,天癸将竭,任脉虚,太冲脉衰少,肾气不足,或由阴损及阳,肾阳虚衰而发生本病。

3.心肾不交:水火不济,心肾不交,则见心火独亢,耗伤心血,脑为神之府,由肾所主,肾水不能上济则神气易散,而产生精神和神经方面的症候。

4.痰瘀互结:肾阳不足则蒸化无力,水不能化气,可停蓄为痰饮;痰饮阻碍气机,气滞则血行不畅,瘀血停滞,痰瘀互结可引起各种临床见证。

二、诊断要点

更年期综合征是因内分泌发生变化而引起以植物神经功能紊乱为主体的症候群。在临床上的特征是,以自觉症状为主,其症状可变化,并与气候、环境、情绪有较大关系。常出现多器官、多系统的症状,如烘热头痛、失眠,心悸,烦闷,急躁易怒,或抑郁寡欢,自汗,感觉过敏,月经紊乱,血压波动等一系列症状。80%左右的更年期妇女尿中促性腺激素排泄增多。

三、中医治疗

(一)辨证论治

1.肝肾阴虚:头晕头疼,耳鸣,腰膝酸软,烦躁易怒,烘热汗出。月经周期紊乱,经量少,色紫红,或经血淋漓不断,大便秘结,小便短赤,口咽干燥,或兼见心悸健忘,五心烦热,双眼干涩,皮肤瘙痒或似有蚁行,甚或肢体麻木抽筋。舌质红,苔少,脉细数。

[治法]滋肾平肝,育阴潜阳。

[方药]大补阴丸(《丹溪心法》)合二至丸(《医方集解》)加味。

龟板(先煎)15 g,熟地黄15 g,知母9 g,黄柏9 g,墨旱莲20 g,女贞子15 g,桑椹子15 g,白芍15 g,生龙骨(先煎)30 g,生牡蛎(先煎)30 g,枸杞子12 g。水煎服。若肝阳亢盛引起肝风内动抽搐、血压升高者,加羚羊角粉(吞服)3 g,钩藤10 g,天麻10 g;若血虚生风,皮肤瘙痒有蚁行感者,加当归10 g,凌霄花10 g,丹参15 g,全蝎粉(吞服)1.5 g。

2.肾阳虚衰:月经量少、色淡质稀,经期后延,面色㿠光白或晦暗,精神萎靡,喜静怕扰,情绪淡漠,倦怠无力,腰膝酸软,手足发凉,背部怕冷,阴部有下坠感,带下清稀如水,夜尿多,舌淡苔白,或舌体胖大,脉迟而弱。

[治法]温补肾阳。

[方药]二仙汤(《中医方剂临床手册》)加减。

仙茅12 g,仙灵脾12 g,巴戟天12 g,当归9 g,党参12 g,鹿角霜15 g,胡芦巴15 g,菟丝子15 g,熟地黄9 g。水煎服。若出现浮肿便溏者,去当归,加补骨脂15 g。

3.心肾不交:头晕,心悸,耳鸣,彻夜不寐,交睫则多梦,头面阵发性潮红汗出,心烦躁急,腰酸腿软,精神不振,健忘,甚或情志失常昏厥。舌质红绛,脉细数,按之无力。

[治法]滋补肾阴,养心安神。

[方药]一贯煎(《柳州医话》)合酸枣仁汤(《金匮要略》)加减。

生地黄15 g,熟地黄15 g,枸杞子15 g,麦冬12 g,当归9 g,玄参15 g,酸枣仁12 g,知母9 g,茯神9 g,莲子芯6 g,远志6 g,紫贝齿(先煎)30 g,百合9 g。

交泰丸10 g(吞服)。水煎服。

4.痰瘀互结:烘热自汗,头痛不移,夜间尤甚,耳鸣耳聋,心悸失眠,情绪不安,胸闷胸痛,肢体麻木,舌质紫暗,苔黄腻或白腻,脉弦滑或迟涩。

[治法]疏通气血,化痰行瘀。

[方药]痰瘀雪消饮(江苏省南通市中医院经验方)。

生黄芪20 g,莪术片9 g,大川芎9 g,炮山甲6 g,全瓜蒌12 g,淡海藻12 g,生山楂12 g,云茯苓12 g,福泽泻12 g。水煎服。若苔黄腻衬紫者,加半夏、竹茹、牡丹皮、赤芍;若苔白腻衬紫者,加川朴、半夏、陈皮、丹参。

(二)针灸疗法

1.取大椎、关元、气海、中脘、肾俞、合谷、足三里为主穴,配曲骨、印堂等穴。以主症配主穴,先后顺序施针,只用补法,留针20～30分钟。每日或隔日施针一次。

2.基本穴:太冲、三阴交(补法)、肝俞(泻法)。加减:偏阳亢者,加刺太阳、百会(泻法);肝脾不健、脾胃不和者,加刺足三里(补法)、期门(泻法);皮肤发麻,有蚁行感,关节疼痛者,加四邪(泻法)、中渚(补法)。

3.指压承命穴、太阴蹻穴。见"男性更年期综合征"针灸疗法。

四、现代治验

妇女更年期综合征是常见病、多发病,临床表现亦错综复杂,随着我国逐渐进入老龄化社会,对于本病的研究也显得越发重要,现代医学应用雌激素替代疗法毒副作用较大,而近年来中医药治疗本病取得显著成果,临床研究表明中医治疗能明显改善临床症状,并具有调节神经、内分泌、循环系统的综合作用。

(一)辨证治疗

王五杏等对62例更年期综合征患者进行辨证分型治疗,取得较好疗效。①肝阴血不足,肝气亢盛型(59例),治以养血平肝,药用:当归12 g,白芍30 g,枣仁20 g,百合15 g,沙参10 g,浮小麦60 g,甘草6 g,龙骨20 g,菊花15 g;②肾阳虚型(3例),用金匮肾气合二仙汤治疗,兼脾气虚加白术,兼脾胃阴虚加山药、葛根、石斛,兼肾精不足加肉苁蓉、枸杞子、熟地黄、巴戟天,兼瘀血加郁金、赤芍、桃仁、丹参,兼内热浮越加黄芩、黄柏、黄连等。62例中兼肾精不足者17例。总有效率93.5%[1]。魏琼辨证分4型治疗本病46例,确定相应治则与方药,并随证加减治疗:①月经紊乱,以调节冲任为治,共 16 例。方用:生地黄、熟地黄各12 g,赤芍10 g,川芎6 g,当归10 g,坤草10 g,栀子10 g,牡丹皮10 g,甘草6 g,茯苓10 g,白术10 g,柴胡10 g;②植物神经功能紊乱,以养心益肾为治,共 15 例。方用:生地黄、熟地黄各12 g,茯苓10 g,泽泻10 g,人参10 g,麦冬10 g,五味子6 g,随证加减;③血压升高,以滋肾养肝为治,共 10 例。方用:生地黄、熟地黄各12 g,茯苓10 g,泽泻10 g,首乌10 g,牡丹皮10 g,山茱萸10 g,龟板10 g,枸杞子10 g,菊花10 g,坤草10 g,桑寄生10 g;④有肥胖倾向,以养血利水为治,共 5 例。药用:当归10 g,生地黄12 g,芍药10 g,川芎6 g,半夏10 g,陈皮10 g,茯苓10 g。46 例中显效 19 例(占41.3%),有效 25 例(占 54.35%),无效 2 例(占 4.35%),总有效率为95.65%[2]。张立通过长期的临床观察认为,无论患者在症状上属哪一脏腑为主,辨证均当以肾虚为本。治疗上,补肾兼顾其标,从而达到标本兼治的目的。①肝肾亏损治以滋补肝肾,方用六味地黄汤加味,药用山茱萸15 g,熟地黄25 g,茯苓10 g,山药20 g,牡丹皮10 g,泽泻10 g,女贞子15 g,墨旱莲13 g,草决明15 g。②肾阳虚衰治以温肾扶阳,方用右归丸加减:熟地黄20 g,山药20 g,山茱萸15 g,枸杞子25 g,杜仲10 g,菟丝子、熟地黄20 g,补骨脂15 g,鹿角胶10 g,肉苁蓉15 g。③心肾不交治以交通心肾,方用六味地黄丸合天王补心丹:当归15 g,五味子15 g,麦冬20 g,龟板25 g,生地黄15 g,柏子仁10 g,枣仁10 g,枸杞子20 g,山茱萸15 g,茯苓15 g,远志15 g。④肝气郁结,治以滋肾养阴,疏肝解郁,方用逍遥散合一贯煎,药用:柴胡15 g,牡丹皮15 g,栀子10 g,白芍25 g,枸杞子25 g,香附15 g,郁金15 g,川楝10 g,生地黄15 g,白术15 g,山茱萸15 g,沙参15 g[3]。

(二)专方治疗

李健美等采用滋肾清心汤滋阴降火,交济心肾治疗本病,取得满意疗效,药用:钩藤15 g(后下),牡丹皮10 g,莲子芯5 g,生地黄10 g,紫贝齿20 g(先煎),浮小麦30 g,山药10 g,山茱萸10 g,潼白蒺藜各10 g,生甘草3 g等。每日 1 剂,水煎服。10 天为 1 个疗程,配合心理疏导,结果临床痊愈 9 例,显效 17 例,有效 20 例,无效 2 例,总有效率为95.8%[4]。李晓玲等治疗妇女更年期综合征 56 例,治以清热除湿,调和肝脾、疏肝解郁,药用:黄芩12 g,半夏12 g,柴胡12 g,太子参15 g,生龙牡各20 g,青蒿15 g,香附12 g,甘草5 g。随证加减,每日 1 剂,水煎服,3 周为 1 个疗程。显效 34 例(60.71%),有效 16

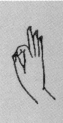

例(28.57%)，无效 6 例(10.72%)，总有效率 89.28%[5]。张翠英采用自拟平调汤治疗本病 68 例，疗效满意，药用：熟地黄9 g，山药12 g，山茱萸9 g，茯苓12 g，牡丹皮12 g，泽泻9 g，柴胡6 g，当归15 g，白芍9 g，肉苁蓉9 g，淫羊藿9 g，龟甲12 g，牡蛎30 g，薄荷6 g。随证加减。水煎服，每次 200~300 ml，每日早晚各 1 次，1 个月为 1 个疗程。同时进行心理疏导，精神安慰，排解不良情绪，避免不良情志刺激。结果痊愈 32 例，显效 23 例，好转 13 例，无效 5 例，总有效率占 92.6%[6]。蔡东升在临床中使用桂枝加龙骨牡蛎汤加减调和阴阳，镇心安神，治疗本病 42 例，疗效显著。药用：桂枝9 g，白芍9 g，生姜9 g，大枣 12 枚，炙甘草6 g，龙骨15 g，牡蛎15 g。随证加减。每天 1 剂，水煎服，每次服用一周后休息一天，4 次为一个疗程。结果：痊愈 24 例，好转 16 例，无效 2 例，总有效率95.2%[7]。周祖保采用清心平肝汤治疗更年期综合征，处方：黄连3 g，麦冬9 g，白芍9 g，白薇9 g，丹参9 g，龙骨15 g，酸枣仁9 g。水煎 2 次，每次 200 ml，早晚分服，每日 1 剂。结果治愈 39 例，占81.25%，好转 7 例，占14.58%，未愈 2 例，占 4.17%，总有效率93.75%[8]。何慕清将符合诊断标准的 65 例更年期综合征患者随机分为治疗组(30 例)和对照组(35例)，治疗组给予中药甘麦大枣汤合温胆汤加减(基本方：黄芩10 g，半夏10 g，陈皮5 g，枳壳10 g，淡竹茹10 g，云茯苓10 g，浮小麦30 g，大枣12 g，炙甘草15 g。随证加减，水煎服，每日 1 剂。同时配合心理治疗)；对照组给予己烯雌酚、安定、谷维素片治疗；均以 3 周为 1 个疗程。1 个疗程后观察两组更年期综合征症状改善的情况。结果治疗组总有效率 93.3%；对照组总有效率62.9%，两组疗效比较有显著性差异($P<0.01$)，治疗组疗效明显优于对照组。说明甘麦大枣汤合温胆汤治疗妇女更年期综合征疗效确切[9]。张静采用自拟滋水平木汤滋阴益肾，养阴平肝治疗妇女更年期综合征 42 例，疗效满意。药用：生地黄30 g，麦冬10 g，百合15 g，白芍15 g，女贞子15 g，枸杞子15 g，夜交藤15 g，五味子15 g，远志10 g，仙灵脾15 g，菟丝子15 g，墨旱莲15 g，龙牡各20 g。每日 1 剂，水煎服，总有效率85.7%[10]。刘爱华用二仙汤加加减治疗妇女更年期综合征 60 例，总有效率90.5%，提示本方有温肾助阳、滋阴宁神、调和阴阳的作用，具有促进卵巢功能和改善雌激素分泌、调节植物神经功能，是治疗妇女更年期综合征的理想方法。方药组成：仙灵脾15 g，仙茅15 g，巴戟天15 g，知母9 g，黄柏9 g，当归9 g。在此基础上加入葛根9 g，淮小麦30 g，炙甘草9 g，大枣7 g，百合20 g，郁金15 g，煅牡蛎30 g。视病情加减。

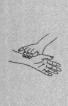

总有效率达 90.5%[11]。马西文对 308 例更年期综合征患者予以更年安片（熟地黄、首乌、麦冬、玄参、地黄、牡丹皮、泽泻、茯苓、珍珠母等,功效:滋阴清热,除烦安神)治疗,1 天 3 次,4 周为 1 个疗程。结果:痊愈 102 例,显效104 例,有效 78 例,无效 24 例,总有效率为 92.2%[12]。金自强采用调阴和阳汤治疗更年期综合征 84 例,取得良好疗效,药物组成:柴胡、桂枝、炒白芍、黄芩各10 g,姜半夏12 g,炙甘草10 g,龙骨(先煎)30 g,牡丹皮12 g,地骨皮、党参各15 g,墨旱莲、淫羊藿各12 g,仙茅30 g,麻黄根15 g。随证加减,1 天 1剂,水煎服,1 个月为 1 个疗程。治愈 40 例,好转 34 例,无效 10 例,总有效率88.1%[13]。陆涛等用自拟更年汤防治妇女更年期综合征 60 例,药用:肉桂2 g,黄连4 g,山茱萸10 g,黄精15 g,仙灵脾15 g,知母10 g,黄柏10 g,石菖蒲10 g,生龙齿15 g,合欢皮15 g,代代花15 g,淮小麦30 g,丹参15 g,随证加减。每日 1 剂,水煎服,1 个月为 1 个疗程。显效 26 例,有效 28 例,无效 6 例,总有效率为90%[14]。

(三)针灸治疗

1. 针刺与灸法

刘方土用针刺治疗妇女更年期综合征 36 例,主穴取内关(双)、足三里(双)、三阴交(双)。随症配穴,月经紊乱不调者,配肾俞(双)、气海穴;兼失眠多梦者,加神门穴(双);兼潮热多汗者,加双侧合谷穴;心悸者加双侧心俞穴;眩晕、头昏头痛者,加百会穴、双侧风池穴。根据虚实辨证采用"实则泻之,虚则补之"的治疗原则,选用提插、捻转、平补平泻手法,每日或隔日治疗1 次,治疗 10 天为 1 个疗程。36 例痊愈 25 例,占 69.44%,好转 9 例,占25%,无效 2 例,占 5.56%;总有效率94.44%[15]。李静等以针刺治疗妇女更年期综合征 34 例,取穴:主穴,气海、三阴交。配穴,内关、四神聪、太冲。气海、内关、太冲穴施捻转泻法,三阴交施捻转补法,四神聪施平补平泻法。留针 30 分钟。每日 1 次,10 天为 1 个疗程。结果 34 例痊愈 19 例,好转 12例,无效 3 例,总有效率91.17%[16]。詹光宗采用体针辩证取穴,对 83 例妇女更年期综合征患者进行治疗:①颜面阵发性潮红,出汗,失眠,眩晕,情绪易激动或忧郁,心悸,口干,耳鸣,手足心热,舌质红,脉细数,血压偏高。可采用平肝潜阳法,取穴:太冲太虚风池百会,随症选穴:心热加大陵,烦热加涌泉、照海;腰酸痛加肾俞、腰阳关。②面色苍白,神疲肢怠,纳少腹胀,大便溏泻,面浮肢肿,舌淡苔薄,脉沉细无力,采用补脾养胃法,取穴:脾俞肾俞中脘章门足三里,随症选穴:腹胀加下脘、气海;便溏加天枢、阴陵泉;浮肿加关元、水分、足三里。③形体肥胖、胸闷吐痰,脘腹胀满,嗳气吞酸,恶心食少,浮肿便溏,苔腻脉滑,宜采用理气化痰法。取穴:膻中中脘气海丰隆支沟三阴交。根据症状取相应毫针,并根据具体情况采用不同针法,每日或隔日一次,5 至 10 天为 1 个疗程。结果 83 例中治愈 69 例,占 83%,有效 14 例,占 17%,总有效率 100%。表明采用体针治疗更年期综合征有效率高,经济、安全、方便、实用[17]。周斌等报道针灸治疗妇女更年期综合征 60 例,以滋养肝肾,调理冲任为法。取穴:Ⅰ组中极、子宫穴Ⅱ组气海、膻中、双侧期门,配穴:腹胀纳差者,配建里和内关;面部烘热多汗者,配合谷和复溜;头昏,神疲,记忆力下降,睡眠差者加印堂、神庭、双侧本神,还可选择性运用行间、太冲、太溪、三阴交、关元、神门、四神聪等。两组主穴轮换使用,配穴则随症加减,均留针 30 分钟,腹部穴位加灸。60 例患者中治愈 56 例,占 93.3%[18]。

2. 穴位敷贴

王玲采用穴位敷贴治疗妇女更年期综合征 40 例,选穴:①关元、肾俞;②肝俞、太冲;③心俞、气海;④中极、太溪;⑤三阴交、足三里。穴位局部消毒,待皮肤干燥后将白芥子泥丸置于穴位上,外用胶布贴上固定,敷贴后 2~4 小时局部出现灼热瘙痒感时即除去药丸及胶布,此时皮肤充血但无溃破,每次选一组穴,依次轮替选用,隔日 1 次,10 次为 1 个疗程。40 例痊愈 6 例,显效 12 例,有效 17 例,无效 5 例,总有效率为 87.5%[19]。

3. 耳穴贴压

朱江等用耳穴贴压治疗妇女更年期综合征 59 例,用王不留行籽取肝、肾、内分泌、内生殖器、交感为主穴;心、胃、大肠、神门、皮质下、脾、三焦、耳背沟为辅穴。主穴每次必选,辅穴选择 2~4 个,贴压后嘱患者每天按压穴位 5~6 次,以耳廓出现热、胀、微痛感为度,每周换贴 1 次,5 次为 1 个疗程[20]。

4. 穴位注射

曾振秀等采用穴位注射治疗妇女更年期综合征 38 例,取穴:肝俞、肾俞、足三里、三阴交。选用 10% 当归注射液配 10% 五味子注射液,以上穴位交替使用,每次取 2 对穴位,背俞穴和体穴各 1 对,每日 1 次,6 次为 1 个疗程。38 例中痊愈 20 例,占 52.6%;显效 15 例,占 39.5%;无效 3 例,占 7.9%;总有效率为 92.1%[21]。

5.针药结合

孙正军采用针刺与药物结合的方法治疗妇女更年期患者42例。取穴：主穴：心俞、膈俞、肝俞、肾俞、太冲、太溪。依据症状再酌情配2~3穴，毫针刺以平补平泻，留针30分钟，隔日1次，15次为1个疗程。中药：当归12 g，酸枣仁20 g，白芍20 g，甘草6 g，沙参10 g，浮小麦30 g，百合12 g，菊花12 g。兼肝气郁滞者加郁金10 g，橘叶10 g。参考改良 Kupperman 评分标准，对治疗前、治疗1个疗程、2个疗程后症状得分进行统计学分析。治疗1个疗程、2个疗程后 k 评分、中医评分较治前均有显著性下降（$P < 0.05$）。治疗1个疗程、2个疗程时 k 评分临床有效率分别为45.23%、78.57%；中医评分有效率分别为52.38%、80.95%。表明针药结合对改善更年期综合征症状有明显疗效[22]。王彩云等采用中药、针灸方法治疗本病36例，疗效满意。①中药：熟地黄15 g，山药20 g，枸杞子15 g，山茱萸10 g，茯苓20 g，牡丹皮10 g，当归10 g，炙甘草5 g。随证加减，每日1剂，水煎服。②针灸：主穴：大椎、关元、气海、中脘、肾俞、合谷、足三里。配穴：曲骨、印堂等。刺法：以主症配主穴，以顺序施针，只补不泻，留针20~30分钟，每日或隔日施针1次，均以10天为1个疗程。36例患者中显效23例，有效11例，无效2例[23]。赵雅丽运用六味地黄汤加减配合针刺治疗妇女更年期综合征42例。①将患者分为阴虚火旺型（13例）、肾阴亏虚、心肾不交型（10例）、肝气郁结型（7例）、痰湿瘀阻型（6例）、阴阳俱虚型（6例）。基本方：熟地黄25 g，山茱萸12 g，山药20 g，泽泻10 g，茯苓10 g，牡丹皮9 g。根据以上分型辨证加减。每日1剂，水煎服。每服6剂，停药3日，24日为1个疗程。②针刺疗法：a.耳穴。主穴：神门、皮质下、内分泌、肾。配穴：心、肝、子宫、耳尖。主穴选2个，配穴选1~2个，每次选3~4穴。b.体针。取穴：内关、合谷、外关、曲池、阳陵泉、足三里、三阴交、膻中、血海、肾俞、肝俞、脾俞。每次选4穴。每日1次，治疗6日，停3日，24日为1个疗程。总有效率95.2%[24]。

（四）健身气功与推拿按摩

1.推拿按摩

童玉霞通过按摩手法治疗妇女更年期综合征39例，治疗原则为补益肾气，平衡阴阳，调和气血，固本培元。施治中注意治脾，循脾经、胃经、膀胱经路线取有关穴位，加强腹部胸背及小腿部位的手法，以补为主，兼用平补平泻的手法，能使脾气健旺，从而气血脏功能协调，经脉通畅，冲任充盛，经断

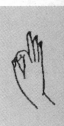

337

前后诸症得以好转。结果 28 例基本痊愈,5 例好转,6 例病情改善[25]。极泉是手少阴心经要穴,在临床上因穴居腋窝针灸不便,所以很少应用,武邵在多年的工作中发现手法弹拨极泉,能够迅速改善因气血不畅引起的心悸、胸闷、气短、呼吸困难、悲烦欲哭等症,并且对咽炎、月经不调、乳房疾病、妇女更年期综合征、头痛、失眠、神经衰弱以及心脑疾病等都能奏效。采用单手弹筋法,以弹拨左侧极泉为主,患者仰卧位或坐位均可,弹拨时间 5 ~ 10 分钟为宜,在辨证配穴上根据不同病情选穴,更年期综合征配关元、三阴交,疗效优于常规的针刺治疗[26]。

2. 健身气功治疗

吴人照等将 50 例妇女更年期综合征患者随机分为气功组和药物对照组,气功组采用桩功结合保健功法:静功——桩功;动功——主要有劳宫开合、导气令和、扭腰晃膀、吊腰旋臀、前后浪动、放松抖动、静息养气、搓手收功。药物对照组口服维生素 E、维生素 B_6,酌情配合谷维素或安定。结果:气功组(有效率 93%)临床疗效优于对照组(有效率 80%)[27]。

(五)食疗

海岩介绍 3 种妇女更年期综合征食疗方:①甘麦大枣汤(小麦30 g,红枣10 枚,甘草10 g,水煎代茶饮),功效:养心安神。②龙牡石决粥(煅石决明30 g,煅龙骨30 g,煅牡蛎30 g,糯米100 g,红糖适量),功效:平肝潜阳、镇静安神。③桑椹酱(新鲜桑椹500 g,冰糖200 g,文火熬成酱),功效:补肝益肾,养血明目[28]。武深秋介绍多种妇女更年期综合征药膳疗法,如沙参虫草炖龟肉(沙参20 g,冬虫夏草10 g,乌龟 1 只)、黄精山药炖鸡(黄精30 g,山药60 g,鸡肉500 g)、大枣粥(大枣 10 ~ 15 枚,粳米50 g)、当归炖羊肉(当归30 g,羊肉250 g)、黄芪炖母鸡(黄芪120 g,母鸡 1 只)、枸杞子栗子炖羊肉(枸杞子15 g,栗子20 g,羊肉100 g)等[29]。

(六)心理治疗

随着医学的发展,医学模式发生了转变,心身医学日益受到临床各学科的重视,人们开始重视社会及心理因素对妇女更年期的影响。心理状态良好的妇女,在更年期内可以无任何不适症状,而性格脆弱、易受刺激的妇女,更年期症状就严重得多,对此施以心理护理及治疗显得越来越重要。

董亚娟等对 660 例妇女更年期综合征患者进行心理咨询,施以心理护理,轻症患者以心理治疗为主,重症及伴有病理疾病的患者以药物治疗为

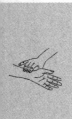

主,配合心理治疗,收到了良好的效果。具体做法包括:①建立患者对医护人员良好的第一印象,这是获得良好治疗效果的先决条件;②提高诊疗水平为心理治疗创造条件;③实施心理疏导,掌握患者的心理需要[30]。钟跃青对68例47~48岁该病患者施行心理疗法和中医调适。首先是实施心理治疗,给患者介绍有关更年期和更年期综合征的有关知识,使患者了解更年期的生理过程,掌握必要的保健措施,消除恐惧和忧虑,正确处理好生活中的各种矛盾,适当参加体育锻炼等,保持肝气的条达舒畅。其次,按中医辨证论治分4型给予合理调适。①肝肾阴虚及阴虚火旺型以六味地黄汤加黄精、首乌、浮小麦、五味子、龙齿等;②脾肾阳虚以归脾汤或真武汤加减,添加菟丝子、巴戟天、杜仲;③痰瘀相阻型以桃红四物合温胆汤,加白术、菟丝子等;④肝气郁结,以逍遥散加减。经中医心理及药物调理2~3个月,显效30例,好转33例,总有效率为92.6%。无效5例[31]。

参考文献

[1]王五杏,等. 辨证治疗妇女更年期综合征62例[J]. 中国中医药信息杂志,2005,12(7):62-63.

[2]魏琼. 辨证施治妇女更年期综合征46例[J]. 时珍国医国药,2001,12(12):1139.

[3]张立. 妇女更年期综合征的辨证分型与治疗[J]. 中医药学刊,2002,20(4):534.

[4]李健美,等. 滋肾清心汤加减治疗妇女更年期综合征48例[J]. 吉林中医药,2007,27(12):28.

[5]李晓玲,等. 妇女更年期综合征从湿热论治体会(附56例临床分析)[J]. 云南中医中药杂志,2001,22(3):18-19.

[6]张翠英. 平调汤治疗妇女更年期综合征68例[J]. 中医研究,2007,20(9):48-49.

[7]蔡东升. 桂枝加龙骨牡蛎汤治疗42例妇女更年期综合征疗效观察[J]. 光明中医,2007,22(8):43-44.

[8]周祖保. 清心平肝汤治疗更年期综合征疗效观察[J]. 中国医药导报,2007(8):91.

[9]何慕清. 甘麦大枣汤合温胆汤治疗妇女更年期综合征[J]. 右江医

学，2007，35（1）：28－29.

[10]张静. 自拟滋水平木汤治疗妇女更年期综合征42例［J］. 实用中医内科杂志，2006，20（6）：617.

[11]刘爱华. 二仙汤加减治疗更年期综合征60例［J］. 中华现代中医学杂志，2006，2（4）：368－369.

[12]马西文. 更年安片治疗妇女更年期综合征308例［J］. 陕西中医，2006，27（10）：1175.

[13]金自强. 调阴和阳汤治疗妇女更年期综合征84例［J］. 浙江中西医结合杂志，2006，16（7）：446－447.

[14]陆涛，等. 自拟更年汤防治妇女更年期综合征60例［J］. 上海中医药杂志，2005，39（8）：33－34.

[15]刘方土. 针刺治疗妇女更年期综合征36例［J］. 江西中医药，2002，33（3）：38.

[16]李静，等. 针刺治疗妇女更年期综合征34例［J］. 中国针灸，1999，19（9）：550.

[17]詹光宗. 体针治疗妇女更年期综合征疗效观察［J］. 西南军医，2007，9（6）：65.

[18]周斌，等. 针灸治疗妇女更年期综合征60例临床观察［J］. 哈尔滨医药，2004，24（5）：45.

[19]王玲. 穴位敷贴治疗妇女更年期综合征40例［J］. 江西中医药，1996，27（2）：38.

[20]朱江，等. 耳穴贴压治疗妇女更年期综合征59例［J］. 上海针灸杂志，1995，14（6）：253－254.

[21]曾振秀，等. 穴位注射治疗妇女更年期综合征38例观察［J］. 中医药学刊，2001，19（5）：524.

[22]孙正军. 针药结合治疗妇女更年期综合征42例［J］. 针灸临床杂志，2006，22（8）：18－19.

[23]王彩云，等. 中药加针灸治疗妇女更年期综合征36例［J］. 世界今日医学杂志，2004，5（5）：369.

[24]赵雅丽. 六味地黄汤加减配合针刺治疗妇女更年期综合征42例［J］. 河北中医，2002，24（9）：657－658.

[25]童玉霞. 浅谈按摩治疗妇女更年期综合征[J]. 按摩与导引, 1996 (2):15 - 17.

[26]武邵. 极泉穴弹拨法治杂症[J]. 中国针灸, 2006, 26(10):762.

[27]吴人照, 等. 气功治疗50例妇女更年期综合征的临床研究[J]. 上海中医药杂志, 1996(2):26 - 28.

[28]海岩. 妇女更年期综合征食疗方[J]. 养生大世界, 2003(2):31.

[29]武深秋. 妇女更年期综合征药膳疗法[J]. 药膳食疗, 2003(6): 32.

[30]董亚娟, 等. 妇女更年期综合征的心理护理[J]. 中国医药卫生, 2005, 6(8):84.

[31]钟跃青. 妇女更年期综合征68例的中医调适[J]. 医学信息:医学与计算机应用, 2003, 16(6):331 - 332.

下编 各论

第四章　男女性相关疾病

　　所谓性相关疾病,是指不属于上述性传播疾病、性功能障碍疾病和性激素异常疾病的范围,但又与男女性器官密切相关而其他各科不收或少收的疑难怪病,划归为男女性相关疾病。本章共收疾病 23 种,均为临床上疑难而又怪异的病证,中医对此类疑难怪病有着特殊的治疗方法,特别是近年来中医对此类疾病的治疗积累了丰富的经验,有着比较显著的治疗效果。

第一节　男子不育

　　关于不生育的概念,迄今仍不统一。传统的观点认为婚后有正常的性生活,一起生活二年而不生育者,称为不育症。现代由于晚婚倾向,美国不育学会建议一年为限的标准,渐被大多数人所接受。我国目前一般多以二年为限。在不能生育的夫妇中,男方的因素在一半以上,甚至更高。欧美占 40% ~ 50% ,日本达 40% ~ 70.5% ,且有逐渐增高的趋势,我国的情况亦相差无几。临床常见男性不育的原因,可归结为两类(先天缺陷不计入其内),一是性功能障碍疾病,如阳痿、早泄、不射精等(可参看有关疾病),另一类是男子精液异常,精液常规检查,精子总数目不足 6 000 万个,活动力低于 60% ,或完全无精子等异常情况,虽然后一类一般不影响性生活,但影响生育能力。据报道,分析一万例男性不育病例结果表明,精液方面的因素占 64.8% ,性功能障碍方面的原因占 21.2% ,而其他原因仅占 14% 。另 250 例中,属精液异常者达 84.4%[1] 。性功能障碍疾病导致男子不育的治疗已在本篇第二章中讨论,本病着重讨论精液异常因素致男子不育的治疗。

一、病因病机

　　1.肾阴阳两虚:先天禀赋不足,或后天失其保养,肾中阴精亏虚,或肾阳匮乏,导致精血亏少或精气虚冷,则生育无能。

2.气虚血少：营养不足，或久病伤及脾胃，气血生化无源，精血互为资生，气虚血少，精失化源，不能化生精气，则不能生育。

3.气滞血瘀：素有情怀不畅，抑郁寡欢，肝气不舒，气机郁滞，血运不畅，气血瘀阻，以致影响精气化生，或阻塞经脉，影响生育能力。

4.痰湿壅盛：素体肥胖痰湿体质，或素嗜肥甘厚腻滋生痰湿之品，致使痰湿壅盛，气机受阻，阳气被遏，精气不化，或闭阻精窍而不能生育。

二、诊断要点

夫妇结婚同房二年以上，没采用任何避孕措施，女子经检查证实生育机能正常，男子性机能基本正常（性功能障碍致不育参看第二章），而致使女方不能受孕者，可以诊断为本病。

三、中医治疗

（一）辨证论治

1.肾阴阳两虚

①阴精亏虚：婚后不育，精液量少，精子数目少，或精液黏稠，不液化或液化时间延长，或 pH 值偏高。患者腰脊酸痛，头晕耳鸣，颧红唇赤，手足心热口燥咽干，心情烦躁，眠差多梦，多有遗精，舌红少苔，脉细数。

[治法]滋肾填精，兼清虚热。

[方药]生髓育麟丹（《辨证录》）加减。

山茱萸12 g，熟地黄15 g，桑椹子9 g，龟胶（烊服）9 g，鱼鳔胶（烊服）9 g，菟丝子15 g，山药12 g，当归9 g，麦冬12 g，北五味6 g，肉苁蓉9 g，胎盘粉（冲服）5 g，枸杞子12 g，牡丹皮12 g，知母9 g。水煎服。

②肾阳不足：婚后不育，精液稀薄清冷，黏稠度过低，精子活动力差，死亡和畸形精子的比例大。患者性欲低下，畏寒怯冷，手足不温，常伴遗精、早泄、阳痿，神乏倦怠，面色㿠白，小便清长，夜尿多，舌淡苔白，脉沉细弱，或沉迟无力。

[治法]温肾助阳，兼以益精。

[方药]赞育丹（《景岳全书》）。

熟地黄12 g，白术12 g，当归12 g，枸杞子12 g，杜仲15 g，仙茅12 g，巴戟天肉15 g，山茱萸9 g，淫羊藿15 g，肉苁蓉15 g，韭菜子12 g，蛇床子9 g，制附子

(先煎)9 g,肉桂5 g。水煎服。

2. 气虚血少

结婚后多年不育,精液量少,精子数目少,不成熟精子、畸形、死精多,活动力差。患者形体消瘦,纳差食少,精神不振,肢软乏力,面色无华,心悸气短、性欲减退,多有遗精、早泄,舌淡薄白苔,脉细软无力。

[治法]补益气血,兼调心脾。

[方药]十全大补汤(《和剂局方》)。

当归12 g,川芎9 g,白芍12 g,熟地黄15 g,人参6 g,白术12 g,茯苓12 g,黄芪30 g,肉桂5 g,炙甘草6 g,生姜 3 片,大枣 5 枚。水煎服。

3. 气滞血瘀

婚后多年不育,精液量少,精子数目少,活动力差,或精液黏稠度偏高,液化时间延长,或 pH 值偏低。患者情绪差,忧思抑郁或烦躁易怒,胸胁胀痛,嗳气,或伴不射精症,阴部坠胀,舌质暗红或有瘀斑,脉弦涩。

[治法]行气化瘀,兼以理肝。

[方药]复元活血汤(《医学发明》)加减。

柴胡12 g,当归12 g,红花6 g,炮山甲6 g,桃仁9 g,甘草6 g,香附12 g,枳壳12 g,路路通12 g,川芎6 g,川牛膝12 g,鸡血藤30 g,枸杞子12 g,青皮12 g。水煎服。

4. 痰湿壅盛

婚后多年不育,精液量多,精子活动度受限,精液黏稠,不易液化,或液化时间延长。患者体质肥胖,懒动嗜卧,性欲偏低,痰涎较多,口腻头昏重,舌质淡胖,有齿痕,苔白腻,脉弦滑或沉迟。

[治法]燥湿化痰,兼理气温阳。

[方药]导痰汤(《妇人良方》)加味。

半夏6 g,胆南星5 g,枳实12 g,茯苓12 g,橘红9 g,生姜3 g,甘草3 g,苍术12 g,冬瓜仁15 g,荷叶6 g,车前子仁12 g,淫羊藿15 g,木香12 g,仙茅12 g。水煎服。

(二)针灸疗法

1. 取穴:关元、大赫、三阴交、肾俞。针刺时关元、大赫针感要求直达阴茎,以平补平泻为主,针灸并施,使局部皮肤发红,针下有热感,留针 30 分钟,隔日 1 次,15 次为一疗程。

2. 取穴:①关元、气穴、三阴交。②命门、肾俞、太溪。隔姜灸关元、气穴,针三阴交穴治疗五天后换第二组,用隔姜灸命门、肾俞、针太溪穴。每穴灸大艾柱五壮,每天1次,10次为一疗程,休息五天,进行第二疗程。

（三）单秘验方

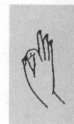

1. 海马、羊睾丸、胎盘各等量。海马用沙炒烫至黄脆,粉碎过80目筛备用;羊睾丸用清水洗净,绞成肉馅状,烘干,铅碎,过80目筛备用;胎盘亦与羊睾丸同法制成粉备用。三味药粉等量混匀,每天服用3次,每次2g,白开水送服。

2. 熟地黄12g,狗脊12g,肉苁蓉12g,山药10g,仙茅10g,锁阳10g,胡芦巴10g,附子10g,菟丝子10g,淫羊藿10g,阳起石10g,牛膝10g,炙甘草6g。水煎服。

3. 制首乌15g,韭菜子12g,当归12g,熟地黄12g,菟丝子10g,覆盆子12g,仙灵脾12g,川牛膝12g。每日一剂。

4. 五子衍宗丸:菟丝子240g,枸杞子120g,覆盆子120g,五味子90g,车前子90g。炼蜜为丸,如梧桐子大,每早米汤或白开水送下9g。

5. 鱼鳔珠120g,紫河车60g,炙狗肾60g,每日3次,每次吞服12g。

四、现代治验

精液常规化验:避房事3~5天,用手淫方法采精液于干净玻璃瓶内,立即送检验(最迟不能超过射精后一小时)。精液常规化验的正常值:①精液量:一次正常射精量为2~5ml。②精液色泽:正常色泽为灰白色或乳白色,久未排精者,可呈浅黄色。③精液黏稠度及液化时间:正常精液是黏稠的。黏稠度太低,为精液清稀,属于不正常。精液离体后5~10分钟开始液化,半小时左右完全液化。液化时间延长(大于1小时)或不液化,均可抑制精子的活动。④精液酸碱度(pH值):正常精液的pH值为7.8~8.4,pH值过低或过高均可影响精子的存活。⑤精子数量:每ml精液中应有精子6 000万~2亿个,少于2 000万者,则影响生育。⑥精子形态:正常精子的形态如蝌蚪,分头、颈、体、尾四部分,头部较大,呈圆形或椭圆形。每个精子的总长度为50~60μm。畸形精子不应超过总数的20%。⑦精子活动度:活动度包括活动数、活动力、活动期。总的具有活动力的精子应占70%~90%,其中应有50%~60%的精子离体后2~3小时仍能活动;或其活动力应持续3~6小时。活动力减弱或死精子过多,均影响生育。

造成男性不育的原因很多,因精液异常所致者占首位,精液异常是指精液量、颜色、酸碱度、黏稠度及精子计数、活动率、活动度、形态的异常改变。大致可分为无精子症、精子过少症、死精子过多症、精液不液化症等4类。其中后3类又不同程度存在着精子质量差的问题(包括活动力差、畸形率高等)。近年来,中医治疗由精液异常所致男子不育方面报道较多,进展较快,效果较好,现综述如下。

(一)专方治疗

张振卿用十子延宗丸治疗精液异常不育症58例,基本方:菟丝子(酒煮晒干)、枸杞子、车前子(酒蒸)、覆盆子(酒蒸)、五味子、韭菜子(炒热)、沙苑子、桑椹子、蛇床子、女贞子(蒸晒)、熟地黄(酒蒸,砂仁炒)、山药、山茱萸(酒蒸)、茯苓、泽泻、牡丹皮、紫河车(酒闷捣烂干燥)、黄精、何首乌、鹿角胶、肉苁蓉(盐酒炒)、巴戟天(盐酒炒)、仙茅(米泔水浸,去赤水)、淫羊藿(羊油炒)、锁阳(酒洗)、炙黄芪、党参、炒白术、当归、丹参、白花蛇舌草、蒲公英、砂仁、陈皮、甘草。制用法:将地黄、枸杞子、桑椹子全部及余药半量水蒸取汁,余药干燥粉碎,药汁泛丸如绿豆大,每服20 g,早晚空腹服用,1个月为1疗程,每个疗程结束后复查1次精液常规,了解精液质量的动态变化,以指导用药及疗效观察。结果:58例中治愈24例(41.38%),显效23例(39.46%),有效6例(10.34%),总有效率91.38%[2]。田献忠等在五子衍宗丸基础上加味,配成生精助育丸口服,治疗精液异常不育症70例。基本组成:鹿茸20 g,熟地黄、枸杞子各100 g,菟丝子(盐炒)、五味子、覆盆子、车前子(盐炒)、山茱萸、肉苁蓉、巴戟天、锁阳、淫羊藿、川续断各60 g,甘草30 g,随证加减。诸药焙干共为细末(过细筛),炼蜜为90丸,每丸约含生药9 g,每次1丸,每日3次,温开水送服,1个月为1疗程。依据病情可连服1~3个疗程。结果:70例病人中治愈55例,占78.6%;好转9例,占12.8%;总有效率为91.4%。该方对精子存活率及活动力低下,精子计数稀少效果良好,对无精子及精液液化不良者无效[3]。

宋鸿雁等采用自拟益精六五煎治疗男性精液异常不育症57例,该方有补肾固精、壮阳起痿的疗效。药用:熟地黄、枸杞子各25 g,山药、仙灵脾各15 g,山茱萸12 g,菟丝子30 g,泽泻、茯苓、牡丹皮、覆盆子、车前子、当归、紫河车、肉苁蓉各10 g,五味子、炙甘草各6 g。随证加减,每日1剂,水煎服,每月用药 15d 为 1 疗程。结果:57 例治愈 32 例,有效 23 例,无效 2 例,总有效率达96.49%[4]。乔铁锤自拟生精汤治疗精液异常不育症90 例,疗效满意,生精汤方药组成:阳起石30 g。锁阳20 g,韭菜子15 g,沙苑子10 g,菟丝子25 g,覆盆子20 g,枸杞子15 g,太子参20 g,石韦15 g,砂仁10 g,车前子(包煎)15 g。随证加减,每日 1 剂,60d 为 1 疗程。结果:治愈 47 例,显效 26 例,有效 8 例,无效 9 例,有效率 90%[5]。谢普练等用健脾祛湿为主的治疗方法,并随证加减,治疗精液异常男性不育 143 例。基本用药有:党参、太子参20 g,白术15 g,茯苓20 g,淮山药20 g,砂仁10 g(后下),苍术10 g,陈皮5 g,蛇床子10 g,车前子20 g,女贞子20 g,墨旱莲15 g等。水煎服,每日 1 剂,疗程共 3 个月。结果:3 个月内治愈 27 例,占 18.9%;显效 49 例,占 34.3%,有效 50 例,占35%。有效率达88.1%[6]。韩兰英等用生精汤治疗精液异常不育症87 例,生精汤基本方:山药、山茱萸、覆盆子、桑椹、黄柏、枸杞子、菟丝子各15 g,熟地黄、何首乌各12 g,麦芽18 g,鹿角胶、牡丹皮各9 g,当归、甘草各6 g。加减:偏阳虚者加巴戟天、淫羊藿;偏阴虚者加龟板、知母;湿热下注加夏枯草、蒲公英;气滞血瘀者加川芎、赤芍。每天 1 剂,水煎 2 次,分 2 次空腹服。3 个月为 1 个疗程,共治疗 3 疗程。每月复查 1 次精液常规,观察治疗前后精液各参数(精液量、液化时间、精子密度、活动率、精液形态)的变化及生育情况。结果:治愈 12 例,显效 48 例,有效 19 例,无效 8 例,总有效率90.8%。治疗前后精液各参数变化比较,差异均有非常显著的统计学意义($P < 0.01$),表明生精汤治疗精液异常不育症,能有效改善并提高精子数量、活动力和精液质量,起到生精助育的作用[7]。杨国桥等用滋肾育阴的方法治疗男性精液异常不育症165 例,并根据患者寒热虚实不同情况,酌情加减,以六味地黄汤加杜仲、枸杞子、菟丝子、覆盆子、淡大芸、龟板等为基本方。有兼证者适当加减:虚火甚者龟板加量,并加知母、黄柏;阳虚甚者酌加仙茅、巴戟天、韭菜子、淫羊藿;有湿热者去以上滋补之品,加虎杖、滑石、薏苡仁;血瘀者酌加蜈蚣、红花。每疗程以海马 10 对(60~100 g),湿热甚者暂不用,焙黄研细,每次服 1~1.5 g,1 日 2 次兑上方汤药服,1 个月为 1 个疗程。一般 1~3 个疗程,服药前做精液常规检查为依据,1 个疗程结束化验 1 次作对照,完全正常或待女方怀孕即停止治疗。同时对女方出现的如气血不足,肝郁血瘀,湿热内蕴等进行相应调治,以增加受孕机会。结果:165 例治愈 90 例,总有效率为 96%[8]。丁彩飞等用生精 1 号治疗精液异常男性不育 151 例,

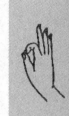

采用自身对照方法,观察 151 例男性不育症患者精液常规质量、性激素治疗前后的变化情况。生精 1 号以补肾生精、温阳填精立法,药物组成包括:鹿角胶、菟丝子、葫芦巴、蛇床子、仙灵脾、制首乌、枸杞子、当归、五味子等。每日煎 2 次,每次 80 ml 口服,连续 3 个月。结果:151 例患者经治疗 1 个疗程,治愈 33 例,占 21.9%;显效 76 例,占 50.3%;总有效率 72.2%。治疗前后精液各参数比较有显著性差异,治疗后较低水平的 LH、T 达到正常水平,与治疗前比较有显著性差异。表明生精 1 号能提高精子数量、活率及精子活力,降低精子畸形率,提高生育力,改善内分泌功能[9]。陈文道用补肾填精法治疗精液异常不育症 42 例,疗效满意。以温肾填精为治疗原则,基本方:熟地黄、菟丝子各30 g,枸杞子、山茱萸、丹参各15 g,何首乌、肉苁蓉、巴戟天各10 g,鹿角胶、龟板胶各10 g(烊冲),紫河车粉10 g(冲服),砂仁10 g,随证加减,每日 1 剂,水煎服。1 个月为 1 个疗程。3 个月后评定疗效。结果:42 例治愈 26 例,占 61.9%;显效 9 例,占 21.43%;有效 2 例,占 4.76%;总有效率为 88.10%[10]。

王治中以自拟五六散治疗男性精液异常不育症,疗效满意。处方:菟丝子、覆盆子、山药各20 g,车前子、五味子、枸杞子、熟地黄、山茱萸、茯苓、牡丹皮、巴戟天各10 g,王不留行、仙茅、制何首乌各15 g,泽泻6 g。诸药共研细末,每次10 g,每天 2 次,温开水调服,3 个月为 1 个疗程。一般用药 1～4 个疗程,每个疗程后复查精液。对有合并前列腺炎患者给予阿奇霉素口服,每次0.25 g,每天 1 次,洛美沙星,每次0.2 g,每天 2 次。结果:痊愈率47.19%,总有效率85.39%[11]。危常鹏等应用经验方危氏福新嗣育散治疗精液异常不育症,疗效满意。危氏福新嗣育散组成:熟地黄80 g,山药70 g,酸枣仁、枸杞子、杜仲、怀牛膝、巴戟天、淫羊藿、茯苓、菟丝子、肉苁蓉、何首乌、炒白术各60 g,肉桂、小茴香各30 g,当归40 g,人参45 g,鹿茸50 g,紫河车 2 具。诸药研成细末,加熟糯米粉250 g混合均匀,每次10 g,温盐水冲服,每天 3 次,45 天为 1 个疗程,服药 1 个疗程后复查精液 1 次,一般治疗 2～4 疗程。结果:治愈 36 例,显效 25 例,有效 20 例,无效 9 例,总有效率90%[12]。

关艳冰等用黄精赞育胶囊治疗精液异常致不育症 57 例。患者均服用黄精赞育胶囊(由黄精、熟地黄、枸杞子、芡实、莲子、山药、党参、茯苓、薏苡仁、当归组成,每粒含生药0.31 g),每次 4 粒,每天 3 次,3 个月为 1 个疗程。结果:经 1～2 个疗程治疗后,痊愈 12 例,显效 22 例,有效 16 例,无效 7 例。总有效率87.72%。而且治疗前后精液各项参数比较,差异有非常显著的统计学意义($P<0.01$),精液质量明显改善[13]。

（二）专方结合辨证分型治疗

汪萍等以自拟补肾生精优生汤治疗精液异常不育症204例。辨证分3型治疗:①阴精亏损型:治以生精固本,滋阴益肾,方药:1号方,即基本方药:菟丝子15 g,覆盆子12 g,五味子12 g,车前子12 g,枸杞子15 g,女贞子15 g,沙苑子12 g,黄精30 g,制首乌12 g,当归10 g,鹿角胶12 g,肉苁蓉15 g,山药15 g,山茱萸15 g。水煎服,每日1剂,1个月为1个疗程。②肾虚湿热下注型:治以滋肾养阴,清热利湿,基本方加黄柏、败酱草、知母、玄参、路路通。③肾阳虚衰型:治以温肾助阳,益精滋肾,基本方加仙灵脾、阳起石、锁阳。结果204例治愈173例,占84.8%;有效率96.08%[14]。程宇清运用生精补血法辨证加减治疗精液异常性不育症48例,其中脾虚痰湿型10例,湿热蕴阻型12例,肾气亏虚型20例,肝气郁结型6例。基本方:熟地黄、黄精、丹参各15 g,仙灵脾、泽兰、川续断、当归各10 g。脾虚型加黄芪、白术;痰湿型加半夏、茯苓,去熟地黄、黄精;湿热型去熟地黄,加栀子、黄柏、泽泻;肾虚型加鹿角胶、紫河车、菟丝子;肝郁型加柴胡、香附;精子活动差者加白芍、蜈蚣、露蜂房。早期每日1剂,早晚分服,后期可隔日1剂,1个月为1个疗程,一般2~3个疗程,同时辅以心理治疗。结果:48例中痊愈20例,临床治愈18例,有效4例,无效6例,临床治愈率79.1%,总有效率87.5%。提示本法有生精补血,改善生殖系统循环,提高精子质量的作用[15]。陈光家等自拟生育汤治疗精液异常不育症366例,生育汤组成:仙灵脾、枸杞子、菟丝子各15 g,覆盆子、车前子(包)、黄精、锁阳、肉苁蓉、泽泻各12 g,当归、五味子、山茱萸各10 g。加减:肾阴虚型合六味地黄丸(汤);肾阳虚型加熟附片、鹿角霜、巴戟天;脾肾两虚型合归脾丸(汤);湿热下注型合五味消毒饮或加蒲公英、白花蛇舌草、败酱草等;肝经瘀热型合龙胆泻肝汤或加王不留行、鳖甲、水蛭等。结果治愈203例,占55.46%;显效104例,好转42例,无效17例,总有效率95.33%[16]。盛国光等份2型治疗精液异常所致男性不育症92例。①肾虚型:治以补肾添精,方用:菟丝子、枸杞子、仙灵脾、鹿角霜、巴戟天、党参、黄芪、熟地黄、何首乌、甘草、黄精。夜尿频者加桑螵蛸,早泄者加覆盆子,每日1剂,3个月为1个疗程。②湿热型:治以清热利湿,方用:生地黄、玄参、黄柏、赤芍、丹参、忍冬藤、蛇舌草、麦冬、车前子草、碧玉散、土茯苓、川楝,每日

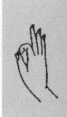

1剂,3个月为1个疗程。若肾虚湿热混见者,则视其轻重缓急,参考以上方法,随证加减。结果:痊愈41例,有效43例,无效8例[17]。

(三)针灸推拿治疗

庞保珍等以平补平泻法针刺肾俞、关元、脾俞、足三里,随证配穴:偏肾阳虚配命门;偏肾阴虚配太溪;痰湿内蕴或肝经湿热配太冲、阴陵泉;肝郁血瘀配血海、期门。每日针刺一次,25日为一个疗程,疗程间隔7日,连续针刺4个疗程观察疗效。结果:128例中痊愈42例,有效76例,无效10例,总有效率为92.19%[18]。庞保珍等以自拟祛痰衍嗣丹贴脐灸治疗男性不育136例。用人参30 g,淫羊藿30 g,菟丝子30 g,陈皮30 g,半夏30 g,云茯苓30 g,枳实30 g,车前子20 g,麝香1 g,生姜片10~20片,艾炷42壮,如黄豆大,食盐及麦面粉适量。先将食盐、麝香分别研细末分放待用,次将其余诸药混合,研成细末,另瓶装备用。患者仰卧床上,先以温开水调麦面粉成面条,将面条绕脐周围一圈,然后把食盐填满患者脐窝略高1~2 cm,接着取艾炷放于盐上点燃灸之,连续灸7壮之后,把脐中食盐去掉,再取麝香末0.1 g纳入患者脐中,再取上药末填满脐孔,上铺生姜片,姜片上放艾炷点燃,频灸14壮,将姜片去掉,外盖纱布,胶布固定,3天灸1次,10次为1个疗程。结果治愈50例,显效43例,有效36例,无效7例,总有效率为94.85%[19]。陈封运用针刺加点穴按摩疗法治疗男性肝气郁结型不育症79例,疗效显著。治宜疏肝解郁,补肾壮阳,以任脉、督脉、足厥阴肝经穴为主。①针灸处方:关元、曲骨、肝俞、肾俞、内关、太冲、三阴交、阳陵泉。腹、背部穴位平补平泻,四肢穴位用泻法,留针15分钟,留针过程中行针1次,每日1次,10天为1个疗程。②推拿处方:点穴按摩关元、气海、肾俞、肝俞、内关、太冲、期门穴。平补平泻,持续约20分钟,隔日1次。结果治愈37例,占46%;有效25例,占32%;无效17例,占22%[20]。何金森等采用调理冲任两脉经气为主,应用电针结合药饼灸治疗男性不育症35例。取穴:关元、大赫(双)、三阴交(双)。用针在关元、大赫穴行烧山火复式补法,并使针感放射至龟头、会阴部;得气后接电源,通电30分钟,留针通电期间,在关元、大赫(双)三穴围成的三角区中,敷以10 g新鲜丁桂散干粉,于干粉上放置一枚药饼(直径3.5 cm,厚1.2 cm,主要成分为肉桂、附子),于药饼上燃大壮灸(每炷2 g),连灸3壮,隔日治疗1次。15次为1个疗程。35例治疗2个疗程后,痊愈9例(25.71%),显效14例(40.00%),有效10例(28.57%),总有效率为

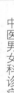

$94.28\%^{[21]}$。

参考文献

[1]李彪. 中华全国首届中医男性病学术讨论会议述要[J]. 中国医药学报,1987(5):41.

[2]张振卿. 十子延宗丸治疗精液异常不育症58例[J]. 中国中医药信息杂志,2001,8(11):57-58.

[3]田献忠,等. 生精助育丸治疗精液异常不育症70例[J]. 中医研究,2001,14(5):44-45.

[4]宋鸿雁,等. 益精六五煎治疗男性精液异常不育症57例[J]. 陕西中医,2007,28(12):1606-1607.

[5]乔铁锤. 生精汤治疗男性精液异常不育症90例[J]. 河南中医学院学报,2006,21(6):53-54.

[6]谢普练,等. 健脾祛湿方治疗精液异常男性不育143例[J]. 中医药临床杂志,2006,18(4):396.

[7]韩兰英,等. 生精汤治疗精液异常不育症87例疗效观察[J]. 新中医,2005,37(6):44-45.

[8]杨国桥,等. 滋肾育阴法治疗男性精液异常不育症165例[J]. 云南中医中药杂志,2005,26(1):11-12.

[9]丁彩飞,等. 生精1号治疗精液异常男性不育151例临床分析[J]. 浙江中医学院学报,2005,29(2):44-45.

[10]陈文道. 补肾填精法治疗精液异常不育症42例[J]. 中国农村医学杂志,2004,2(1):37-38.

[11]王治中. 五六散治疗精液异常不育症89例[J]. 新中医,2006,38(2):85.

[12]危常鹏,等. 危氏福新嗣育散治疗精液异常不育症90例[J]. 新中医,2004,36(8):58.

[13]关艳冰,等. 黄精赞育胶囊治疗精液异常致不育症57例临床观察[J]. 新中医,2004,36(3):26-27.

[14]汪萍,等. 补肾生精优生汤治疗精液异常不育症204例临床分析[J]. 河南中医,1997,17(2):108-109.

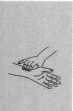

[15]程宇清. 生精补血法治疗精液异常性不育症 48 例[J]. 陕西中医, 1997, 18(1):13.

[16]陈光家,等. 生育汤治疗精液异常不育症 366 例[J]. 新中医, 1994, 26(10):38 - 39.

[17]盛国光,等. 中医药治疗精液异常所致男性不育症 92 例[J]. 湖北中医杂志, 1996, 18(2):21 - 22.

[18]庞保珍,等. 针刺治疗少精不育 128 例[J]. 黑龙江中医药, 2004 (1):42 - 43.

[19]庞保珍,等. 祛痰衍嗣丹贴脐灸治疗男性不育 136 例[J]. 中医外治杂志, 2004, 13(5):48.

[20]陈封运. 针推疗法治疗男性肝气郁结型不育症[J]. 吉林中医药, 2003, 23(3):36.

[21]何金森,等. 电针结合药饼灸治疗男性不育症的临床研究[J]. 上海针灸杂志, 2000, 19(1):10 - 12.

第二节　精　浊

精浊为浊病的一种,是指男子尿道口经常流出糊状浊物,但尿色并不混浊。《证治要诀》指出:"精浊窒塞窍道而结者。"《中国医学大辞典》指出:"不因交合而时泄混浊之精也。此证由肾虚淫火易动,精离其位,率腻如膏,虽不便溺,亦常有之。"所谓混浊之精,并不是指精液而是指尿道口分泌的糊状浊物。若男性素有手淫,房事不节,酒色无度,湿热火邪等,致发此病。慢性前列腺炎"尿末滴白",类似于本病。

一、病因病机

1.湿热下注:忽视卫生,感染湿热之邪,或素嗜炙煿,湿热内生,湿热蕴蒸,流注精室而致本病。

2.精亏火动:染有手淫,或酒色无度,肾精亏耗,相火妄动,败精夹火而出。

3.脾肾两虚:久病不愈,影响脾肾功能,脾气虚弱,肾气不足,脾虚不升,肾虚不摄而发本病。

二、诊断要点

患者尿道口经常流溢出米泔样或糊状的浊物,滴沥不断,或茎中作痒作痛,痛甚如刀割火灼,小便并不混浊。

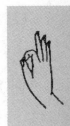

三、中医治疗

(一)辨证论治

1.湿热下注:尿道口时时流溢出米泔样或糊状浊物,滴沥不断,茎中灼热疼痛,小便短赤,常伴梦遗滑精,舌红,苔薄黄或黄腻,脉滑数。

[治法]清热利湿,分清泌浊。

[方药]抽薪饮合大分清饮(均为《景岳全书》方)。

黄芩12 g,石斛9 g,木通12 g,栀子12 g,黄柏12 g,泽泻12 g,茯苓12 g,猪苓12 g,车前子15 g,枳壳12 g,甘草6 g。水煎服。

2.精亏火动:尿道口时时流溢出混浊物,茎中灼热,会阴部坠胀疼痛,小便色黄有热涩感,头晕耳鸣,手足心热,梦遗早泄,腰膝酸软,舌红少苔,脉细数。

[治法]滋阴益精,泻火通浊。

[方药]知柏地黄汤(《医宗金鉴》)加减。

知母9 g,黄柏9 g,牡丹皮12 g,泽泻12 g,生地黄15 g,熟地黄15 g,女贞子12 g,山药25 g,黄精12 g,莲子12 g,五味子6 g,山茱萸9 g。水煎服。

3.脾肾两虚:感病日久,尿道口时时流溢出糊状混浊物,茎中全无疼痛,小便清长、无涩痛、热感,纳呆,头昏耳鸣,神疲乏力,畏寒肢冷,大便溏薄,舌淡苔白,脉沉迟。

[治法]补益脾肾,涩精治浊。

[方药]四君子汤(《和剂局方》)合肾气丸(《金匮要略》)加减。

党参15 g,炒白术12 g,茯苓12 g,制附片6 g,山药20 g,肉桂3 g,菟丝子12 g,桑寄生12 g,桑螵蛸6 g,杜仲12 g,熟地黄9 g,金樱子9 g,炙甘草6 g。水煎服。

(二)单秘验方

1.滑石25 g,甘草6 g,辰砂3 g,水煎服,每日2次。

2.白薇60 g,水煎服。

3.炙五倍子10 g,煅龙骨10 g,研末,饭糊为丸,如桂圆核大,纳于脐中,外以布扎,三日一换,久用有效。

4.金樱子15 g,冰糖60 g,水炖服。

5.木贼草30 g,水煮,后加冰糖炖2~3小时,午夜服。

6.五倍子30 g,茯苓60 g,研末,水泛为丸,如绿豆大,每服6 g,日2~3次。

四、现代治验效方

精浊是男科常见病多发病,多发于20~50岁。主要表现为尿频、尿急、尿痛,白浊,小腹及会阴等部位的疼痛不适,可伴有失眠、健忘、焦虑等症状。本病病因病机复杂,病情顽固,病程迁延,并发症较多,易反复发作,严重影响患者的生活质量。其发病率高,而且还是造成男性不育、性功能障碍的重要原因之一,危害患者身心健康,精浊类似于西医的慢性前列腺炎,至今尚未找到良好的治疗方法。中医治疗本病取得了一定疗效。

(一)内治

1.辨证分型治疗

冯仰梁辨证分3型治疗37例未婚精浊患者。①下焦湿热型治以清利湿热,行气导滞,用四妙散加味:黄柏、苍术、薏苡仁、牛膝、蛇床子、车前子、厚朴、滑石、甘草。②气滞痰凝型治以理气除痰,行气导滞,用四逆散加味:柴胡、白芍、枳实、法夏、厚朴、云茯苓、菖蒲、陈皮、甘草。③气阴两虚型治以补益气阴,行气导滞,用二仙汤合生脉散加味:仙茅、羊藿、巴戟天、黄柏、知母、五味子、熟地黄、车前子、菟丝子、蜂房。水煎服。结果:37例中治愈15例,占40.54%;好转19例,占51.35%;无效3例,占8.1%[1]。陈国宏等提出临床治疗精浊,在补肾、清热利湿、活血化瘀的基础上,应该重视从心肝论治:①心肾不交型治宜益肾宁心,交通心肾,若心火旺盛合导赤散治疗;②心脾两虚型治宜补益心脾,方用归脾汤加减;③心胆怯弱型治宜疏肝解郁,宁心安神,方用柴胡加龙骨牡蛎汤;④肝气郁结型治宜养阴柔肝,清泄相火,方用丹栀逍遥散或滋水清肝饮加减;⑤肝经湿热型治宜清肝经湿热,方用龙胆泻肝汤加减;⑥肝肾阴虚型治宜滋养肝肾之阴,方用杞菊地黄汤合一贯煎加减[2]。

中医男女科诊疗学

2.专方治疗

梁德等采用自拟方前列培元利湿汤治疗精浊 32 例。方用:金钱草20 g,瞿麦15 g,萹蓄15 g,车前子15 g,土茯苓50 g,女贞子15 g,菟丝子15 g,龟板30 g,蒲公英30 g,墨旱莲20 g,炮山甲15 g,牡丹皮12 g,甘草5 g。随证加减。30 天为 1 个疗程。结果 32 例治愈 27 例(84.38%),好转 3 例(9.38%),无效 2 例(6.25%),总有效率93.76%[3]。冯仰梁等用自制中成药清化导前丸治疗精浊(湿热型)87 例。药物组成:蒲公英、黄柏、败酱草、角刺、苍术、牛膝、王不留行、赤芍、蛇床子、川萆薢、马鞭草、泽兰、柴胡、制大黄。87 例均内服清化导前丸,每次10 g,每天 2 次,3 周为 1 个疗程。87 例中痊愈 31 例,占35.63%;好转 47 例,占54.02%;无效 9 例,占 10.34%[4]。刘其聪采用自拟益气活血汤治疗慢性前列腺炎31 例,取得较好的疗效。基本方:黄芪30 g,白术15 g,茯苓30 g,山药30 g,王不留行20 g,穿山甲10 g,威灵仙15 g,桃仁9 g,当归6 g,三棱10 g,莪术10 g,甘草6 g。随证加减,每日 1 剂,水煎服,15天为 1 个疗程。结果:31 例治愈 19 例,好转 11 例,无效 1 例,有效率为96.77%[5]。武俊兰等对 42 例经临床中西药常规治疗无效的慢性前列腺炎患者加用化瘀通络汤进行治疗,4 周为 1 个疗程。结果表明在常规中西药结合治疗中加用化瘀通络汤后.前列腺炎患者症状和前列腺液检查得到明显改善,42 例患者中治愈25 例,好转 12 例,无效 5 例,总有效率88%。化瘀通络汤组成:丹参15 g,赤芍12 g,桃仁15 g,山甲6 g,王不留行12 g,水蛭6 g,川楝子10 g,地龙12 g,丝瓜络10 g,白花蛇舌草15 g。随证加减。常规浸泡,煎煮2 次,取汁混匀,早晚温服 1 次[6]。黄彩云用自拟清浊化瘀汤治疗湿热夹瘀型慢性前列腺炎40 例。清浊化瘀汤药物组成;败酱草15 g,红藤15 g,王不留行15 g,黄柏10 g,土茯苓15 g,丹参15 g,乳香10 g,郁金15 g,枳壳15 g,川楝子15 g,牛膝15 g。水煎服,每日 1 剂,分 2 次服。结果:痊愈 10 例,显效 18 例,有效 7 例,总有效率为87.5%[7]。蒋贵昱等用补肾利浊汤治疗慢性前列腺炎80 例。口服补肾利浊汤:车前子12 g,覆盆子12 g,五味子10 g,枸杞子15 g,菟丝子15 g,萆薢15 g,川楝子2 g,露蜂房10 g,败酱草15 g,虎杖12 g,白芷10 g,1 剂/天,水煎服,28 天为 1 个疗程。结果:80 例中临床控制 35 例,显效22 例,有效 20 例,总有效率96.25%[8]。王祖龙采用薏苡附子败酱散合桂枝茯苓丸治疗湿热瘀阻型慢性前列腺炎120 例。药用:黄芪30 g,生薏苡仁30 g,败酱草30 g,红藤20 g,桂枝5 g,茯苓15 g,牡丹皮15 g,赤芍15 g,桃仁

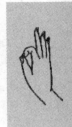

10 g。随证加减。每日 1 剂,水煎 2 次取汁 500 ml,分 2 次温服,4 周为 1 个疗程。结果:治愈 38 例,显效 45 例,有效 23 例,总有效率 88.34%[9]。

3. 专方结合辨证分型治疗

冯仰梁采用琥珀胶囊为主配合其他中成药辨证治疗精浊 72 例。72 例中辨证分型为湿热者 58 例,肾虚者 14 例,基本方是琥珀胶囊(每粒胶囊内含琥珀末 0.4 g)内服,每天 2 次,每次 5 粒。湿热者加服知柏地黄丸,每次 6 g,每天 2 次,肾虚者加服骨宝丸(主要由杜仲、枸杞子、当归等组成,功效补益脾肾),每次 6 g,每天 2 次,3 周为 1 个疗程。结果:72 例中痊愈 28 例,占38.89%;好转 39 例,占 54.17%[10]。

(二)外治

1. 单纯外治

钟朋光采用中药肛门滴入治疗慢性前列腺炎 40 例。以南京中医药大学徐福松教授创立的萆菟汤:萆薢 15 g,菟丝子 10 g,茯苓 15 g,车前子 15 g,泽泻10 g,牡蛎 20 g,枸杞子 15 g,川续断 10 g,淮山药 20 g,沙苑子 10 g,丹参 20 g,红藤 20 g,石菖蒲 3 g,黄柏 6 g,甘草 3 g,水煎至 500 ml,予以肛门滴入治疗,10 天为 1 个疗程。结果:40 例中痊愈 30 例,有效 8 例,无效 2 例,总有效率为95%[11]。宁克勤等采用中药熏蒸汽疗法治疗慢性前列腺炎 50 例,汽疗协定处方用药:萆薢 10 g,莪术 10 g,菟丝子 10 g,石菖蒲 10 g,黄柏 10 g,败酱草30 g,乳香 10 g,没药 10 g,桃仁 10 g,瞿麦 10 g,台乌药 10 g。药物放入蒸发器中加热,使汽疗舱内充满中药气雾,温度达到 38 ~ 45 ℃之间,患者进入汽疗舱内治疗,每日 1 次,2 周为 1 个个疗程,结果总显效率 60.2%,总有效率84%[12]。

2. 外治结合针灸治疗

杨改琴等以针刺配合中药坐浴治疗慢性前列腺炎 57 例。①针刺处方:中极、曲骨、横骨(双)、气冲(双)、阴陵泉(双)、三阴交(双)、水泉(双)、足三里(双)。并随证选穴,每日针刺治疗 1 次,每周治疗 6 次,2 周为 1 个疗程。②坐浴:中药处方:鱼腥草、白花蛇舌草各 30 g,丹参、野菊花各 20 g,马齿苋、苍术各 15 g,赤芍、紫草各 10 g。水煎取汁 1500 ml,水烫时用蒸汽熏,至水温40℃左右时,每日坐浴 1 ~ 2 次,每次 3 分钟。每周坐浴 6 天,连续坐浴 4 周。效果:57 例治愈 16 例,显效 22 例,有效 17 例,无效 2 例,总有效率为96.5%[13]。尚学臣用清热解毒、活血祛瘀类中药灌肠配合电针治疗慢性前列腺炎 136 例。①灌肠方:白花蛇舌草、败酱草各30 g,黄柏、丹参、王不留行各15 g,赤芍、乳香、没药、山甲、川楝子各10 g,大黄6 g。浓缩液 50 ml 保留灌肠。②将直流感应电疗机输出端的正负极铅板加湿敷垫分别置于耻骨联合及骶尾部对应前列腺位置,接通电源,每次治疗 30 分钟,针刺关元、气海、阴陵泉、三阴交、太冲,每日 1 次,4 周为 1 个疗程。结果:治愈 86 例,显效 28例,有效 12 例,无效 10 例,治愈率为 63.2%。总有效率为 92.6%[14]。

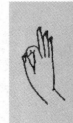

（三）内外合治

莫剑锋采用中药内服合灌肠治疗慢性前列腺炎 40 例,①内服药用自拟消淋合剂:黄芪30 g,黄芩10 g,萹蓄10 g,泽泻5 g,地肤子10 g,茯苓12 g,淮山20 g,熟地黄30 g。每日 1 剂,加水煎液 300 ml,药渣再加水煎液 300 ml,两煎混合后分早晚两次服用。②灌肠方:黄柏30 g,苦参30 g,红藤50 g,虎杖50 g,土茯苓60 g,大黄30 g,每日 1 剂,加水煎液 150 ml,每晚临睡前行低压保留灌肠。结果:40 例中显效 8 例,有效 13 例,改善 12 例,无效 7 例,总有效率为82.5%[15]。黄学宽以黄氏通关汤内服、坐浴治疗慢性前列腺炎,①处方:黄柏15 g,车前子15 g,草薢20 g,石菖蒲15 g,柴胡15 g,金铃子15 g,玄胡15 g,益母草30 g,丹参30 g,荔枝核20 g,王不留行15 g,穿山甲10 g 等组成。随证加减,1 剂/天,水煎 3 次,取汁 400 ml(其中 100 ml 用于坐浴),100 ml/次,口服。3 次/天。②首先按摩前列腺 3~5 分钟,取上述内服药液 100 ml,加温水 1 000 ml,水温40℃左右,每晚睡前坐浴 1 次,20 分钟/次,以 1 个月为 1 个疗程,治疗 2 个月。结果治愈 23 例,有效 13 例,治愈率60.52%,总有效率治疗组为94.74%[16]。桂永洪等治疗慢性前列腺炎 102 例,采用中医辨证施治联合中药(自拟方)灌肠并在肛内直肠 4 cm 处直接挤入马应龙痔疮膏。1.辨证施治分 3 型以自拟方舒前汤加减:草薢、石菖蒲、台乌药、地龙干、皂角刺、车前子、当归。①湿热下注,热毒内蕴,治以清热解毒,利尿通淋,方用舒前汤合五味消毒饮加淡竹叶、川黄柏、泽泻、滑石。②气化不利,瘀血内阻,治以舒理气机,活血化瘀,分清别浊,方用:舒前汤合少腹逐瘀汤加宣木瓜、小茴香、益母草。③肾虚不摄,挟瘀挟邪:治以补肾收敛,升清降浊,佐以理气化瘀,方用舒前汤加山茱萸、淮山药、覆盆子、补骨脂、金樱子、胡桃肉、赤芍、丹参、小茴香。每日 1 剂,用水 800 ml,煎取 400 ml,10 天为 1 个疗程,一般治疗 3 个疗程,顽症者继续服 2 个疗程。2.局部用药:自拟的舒前外浸方保留灌肠并在肛内直肠 4 cm 处挤入马应龙痔疮膏,每次1/3 支,约3.3 g。舒

357

前外浸方组成：桃仁、红花、紫花地丁、蒲公英、败酱草、虎杖、黄柏、土茯苓、白花蛇舌草。结果 102 例显效 74 例，占 72.54%；好转 20 例，占 19.6%；无效 8 例，占 7.84%；总有效率 92.14%[17]。苑军正运用中药内服与前列安栓相结合的方法治疗慢性前列腺炎 69 例，疗效满意。①中药内服，治以清热利湿化浊，理气活血化瘀，药用：萆薢20 g，丹参15 g，黄柏10 g，牛膝10 g，赤芍15 g，白术15 g，茯苓10 g，乌药10 g，益智仁10 g，石菖蒲10 g，甘草6 g。随证加减，每日 1 剂，水煎，分 2 次服。②合用中药栓剂前列安栓（以黄柏、虎杖、菖蒲等制成栓剂，置入肛门内 5～6 cm，具有清热利湿通淋、化瘀散结止痛的功效），根据疼痛程度 1～2 次／日，每次一颗。15 天为 1 疗程。结果：治愈 37 例，好转 28 例，无效 4 例，总有效率为 94.2%[18]。

（四）针灸、穴位治疗

陈永红采用秩边透水道配合温针灸治疗慢性前列腺炎 39 例，取得了较好的疗效。①取穴：主穴：秩边、水道、膀胱俞、中极、三阴交、太冲；辅穴：阴陵泉、足三里、太溪、血海等。取俯卧位，双侧秩边穴沿水道方向向内斜刺 3～5寸，直透水道，使针感达前阴部，膀胱俞直刺 1.5 寸左右，使针感向会阴部放射，留针 20 分钟后取出。②中极、太冲、三阴交采用温针灸，取 3 cm 艾条，套在针柄上点燃，艾火熄灭后取针，脾虚湿困者加阴陵泉、足三里、丰隆；肾阳不足加太溪、涌泉、命门；气滞血瘀者加血海、足三里。每日 1 次，10 次为 1 个疗程。结果：39 例患者治愈 10 例，占 25.6%；好转 23 例，占 58.9%；无效 6 例，占 15.4%；总有效率为 84.5%[19]。罗红昱采用温针灸治疗 60 例，取得较好疗效。取太乙药条（成分为艾叶、白芷、防风、乌药、小茴香、官桂等），剪成各 5 cm 左右长。治疗时，患者俯卧。医者用 28 号 4 寸毫针，分别刺其双侧肾俞、大肠俞，提插捻转；然后点燃艾条，插在针柄上，直至艾条燃尽。再用 28 号 3 寸毫针分别刺中极、关元、双侧三阴交，用 28 号 4 寸毫针刺会阴旁两点，然后点燃各艾条，分别插各针柄上，直至燃尽，每日 1 次。结果：治愈 38 例（63.33%），显效 18 例（30%），无效 4 例（6.67%）[20]。王铠应用针灸辨证治疗慢性前列腺炎 30 例，分为四型辨证选穴治疗：①肾阳不足型：治宜补肾壮阳，取命门、肾俞、关元、大肠俞、足三里、三阴交、太溪，均为双侧，进针后施以提插补泻，留针 20 分钟，其中命门、关元、足三里加用温针灸。②肾阴亏虚型：治宜滋阴填精，取肾俞、肝俞、关元、气海、三阴交、阴陵泉、足三里，均为双侧，进针后施以捻转补法，留针 20 分钟。③气滞血瘀型：

治以理气活血,取中极、气海、血海(双)、膈俞、阴廉(双)、太冲(双)、三阴交(双),进针后,施以泻法,留针20分钟。④湿热下注型:治宜清热利湿,取膀胱俞、中极、阴陵泉(双)、水道(双)、太白(双)、足三里(双)、三阴交(双),进针后,施以泻法。各型均每天针灸1次,20次为1个疗程。结果治愈19例,占63.33%,显效9例,占30%;无效2例,占6.6%[21]。刘悦等采用芒针配合穴位注射治疗慢性前列腺炎46例,结果治愈18例,显效20例,有效6例,无效2例,总有效率为95.6%。①芒针治疗。主穴:中极、曲骨、水道(双)、秩边(双)、次髎(双)。配穴:湿热下注型加阴陵泉、行间、丰隆;气滞血瘀型配血海、太冲;肾阴不足型加太溪、关元、三阴交;肾阳虚衰型加肾俞、命门、气海。用5寸芒针直刺。②穴位注射。取次髎(双)归来(双)、交替使用,每次用复方丹参注射液4 ml,每穴注入2 ml。以上治疗每天1次,10天为1个疗程。结果46例中痊愈18例,显效20例,有效6例,无效2例,总有效率95.6%[22]。唐驭涛报道采用复方丹参针剂穴位注射治疗慢性前列腺炎36例。取穴:①双气冲,②双秩边,③双三阴交、阳陵泉。3组穴位轮流使用,每日1组。将2 ml复方丹参针剂抽吸入2~5 ml经消毒的注射器内备用,局部选穴后皮肤用75%酒精消毒,持针头刺入穴位1.5~2 cm略作捻转,少做提插,免伤小血管,使局部得气,然后每穴注药0.5~1 ml。穴位注射每日1次,10次为1个疗程。结果:治愈12例,好转18例,无效6例,总有效率为83.3%[23]。

(五)中药结合按摩治疗

何世明以自拟精浊汤为主结合按摩治疗慢性前列腺炎80例。①内服中药,组成:白花蛇舌草30 g,萆薢、苦参、茯苓各10 g,熟地黄、山茱萸、王不留行籽各12 g,墨旱莲、黄芪各15 g,柴胡6 g,琥珀末3 g(冲)。每日1剂,水煎分2次服。加减:睾丸抽痛加延胡索、荔枝核;终末血尿加仙鹤草、藕节炭;阴茎灼痛、射精痛加莲子心、通草;遗精去萆薢、王不留行籽,加桑螵蛸、芡实、金樱子;便秘加大黄;前列腺质地硬(或舌紫黯有瘀斑)加莪术、穿山甲;前列腺液镜检高倍视野白细胞>10个/HP,去熟地黄,酌加红藤、败酱草、蒲公英。②按摩:嘱患者每日早晨醒后及睡前排空小便,仰卧于床,双膝微屈。先以左手拇指指腹放右手心中摩擦微热后,将左手拇指指腹置于中极穴上,再以右手拇指置于左手拇指背,向腹内稍加压力,顺时针方向以深沉缓慢的手法按摩80~120次。结果治愈47例,占58.8%;好转27例,占33.7%;未愈6

例,占 7.5% ;总有效率 92.5%[24]。

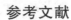

参考文献

[1]冯仰梁. 37 例未婚青年精浊证的中医治疗[J]. 衡阳医学院学报,1999,27(3):349 - 350.

[2]陈国宏,等. 从心肝论治精浊[J]. 北京中医药大学学报:中医临床版,2007,14(1):40 - 41.

[3]梁德,等. 培元利湿法治疗精浊、精癃 66 例疗效观察[J]. 中华中西医学杂志,2004,2(5):63 - 64.

[4]冯仰梁,等. 清化导前丸治疗精浊(湿热型)87 例临床总结[J]. 黑龙江中医药,2001(3):18 - 19.

[5]刘其聪. 益气活血汤治疗慢性前列腺炎 31 例[J]. 河南中医,2008,28(3):50.

[6]武俊兰,等. 化瘀通络汤治疗慢性前列腺炎 42 例临床观察[J]. 内蒙古中医药,2008,27(1):10.

[7]黄彩云. 自拟清浊化瘀汤治疗湿热夹瘀型慢性前列腺炎 40 例临床观察[J]. 中医药导报,2008,14(1):39 - 40.

[8]蒋贵昱,等. 补肾利浊汤治疗慢性前列腺炎临床分析[J]. 河北北方学院学报:医学版,2008,25(1):46 - 47.

[9]王祖龙. 薏苡附子败酱散合桂枝茯苓丸治疗湿热瘀阻型慢性前列腺炎 120 例[J]. 四川中医,2007,25(10):48 - 49.

[10]冯仰梁. 琥珀胶囊为主辨证治疗精浊 72 例疗效观察[J]. 湖南中医杂志,2000,16(5):17 - 18.

[11]钟朋光. 中药肛门滴入治疗慢性前列腺炎 40 例疗效观察[J]. 云南中医中药杂志,2008(1):18 - 19.

[12]宁克勤,等. 中药熏蒸汽疗法治疗慢性前列腺炎临床研究[J]. 辽宁中医杂志,2007,34(11):1592 - 1593.

[13]杨改琴,等. 针刺配合中药坐浴治疗慢性前列腺炎 57 例[J]. 陕西中医,2007,28(4):471 - 472.

[14]尚学臣. 灌肠方配合电针治疗慢性前列腺炎 136 例[J]. 陕西中医,2007,28(4):419 - 420.

［15］莫剑锋. 中药内服合灌肠治疗慢性前列腺炎 40 例总结［J］. 湖南中医杂志，2008，24（1）:24－25.

［16］黄学宽. 黄氏通关汤内服坐浴治疗慢性前列腺炎临床观察［J］. 时珍国医国药，2007，18（12）:3095－3096.

［17］桂永洪，等. 中医辨证施治联合局部用药治疗慢性前列腺炎 102 例［J］. 福建中医药，2007，38（5）:34.

［18］苑军正. 中药内服合前列安栓治疗慢性前列腺炎疗效观察［J］. 贵阳中医学院学报，2007，29（5）:26－27.

［19］陈永红. 秩边透水道配合温针灸治疗慢性前列腺炎 39 例［J］. 中国当代医学，2008，7（2）:17.

［20］罗红昱. 针灸治疗慢性前列腺炎 60 例［J］. 内蒙古中医药，2007，26（7）:35.

［21］王铠. 针灸辨证治疗慢性前列腺炎 30 例［J］. 四川中医，2002，20（1）:72－73.

［22］刘悦，等. 芒针配合穴注治疗慢性前列腺炎 46 例［J］. 新中医，2001，33（1）:47.

［23］唐驭涛. 复方丹参针剂穴位注射治疗慢性前列腺炎 36 例临床小结［J］. 北京中医，2006，25（5）:287－288.

［24］何世明. 自拟精浊汤为主治疗慢性前列腺炎 80 例［J］. 中国医药学报，2000，15（2）:34－35.

第三节　阴茎痒痛

阴茎痒痛，是指男子阴茎中作痛，或伴有茎中痒感。一般外生殖器无红肿、溃破。在淋证、癃闭、阳强、精浊、龟头糜烂、性传播等病中也有阴茎痒痛出现，临证时应注意鉴别。本病多由湿热、心火、瘀血、肾虚所造成。

一、病因病机

1. 湿热下注：过食辛辣厚味，酿湿生热，或湿热素盛，流注下焦。
2. 心火下移：心火亢盛，火热之邪沿经下移。
3. 瘀血阻滞：忍精不泄，败精瘀滞，或痰浊瘀血内停，经络痹塞，瘀滞于茎中。

4.肾气不足:房事不节,或素体禀赋不足,肾气虚衰,经脉失养。

二、诊断要点

以阴茎中痛、痒为主证,可兼见小便不利等症状,外生殖器无红肿疮烂等器质性病理改变。

三、中医治疗

(一)辨证论治

1.湿热下注:阴茎中痛、痒,小便赤涩,频急,或兼发热恶寒口渴,舌苔黄腻,脉弦或数。

[治法]清利湿热。

[方药]八正散(《和剂局方》)。

车前子15 g,瞿麦12 g,萹蓄9 g,滑石20 g,栀子12 g,木通12 g,酒大黄3 g,生甘草6 g。水煎服。

2.心火下移:阴茎中疼痛,有灼热感,或兼有口舌生疮,口渴面赤,心胸烦热,小便短赤,舌尖红,脉数。

[治法]清心泻火。

[方药]导赤散(《小儿药证直诀》)加味。

生地黄12 g,木通12 g,淡竹叶12 g,生甘草梢6 g,黄连6 g,泽泻12 g,车前子草30 g。水煎服。

3.瘀血阻滞:阴茎中刺痛,或剧烈绞痛,尿血、腰痛,舌质暗红,有瘀斑,脉细涩。

[治法]活血化瘀。

[方药]桃红四物汤(《医宗金鉴》)加减。

熟地黄9 g,川芎9 g,赤芍9 g,当归12 g,桃仁6 g,红花6 g,川牛膝9 g,枳实6 g,厚朴6 g,炙甘草3 g。水煎服。

4.肾气不足:阴茎中痒痛不剧,泄精后疼痛加重,形寒畏冷,小便频数或余沥不尽,腰膝酸软,舌淡,苔薄白,脉沉细尺弱。

[治法]温补肾气。

[方药]肉苁蓉丸(《证治准绳》)加减。

肉苁蓉9 g,菟丝子12 g,党参9 g,茯苓9 g,熟地黄9 g,制附片(先煎)9 g,泽泻6 g,肉桂3 g,羌活6 g,杜仲12 g,仙茅9 g,仙灵脾9 g。水煎服。

(二)针灸疗法

1.《医学纲目》载:"阴茎虚痛,中极、太溪、三阴交、复溜。不已,取血郄、阴陵泉、关元、海底。"

2.《医学纲目》载:"男子阴头痛,大敦。"

3.取穴:阴陵泉、曲泉、行间、太冲、阴谷、肾俞、中极、三阴交、大敦、太溪,每次针刺3~5穴,深浅适宜,每日1次。

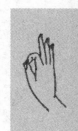

四、现代治验

赵有枝报道中医治疗一患儿,男,8岁。2岁起阴茎中段内奇痒疼痛,曾在外院门诊、住院数次,医治无效,于1977年9月5日初诊。阴茎中段内奇痒疼痛,入夜尤甚,小便时因痒痛极甚,须手按挤阴茎下方,双脚在地上跳动,排尿时经常啼哭呼喊,痛苦难忍,不能入睡。面色萎黄,形体消瘦矮小,阴茎发育一般,根部下方因经常挤压有一小疙瘩,中心有一小溃口处,有时流出黄色液体。龟头和尿道口无炎性体征,阴囊无湿疹及瘙痒。舌质淡红,苔薄微黄,脉细数。治宜养阴清热,淡渗利湿。处方:萆薢12 g,薏苡仁12 g,木瓜4.5 g,生地黄12 g,木通4.5 g,淡竹叶6 g,赤芍6 g,当归6 g,玄参9 g,金银花12 g,苦参9 g,六一散12 g。服五剂。痒痛大减,连服20剂获愈[1]。许德甫报道治疗方某某,男,61岁。1987年3月31日诊。患者有泌尿系统结石病史,八个月前的某一天,晨起小便时,觉茎中疼痛厉害,身出冷汗,急到附近卫生所就诊,医生用小镊子夹出豌豆大结石一颗,疼痛暂缓。此后,又类似反复发作,中西药治疗数月无效。来诊时,除茎中痛外,伴有小便频急,量小,溺时余沥涩痛,大便秘结,3~4日一行,舌质淡红,苔白腻,脉弦细涩。拟通脐通淋,化瘀解毒法,药用:白茅根50 g,木通10 g,延胡索10 g,蒲黄炭10 g,五灵脂10 g,大黄10 g,麻仁10 g,黄柏10 g,橘核6 g,川楝子12 g,蒲公英15 g,甘草5 g。服两剂后痛苦已除,大便调畅。为巩固疗效,以原方再进三剂。至五月底,患者因农活劳作,又作茎中痛,但发作已轻,仍进原方三剂,遂告愈,追访一年,未见复发[2]。

参考文献

[1]赵有枝. 萆薢分清饮加减治疗"茎中痒痛"[J]. 新中医, 1983(9): 55.

[2]许德甫. 老年茎中痛治验[J]. 四川中医, 1988(6):40.

第四节　龟头糜烂

龟头糜烂,即糜烂性龟头炎。多由男子包皮过长,耻垢杆菌或其他化脓性菌感染所引起的龟头及包皮急性炎症,故又称龟头包皮炎。中医认为多由肝经湿热下注而成。与中医文献记载的袖口疳、膿疳相似。如《外科启玄》关于袖口疳认为:"此疳是龟头及颈上有疮,肿焮于内,而外则皮裹,不见其疮,如袖口之包手,故名之。"又如膿疳记载"玉茎有疮,痒且疼,亦燥有水,盖因交媾不洗,肝经有湿热所致。"

一、病因病机

包皮过长,秽浊堆积,日久蕴毒,或局部触染毒邪,肝经湿热下注。

二、诊断要点

包皮肿胀、潮红,龟头及包皮内板鲜红、糜烂,渗液及脓性分泌物,排尿困难,疼痛难忍,附近淋巴结肿大。

三、中医治疗

(一)辨证论治

初起时包皮肿胀、潮湿、焮红,继而在龟头和包皮内发生渗液、糜烂和溃疡,其上覆有少许黄色脓性分泌物,包皮翻转困难,排尿疼痛,有时可伴有发热恶寒及全身不适,舌红,苔薄黄,脉弦滑。

[治法]清热利湿,泻肝解毒。

[方药]龙胆泻肝汤(《医方集解》)加味。

龙胆草9 g,黄芩12 g,栀子9 g,泽泻12 g,木通12 g,车前子12 g,当归3 g,生地黄12 g,柴胡6 g,金银花藤30 g,败酱15 g,生甘草6 g。水煎服。

（二）外治疗法

1. 马齿苋60 g，煎水外洗。

2. 千里光60 g，煎水外洗。

3. 牛黄0.9 g，黄柏15 g，川大黄15 g，儿茶15 g，雄黄9 g，川黄连9 g，青黛9 g，枯矾9 g，月石9 g，人中白9 g，冰片少许。共研细末，和匀备用。先用外洗剂清洗疮面，然后用香油调敷，或将药末直接撒于疮面。

四、现代治验

（一）外治

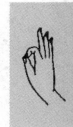

刘克杰报道以黏膜溃疡粉治疗龟头糜烂23例，治疗方法：①全身治疗：给予抗生素及抗过敏治疗；②局部治疗：先用温开水洗净阴茎及外阴部，用0.1%新洁尔灭清洁龟头周围皮肤，再用双氧水涂于龟头、冠状沟和包皮，然后盐水冲洗、拭干，以黏膜溃疡粉散敷于糜烂面上，凡士林纱条及敷料包扎，渗出多者，每日换药1次，轻者隔日1次。黏膜溃疡粉主要成分为青黛、冰片，源于黄连青黛散。青黛有清热解毒、凉血、消斑、抗菌消炎及消肿收敛作用，用于消除龟头包皮上皮的炎症，患者敷药后即感疼痛减轻，伤口愈合快，病人易接受，2~3周治愈，平均17.5天，临床收到较好效果[1]。杨长青等报道用鲜蛋膜治疗1例粘连包茎术后龟头创面长期不愈的患者，疗效满意。患者，男，25岁，患包茎及包皮龟头粘连15年，于2007年7月在外院手术治疗，手术仅切除包皮一部分，术后龟头部遗留残余创面，治疗20天未愈。来本院经多次创面换药、红光、雾化、波姆光等治疗2个月后创面仍不愈，后改为每晚睡前用温生理盐水浸浴龟头半小时，无菌干纱布沾干创面，再用鲜蛋膜单层覆盖创面，暴露。治疗5天后创面缩小，肉芽新鲜；15天后，上面有薄淡黄色结痂；20天后痂皮脱落，创面愈合，上皮正常[2]。朱万鹏等发掘民间秘方，制成朱砂溃疡粉治疗包皮龟头溃疡180例，效果良好。朱砂溃疡粉由中药朱砂、五倍子、石膏遵古法炮制，按比例加入冰片混匀，研成细末达90目，即制成朱砂溃疡粉，瓶装备用，有清热解毒，消肿生肌的作用。治疗时将包皮翻起，内板及龟头部位清洗后，将朱砂溃疡粉直接涂于溃疡面。结果：4日内痊愈53例（29.4%），5日痊愈93例（51.7%），6日痊愈27例（15.0%），7日痊愈7例（3.9%），所有病人均在7日内治愈[3]。穆永森等研制朱砂溃疡膜治疗包皮龟头溃疡108例，方药组成：朱砂、煅石膏、五倍子、

365

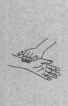

冰片、羧甲基纤维素。将上药研为极细末(过 90 目筛),按比例混匀,而后按药典规程制成溃疡膜。使用时停用其他治疗药物,暴露包皮龟头溃疡面,冷开水洗净,膜直接贴于溃疡面,完全覆盖为准,后将包皮复位或纱布包裹,每日更换 1 次。结果 108 例分别于 8 日内痊愈与好转,治愈率 97.21%,总有效率为 100%。且无局部毒副反应,并具有止痛快、治愈快、不留疤痕、疗法简便且经济等众多优点[4]。兰福森报道用蜂蜜治疗 1 例药物过敏引起的阴茎龟头溃疡,治以清热解毒,止痛润燥,保护溃疡面。取甘草 10 g,水煎 20 分钟后去渣,浓缩成 15 ml,再加入蜂蜜 85 ml,煎沸,装入有色瓶内,用生理盐水清洗患处,再涂以药液,嘱其当晚涂 2 次,日涂 10 余次,第二天早上痛止,2 天后溃疡面逐渐缩小,4 天后溃疡面愈合,无疤痕,随访 7 个月未见复发。安全、无毒副作用,适宜家庭自疗[5]。

(二)内外合治

梁平根等报道中药内服外洗治疗 1 例龟头溃疡,患者 29 岁,已婚,患龟头炎 11 个月。曾在多家医院屡次用抗菌药物治疗收效甚微,近 10 天来,阴部红肿痒痛加重,整个龟头溃烂灼痛,检查:龟头局部有 0.8 cm × 1.6 cm 大小片状溃疡面,表面有脓性分泌物,阴囊皮肤呈斑块状糜烂,并有浆液性渗出,气味恶臭,舌红,苔薄黄腻,脉弦数。治以清热除湿,祛风止痒,解毒排脓,消肿止痛。处方:苦参 50 g,生黄芪 50 g,生薏苡仁 30 g,生白术 10 g,茯苓皮 10 g,白茅根 10 g,龙胆草 10 g,连翘 15 g,当归 10 g,牡丹皮 10 g,川牛膝 10 g,生甘草 6 g。水煎服,每日 1 剂。另用外洗剂清热解毒,排脓杀虫,药用:苦参、蛇床子、地肤子、苍耳子各 30 g,龙胆草 10 g,枯矾 6 g。水煎滤渣后,用药液外洗阴部,每日 1 剂。5剂后龟头溃疡基本愈合,局部红肿消退,继用 5 剂而告痊愈[6]。

参考文献

[1]刘克杰. 黏膜溃疡粉治疗龟头糜烂 23 例[J]. 天津中医,1997, 14(3):122.

[2]杨长青,等. 用鲜蛋膜治愈顽固性龟头糜烂 1 例报告[J]. 中华临床医学杂志,2007, 8(12):103 - 104.

[3]朱万鹏,等. 朱砂溃疡粉治疗包皮龟头溃疡 180 例[J]. 北京军区医药,2001, 13(6):427.

[4]穆永森,等. 朱砂溃疡膜治疗包皮龟头溃疡 108 例[J]. 河北中医,

1994，16(3):36 – 37.

[5]兰福森. 蜂蜜巧治阴茎龟头溃疡[J]. 蜜蜂杂志，2002(5):26.

·[6]梁平根，等. 龟头溃疡治验[J]. 江西中医药，2001，32(5):24.

第五节　睾丸疼痛

睾丸疼痛是男子常见的一种病症，可由多种原因引起。如急、慢性睾丸炎，精索静脉曲张，睾丸鞘膜积液，前列腺炎，或外伤等引起，也有一些是不明原因引起。睾丸疼痛，属中医阴痛、疝痛等范畴。

一、病因病机

1.寒滞肝经:肝主疏泄，其脉联络阴器，寒邪滞于肝经，结于阴器而致本病。

2.肝气郁结:肝气不舒，肝经郁滞，气机不通而致睾丸疼痛。

3.湿热下注:湿热蕴结，流注下焦，结于阴器而致疼痛。

4.肝肾阴虚:素体阴亏，肝肾不足，或房劳过度，耗伤肾阴，肝肾阴虚，阴器失于营养。

5.气滞血瘀:不慎外伤，或气虚寒凝，导致气滞血瘀，气血不通而疼痛。

二、诊断要点

一侧或两侧睾丸疼痛，或伴有下坠感，局部红肿胀痛，常牵引小腹疼痛。

三、中医治疗

(一)辨证论治

1.寒滞肝经:睾丸疼痛，遇寒则疼痛加重，牵引下腹部疼痛，阴部湿冷，舌淡，苔白，脉沉迟。

[治法]温经散寒，行气止痛。

[方药]暖肝煎(《景岳全书》)加味。

当归12 g，枸杞子15 g，小茴香7.5 g，肉桂7.5 g，乌药12 g，沉香6 g，茯苓12 g，川楝子12 g，广木香9 g，青皮9 g，生姜3 g。水煎服。

2.肝气郁结:睾丸疼痛、坠胀，痛引少腹，或睾丸坚硬疼痛，局部不红肿，伴胸胁苦满胀痛,善太息,舌红,苔薄白,脉弦。

[治法]行气疏肝,散结止痛。

[方药]橘核丸(《济生方》)加减。

川楝子12 g,木香9 g,小茴香6 g,橘核12 g,厚朴9 g,延胡索12 g,桃仁6 g,海藻9 g,昆布9 g,枳实6 g,青皮9 g,路路通9 g。水煎服。

3.湿热下注:睾丸疼痛,红肿坠胀,兼阴囊湿痒,胁肋胀痛,口苦,小便浑浊,舌红,苔薄黄,脉弦数。

[治法]清热解毒,利湿消肿。

[方药]龙胆泻肝汤(《医方集解》)加减。

龙胆草9 g,黄芩12 g,栀子9 g,泽泻12 g,当归6 g,车前子12 g,柴胡9 g,木通9 g,苍术12 g,丝瓜络12 g,板蓝根20 g,大青叶20 g。水煎服。

4.肝肾阴虚:睾丸疼痛,或睾丸肿大坠胀,午后发热,口干欲饮,小便短赤,舌红少苔,脉细数。

[治法]滋补肝肾,兼行气散结。

[方药]大补阴丸(《丹溪心法》)加味。

黄柏12 g,熟地黄15 g,知母12 g,龟板12 g,猪脊髓1 条,金银花30 g,荔枝核20 g,橘核12 g,玄参12 g,延胡索9 g,川楝子9 g。水煎服。

5.气滞血瘀:睾丸疼痛,局部有瘀斑或血肿,或硬结,或精索静脉曲张,口干不欲饮,舌紫暗有瘀斑,脉涩。

[治法]行气活血,祛瘀通络。

[方药]复元活血汤(《医学发明》)加减。

柴胡12 g,当归12 g,红花6 g,炮穿山甲6 g,酒大黄3 g,桃仁9 g,泽兰12 g,丝瓜络15 g,三棱6 g,莪术6 g,青皮9 g,甘草6 g。水煎服。

(二)针灸疗法

取穴:阳池(患侧)。取艾绒捻成如绿豆大的艾炷备用。在阳池穴的穴位表面涂凡士林,上置艾炷,每日1次,日灸3壮,连灸一周。灸疮注意保护,防止感染。

四、现代治验

王小平运用中医辛温升阳散结治法,以柴胡桂枝汤加味治疗睾丸疼痛32例,疗效满意。基本方药为柴胡、桂枝、白芍、黄芩、半夏、生姜、党参各

中医男女科诊疗学

10 g,橘核、浙贝母、川楝子、延胡索各15 g,大枣5枚,甘草4 g。若阴囊红肿、疼痛而热,皮肤紧张光亮者,加黄柏、苍术、牛膝各10 g,生薏苡仁30 g;精索静脉曲张,舌质紫或有瘀点,加血竭5 g,红花10 g,木香6 g;兼有乏困者,重用党参30 g,加生黄芪30 g。结果:29例疼痛症状均消除,3例因服6剂药后,再未服药,效果不明显,治疗时间最短者4天,最长者23天[1]。周安方认为本病与肝经关系密切,是肝经湿遏、热蕴、寒凝的结果。治疗旨在使湿、热清,寒散,气行,血活而痛止。对108例睾丸疼痛患者,辨证分为湿热下注、气滞血瘀、寒凝气滞3型,给予自拟归芍延楝汤加味治疗。归芍延楝汤具有行气活血止痛之功。基本方:当归15 g,赤芍、延胡索各15~20 g,川楝子10~15 g。①湿热下注型(28例),治宜清热解毒利湿,基本方加黄柏、土茯苓、车前子草、蒲公英、白花蛇舌草、败酱草。②气滞血瘀型(57例),治宜行气活血止痛,基本方加广木香、小茴香、橘核、荔枝核、炮穿山甲、制乳香、制没药。③寒凝气滞型(23例)治宜散寒行气止痛,基本方加制附子、肉桂、茴香、乌药、橘核、荔枝核、制香附。每日1剂,分3次服,7天为1个疗程。经治10~42天(平均14天),痊愈82例,显效15例,好转8例,无效3例,总治愈率为75.9%,总有效率达97.2%[2]。

　　王书君等应用小针刀椎旁松解术治疗因腰椎间盘突出症引起双侧睾丸疼痛患者一例。方法:患者卧床,俯卧位姿势下,在腰5棘突左侧约1.2 cm处做好标记,常规皮肤消毒,取2%利多卡因2 ml局部麻醉,然后手持小针刀在标记处垂直刺入,刀口线和脊柱纵轴垂直,待有阻力感时证明以达骶棘肌筋膜,行切割肌筋膜法,再进针少许,将刀口线调整为与脊柱纵轴平行,施行切开剥离法,术中患者述双侧睾丸疼痛立即减轻,出针,刀口不缝合,无菌纱布覆盖,胶布固定,完毕。嘱病人卧床休息,第二天述双侧睾丸疼痛基本消失,后经两次巩固治疗,所有症状完全消失[3]。

参考文献

　　[1]王小平. 柴胡桂枝汤加味治疗睾丸疼痛32例[J]. 四川中医,2002,20(7):39

　　[2]周安方. 自拟归芍延楝汤治疗睾丸疼痛108例疗效观察[J]. 新中医,1994,26(9):26-27

　　[3]王书君,等. 小针刀治疗腰椎间盘突出症引起的双侧睾丸疼痛1例

报告[J]．世界中医骨科杂志，2006，8(2):58

第六节　睾丸萎缩

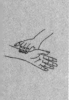

　　睾丸萎缩,是指男子睾丸缩小萎软的一种病证。睾丸的大小是有一定标准的,正常男子睾丸体积为 15~25 cm³,大多数人为 20 立方厘米,也就是睾丸的纵径约为 4.55 cm,横径约为 2.93 cm,睾丸萎缩有先天性和继发性两种,目前尚无特效药物。先天性睾丸发育不良者不易治愈,继发性睾丸萎缩者亦需耐心调治,中医辨证论治有时能取得一定效果。

一、病因病机

　　1.肾阳不足:先天禀赋不足,或后天失养,肾阳虚衰,外肾失去充养,不能正常发育。

　　2.肝肾阴虚:感受瘟毒后,余邪未尽,灼伤阴液,阴液匮乏,不能滋养于睾丸,发为本病。

　　3.肝气郁结:郁怒忧伤,情怀不畅,肝气郁结,肝之经脉郁阻,阴器失于充养,导致睾丸萎缩。

　　4.气滞血瘀:外感寒邪,气血凝滞,或外伤而致气滞血瘀,睾丸失去营养润泽,发为本病。

二、诊断要点

　　患者一侧或两侧睾丸萎缩,既小又软,偶尔可见质地偏硬,或轻微胀痛者。先天性睾丸发育不良,是患者自小睾丸发育差;继发性睾丸萎缩,可继发于流行性腮腺炎或淋病等疾病。疾病并发睾丸炎后,大多影响生育(生精细胞损害),引起男子不育症,但一般不影响性生活。患者可有不同程度的第二性征发育不全,如男性乳腺发育、青春期发育延缓,甚至出现男子女性化(生精细胞、间质细胞均受到损害)。

三、中医治疗

（一）辨证论治

1.肾阳不足:睾丸萎缩,伴阳痿,性欲减退,或乳腺发育,甚至男性第二性征退化,畏寒怯冷,小便清长,大便溏泄,舌质淡,苔白,脉沉细。

[治法]温肾壮阳。

[方药]毓麟珠(《景岳全书》)加减。

人参6 g,白术12 g,茯苓12 g,白芍9 g,酒炒杜仲15 g,鹿角霜15 g,花椒6 g,当归9 g,熟地黄12 g,菟丝子15 g,仙茅15 g,仙灵脾15 g,巴戟天12 g,肉桂4 g,阳起石9 g,炙甘草3 g。水煎服。

2. 肝肾阴虚:睾丸萎缩,入夜有烘热感,遇冷则轻,口干欲饮,手足心热,小便色黄,舌红少苔,脉细数。

[治法]滋养肝肾。

[方药]当归地黄饮(《景岳全书》)加味。

当归9 g,熟地黄12 g,杜仲9 g,山药15 g,怀牛膝12 g,山茱萸12 g,生地黄12 g,菟丝子12 g,女贞子12 g,墨旱莲12 g,仙茅9 g,茯苓12 g,炙甘草6 g。水煎服。

3. 肝气郁结:睾丸萎缩,胸闷不舒,胸胁胀痛,乳房结节,舌红苔薄白,脉沉弦。

[治法]疏肝解郁。

[方药]柴胡疏肝散(《景岳全书》)加味。

柴胡12 g,香附12 g,枳壳12 g,白芍12 g,川芎6 g,郁金12 g,青皮12 g,炒川楝子9 g,橘叶6 g,荔枝核9 g,延胡索9 g,枸杞子12 g,炙甘草6 g。水煎服。

4. 气滞血瘀:睾丸萎缩,阴囊晦暗,色青紫,时或隐痛作胀,口干不欲饮,舌紫暗,边尖有瘀点,脉涩。

[治法]行气活血化瘀。

[方药]血府逐瘀汤(《医林改错》)加减。

桃仁9 g,红花6 g,当归12 g,川芎9 g,赤芍12 g,牛膝12 g,柴胡12 g,枳壳12 g,蛇床子9 g,韭菜子9 g,台乌9 g,炙甘草3 g。水煎服。

(二)针灸疗法

1. 针刺双侧达治穴(在翳明与风池两穴的连线上,近风池穴 1/3 处),平补平泻,隔日 1 次,10 次为一疗程。

2. 用艾炷隔附子灸关元、气海、肾俞(双),悬灸足三里(双)。每日 1 次。

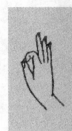

四、现代治验

吴军等报道由感染引起的继发性睾丸萎缩6例,予喹诺酮加磺胺类药物治疗;中药用龙胆泻肝汤加减口服,并辅以复方丹参注射液静脉滴注治疗,可达到清热利湿,活血化瘀的目的。3~8周后疼痛消失[1]。中医治疗陈某,男,32岁,已婚。初诊:1964年8月。1963年春患腮腺炎并发双侧附睾炎、睾丸炎。治愈后即感阳事不振,性欲淡漠。嗣后两侧乳房逐渐膨大如少女,胡须相继脱落,臀部脂肪堆积,声音尖而细,一如女人。曾用绒毛膜促性腺激素、丙酸睾丸酮等药治疗无效,遂来院门诊。投以活血、软坚之剂,如当归、赤芍、川芎、海藻、昆布、夏枯草、山慈菇等,疗效不显。本病例在临床比较少见,祖国医学中早有"男属阳,女属阴""肾为先天之本,精气溢泻,阴阳和故有子……八八天癸竭,精少,肾气虚,形体皆极"等记载。由此可见,人的生长、发育、生殖等方面与肾的功能有着十分密切的关系。男子女性化为阴盛阳虚之征,故应以一派壮肾阳之品治之。诊得脉细,苔薄,舌质淡。证属阴盛阳虚。治拟温肾壮阳,以观动静。附片15 g,仙茅9 g,仙灵脾15 g,巴戟天9 g,胡芦巴12 g,肉桂3 g,阳起石9 g,熟地黄12 g,鹿角粉3 g(吞),党参9 g,白术9 g,淮山药9 g,甘草6 g。连续服用温肾壮阳之剂达半年之久,诸症均已好转。再以原方加黄狗肾以达壮肾阳,补精髓之功,共研细末,制成丸剂缓图。冬季嘱服牛鞭及羊睾丸(亦可用其他动物的外生殖器,此为脏器疗法)。服药一年后,形体逐渐恢复如常,性生活亦正常,后又得一子[2]。

参考文献

[1]吴军,等. 中西医结合治疗泌尿系感染致睾丸萎缩——附6例临床报告[J]. 新中医,2006,38(7):81-82.

[2]上海卫生局. 上海老中医经验选编[M]. 上海:上海科技出版社,1980:61.

第七节　阴囊湿疹

阴囊湿疹,是湿疹中的一种病证,为现代医学病名。以男子阴囊部发生皮损,皮损以糜烂流滋而有潮湿之征为其特点。中医称为肾囊风或绣球风,

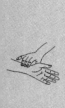

《外科启玄》又称为胞漏疮。《外科正宗·肾囊风》中指出："肾囊风乃肝经风湿所成。其患作痒,喜欲热汤,甚者疙瘩顽麻,破流滋水。"阴囊湿疹的病因,不外风、湿、热三者,其急性者多由湿热内蕴,外感风邪,风湿热邪浸淫下注而成,湿是发病的主要因素。慢性者是急性迁延或久病体虚、气血不足、血虚生风、风燥郁结,或脾虚水湿停滞而成。

一、病因病机

1. 湿热蕴蒸:湿热之邪重浊而趋下,客于阴囊肌肤以致湿热蕴蒸,发生痒、疼、糜烂、渗液。

2. 风热郁结:风热之邪侵袭,或过食辛辣香燥之物,血燥化热生风,客于阴囊肌肤,发生斑、疹、瘙痒、脱屑。

3. 脾虚湿盛:素体脾虚或多吃生冷,损伤脾阳而水湿内生。脾虚湿重,肌肤失养,水湿浸淫而湿疹反复发作。

4. 血虚风燥:久病血虚,阴血不足,生风生燥,风燥郁结,肌肤失养,长期不愈。

二、诊断要点

阴囊湿疹,急性发作者阴囊潮湿、流滋水颇多,常浸湿衣裤,肿胀、结痂、光亮、暗红;日久则阴囊皮肤干燥肥厚,皱纹变深加宽如核桃皮状,有薄痂或鳞屑,色素沉着,亦有因搔抓而致色素减退者,剧烈瘙痒,无法安眠。可反复发作,多年不愈,甚至引起淋巴液郁滞,呈象皮肿样改变。

三、中医治疗

(一)辨证论治

1. 湿热蕴蒸:阴囊皮肤潮红,丘疹水疱密集,糜烂水肿,瘙痒,甚至浸淫成片,黄水淋漓,口渴,便干,舌质红,苔黄腻,脉弦数。

[治法]清热、利湿、解毒。

[方药]萆薢渗湿汤(《疡科心得集》)加味。

萆薢12 g,薏苡仁12 g,黄柏12 g,赤茯苓12 g,牡丹皮12 g,泽泻12 g,滑石25 g,通草9 g,龙胆草9 g,苍术9 g,金银花藤30 g,甘草6 g。水煎服。

2. 风热郁结:阴囊皮肤有红斑丘疹,渗出液不多,瘙痒,皮肤干燥脱屑,搔破易结血痂,伴心烦,便秘,舌红,苔薄白,脉弦数。

[治法]凉血祛风,清热解毒。

[方药]凉血地黄汤(《外科大成》)加减。

生地黄15 g,当归6 g,槐角6 g,地榆9 g,黄连6 g,天花粉9 g,赤芍12 g,荆芥9 g,苦参9 g,蝉蜕6 g,防风12 g,黄芩12 g,生甘草6 g。水煎服。

3. 脾虚湿盛:反复发作,皮肤色暗淡,浸润,滋水淋漓,常因搔抓而糜烂结痂,纳呆,乏力,面色少华,头胀肢重,便溏,舌淡,苔白腻,脉濡细。

[治法]健脾利湿。

[方药]胃苓汤(《丹溪心法》)加减。

猪苓12 g,泽泻12 g,白术12 g,山药20 g,土茯苓12 g,苍术12 g,厚朴9 g,陈皮9 g,薏苡仁15 g,白藓皮15 g,甘草6 g。水煎服。

4. 血虚风燥:久病不愈,皮色暗淡,皮肤干燥甲错、增厚、脱屑,搔之结血痂,皮损区域局限,舌淡无苔,脉沉细无力。

[治法]养血祛风,滋润皮肤。

[方药]加减四物汤(《审视瑶函》)加减。

生地黄15 g,苦参12 g,薄荷6 g,川芎6 g,赤芍12 g,防风12 g,白藓皮12 g,玄参12 g,当归9 g,蛇床子6 g,甘草6 g。水煎服。

(二)单秘验方

1. 苍术12 g,地肤子20 g,刺蒺藜20 g,土茯苓20 g,荆芥6 g,防风6 g,茵陈9 g,甘草5 g。水煎服。湿热偏重者,加白藓皮、淡竹叶;血虚风燥者,去苍术,加薏苡仁、生地黄、牡丹皮;脾虚者,加山药、扁豆;痒甚者,加蛇床子。

2. 生地黄25 g,玄参12 g,当归9 g,丹参12 g,茯苓12 g,泽泻10 g,白藓皮12 g,蛇床子10 g,黄柏10 g,土茯苓10 g,苦参10 g,水煎服,每日2次。

3. 萆薢、泽泻、车前子、茯苓、苦参、白藓皮、防风、地肤子各5~9 g,薏苡仁、生地黄各6~20 g,金银花、连翘各6~15 g。水煎服。亚急性湿疹者,加蝉衣、白蒺藜;慢性湿疹者,去车前子、泽泻、加玄参、当归、乌梢蛇、红花。

(三)外治疗法

1. 马齿苋90 g,黄柏60 g,水煎,外湿敷,每日2次。

2. 黄柏30 g,艾叶30 g,白矾10 g,水煎外洗,一日2次。

3. 蜈蚣12条,土鳖虫6 g,地龙6 g。以上药烤干研成极细粉末,加香油适量搅匀,调成糊状油膏,用玻璃瓶贮藏待用。敷药前嘱患者用苦参30 g,地肤

中医男女科诊疗学

子10 g,蛇床子10 g,白藓皮10 g,黄芩15 g,煎水洗患部,再用消毒洁净的鹅毛蘸油膏搽于患部。适用于各类型阴囊湿疹。

4.天花粉30 g,滑石粉20 g,苍术20 g,黄柏10 g,青黛粉3 g。上药共为细末,装瓶备用。用时撒布患处,以敷盖住患处为度,用无菌纱布固定。每日1次。适用于急、慢性以渗液糜烂为主的湿疹。

5.苍术9 g,黄柏9 g,明矾9 g,白藓皮9 g,川楝皮9 g,苦参片9 g,蚂蚁草15 g。水煎浸洗,每次15分钟,每日2次。适应于急性湿疹。

6.黄连粉4 g,黄芩粉4 g,黄柏粉,青黛7.5 g,紫金锭1.8 g,无名异6 g,东丹6 g,铜绿6 g,烟胶6 g,寒水石9 g,金佗僧9 g,制炉甘石9 g,千年灰9 g,枯矾9 g,冰片0.6 g,煅石膏15 g。先将三黄、无名异、寒水石、金佗僧、铜绿混合粉碎,研细,过120目筛,然后加入余药套研,成极细末备用。无明显红肿而糜烂、渗液尚少者,可将药粉直接撒布局部,微红而热、糜烂、渗出液较多者,可用鲜丝瓜叶、野菊花叶、马齿苋等捣汁调成糊剂涂敷。无明显红肿,轻度糜烂、渗液者,可用菜油适量调成糊剂涂敷。无渗液和渗液少的疮面伴有瘙痒感者,可调凡士林,制成油膏外涂。

四、现代治验

阴囊湿疹为瘙痒糜烂流滋的过敏性炎症性皮肤疾患,中医学称之为"肾囊风、绣球风"等。一般可分为急性、亚急性和慢性,慢性可经久不愈,迁延数月至数年。

(一)外治法

陈勇在门诊单纯使用中医外治法以苦参汤合石黄粉治疗慢性阴囊湿疹136例,①中药熏洗:苦参汤熏洗,方药:苦参100 g,两面针50 g,蛇床子30 g,大黄15 g,百部30 g,芒硝20 g,花椒20 g,苍术10 g,95%酒精50 g,每天1剂煎汤坐浴熏洗,每天2次。②外扑药粉:以石黄粉外扑,方药:大黄50 g,滑石粉50 g,五倍子50 g,甘草30 g。每日3~4次外扑患处。结果:136例中治愈116例,好转6例,无效4例,其中治愈时间最短14天,最长90天[1]。邢守平等用自拟燥湿杀虫止痒的中药吴苦汤熏洗治疗阴囊湿疹30例,取得良好效果。吴苦汤组成:吴茱萸30 g,苦参30 g,蛇床子30 g,艾叶30 g,花椒15 g,芒硝15 g。水煎20~30分钟,量约半脸盆,先熏后洗,再以毛巾湿敷之,每日1~2次,一般5天左右即有明显效果,再坚持治疗一段时期,即可痊愈。30例全

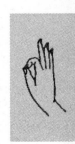

部有效,时间一般为 5 ~ 7 天[2]。刘国应介绍治疗阴囊湿疹的中成药及用法:①冰硼散:局部常规清洗后,取冰硼散适量外撒于患处,每日 3 ~ 5 次,连续用药 3 ~ 5 日。②双料喉风散:局部常规清洗后,取双料喉风散适量外喷于患处,每日 3 ~ 5 次,连续 3 ~ 5 日。③藿香正气水:取藿香正气水适量,用消毒棉签蘸药液外搽患处,每日 3 ~ 5 次,连续 3 ~ 5 日。④季德胜蛇药片:局部常规清洗后,取季德胜蛇药片 5 ~ 10 片研为细末,用米醋调为稀糊状外敷于患处,每日换药 1 次,连续 5 日。⑤青蛤散:先将患处常规消毒后,将青蛤散涂抹于患处,每日 3 ~ 5 次,若皮损表现糜烂,有黄水渗出者,可将本品与香油适量调成糊状涂抹于患处。每日换药 1 次,连续 5 ~ 7 日[3]。陈勇等以熏药疗法为主治疗该病 96 例,取得满意疗效。自拟湿疹熏药药方:地肤子、蛇床子、百部、蓖麻子、艾叶、苦参、苍耳子叶、白藓皮各30 g,花椒15 g,上药混合共碾粗末,用较厚草纸卷药末成纸卷,燃烟熏皮损处,每日 1 ~ 2 次,每次 15 ~ 30 分钟,温度以病人能耐受为宜。结果:轻症一般治疗 5 天可收效,10 天后可治愈,久病重症 30 ~ 40 天后可治愈。96 例均治愈,有效率100%[4]。杨文学采用徐真鲢《外科选要》的阴囊湿痒洗剂和自拟的中药散剂外扑散,治疗 22 例该病患者,取得了很好的疗效。①阴囊湿痒熏洗剂:食盐100 g,皂角 60 g,苦参40 g,川椒12 g,蛇床子30 g,苍术20 g,置瓷盆中,加水 200 ml,浸 30 分钟,煎沸 20 分钟。②散剂外扑方:黄柏20 g,苦参20 g,百部20 g,大白20 g,将其烘干,共研细面。将洗剂煎好后离火,患者蹲在药盆上,趁热气熏蒸阴囊,然后用煮过的纱布或无菌纱布浸湿,湿敷阴囊。药液凉后将纱布拧干,轻蘸患部,使之干燥清洁,每日熏洗 1 次,随即扑撒药粉,每日 1 次,渗出多者日 2 次,次日如法熏洗扑粉,行暴露疗法至愈。结果:22 例患者全部治愈。4 天痊愈者 10 例,6 天痊愈者 7 例,8 天痊愈者 5 例,平均痊愈天数 5.5 天[5]。任强用自拟全红膏外搽配合熏洗治疗阴囊湿疹 85 例,药用:全蝎 15 g,穿山甲 10 g,红花 30 g。上药烤干研成极细粉末,加香油适量,调成糊状。中药熏洗剂组成:苦参30 g,龙胆草20 g,黄芩20 g,黄柏30 g,连翘15 g,菊花10 g,川椒15 g,地肤子15 g,蛇床子15 g,马齿苋15 g。加水 2 000 ml,浸泡 15 分钟,煎至 1 000 ml 即可熏洗患部,然后取全红膏适量外搽,每日早晚各 1 次。5 天为 1 个疗程,连用 2 ~ 3 个疗程。结果:本组 85 例,治愈 81 例,显效 4 例,全部有效[6]。吴书铭用祛毒止痒汤熏洗治疗阴囊湿疹 50 例。药用:五倍子15 g,蒲公英30 g,川椒10 g,苦参15 g,防风15 g,朴硝30 g,黄柏15 g,地榆

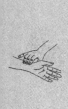

30 g,苍术15 g,赤芍15 g,土槿皮20 g,二花20 g,加水 150 ml,浸泡 60 分钟,水煎至沸再煎 20 分钟,去渣留用,先熏,待温后用纱布擦洗患处 30 分钟,早晚各 1 次,5 天为 1 个疗程。结果治愈 35 例(占 70%),有效 14 例(占 28%),无效 1 例(占 2%)[7]。周民举采用龙胆泻肝汤外用治疗阴囊湿疹 32 例,药用:龙胆草30 g,黄芩、栀子、车前子、泽泻、柴胡、生地黄、赤芍、荆芥、防风各15 g。当归、生大黄各20 g,生甘草10 g。每日 1 剂,加水 1 000 ml,煎取 500 ml,过滤取汁,先熏后洗,每次坐浴 30 分钟左右,反复擦洗患处,每日 2 次,3 天为 1 个疗程。结果:治愈 30 例,好转 2 例,治愈率为 93.75%[8]。金徐亮等自拟吴柏膏治疗阴囊湿疹 86 例,药用:吴茱萸80 g,黄柏80 g,苦参60 g,枯矾20 g,醋精适量。上四味研极细末,过 120 目筛,混匀,取药粉适量,用凡士林调成膏状,外敷患处,每日 2 ~ 3 次。结果:86 例中治疗 2 ~ 5 次痊愈 32 例,6 ~ 10 次痊愈 49 例,显效 5 例,总有效率 100%[9]。黄显勋用六皮汤熏洗治疗阴囊湿疹 47 例,六皮汤组成:地骨皮30 g,白藓皮30 g,土槿皮15 g,牡丹皮15 g,鲜石榴根皮50 g,黄柏30 g,急性期者加苦参30 g,合并感染者加蒲公英30 g,慢性期加蛇床子30 g,芒硝30 g。以清水 3 000 ml,煎取药汁2 000 ml,盛于盆中,趁热坐盆上,熏蒸阴囊部位,待药汁温度与体温相近时,即坐于盆中,浸洗阴囊,每次 30 分钟,每天早晚各 1 次,10 天为 1 个疗程。每次坐浴后,以灭菌敷料拭干,搽以炉甘石洗剂,瘙痒甚时,也以炉甘石洗剂外搽。结果:47 例痊愈 35 例(74.5%),有效 11 例(23.4%),无效 1 例(2.1%),总有效率97.9%[10]。司在和以加味蛇床子汤治疗阴囊湿疹 240 例,药物组成:蛇床子60 g,苦参、明矾、威灵仙各15 g,地肤子24 g,黄柏20 g,冰片10 g,白藓皮、透骨草各30 g,渗液明显加石榴皮15 g,五倍子20 g,红肿疼痛加蒲公英、蚤休各30 g,瘙痒明显加艾叶10 g,花椒15 g。煎取药液,每煎一次加冰片5 g,乘热熏洗阴囊处 10 ~ 20 分钟,待药稍凉后,徐徐洗皮损处,每日 1 剂,早晚各1 次。结果:治愈 189 例,好转 32 例,无效 19 例,总有效率92%[11]。

(二)内服

潘颖萍等运用蛇床子汤加减治疗阴囊湿疹 30 例,蛇床子汤药物组成:蛇床子15 g,威灵仙15 g,当归20 g,砂仁15 g,苦参15 g,紫花地丁25 g,白藓皮15 g,丹参20 g,蝉蜕15 g,连翘25 g,蒲公英30 g,地肤子15 g,甘草15 g。水煎,1 剂/日,150 毫升/次口服。早晚 2 次口服,10 天为 1 个疗程。若偏于寒者加干姜15 g,制附子15 g;偏于热者加黄连15 g,黄柏15 g;偏于血虚者加首乌

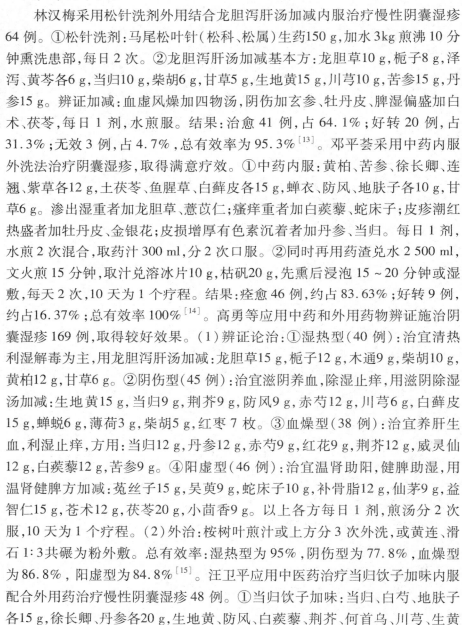

15 g,重用当归。结果痊愈 15 例,好转 12 例,无效 3 例,总有效率 90%[12]。

（三）内外合治

林汉梅采用松针洗剂外用结合龙胆泻肝汤加减内服治疗慢性阴囊湿疹 64 例。①松针洗剂:马尾松叶针(松科、松属)生药150 g,加水 3 kg 煎沸 10 分钟熏洗患部,每日 2 次。②龙胆泻肝汤加减基本方:龙胆草10 g,栀子8 g,泽泻、黄芩各6 g,当归10 g,柴胡6 g,甘草5 g,生地黄15 g,川芎10 g,苦参15 g,丹参15 g。辨证加减:血虚风燥加四物汤,阴伤加玄参、牡丹皮、脾湿偏盛加白术、茯苓,每日 1 剂,水煎服。结果:治愈 41 例,占 64.1%;好转 20 例,占 31.3%;无效 3 例,占 4.7%,总有效率为 95.3%[13]。邓平荟采用中药内服外洗法治疗阴囊湿疹,取得满意疗效。①中药内服:黄柏、苦参、徐长卿、连翘、紫草各12 g,土茯苓、鱼腥草、白鲜皮各15 g,蝉衣、防风、地肤子各10 g,甘草6 g。渗出湿重者加龙胆草、薏苡仁;瘙痒重者加白蒺藜、蛇床子;皮疹潮红热盛者加牡丹皮、金银花;皮损增厚有色素沉着者加丹参、当归。每日 1 剂,水煎 2 次混合,取药汁 300 ml,分 2 次口服。②同时再用药渣兑水 2 500 ml,文火煎 15 分钟,取汁兑溶冰片10 g,枯矾20 g,先熏后浸泡 15~20 分钟或湿敷,每天 2 次,10 天为 1 个疗程。结果:痊愈 46 例,约占 83.63%;好转 9 例,约占16.37%;总有效率 100%[14]。高勇等应用中药和外用药物辨证施治阴囊湿疹 169 例,取得较好效果。(1)辨证论治:①湿热型(40 例):治宜清热利湿解毒为主,用龙胆泻肝汤加减:龙胆草15 g,栀子12 g,木通9 g,柴胡10 g,黄柏12 g,甘草6 g。②阴伤型(45 例):治宜滋阴养血,除湿止痒,用滋阴除湿汤加减:生地黄15 g,当归9 g,荆芥9 g,防风9 g,赤芍12 g,川芎6 g,白鲜皮15 g,蝉蜕6 g,薄荷3 g,柴胡5 g,红枣 7 枚。③血燥型(38 例):治宜养肝生血,利湿止痒,方用:当归12 g,丹参12 g,赤芍9 g,红花9 g,荆芥12 g,威灵仙12 g,白蒺藜12 g,苦参9 g。④阳虚型(46 例):治宜温肾助阳,健脾助湿,用温肾健脾方加减:菟丝子15 g,吴萸9 g,蛇床子10 g,补骨脂12 g,仙茅9 g,益智仁15 g,苍术12 g,茯苓20 g,小茴香9 g。以上各方每日 1 剂,煎汤分 2 次服,10 天为 1 个疗程。(2)外治:桉树叶煎汁或上方分 3 次外洗,或黄连、滑石 1:3 共碾为粉外敷。总有效率:湿热型为 95%,阴伤型为 77.8%,血燥型为86.8%,阳虚型为84.8%[15]。汪卫平应用中医药治疗当归饮子加味内服配合外用药治疗慢性阴囊湿疹 48 例。①当归饮子加味:当归、白芍、地肤子各15 g,徐长卿、丹参各20 g,生地黄、防风、白蒺藜、荆芥、何首乌、川芎、生黄

中医男女科诊疗学

芪、生甘草各10 g,每日1剂,水煎服。②中药外用:苦参30 g,白藓皮20 g,蛇床子、川黄柏、明矾各15 g。水煎汁150 ml外洗和湿敷患处,早晚各1次。总有效率93.8%[16]。葛关庭采用龙胆泻肝汤内服和外用狼毒散治疗顽固性阴囊湿疹363例,取得了满意效果。①内服龙胆泻肝汤,方用:龙胆草3 g,炒黄芩、栀子、泽泻、车前子各10 g,木通6 g,生地黄、当归各15 g,柴胡10 g,甘草3 g,便秘加生大黄6 g。每天1剂。煎2次,上下午空腹服。第3煎药渣中加清水2 500 ml,加入蛇床子20 g,枯矾6 g,川椒12 g,野菊24 g,皮硝48 g,煎沸5分钟,去渣先熏后洗阴囊,每天1次。②干后外用狼毒散,方用:狼毒、川椒、硫黄、槟榔、蛇床子、文蛤、大枫子、枯矾各20 g,共研细末加麻油适量,调之干湿相宜为度,轻搽患处,每天3次,晚上加搽1次,15天为1个疗程。结果:363例治愈102例,占28%;显效124例,占34.1%,好转120例,占33.0%;无效17例,占4.7%,总有效率为95.1%[17]。

(四)针灸、穴位疗法

李占勋采用针刺治疗阴囊湿疹27例。取穴:箕门、血海、曲泉、蠡沟。箕门避开动脉直刺1寸,血海、曲泉分别直刺1~1.5寸,蠡沟向上平刺0.8寸,得气后留针,行捻转泻法,每10分钟行针1次,每次30分钟,10次为1个疗程。结果27例病人中,1个疗程治愈12例,2~3个疗程治愈15例,有效率100%[18]。任仓孝用针刺治疗阴囊湿疹112例。取穴:中极、血海、三阴交、蠡沟、大敦(刺血)、会阴,均用泻法。留针20分钟,留针期间,捻针一次,每天针刺一次,2天为1个疗程,中间休息一天,再行下一个疗程。针刺后当天痒感减轻,第二天痒感大减,且疹出也明显减少,大部分患者在第二天主动前来针刺。第三天痒症全消,而停止针刺。一周后渗出部结痂脱屑而愈。仅有8例因皮疹肥厚类似亚急性鳞屑性苔藓化,连针3个疗程而愈,其余均针二次而愈[19]。

参考文献

[1]陈勇.苦参汤合石黄粉治疗慢性阴囊湿疹[J].吉林中医药,2008,28(3):196.

[2]邢守平,等.阴囊湿疹的中药熏洗治疗[J].中国民间疗法,2007,15(9):20.

[3]刘国应.巧用中成药治疗阴囊湿疹[J].开卷有益:求医问药,2007

（1）:59.

[4]陈勇，等. 熏药疗法治疗阴囊湿疹96例[J]. 吉林中医药，2006，26（11）:69－70.

[5]杨文学. 阴囊湿痒熏洗剂合中药外扑治疗阴囊湿疹22例疗效观察[J]. 中医外治杂志，2004，13（4）:44.

[6]任强. 全红膏外搽配合熏洗治疗阴囊湿疹85例[J]. 山西中医，1999，15（3）: 44.

[7]吴书铭. 祛毒止痒汤熏洗治疗阴囊湿疹50例[J]. 河南中医药学刊，1998，13（4）:54.

[8]周民举. 龙胆泻肝汤外用治疗阴囊湿疹32例[J]. 安徽中医学院学报，1998，17（4）:27.

[9]金徐亮，等. 自拟吴柏膏治疗阴囊湿疹86例[J]. 中医外治杂志，1996，5（2）:47.

[10]黄显勋. 六皮汤熏洗治疗阴囊湿疹47例[J]. 中医外治杂志，1996，5（1）:9.

[11]司在和. 加味蛇床子汤治疗阴囊湿疹240例[J]. 江西中医药，1990，21（6）:21.

[12]潘颖萍，等. 蛇床子汤加减治疗阴囊湿疹30例观察[J]. 中华实用医学，2001，3（19）:11.

[13]林汉梅. 松针洗剂合龙胆泻肝汤加减治疗慢性阴囊湿疹64例疗效观察[J]. 中华实用中西医杂志，2001，14（2）:463.

[14]邓平荟. 中药内服外洗治疗阴囊湿疹55例[J]. 中国性科学，2005，14（8）:25.

[15]高勇，等. 阴囊湿疹辨证论治169例[J]. 青海医药杂志，2004，34（7）:43.

[16]汪卫平. 当归饮子加味治疗慢性阴囊湿疹48例——附西药治疗24例对照[J]. 浙江中医杂志，2004，39（7）:296.

[17]葛关庭. 龙胆泻肝汤、狼毒散治疗顽固性阴囊湿疹363例[J]. 世界今日医学杂志，2001，2（5）:451.

[18]李占勋. 针刺治疗阴囊湿疹27例[J]. 中国针灸，2002，22（1）:58.

[19]任仓孝. 针刺治疗阴囊湿疹 112 例[J]. 贵阳中医学院学报，1991（1）:38.

第八节　女子不孕

女子不孕,是妇科常见病,中医认为有先天原因(生理缺陷)和后天性病理性不孕,先天生理缺陷不属本病讨论范围,后天病理性不孕其病理机制也很复杂。《医宗金鉴》说"女子不孕之故,由伤其冲任也……若为三因之邪伤其冲任之脉,则有月经不调,赤白带下,经漏经崩等病生焉。或因宿血积于胞中,新血不能成孕,或因胞寒胞热,不能摄精成孕,或因体盛痰多,脂膜壅塞胞中而不孕,皆当细审其因,按证调治,自能有子也。"现代医学认为,卵巢发育不全、输卵、排卵功能障碍,子宫因素、妇科病症等,都能导致不孕的发生。中医在治疗不孕方面积累了大量的宝贵经验,不但注重辨证论治,而且也结合现代医学的检查手段与辨病论治相结合。

一、病因病机

1. 肾气不足:先天禀赋不足,肾气虚弱,或房事不节,耗伤肾气,冲任气衰,胞脉失养,不能成孕。

2. 肝肾阴亏:肝血不足,肾精亏虚,则冲任失养,血海不足,不能摄精成孕。

3. 气血虚弱:素体虚弱,或久病体衰,或脾胃失健,化源不足,则气血虚弱不能摄精,影响孕育。

4. 肝郁气结:情志异常,影响肝之疏泄,则肝郁气结,失其调和,冲任失养,受孕不能。

5. 瘀血阻滞:七情郁结,气机不畅,血运不行,气滞则血瘀,瘀血阻滞于胞脉,故婚久不孕。

6. 痰湿壅盛:体质肥胖,或因嗜食肥甘厚腻,脾虚不运,痰湿内生,气机不畅,胞脉失养而不孕。

7. 寒湿凝滞:素体阳亏,或房劳不节,损伤阳气,或经期受寒,以致寒湿内生,胞宫虚冷,不能温养冲任则宫寒不孕。

二、诊断要点

夫妇婚后，没采用任何避孕措施，男子检查能够排除不育的因素，而女方二年一直未受孕者(排除先天生理缺陷)，称为原发性不孕；如曾生育或流产后、无避孕而又二年以上不再受孕者，称为继发性不孕，两种情况均可以诊断为不孕证。

三、中医治疗

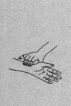

(一)辨证论治

1. 肾气不足：婚后不孕，月经不调，量少色淡无块，腰膝酸软，神疲乏力，头晕耳鸣，性欲淡漠，下肢冷感，小便清长，四肢不温，舌淡苔薄，脉细。妇科检查见子宫小，阴毛稀少，测基础体温呈单相或黄体上升不良。阴道涂片检查提示性激素水平低。本型常见于内分泌失调及子宫发育不良的患者。

[治法]补肾温阳调经。

[方药]毓麟珠(《景岳全书》)加减。

鹿角霜15 g，川芎9 g，白芍12 g，白术9 g，茯苓12 g，党参12 g，当归12 g，杜仲15 g，菟丝子15 g，巴戟天12 g，肉桂4 g，炙甘草3 g。水煎服。若肾阳虚者加鹿角粉、锁阳；下腹冷者加紫石英、胡芦巴；腰酸者，加桑寄生、狗脊；小便清长者，加覆盆子、益智仁、蚕茧；头昏者，加女贞子、墨旱莲；基础体温上升不良者，加肉苁蓉、仙茅；兼有肾阴亏者，加龟板、熟地黄；内热者，加知母、黄柏；子宫小者，加紫石英、淮山药。

2. 肝肾阴亏：婚后不孕，月经量少，经水后期色红，甚则闭经，腰膝酸软，头昏目眩，心烦耳鸣，烘热汗出，口干不欲饮，小便短赤，大便秘结，舌红苔薄，脉弦细或细数。妇科检查子宫多数正常，基础体温有时为单相或呈爬行上升。本型常见于月经失调、盆腔炎、多囊卵巢综合征的患者。

[治法]滋养肝肾，调补冲任。

[方药]六味地黄丸(《小儿药证直诀》)加味。

生地黄12 g，熟地黄15 g，山茱萸12 g，牡丹皮9 g，茯苓12 g，淮山药12 g，泽泻9 g，龟板(先煎)15 g，知母9 g，怀牛膝12 g，炙甘草3 g。水煎服。若内热甚者，加地骨皮、黄连、黄芩；大便干结者，加全瓜蒌、玄参、火麻仁；血虚者，加党参、枸杞子；阴痒者，加栀子、地肤子；偏肾阴虚者，加黄精、枸杞子、天花粉;偏肾阳虚者,加巴戟天、制附子。

3.气血虚弱:婚后不孕,月经不调,经行量多或量少,经色淡,神疲乏力,面色无华,头昏耳鸣,气短声低,心悸怔忡,纳呆便溏,带下量多,色白质稀,舌淡苔薄,或白润苔,脉细无力。妇科检查示子宫小,发育差。测基础体温示黄体上升不良,阴道涂片检查示性激素水平低。本型多见于内分泌失调及子宫发育不良的患者。

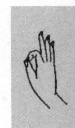

[治法]益气养血,健脾补肾。

[方药]归脾汤(《济生方》)加减。

当归12 g,白术9 g,黄芪15 g,茯苓12 g,党参12 g,木香9 g,酸枣仁9 g,龙眼肉9 g,菟丝子15 g,肉苁蓉12 g,山药15 g,紫河车粉(吞服)3 g,枸杞子15 g。水煎服。若经量多者,加阿胶、地榆炭;神疲乏力者,加炒扁豆、仙鹤草;白带多者,加薏苡仁、芡实、鸡冠花;肢肿者,加泽泻、猪苓;肾阳不足者,加制附子、肉桂。

4.肝郁气结:多年不孕,月经先后不定期,量少色暗夹血块,经行不畅,经行腹痛,经前乳胀,性情急躁,心烦易怒,精神抑郁,苔正常或薄黄,脉弦细。本型常见于月经失调,子宫内膜异位症,多囊卵巢、输卵管不通的患者。

[治法]疏肝解郁,开结调经。

[方药]开郁种玉汤(《傅青主女科》)加味。

白芍12 g,香附12 g,当归9 g,白术12 g,牡丹皮9 g,茯苓12 g,天花粉12 g,柴胡12 g,橘核6 g,川芎6 g,鸡血藤15 g,川楝子9 g,郁金12 g,炙甘草3 g。水煎服。若经前乳胀者,加荔枝核、丝瓜络、广木香;精神抑郁者,加浮小麦、大枣、合欢皮;偏肾亏者,加生地黄、山茱萸、菟丝子、桑寄生;偏脾亏者,加山药、炒扁豆等。

5.瘀血阻滞:多年不孕,少腹疼痛,痛有定处,腹痛拒按,月经正常或不调,神疲乏力,苔薄舌边尖有瘀点,脉紧弦。本型常见于子宫内膜异位症、输卵管不通的患者。

[治法]活血化瘀,理气止痛。

[方药]少腹逐瘀汤(《医林改错》)加减。

小茴香6 g,延胡索9 g,当归12 g,川芎9 g,肉桂3 g,赤芍12 g,五灵脂6 g,川楝子9 g,橘核9 g,广木香12 g,三棱6 g,莪术6 g,炙甘草6 g。水煎服。若瘀阻甚者,加水蛭、䗪虫、蜈蚣、虻虫;软坚散结者,加夏枯草、象贝母、海藻、牡蛎、木瓜、海带;兼寒者,加炮姜、肉桂;兼热者,加蒲公英、红藤、败酱草;兼肾亏者,加杜仲、肉苁蓉、补骨脂;兼脾虚者,加党参、白术、淮山药。

6.痰湿壅盛:多年不孕,形体肥胖,经水愆期甚则闭经,经行量少,经色暗,质稠厚,性欲淡漠,头晕心悸,胸闷泛恶,胃纳不佳,面色少华,带下量多、质稠,苔白腻,脉滑。本型常见于内分泌失调,月经不调,子宫小的患者。

[治法]燥湿化痰,健脾调经。

[方药]启宫丸(经验方)加味。

半夏9 g,香附12 g,苍术12 g,陈皮12 g,神曲9 g;茯苓12 g,川芎9 g,枳壳12 g,郁金12 g,石菖蒲6 g,青礞石15 g,白术12 g,炒扁豆15 g。水煎服。若湿阻重者,加川朴、薏苡仁;化痰软坚加夏枯草、牡蛎、象贝母;泛恶甚者,加姜竹茹;心悸者,加远志、磁石。

7.寒湿凝滞:多年不孕,经水愆期,量少色暗,带下色白,质地清稀,阴中作冷,形寒肢冷,腰背发凉,少腹冷痛,小溲清长,时有便溏,舌淡胖有齿痕,苔白滑或白腻苔,脉沉迟无力,或沉细脉。本型常见于月经不调,内分泌功能欠佳,子宫小的患者。

[治法]温经散寒,除湿暖宫。

[方药]艾附暖宫丸(《仁斋直指》)加减。

艾叶9 g,香附12 g,吴茱萸6 g,川芎12 g,续断15 g,官桂6 g,当归12 g,小茴香6 g,台乌9 g,干姜6 g,紫石英9 g,蛇床子9 g,苍术12 g,陈皮9 g。水煎服。若少腹冷痛剧者,加延胡索、胡芦巴;阴中作冷者,加肉桂、胡芦巴;便溏者,加淮山药、炒扁豆、白术。

(二)针灸疗法

取穴:中极、三阴交(双)为主穴,配合大赫(双)穴,针刺。在每次月经周期第12天开始治疗,连续三天,每天1次。

(三)单秘验方

1.广木香9 g,当归12 g,羌活9 g,益母草20 g,赤芍9 g,柴胡9 g,香附12 g,紫河车粉(吞服)3 g。水煎服,每日一剂。

2.鹿含草12 g,菟丝子12 g,白蒺藜12 g,槟榔6 g,细辛3 g,辛夷6 g,高良姜6 g,香附9 g,当归9 g。水煎服,每日一剂。

3.川续断12 g,紫石英12 g,茺蔚子15 g,紫河车粉(吞服)3 g,鹿角胶(烊服)6 g,桑寄生12 g,水煎,早晚服。

4.大雄鸡1只,黄芪9 g,当归9 g,红花9 g,白广椒9 g,小茴9 g,陈皮9 g,生姜120 g,葱白150 g。月经净后第一天开始服用。将雄鸡宰杀,去毛,开膛去杂(心脏、肾脏留用)后,用纱布包裹上药,放入鸡腹内,置锅中,加水3 000 ml,炖至肉熟,3~4天服完(可存放冰箱,每次服前加热)。适应于素体气血虚弱、寒凝胞宫不孕者。

四、现代治验

(一)中药内服

1.专方治疗

暴永贤根据温经散寒、活血养血、滋阴益肾、标本兼顾之原则,采用大温经汤加减治疗56例宫寒不孕,基本方:吴茱萸、肉桂、半夏、当归、川芎、白芍、甘草、人参、牡丹皮、阿胶、麦冬、仙茅、仙灵脾、枸杞子、菟丝子、覆盆子。随证加减,于月经来潮前的10天开始服药。10天为1个疗程。结果:56例中经1~4个疗程的治疗,受孕得子52例,胞宫寒凉所致的其他症状消失,总有效率92%[1]。蔡沙芒采用引经汤治疗生育期闭经致不孕症60例,疗效显著,引经汤药物组成:炒当归、怀牛膝、三棱、莪术各10 g,熟地黄20 g,川芎8 g,淫羊藿、杜仲各12 g,赤芍、丹参各15 g,辨证加减,水煎服,日1剂,12天为1个疗程,月经来潮后用活血调经的桃红四物汤进行治疗,经净予五子衍宗丸合逍遥丸以善后,至下次月经来潮前1周再服引经汤,连续调治3个月。有效率为93.3%[2]。杨敬改以温肾、健脾类中药配伍治疗肾虚型不孕,自拟温阳补肾助孕汤治疗不孕症30例。药用:黄芪30 g,狗脊20 g,炒杜仲、巴戟天、山茱萸、炒白术、淫羊藿各15 g,郁金、小茴香、艾叶各10 g,川芎9 g,肉桂8 g,砂仁6 g,随证加减,水煎服,每日1剂,分早晚2次服用。每月月经干净后连服6~10剂,连调3~6个月经周期。结果:均获临床治愈。表明该方补先天而顾后天,有温肾健脾的功效[3]。齐玲玲等认为本病属肾气亏虚,血瘀凝滞,治疗宜补肾益气,活血化瘀,采用毓麟清抗汤治疗免疫性不孕78例,药用:人参6 g,白术10 g,甘草6 g,川芎10 g,当归10 g,菟丝子10 g,杜仲15 g,赤芍10 g。每日1剂,分2次口服。从月经干净后开始服,18剂为1个疗程,连服3个疗程。结果:治疗组治愈29例,好转24例,总有效53例,受孕20例,总有效率67.94%。表明该方对肾虚血瘀型免疫性不孕症患者有疗效[4]。李淑玲等将90例排卵障碍性不孕症患者随机分为益肾活血汤治疗组 60 例和克罗米酚对照组 30 例,治疗组用益肾活血汤:菟丝子、枸杞子、覆盆子、淫羊藿、女贞子、当归、泽兰、鸡血藤、益母草、赤芍药、白芍药、柴胡、川牛膝、紫石英、甘草,水煎服,每日 1 剂,分 2 次服,于月经周期第 1~4 天及第 12~15 天服用,共服 8 剂,治疗 3 个月经周期,在此期间妊娠者停药。观察治疗前后两组患者性激素水平、子宫内膜厚度、排卵率及妊娠率。结果治疗组与对照组总排卵率无明显差异;治疗组妊娠率明显优于对照组($P < 0.05$);治疗组血清 E2、LH、FSH 含量较对照组升高($P < 0.05,P < 0.01$),PRL 则明显下降($P < 0.01$);治疗后治疗组子宫内膜厚度的改善程度优于对照组($P < 0.05,P < 0.01$)。表明益肾活血汤能促进卵泡及子宫内膜生长发育,改善卵巢的分泌功能,从而达到助孕的目的[5]。彭光媚用滋肾育胎丸(菟丝子、川续断、巴戟天、杜仲、熟地黄、鹿角霜、枸杞子、阿胶、党参、白术、无核大枣、砂仁)治疗 60 例女性不孕。结果:B 超监测卵泡无发育者 10 例,用滋肾育胎丸治疗 6 个月无效;卵泡发育至直径为 10~14 mm 排卵者 20 例,治疗 3~6 个月受孕 16 例,有效率 80%;卵泡发育至直径 15~18 mm 排卵者 30 例,治疗 1~3 个月均受孕,有效率 100%。表明滋肾育胎丸治疗 B 超监测无卵泡发育之不孕症无效,治疗 B 超监测卵泡发育未达成熟而排卵者,效果显著[6]。

2. 中药人工周期法

赵瑞兰用中药人工周期法治疗不孕症 124 例,疗效满意。按辨证与辨病相结合的原则,把每个月经周期分为祛邪调经期、扶正养血期、种子安胎期三个不同阶段,分别施用不同的治疗方法。(1)祛邪调经期(指经期及经行前一个阶段),分为以下几型治疗:①肝郁气滞型予疏肝理气,养血调经:当归12 g,柴胡9 g,川芎9 g,枳壳9 g,香附10 g,郁金10 g,白术12 g,云茯苓15 g,王不留行10 g,白芍12 g,甘草6 g。②瘀阻胞络型予以活血散瘀:当归12 g,川芎9 g,桃仁9 g,红花9 g,丹参15 g,坤草15 g,赤白芍各10 g,川牛膝10 g,五灵脂10 g,三棱9 g,莪术9 g,甘草6 g。③湿热痰浊型予以清化湿热,祛痰调经:苍白术各2 g,云茯苓15 g,枳壳9 g,栀子9 g,陈皮9 g,香附10 g,六曲12 g,当归12 g,川芎9 g,胆南星10 g,甘草3 g。④血海虚寒型予温经散寒,养血调经:当归15 g,川芎9 g,五灵脂10 g,小茴6 g,干姜6 g,肉桂5 g,怀牛膝10 g,杜仲12 g,川续断15 g,香附12 g,乌药10 g。(2)扶正养血期(为月经干净后的第 1 个 10 天),予补气养血:当归12 g,熟地黄24 g,白芍12 g,杞果12 g,党参12 g,

菟丝子15 g,黄芪24 g,川芎9 g,香附10 g,白术12 g,云茯苓15 g。甘草6 g。
(3)种子安胎期(月经干净后的第 2 个 10 天),予补肾养精促排卵:熟地黄
15 g,山茱萸10 g,山药15 g,菟丝子18 g,巴戟天10 g,淫羊藿18 g,肉苁蓉10 g,
当归10 g,白芍12 g,小茴6 g,桑寄生15 g,川续断15 g,甘草6 g,首乌15 g。结
果治愈受孕者 100 例,治愈率80.6%[7]。

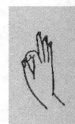

(二)中药外治

韩丽娟等用清热解毒、活血化瘀类中药保留灌肠治疗输卵管梗阻性不
孕症77 例,以复方红藤煎灌肠液(红藤、败酱草各30 g,金银花、路路通、祈艾
各15 g,丹参、牡丹皮、桂枝、地龙各10 g,乳香、没药各8 g,湿热蕴结者加白花
蛇舌草、薏苡仁各30 g,气滞血瘀者加三棱、莪术各10 g,气虚夹瘀者加黄芪
15 g,当归10 g)灌肠治疗,结果:治疗组治愈 36 例,好转 32 例,总有效率
88.31%[8]。陈丽报道采用穿通汤灌肠辅助治疗输卵管阻塞性不孕72 例,疗
较满意。穿通汤方药组成:忍冬藤30 g,马鞭草30 g,生甘草15 g,皂角刺15 g,
莪术15 g。痛经严重加失笑散、延胡索各12 g,制没药6 g,丹参30 g;带下黄臭
加苦参10 g,白头翁12 g;输卵管积液明显加生薏苡仁30 g,土茯苓20 g。每次
月经干净后 3 天开始灌肠,每月 15 次,60 天为 1 个疗程。结果治愈 60 例,总
有效率为96%[9]。吴延红等用中药灌肠加微波治疗慢性盆腔炎继发不孕症
122 例。处方:败酱草30 g,连翘15 g,大黄3 g,三棱15 g,莪术15 g,赤芍15 g,
牡丹皮15 g,红藤15 g,香附6 g,益母草30 g,丹参30 g,牛膝30 g。月经干净后
第 3 天开始灌肠,10 ~ 15 天为 1 个疗程。第 2 天排空大便后进行微波治疗,
经期停用。结果受孕 109 例,受孕率为 78.69%[10]。

(三)内外合治

石国令等采用内外合治法治疗输卵管阻塞性不孕症86 例,选用中药内
服与中药灌肠相结合,以 3 月为 1 个疗程,共 4 个疗程。①中药内服方:白花
蛇舌草12 g,败酱草15 g,毛冬青30 g,香附12 g,赤芍12 g,黄柏10 g,七叶一枝
花20 g。随证加减,水煎服,每日 1 剂,连用 1 月为 1 个疗程,连用 3 月,经期
停用。②中药灌肠方:在口服中药汤剂的同时,予自拟中药方灌肠,药物组
成:桂枝、红藤、败酱草、穿山甲、苍术、茯苓、莪术、水蛭、王不留行、路路通、
三棱、药物浓煎至 100 ml,放至温度 38 ~40℃,每晚灌肠。每日 1 剂,连用 1
月为 1 个疗程,连用 3 月,经期停用。结果:治愈 50 例(58.1%),好转 26 例
(30.2%),无效 10 例(11.6%),受孕率达到 42%[11]。张素等采用中药辨证

分型内服结合灌肠治疗输卵管阻塞性不孕69例,疗程1年。辨证分为4型,均以自拟方治疗:①气滞血瘀型,药用:三棱、莪术、赤芍、蟅虫、丹参、当归、香附、穿山甲、柴胡、路路通、郁金、延胡索;②寒凝瘀滞型,药用:附子、桂枝、小茴香、紫石英、三棱、莪术、赤芍、蟅虫、香附、路路通、丹参、淫羊藿、肉苁蓉、穿山甲、锁阳;③气虚血瘀型,药用:党参、黄芪、怀山药、黄精、三棱、莪术、蟅虫、丹参、当归、香附、路路通、赤芍、穿山甲、菟丝子;④热盛瘀阻型,药用:红藤、败酱草、蒲公英、紫花地丁、夏枯草、三棱、莪术、蟅虫、路路通、牡丹皮、丹参、赤芍、黄芩、穿山甲、黄柏。以上各方均随证加减,每日1剂,水煎2次,分2次内服,同时多煎出150 ml,用于排便后保留灌肠。每次月经干净后即开始用药,月经期停用,3个月经周期为1个疗程结果,治愈率58%[12]。张凤婵等采用局部辨病和全身辨证相结合方法将本病分为气滞血瘀、湿热瘀阻、寒凝血瘀、寒湿瘀结4型给予中药口服,结合直肠给药和双柏散外敷治疗本病。①内服中药:气滞血瘀型方选四逆散加味:柴胡10 g,枳实15 g,赤芍15 g,生甘草5 g,丹参30 g,穿山甲10 g,生牛膝10 g。寒凝血瘀型方选温经汤加减:当归10 g,白芍10 g,桂枝10 g,川芎10 g,吴茱萸10 g,三棱10 g,法半夏10 g,党参15 g,鸡内金15 g,川续断15 g。寒湿瘀结型方选薏苡附子败酱散合当归芍药散加减:薏苡仁30 g,熟附子5 g,败酱草30 g,枳实15 g,赤芍15 g,当归10 g,茯苓15 g,泽泻30 g,水蛭10 g,白芥子10 g。湿热瘀阻型方选大黄牡丹汤加减:大黄10 g,牡丹皮10 g,冬瓜仁30 g,柴胡10 g,枳壳10 g,赤芍10 g,生地黄10 g,红花10 g,桃仁10 g,甘草5 g,败酱草30 g,薏苡仁30 g,路路通10 g,皂角刺10 g。经净第3天,每日1剂分2次早晚各服1次,20天为1个疗程。②直肠给药:选用康妇消炎栓每晚睡前将1粒药推入直肠7 cm处;③双柏散外敷:选用自制双柏散50 g,用蜂蜜和开水调为糊状,功效:祛瘀止痛。每晚睡前温敷下腹,均从经净第3天开始,20天为1个疗程。结果:治疗6个月后,有效率为90.57%,妊娠率为30.19%。气滞血瘀型和湿热瘀阻型的妊娠率较高,其中气滞血瘀型和寒湿瘀结型对比差异有显著的统计学意义($P <$ 0.05)[13]。

（四）针灸治疗

1. 针灸治疗

宋丰军等将排卵障碍性不孕症患者随机分为针灸组和药物组,各60例。针灸组:针刺神厥、中极、关元、子宫、足三里、三阴交;艾条悬灸神阙、三阴交。药物组:口服克罗米芬 50 mg。治疗 3 个月经周期后进行受孕率、基础体温、B 超检查及排卵等评定。结果:针灸和口服克罗米芬都有较高的排卵效果,两者之间差异无显著的统计学意义($P > 0.05$);针灸促排卵的受孕率高于口服克罗米芬促排卵的受孕率,差异有显著的统计学意义($P < 0.05$),且针灸法流产率低,两者之间差异有显著的统计学意义($P < 0.05$)。结论:针灸和口服克罗米芬排卵,可达相同的排卵效果,但针灸治疗受孕率优于口服药物者,流产率低于口服药物者[14]。许淑琴等采用温针灸"子宫穴"治疗女性不孕症 48 例。"子宫穴"的位置在中极穴旁开 3 寸,归来穴外 1 寸处。每日施温针灸 1 次,3 天为 1 个疗程。结果 48 例治愈 34 例,无效 14 例,有效率为 71%[15]。

2. 针药结合

(1)针灸结合中药内服

王凤莲采用针刺配合中药治疗不孕症 52 例。针刺治疗:取穴:中极、关元、子宫、三阴交,配穴:肾虚型配肾俞、命门、气海、然骨;肝郁型配太冲、血海、照海;痰湿型配丰隆、足三里。肝郁型及痰湿型的中脘、丰隆穴用泻法,其余用补法,于每次月经干净后第 1 ~ 15 日进行针刺,每日 1 次,留针 30 分钟。中药治疗:①月经期:当归15 g,熟地黄25 g,赤芍药10 g,丹参20 g,泽兰15 g,茺蔚子15 g,香附10 g,乌药10 g,牛膝15 g。②卵泡期:当归20 g,山药25 g,菟丝子30 g,肉苁蓉15 g,熟地黄25 g,女贞子15 g,墨旱莲15 g,丹参15 g。③排卵期:当归15 g,丹参15 g,赤芍药10 g,泽兰15 g,熟地黄30 g,茺蔚子15 g,红花10 g,枸杞子30 g,香附10 g,桃仁10 g。④黄体期:丹参30 g,枸杞子30 g,女贞子15 g,墨旱莲15 g,菟丝子20 g,肉苁蓉10 g,龟板胶10 g,山药20 g,熟地黄20 g。以上方药均水煎服,日 1 剂。结果 52 例,显效 34 例,占 65%;有效 12 例,占 23%;无效 6 例,占 11%;总有效率81%[16]。陆天明认为无排卵性不孕是较难治的不孕症之一,单纯药物或针刺疗法均较缓慢,二者合用不仅可缩短病程,也可提高妊娠率,用益肾调经汤合针刺排卵治疗无排卵性不孕 90 例。①益肾调经汤基本方:怀山药15 g,柴胡15 g,山茱萸10 g,女贞子15 g,枸杞子15 g,菟丝子20 g,当归15 g,刘寄奴15 g,木香15 g,怀牛膝15 g,香附15 g,随证加减。②针刺排卵:主穴:关元、中极、血海。配穴:肾虚配肾俞、命门,气血亏虚配百会、足三里肝郁配内关,痰湿配丰隆、三阴交,宫寒血瘀配膈俞,湿热内阻配阴陵泉。结果 90 例中有效 87 例,无效 3 例,有效率为

96.67%,妊娠 57 例,妊娠率为 65.52%[17]。李艳梅等运用中药、温针灸治疗本病 50 例,取得了较好的疗效。①中药治疗,主方用通管汤:炮山甲10 g,皂角刺15 g,三棱12 g,莪术12 g,制乳香和没药各12 g,昆布12 g,海藻12 g,赤芍9 g,益母草12 g,路路通12 g,夏枯草9 g,随证加减,水煎服每日 1 剂,月经期停止服用,1 个月经周期为 1 个疗程,月经干净第 3 天开始服用,至月经来前2 天停服。②温针灸治疗:针刺主穴取气海、中极、子宫、合谷、三阴交。辨证取穴:气滞血瘀型加太冲;湿热瘀阻型加行间、阴陵泉;痰瘀互结型加丰隆、中脘;肾虚血瘀型加肾俞、太溪。灸法:将艾条切成长约 1.5 cm 的艾段,穿到主穴已针好的毫针柄上,配穴不用灸法,每穴连续施灸 3 壮,对于阳虚者配合神阙施隔盐艾炷灸治疗。起针后在背部肝俞、脾俞、肾俞及腰骶部走罐 5 分钟,隔日治疗 1 次,月经期停止治疗,1 个月经周期为 1 个疗程[18]。

(2)灸法加外用药物

黄进淑报道用艾灸治疗排卵障碍性不孕症 46 例。艾灸取穴:主穴取关元、子宫、三阴交。配穴:肾虚加肾俞,肝虚加肝俞,痰湿内阻加脾俞、丰隆等穴,每日或隔日 1 次,月经周期的第 12～16 天须每日灸 1 次,经期停灸。结果:艾灸组 46 例,有效 35 例,其中 15 例已怀孕,有效率76.08%[19]。郭闫萍等用隔药灸脐法治疗排卵障碍性不孕症 30 例。药物组成:五灵脂、白芷、川椒、熟附子、食盐、冰片等,将药物超微粉碎混合,取药末填满脐部,将艾炷置于药末上,连续施灸 20 壮,约 3 小时,每周治疗 1 次,连续治疗 3 个月为 1 个疗程。结果 30 例中治愈 12 例,排卵 21 例,有效 14 例,治愈率40%,排卵率70%,总有效率85%[20]。庞保玲等报道用自拟真机散填脐灸法治疗无排卵性不孕 109 例,真机散:食盐30 g,巴戟天10 g,川椒10 g,附子10 g,肉桂10 g,淫羊藿10 g,紫石英10 g,川芎6 g,香附10 g,小茴6 g,麝香0.1 g,生姜片 5～10 片,艾炷 21 壮如黄豆大,麦面粉适量。先将食盐、麝香分别研细末,再将其余诸药混合研成细末。温开水调麦面粉成面条,将面条绕脐一圈,然后把食盐填满脐窝略高 1～2 cm,接着取艾炷放于盐上,点燃灸之,连续灸 7 壮后,去掉脐中食盐,再取麝香末0.1 g纳入患者脐中,取药末填满脐孔,上辅生姜片,姜片上放艾炷点燃频灸 14 壮,月经第 6 天开始,每隔 2 天灸 1 次,连灸 6 次为 1 个疗程。结果受孕 33 例,虽未受孕但经基础体温测定证实已排卵者 34 例,妊娠率为 30.3%,排卵有效率为 61.5%[21]。孙腊梅等用理冲汤灌肠配合灸疗神阙穴治疗不孕症 100 例。理冲汤:党参25 g,白术15 g,黄芪30 g,山药25 g,三棱15 g,莪术15 g,败酱草25 g,薏苡仁25 g,牛膝15 g,车前子15 g,蜈蚣2条,土鳖虫10 g,鸡血藤50 g,每日1剂,水煎浓缩至150 ml,每日1次灌肠,每月连续治疗12天,每天配合灸疗神阙穴30分钟,以1个月为1个疗程。治疗100例,半年内妊娠率达76%[22]。

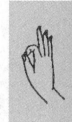

(五)中医综合疗法

蔡沙芒等观察中医药综合疗法治疗输卵管阻塞致不孕症的临床疗效。方法:将120例患者采用中药口服、灌肠、热敷,以及中药配合输卵管诊断治疗仪进行治疗。①内服中药:药用益母草、赤芍药、丹参、鸡血藤各15 g,三七(打碎)8 g,王不留行10 g,当归、香附、泽兰各9 g,辨证加减,每日1剂,水煎2遍,分早晚2次服,月经周期第1日起连服15剂为1个疗程。②保留灌肠:药物:三棱、莪术、王不留行、路路通、桃仁、皂角刺各15 g,辨证加减。水煎取汁100~150 ml,温热保留灌肠,月经净后使用,每日1次,连续15日为1个疗程。③外敷:将口服中药药渣加食醋30 g,放铁锅内炒热后用纱布包裹趁热外敷下腹部,上部可加热水袋保温,温度维持在40 ℃左右为宜,每日1次,每次30分钟左右,15天为1个疗程。④输卵管药物通液治疗:用0.9%生理盐水30 ml,加入复方丹参注射液4 ml,或川芎嗪40 mg,配合输卵管通液诊断治疗仪进行通液治疗,选择月经干净后3至7天内操作,每月连续治疗4次,每日1次,1个月为1个疗程。结果:临床治愈75例,显效30例,好转10例,无效5例,总有效率约95.8%[23]。徐琨等运用中药内服配合中药灌肠微波理疗治疗输卵管性不孕,收到满意效果。①中药内服:口服疏通颗粒,主要成分:红花、土鳖虫、川芎、当归、莪术等,功效清热利湿、活血化瘀、软坚散结,每次20 g,每日2次,温开水送服,20天为1个疗程,共治疗3个疗程;②中药灌肠,基本方:丹参25 g,赤芍15 g,牡丹皮15 g,牛膝15 g,车前子15 g,败酱草25 g,薏苡仁25 g,三棱15 g,莪术15 g,鸡血藤50 g,穿山甲15 g,皂刺15 g,加减:若盆腔包块或盆腔粘连加土鳖虫、蜈蚣;若输卵管积水加大戟;若附件厚、压痛明显加白花蛇舌草、蒲公英。灌肠后进行微波理疗,每次20分钟,15天为1个疗程,共治疗3个疗程,结果总治愈率达到70.4%,有效率达到87.7%[24]。在不孕症患者中,输卵管不通造成的不孕症占相当大的比例,究其原因属输卵管炎症、输卵管水肿、输卵管结核、慢性盆腔炎、手术后损伤或感染、子宫内膜异位症等疾患使输卵管出现充血、水肿甚至粘连,中医病理因素为寒、热、郁、瘀,以瘀为主:虽热迫下焦不少见,但总以寒、瘀为多。黄有彬采用少腹逐瘀汤为主配合外敷、灌肠、灸法等治疗输卵管不通所致的不孕症属寒瘀郁结型32例，疗效满意。①药用：小茴香、干姜、延胡索、没药、蒲黄、五灵脂、当归、川芎、赤芍各10g，官桂3g。其中蒲黄生用，五灵脂炒用，随证加减。月经结束后即服用24剂，经期用张仲景温经汤3~5剂。②中药外治：如意金黄散100g，纱布包后烘热外敷输卵管部位，左右各一包，凉后再烘，持续30分钟，1天1次，寒痛明显加肉桂、延胡索、艾叶、小茴香末各40g，外敷以温通之，夹热加红藤、败酱草末各20g外敷，敷药的同时用艾灸法隔姜灸神厥穴，1天1次，每次20分钟。在经净后用如意金黄散10g，加没药、乳香、樟脑、地龙各40g灌入胶囊阴道栓塞，另外配合桂枝茯苓丸方灌肠，隔日1次。治愈22例，治愈率68.75%。有效4例，无效6例，总有效率81.25%[25]。韦秋玲等采用中药内服、保留灌肠及壮医药线点及联合疗法，对102例输卵管阻塞性不孕症患者进行治疗，疗效显著。内服、灌肠方均以活血化瘀、软坚散结、理气通络为主。内服方：丹参15g，赤芍10g，牡丹皮10g，桃仁12g，茯苓10g，穿山甲15g，三棱10g，莪术10g，黄芪15g，水煎服，每日1剂。随证加减。灌肠方：虎杖15g，黄芪15g，当归10g，蒲黄15g，皂刺10g，王不留行10g，三棱10g，莪术10g，白花蛇舌草15g。药线灸疗法：采用壮医药线施灸，选穴：关元、少腹两侧梅花穴、血海、足三里、肾俞、三阴交，每日施灸1次。结果：102例中治愈85例，其中妊娠50例，有效14例，治愈率83.3%，总有效率为97.1%[26]。

参考文献

[1]暴永贤.大温经汤加味治疗宫寒不孕56例[J].长春中医药大学学报，2007，23(5)：59.

[2]蔡沙芒.引经汤治疗生育期闭经致不孕症60例[J].河南中医，2008，28(4)：44-45.

[3]杨敬改.温阳补肾助孕汤治疗不孕症30例[J].陕西中医，2008，29(3)：280-281.

[4]齐玲玲，等.毓麟清抗汤治疗免疫性不孕78例临床总结[J].山东中医杂志，2008，27(3)：162-163.

[5]李淑玲，等.益肾活血汤治疗排卵障碍性不孕症60例[J].上海中医药杂志，2008，42(4)：41-43.

[6]彭光媚. 滋肾育胎丸治疗60例女性不孕临床分析[J]. 中国保健,2007, 15(24):138.

[7]赵瑞兰. 中药人工周期法治疗不孕症124例[J]. 中国保健,2007, 15(8):114.

[8]韩丽娟,等. 红藤煎保留灌肠治疗输卵管梗阻性不孕症77例[J]. 陕西中医, 2007,28(11):479-480.

[9]陈丽 中药保留灌肠治疗输卵管阻塞性不孕症疗效观察[J].河南中医学院学报,2007, 22(6):61.

[10]吴延红,等. 中药灌肠加微波治疗慢性盆腔炎继发不孕症122例[J]. 中医研究, 2007, 20(9):31-32.

[11]石国令,等. 内外合治输卵管阻塞性不孕症86例[J]. 山东中医杂志,2008, 27(4):249.

[12]张素,等. 中药辨证分型内服结合灌肠治疗输卵管阻塞性不孕92例[J]. 辽宁中医杂志,2008, 35(2):217-219.

[13]张凤婵,等. 中医辨证分型治疗输卵管阻塞性不孕106例[J]. 中医药临床杂志,2007, 19(6):569-571.

[14]宋丰军,等. 针灸治疗排卵障碍性不孕症临床观察[J]. 中国针灸, 2008, 28(1):21-23.

[15]许淑琴,等. 温针灸"子宫穴"治疗女性不孕症48例[J]. 针灸临床杂志,1999, 15(3):51-52.

[16]王凤莲. 针药结合治疗不孕症52例[J]. 河北中医, 2007, 29(11):990.

[17]陆天明. 益肾调经汤合针刺排卵治疗无排卵性不孕90例临床观察[J]. 光明中医, 2007, 22(11):50.

[18]李艳梅,等. 中药温针灸合用治疗输卵管阻塞性不孕症50例[J]. 中国针灸, 2005, 25(4):259-260.

[19]黄进淑. 艾灸治疗排卵障碍性不孕症46例临床观察[J]. 中医药导报, 2006, 12(9):54-55.

[20]郭闫萍,等. 隔药灸脐法治疗排卵障碍性不孕症的临床研究[J]. 山东中医药大学学报, 2006, 30(5):374-376.

[21]庞保玲,等. 真机散填脐灸法治疗无排卵性不孕109例[J]. 陕西

中医函授，1993（1）：19－20.

[22] 孙腊梅，等. 理冲汤灌肠配合灸疗神阙穴治疗不孕症100例[J].
吉林中医药，2007，27（4）：36.

[23] 蔡沙芒，等. 中医药综合疗法治疗输卵管阻塞致不孕症临床研究
[J]. 光明中医，2008，23（1）：1－2.

[24] 徐琨，等. 中药内服配合中药灌肠微波理疗治疗输卵管性不孕324
例[J]. 中国社区医师，2007，23（24）：36.

[25] 黄有彬. 少腹逐瘀汤为主配合外治法治疗输卵管不通所致的不孕
症32例[J]. 中医外治杂志，2006，15（6）：13－14.

[26] 韦秋玲，等. 中药内服，灌肠加药线灸治疗输卵管阻塞性不孕症临
床探讨[J]. 中医药研究，1999，15（2）：18.

第九节　女子白淫

白淫是古病名，最早出于《素问·痿论》。女子白淫是指妇女阴道内流
出过多的白色黏液。《黄帝内经·素问》王冰注："白淫，谓白物淫衍，如精之
状，男子因溲而下，女子阴器中绵绵而下也。"《证治要诀·遗精》认为男子白
淫即遗精，论中说："耳闻目见，其精即出，名曰白淫。"故中医一般认为女子
白淫与男子遗精同类异名。《女科指要》说："白淫乃思想无穷，所欲不遂，一
时放白，寡妇尼姑此症居多，乃郁火也。"本病的发生，早在《内经》中就有记
载："思想无穷，所愿不得，意淫于外，入房太甚，宗筋弛纵，发为筋痿，乃为白
淫。"妇女偶尔发生一般不属病态。

一、病因病机

1. 肝郁化火：多由所愿不遂，情志过激，思念太过，以致肝郁不舒，气滞
化火，意淫于外而致。

2. 心肾不交：思想无穷，心火独亢，肾水下亏，水火失济，心肾不交，则欲
火扰动，水亏肾虚不能固摄而白淫时下。

3. 阴虚火旺：肾阴不足，虚火妄动，阴不济阳，欲火易动而白淫下流。

二、诊断要点

女子白淫的主要症状:妇女稍有刺激,性欲一动即从阴道中流出白色分泌物,量较多。与男子欲念动时发生遗精同类。注意本病不同于白带,白带虽然也是妇女从阴道流出的白色黏液,但白带不分时候,时时流出,绵绵如带,故称白带。白淫则平时干净,欲念稍动,即流出白色黏液,故称白淫。注意区别。

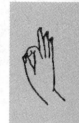

三、中医治疗

(一)辨证论治

1.肝郁化火:性情急躁易怒,眠差,多梦易惊,胸胁胀闷时痛,善叹息,白淫时下,口干渴,心烦,或伴潮热,舌红薄黄苔,脉弦数。

[治法]疏肝解郁,清热泻火。

[方药]丹栀逍遥散(《内科摘要》)。

牡丹皮9 g,栀子12 g,柴胡9 g,当归6 g,白芍12 g,白术9 g,茯苓12 g,生姜3 片,薄荷3 g,炙甘草3 g。水煎服。

2.心肾不交:心烦咽燥,夜寐不眠,头晕,耳鸣,健忘,盗汗,手足心热,时下白淫,夜有梦交,腰膝酸软,舌红少苔,脉细数。

[治法]清热滋阴,交通心肾。

[方药]交泰丸(《医方集解》)加味。

黄连6 g,肉桂3 g,生地黄15 g,淡竹叶12 g,连翘9 g,酸枣仁9 g,茯神9 g,莲肉9 g,山药12 g,枸杞子9 g,夜交藤15 g,生牡蛎(先煎)25 g。

3.阴虚火旺:阴中时出白淫,性欲亢旺,手足心热,两颧发红,身体消瘦,烦热盗汗,腰膝酸软,咽干口渴,或口舌糜烂,舌质红,少苔,脉细数。

[治法]滋阴降火,安神固涩。

[方药]黄连阿胶汤(《伤寒论》)加味。

黄连6 g,黄芩12 g,白芍12 g,阿胶(烊服)9 g,鸡子黄(兑服)1 枚,茯神12 g,芡实15 g,莲须12 g,龙骨(先煎)25 g,熟地黄9 g,当归6 g,金樱子12 g。

(二)单秘验方

1.泽泻15 g,煎汤,常服。

2.龙骨12 g,煅牡蛎30 g,白芍12 g,炙甘草6 g,桂心3 g,大枣 4 枚,生姜3

片。水煎服。

3. 菟丝子12 g，茯苓9 g，莲肉9 g，水煎服，早晚各一次。

4. 五倍子30 g，茯苓60 g，共研极细面，水泛为丸如绿豆大，每服6 g，日 2～3 次。

5. 金樱子15 g，萹蓄15 g，水煎，日服 2 次，每日一剂。

四、现代治验

欧阳军分 3 型治疗本病，分别介绍相应方药、中成药和食疗方：①心肾不交型治宜交通心肾，方用知母12 g，黄柏12 g，黄连12 g，熟地黄15 g，山茱萸15 g，淮山药15 g，竹叶芯12 g，泽泻15 g，牡丹皮12 g，茯苓15 g，益母草30 g，女贞子12 g，五味子12 g，生甘草5 g。水煎服，每日 1 剂，连服 7 天。中成药可选用知柏地黄丸、黄连清心丸、左归丸、滋肾丸等；食疗药膳可用瘦猪肉100 g，灵芝10 g，黄精10 g，枸杞子10 g，麦冬10 g，制作时将瘦猪肉切片，用少量芡粉拌匀，灵芝、黄精、枸杞子、麦冬洗净切细，置锅内，加适量清水煎煮 15分钟后下瘦猪肉片同煮至熟，以精盐、生姜、葱、味精等调味，食肉药饮汤。或用龙眼肉20 g，枸杞子15 g，茯苓15 g，粳米300 g，制作时将粳米与上药洗净，置锅内，放入适量清水，先用武火煮沸，再用文火煎煮 30 分钟后下瘦肉片同煮至熟，以米熟烂为度，加入适量红糖调味即可食用。②肝郁化火型治宜清热泻火，疏肝解郁，方用柴胡12 g，当归12 g，木香12 g，白术12 g，郁金12 g，香附12 g，黄芩12 g，陈皮12 g，甘草5 g。水煎服，每日 1 剂，连服 7 天。中成药可选用八宝顺坤丹、逍遥丸、香附丸、定坤丹、越鞠丸等。食疗药膳可用乌骨鸡 1 只，生地黄50 g，枸杞子30 g，女贞子20 g，玉竹20 g，饴糖100 g，上药洗净切碎与饴糖拌匀，装入洗净的鸡腹内，然后将鸡放入蒸碗中，加适量清水，隔水蒸炖至烂熟，食肉喝汤，每日 1 次，或用白鸽 1 只，鳖甲50 g，将鳖甲洗净，捣碎后塞入宰杀洗净的白鸽腹内，置砂锅中，放清水少许，以料酒、精盐、葱和生姜调味，隔水蒸炖至鸽肉烂熟，酌加少量味精，食肉喝汤。③冲任虚热型治宜调理冲任，清其伏热，方用龟板20 g，生地黄15 g，黄柏10 g，知母12 g，女贞子15 g，墨旱莲15 g，金樱子12 g，五味子12 g。芡实12 g，山药12 g，甘草5 g，水煎服，每日 1 剂，连服 7 天。中成药可选用大补阴丸、二仙丹、二至丸、八珍益母丸、乌鸡白凤丸、当归丸等，食疗药膳可选用鸡蛋 1 个，益母草50 g，当归20 g，生地黄20 g，山楂15 g，将鸡蛋与诸药加水适量共煮，鸡蛋熟后剥

中医男女科诊疗学

壳,入汤内再煮片刻,吃蛋饮汤,每日 2 次,每次 1 个鸡蛋。或用瘦猪肉
100 g,当归15 g,阿胶10 g,天门冬30 g,大枣15 g,制作时将诸药(阿胶除外)
切碎放入锅内加清水适量,煎汁 30 分钟后放入瘦猪肉煮片刻,再将阿胶兑入
汤内,以精盐、味精、生姜、葱、胡椒等调味,食肉饮汤吃药。还可用鹿角胶
10 g,阿胶10 g,粳米200 g,将粳米淘净放入清水煮粥,待粥煮至浓稠时,加鹿
角胶、阿胶兑化,并以姜末、葱、精盐、味精调味食用[1]。刘昌青等用自拟泻
火益肾固涩汤治疗女子白淫 122 例,疗效满意,泻火益肾固涩汤药物组成:知
母、黄柏、炒栀子、柴胡、远志各9 g,煅龙骨、煅牡蛎、桑螵蛸、生地黄各30 g,菟
丝子、芡实各18 g,杜仲、茯神各12 g。口苦烦者,加黄连3 g,地骨皮9 g;口干
咽燥者,加麦冬、沙参各15 g;头晕乏力者,加丹参、黄芪各18 g;食欲不振者,
加焦神曲、焦麦芽各15 g。每日 1 剂,水煎服。结果痊愈 112 例,有效 10 例,
治愈率为91.8%,总有效率为100%[2]。张炉高等辨证论治妇女白淫 42 例,
收效满意,辨证分 3 型:①心肝火旺型15 例,治宜清心泄肝,宁神固涩,方用
黄连清心饮加味,药用:黄连、焦栀、龙胆草、生地黄、当归、茯神、枣仁、石连
肉、芡实、金樱子、远志、水煎服,每日 1 剂。②阴虚火旺型21 例,治宜滋阴清
火,固涩止淫,方用知柏地黄汤加味,药用:生地黄、山茱萸、淮山药、牡丹皮、
泽泻、茯苓、知母、黄柏、金樱子、覆盆子、煅龙牡、水煎服,每日 1 剂。③心肾
不交型6 例,治宜滋阴降火,交通心肾,方用交泰丸合三才封髓丹加减,药用:
黄连、肉桂、党参、天麦冬、生地黄、山茱萸、连须、夜交藤、煅龙牡,水煎服,每
日 1 剂。42 例患者,疗程最短 7 天,最长 21 天,痊愈 35 例,好转 5 例,无效 2
例,总有效率为95%[3]。

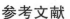

参考文献

[1]欧阳军. 妇女白淫症的中医药治疗[J]. 中国保健营养,2000(8):
34.

[2]刘昌青,等. 泻火益肾固涩汤治疗白淫 122 例[J]. 天津中医,
1996,13(3):32.

[3]张炉高,等. 辨证论治妇女白淫 42 例[J]. 辽宁中医杂志,1995,
22(8):364.

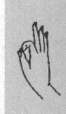

第十节 白 崩

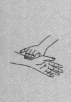

白崩，是以妇女阴道突然流出大量白色液体为主症的病证。早在隋朝的《诸病源候论》就已有记载。名医秦伯未在《中医临证备要》中说："老年或先天不足，病后体弱妇女，带下清稀如注，腰冷酸重，四肢不温，头晕目花，脉沉微弱，称为白崩。"本症多因忧思过度，劳伤心脾，或因虚冷劳极伤于胞脉所致。好发于中年以上的妇女。

一、病因病机

1. 劳伤心脾：多因忧思过度，劳伤心脾，以致心脾两虚，带脉失养，冲任不固，不能固摄所致。

2. 虚冷劳极：劳倦过度，情志内伤，《诊家四要》说："曲运神机则劳心，尽心谋虑则劳肝，意外过思则劳脾，遇事而忧则劳肺，色欲过度则劳肾。"五劳所伤，虚冷内生，胞脉受损，带脉不束，而致本病。

二、诊断要点

白崩是以妇女阴道内突然流出大量白色液体为主，质稀如水或如黏液。临床容易诊断。

三、中医治疗

(一)辨证论治

1. 劳伤心脾：阴道内突然流出大量白色脂液，心悸、气短、乏力，失眠，饮食少进，面色无华，头目昏眩，舌质淡红，苔薄白，脉细微。

[治法]养心健脾，固涩安神。

[方药]平补镇心丹(《和剂局方》)加减。

煅龙齿(先煎)25 g，远志6 g，人参6 g，茯神12 g，炒枣仁12 g，山药20 g，五味子6 g，茯苓12 g，炒白术12 g，黄芪15 g，芡实15 g。水煎服。

2. 虚冷劳极：阴道内突然下崩大量白色液体，质稀如水，虚乏倦怠，形寒畏冷，小腹寒冷，舌质淡，苔白，脉沉细无力。

[治法]温经补虚，兼以固涩。

[方药]艾附暖宫丸(《仁斋直指》)加减。

艾叶9 g,制香附12 g,吴茱萸6 g,川芎6 g,续断12 g,当归12 g,五味子6 g,补骨脂12 g,巴戟天15 g,胡芦巴6 g,煅龙骨(先煎)25 g,金樱子15 g,肉苁蓉12 g。

(二)单秘验方

1. 白扁豆花焙干为细末,用炒米煮水加入烧盐少许,空腹冲服10 g,每日2次。

2. 棕榈炭、丝瓜络各等份,为细末,米汤调服10 g,每日2次。

3. 小茴香60 g,干姜15 g,红糖适量。用开水浸1小时,或煎煮20~30分钟,一日分3次温服。

4. 白术30 g,红鸡冠花30 g,茯苓20 g,车前子20 g,贯众5 g(醋泡透),每日一剂,文火煎,分2次服。

5. 龙骨15 g,淫羊藿12 g,远志肉10 g,桑螵蛸10 g,芡实10 g,水煎服,每日2次。

6. 葵茎白瓤(一大握约10 g),白鸡冠花10 g,白果(银杏)10 g,白扁豆15 g,山药15 g,茯苓15 g,海螵蛸9 g,芡实20 g,滑石20 g。水煎2次分服。

四、现代治验

王文川治疗白崩,在辨证的基础上,根据药物和病情,选择四至五味收涩药,如煅龙牡、海螵蛸、益智仁、禹余粮、乌梅、诃子之类,以固涩、固精、收湿、收敛。报道验案2则:例1为35岁女性患者,体虚,由小产复伤脾肾所致,症见带下如注,卧床不起,精神萎靡,面色苍白,形体消瘦,纳食欠佳,腰酸耳鸣,四肢不温,二便正常。舌淡苔薄白,脉细,重按无力,辨为脾肾亏虚,冲任损伤,治宜补肾健脾,固冲摄崩,方用济生固精丸化裁:肉苁蓉10 g(冲服),熟附片6 g,煅龙骨30 g,益智仁10 g,海螵蛸15 g,党参15 g,黄芪20 g,白术15 g,三剂。二诊时白崩明显减轻,舌脉同前,四肢欠温,上方熟附片加至10 g,三剂。三诊时崩势已止,精神、纳食大振,已能起床活动,口微干,再服六剂告愈,嘱以八珍丸、肾气丸交替服用1月以善后。

例2为27岁女性患者,结婚7年方孕,求诊前5个月不慎流产,随后秽流不止,偶夹血丝,月经量少不规则,经后每天秽下白色黏液量多,时而不自主地涌出,湿透裤子,颇为苦恼,多处求治效果欠佳。患者面色欠华,胸闷善太息,纳少口苦,身疲乏力,二便正常。舌淡苔微黄,脉弦细,此因流产过于悲伤,致肝失条达,脾失健运,治宜疏肝健脾,固涩止崩,方用逍遥散加减:柴胡10 g,茯苓15 g,当归10 g,白芍12 g,白术10 g,郁金15 g,诃子15 g,煅龙骨30 g,煅牡蛎30 g,海螵蛸15 g,龙胆草6 g,三剂。二诊时崩下消失,仍有白带,量较多,口不苦,脉弦,苔薄白,上方去龙胆草加党参、黄芪各15 g。续服十二剂而愈[1]。

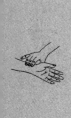

张梅香报道白崩治验二则:例1,患者女性,13 岁,月经尚未来潮,近 2 年来白带绵绵不绝,色白质清如水,曾服止带丸等药效果不佳,且日见加重。求诊前近 1 个月来带下量多如崩,清稀如水,无臭味,伴头晕心悸,睡觉多梦,神疲肢倦,纳谷不香。患者年方十三,脏腑发育尚未完善,肾气未盛,任脉未充,带脉不固,证属脾肾气虚,带脉失司,治宜益肾健脾,托固带脉,药用:附片9 g,补骨脂9 g,鹿茸6 g,煨豆蔻12 g,覆盆子12 g,煨金樱12 g,芡实12 g,莲须12 g,黄芪30 g,党参15 g,白术12 g,茯苓12 g,服药 10 剂后白带量明显减少,仍感乏力。上方重用人参6 g易党参,继进 5 剂,病已基本痊愈,予归脾丸善后,随访至今未复发。

例2,女性,46 岁,患者婚后足月顺产 1 胎,人流 3 次。求诊前近 1 年来白带量多,清稀如水,似尿液流出,平素月经先期,量多色淡质稀,曾多方治疗无效,伴腰脊酸楚,畏寒肢冷,为脾肾不足,阳气虚衰,带脉失固之象。予温肾健脾,固精涩带之方,药用:鹿角霜9 g,熟附片9 g,炒杜仲12 g,菟丝子15 g,煅龙骨、煅牡蛎各30 g,补骨脂9 g,潞党参12 g,炒白术12 g,覆盆子12 g,金樱子12 g,莲须12 g,芡实12 g。3 剂后白带减,效不更方,再进 26 剂而愈[2]。

参考文献

[1]王文川. 白崩证治之我见[J]. 黑龙江中医药,2001(3):4-5.
[2]张梅香. 白崩治验二则[J]. 中国民间疗法,2002,10(6):9-10.

第十一节 阴疮

阴疮是指妇女阴部阴唇处发生肿痛,继而化脓的一种病证。《疡医大全》指出:"阴户一边结肿,亦有两边结肿,其形如茧,名曰阴茧,内脓成自溃

中医男女科诊疗学

头,得之于肝火湿热或新婚伤损,或交合不洁染毒,均成此症。"《外科正宗》也指出:"妇人阴疮,乃七情郁火伤损,肝脾湿热下注所致。其形不一,总由邪火所化也。……阴户忽然肿突作痛,因劳伤血分,湿火下流。"均认为湿热下注是本病的主要病理机制。本病相当于现代医学的前庭大腺囊肿继发感染。

一、病因病机

1. 湿热下注:初起多由情志不舒,郁火伤损,或新婚阴户破损,或不洁性交染毒,肝脾湿热下注所致。

2. 气血两亏:后期疮疡溃烂,日久不愈、气血虚弱。无力托毒外出,以致疮疡久不收口。

二、诊断要点

初起多为一侧阴唇突然肿胀疼痛,行动不便,极少有两侧同时发生。继则肿胀逐渐增大,形如蚕茧,不易消退,3~5天即成脓。易向大阴唇内侧黏膜处穿破,溃脓多稠厚臭秽,一般一周左右可收口而愈,但也有经常反复出脓而形成瘘管者。当阴疮肿大发展时,可伴有一些全身症状。

三、中医治疗

(一)辨证论治

1. 湿热下注:阴唇肿胀疼痛,行动不便,形寒发热,小便色黄短涩,大便秘结,口干纳少,甚则阴肿生疮化脓,舌质红,苔黄腻,脉弦数。

[治法]清热解毒,分利湿热。

[方药]五神汤(《洞天奥旨》)加味。

茯苓20 g,车前子15 g,金银花45 g,牛膝9 g,紫花地丁20 g,龙胆草9 g,夏枯草30 g,芦根15 g,淡竹叶12 g,熟大黄6 g,泽泻12 g,生甘草6 g。水煎服。可同时服龙胆泻肝丸。

2. 气血两亏:疮疡溃烂,脓水淋漓,日久不愈,神疲倦怠,面色无华,食少纳呆,头晕耳鸣,舌淡红,薄苔,脉细无力。

[治法]补益气血,托毒生肌。

[方药]内补黄芪汤(《外科发挥》)加减。

炙黄芪15 g,熟地黄12 g,党参12 g,茯苓12 g,川芎6 g,当归12 g,官桂2 g,皂刺6 g,穿山甲6 g,败酱20 g,红藤20 g,炙甘草6 g。水煎服。

(二)外治疗法

1. 初起

①新鲜鹅不食草的嫩草适量。将嫩草洗净晾干,捣烂加醋少许,捣成糊状,敷于患处;干后即换,痊愈为止。

②鲜马齿苋60 g,白矾15 g,将马齿苋捣烂榨取汁,再将白矾研末撒入汁内,以鸡羽蘸药液涂搽,一日4～8次。

③鲜犁头草适量,洗净后加食盐少许捣烂,敷贴患处,每日更换2～3次,直至痊愈为止。肿毒甚者,可加崩大碗15 g,半边莲15 g,蒲公英30 g煎服。

④芙蓉花、叶、蜂蜜、冰片适量。初冬时节,趁芙蓉花将谢而叶未凋落之时,采集洗净切细,加水适量,以大砂锅煮熬;约四小时后过滤,浓缩成膏。在500 g浓煎膏中加入蜂蜜60 g,冰片3 g。置于密封盛具和阴凉干燥处备用。用该膏涂敷于患处。成脓者,其中央露头。不令其干,干则更换,可外覆薄敷料。亦可鲜芙蓉叶外敷。取新鲜芙蓉叶适量,洗净捣烂,外敷于红肿处。

⑤陈醋适量,天南星1枚。用小型新瓦钵1只,在钵底内倒入适量陈醋,再以生南星1枚(不拘份量),在醋中如磨墨样磨成浓汁,用棉签蘸汁搽于患处,随干随搽。搽时注意,药汁不要涂到小阴唇或大阴唇内侧黏膜处,疮疡初起时,没有化脓迹象,可以搽患处全部;如已现脓点,则只能搽于脓点四周。

⑥功劳叶、黄连、大黄、黄柏、黄芩各等份。共为细末,与凡士林调成50%软膏,装瓶备用。用时以生理盐水洗净患处,涂上软膏后以消毒敷料盖上,橡皮膏固定即可。每天换药1次。

⑦苦参、狼毒、蛇床子、当归尾、威灵仙、鹤虱各等份,煎汤熏洗,每日1～2次。

2. 脓成

①脓成后,可在阴唇内侧黏膜脓头处作纵形切口,放脓。溃脓1～3天内,要保持引流通畅,可用九一丹药线引流。

②脓尽后,先用苦参30 g煎水淋洗,然后疮面掺用生肌散(经验方):制炉甘石15 g,滴乳石9 g,滑石30 g,琥珀9 g,朱砂3 g,冰片0.3 g,研极细末。掺于疮口中,外盖敷料固定。

四、现代治验

(一)中医治疗

1. 外治

(1)中药外用

吕以欣用阴疮洗剂外洗为主,辅以甘石创愈散外敷,治疗外阴溃疡50例。阴疮洗剂组成:苦参蛇、蛇床子、白头翁、白藓皮、蒲公英、紫紫花地丁各15 g,七叶一枝花20 g,明矾6 g加水4 000 ml,猛火煮沸改文火煮至2 000 ml,凉至40 ℃左右坐浴5～10分钟,轻轻擦干,外敷甘石创愈散约1 mm厚,每天2次,5天为1个疗程。50例均治愈,其中45例5天内痊愈,5例14天痊愈,随访3个月无复发[1]。江建南采用清热活血中药外治阴疮22例。方药组成:黄柏30 g,苦参30 g,黄连6 g,连翘15 g,赤芍30 g,丹参30 g,苏木30 g。水煎取汁300 ml,每剂药煎2次,合并煎液,温度35～37 ℃,每晚睡前坐浴半小时,坐浴时将患处充分浸泡于药液中。如破溃口小则可切开充分暴露创面,每日查房后用黄连、黄柏水冲洗创面,后用红粉膏纱条以化腐生肌,待疮口浅平,肉芽红活时改用玉红膏纱条生肌收口,10天为1个疗程。结果22例中1个疗程治愈4例,占18%;2个疗程16例,占72.7%;3个疗程2例,占9%。22例全部治愈[2]。

(2)中药局部注射

刘菁等报道用中药鸦胆子油乳剂局部注射治疗前庭大腺囊肿,取得良好效果。随机选取40例前庭大腺囊肿患者鸦胆子局部注射治疗为观察组,另40例前庭大腺囊肿切开引流治疗为对照组。结果观察组治疗的总有效率达97.5%,与传统的前庭大腺囊肿切开引流的治疗效果相当,但二者的复发率有明显的差异($P < 0.05$),观察组的远期效果好,复发率低。不良反应方面:观察组是微创手术,术中出血少,术后感染率低,提高了成功率;术中疼痛轻,不需要局部浸润麻醉,避免了对照组因麻醉引起的各种不良反应,如不同程度的恶心、呕吐、头晕、心悸等。而且术后疼痛消失快,患者治疗的耐受性好,本研究药物低剂量,安全性高[3]。蔡海容报道用复方丹参局部注射治疗前庭大腺囊肿62例,患者经穿刺抽液后局部注入抽出液1/2量的复方丹参注射液(每支2 ml,含丹参、降香生药各2 g)。结果:62例中一次性治愈60例,治愈率96.7%,其余2例经第二次注射治愈,且随访2年内无1例复

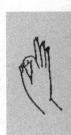

发,4 年随访仅 1 例复发,复发率为 1.5%[4]。

(3)挂线疗法配合中药外洗

王海霞用挂线疗法配合中药外洗治疗前庭大腺囊肿 31 例。①将患侧小阴唇外翻,在小阴唇内侧囊肿最高、最低处各取一直径 2～3 mm 切口,排出内容物,用生理盐水、庆大霉素、0.2% 灭滴灵液依次冲洗囊腔,用一血管钳贯穿囊腔,将一宽 5～10 mm,长度适当之橡皮引流条贯穿于囊腔中,橡皮引流条两端在该侧小阴唇内侧即前庭囊肿腔外侧用 7 号丝线结扎成一环状,以防引流条脱出,而引流条的引流实际长度以不影响中间小阴唇黏膜血运为宜。②中药外洗:运用中药二黄子洗液(主要成分:黄柏、黄连、蛇床子、土茯苓、苦参等)清热燥湿,解毒消肿,杀虫止痒的功效,术后 24 小时用该药坐浴,1:30 配开水浴洗,每日 2 次,每次 15～30 分钟。术后 12 天剪断丝线,拆除引流条。结果 31 例接受挂线疗法治疗,12 天后拔除引流条,囊袋均消失,两侧小阴唇对称无红肿,无 1 例术后出血,无 1 例感染,无 1 例影响腺体功能[5]。

2. 内治

金学仁使用清热解毒、除湿杀虫的当归芦荟汤(刘河间《医学六书》改为汤剂),根据不同病情灵活加减治疗急性女阴溃疡 7 例,效果佳。使用该方需要注意各药的剂量,当归甘温有活血补血生肌之功,为治疗本病主药,用量要大,一般要用60 g,芦荟为杀虫解毒之剂,用量3 g,不能入药同煎,要单包冲服,龙胆草不能少于15 g。并列举病案 2 例,其中 1 例辨证为湿热下注,兼感毒邪,治以清热利湿,养阴解毒。处方:当归60 g,龙胆草20 g,芦荟面1 g(单包冲服),青黛2 g(冲服),川连8 g,黄柏10 g,栀子10 g,大黄10 g,萆薢10 g,地锦草10 g,白花蛇舌草20 g,金银花30 g,玄参30 g。5 剂,水煎服,每日1 剂。复诊症状明显好转,上方去大黄,5 剂。三诊前阴溃疡基本愈合,按上方加泽兰10 g,莪术10 g,服 10 剂,至今未见复发。另 1 例辨证为湿热浸淫,邪毒下注,治以清热利湿,凉血解毒。处方:当归60 g,芦荟1 g(单包冲服),青黛2 g(冲服),川连4 g,黄柏10 g,栀子10 g,猪苓10 g,红花10 g,泽兰10 g,地锦草15 g,白花蛇舌草10 g,玄参30 g,木通10 g,水煎服 16 剂。上述症状消失前阴溃疡全部愈合,又服 26 剂未再复诊[6]。

3. 内外合治

任青玲用内服仙方活命饮加味配合外用青敷膏治疗阴疮 35 例,疗效满意。仙方活命饮加味:金银花20 g,连翘10 g,紫花地丁20 g,归尾、赤芍、皂角刺、白芷、防风各10 g，生甘草3 g，陈皮6 g。随证加减。外用青敷膏（验方，组成不详）敷患处，每日换药1次。结果：35例中治愈20例，好转12例，无效3例，有效率达91.4%[7]。魏学勤采用内外合治法治疗阴疮45例。内治法：①热郁湿毒型：治宜清热利湿解毒，活血化瘀，药用：金银花、连翘、牡丹皮、赤芍各10 g，红藤、败酱草各15 g，乳香、没药各5 g，蒲公英、天花粉各10 g。轻者3~5剂症状减轻，甚者加穿山甲、皂角刺各10 g，白芷4 g，贝母、夏枯草各10 g，服7~10剂症状减轻或消失。②寒凝成块型：治宜益气养血，散凝破瘀。方用托里消毒散加减：党参、当归、川芎、白芍、生黄芪、皂角刺、桔梗、金银花各10 g，白芷6 g，夏枯草、丹参、玄参、昆布各30 g。阴部肿痛如针刺加三棱、莪术各10 g；腿部内侧牵引阴部胀痛加川楝子、青陈皮各12 g。一般服3~5剂见效，10剂为1个疗程。外治法：方药组成：苦参、龙胆草、黄连、黄柏各60 g，萆薢、败酱草、蚤休各30 g，大黄80 g，土茯苓20 g，丹参25 g，枯矾15 g。水煎取汁1 000~2 000 ml，趁热先熏洗坐浴，每剂煎2次，合成浓液，早中晚坐浴30分钟，然后擦干，保持局部清洁，如有破溃创面，则敷上锡类散。10~15天为1个疗程。45例全部治愈，其中1个疗程治愈12例，2个疗程治愈30例，3个疗程治愈3例。45例均使用内服外用之法（其中加用锡类散15例），治愈后未见有萎缩性疤痕。其中10例1年后随访，未见复发[8]。李长龙采用龙胆泻肝汤加减内服、外用治疗急性女阴溃疡60例。①内服药：龙胆泻肝汤加减：龙胆草10 g，栀子12 g，黄柏12 g，生地黄10 g，当归10 g，鱼腥草30 g，二花30 g，土茯苓30 g，车前子10 g（另包），泽泻12 g，柴胡9 g，木通5 g，甘草6 g。水煎内服，每日1剂，7日为1个疗程。②外用药：龙胆泻肝汤1剂水煎取滤液浓缩加乳香粉、青黛粉、黄连粉、白芨粉各30 g，凡士林80 g，调匀配用。每日用2%双氧水擦洗后涂药，每日1次。结果治愈46例，显效11例，有效3例[9]。

（二）中西医结合治疗

孙清芳采用中西医结合治疗女阴溃疡43例。①辨证分型及内服中药：a.肝胆湿热气滞血瘀型：治以清热解毒、理气活血，方药：龙胆草12 g，当归12 g，生地黄、野菊、栀子、茯苓、黄芩各12 g，板蓝根、山药、薏苡仁各15 g，车前子、柴胡、生甘草各6 g，每日1剂，水煎。b.肝肾阴虚湿热内蕴型：治以养阴清热，健脾和中，方药：南北沙参各20 g，玄参、苦参、山茱萸、石斛、杞果、丹参各12 g，花粉、泽泻、杭芍各10 g，姜山药15 g，佛手片10 g，每日1剂，连服10

剂。②局部用药:黄连、黄柏、青黛、漳丹、蛇床子、乳香、没药、松香各10 g,煅蛤粉、血竭各15 g,冰片、礌砂、硼砂各8 g,共研细粉。用盐水棉球擦净溃疡面分泌物及脓垢伪膜,取少许药粉喷撒(以均匀覆盖溃疡面为度),日2~3次。③全身症状重者配用抗生素治疗,若属结核性溃疡与抗结核药配伍用,局部用链霉素液清洗后,再撒上述药粉。43 例中痊愈38 例,显效 3 例,无效 2 例,总有效率95.3%,无效 4.6%[10]。

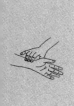

参考文献

[1]吕以欣. 阴疮洗剂治疗外阴溃疡 50 例[J]. 光明中医,2002,17(3):48.

[2]江建南. 清热活血中药外治阴疮 22 例[J]. 中医外治杂志,1995,4(2):12.

[3]刘菁,等. 中药鸦胆子油乳剂局部注射治疗前庭大腺囊肿[J]. 四川医学,2005,26(11):1266-1267.

[4]蔡海容. 复方丹参局部注射治疗前庭大腺囊肿 62 例[J]. 四川中医,2002,20(1):55-56.

[5]王海霞. 挂线疗法配合中药外洗治疗前庭大腺囊肿 31 例临床观察[J]. 光明中医,2002,17(6):54.

[6]金学仁. 当归芦荟汤加减治疗急性女阴溃疡[J]. 北京中医,1992(6):29-30.

[7]任青玲. 仙方活命饮配外用药治疗阴疮 35 例[J]. 辽宁中医杂志,1997,24(5):215.

[8]魏学勤. 内外合治阴疮 45 例[J]. 辽宁中医杂志,1996,23(5):222.

[9]李长龙. 龙胆泻肝汤加减治疗急性女阴溃疡 60 例[J]. 河南中医药学刊,2002,17(2):54.

[10]孙清芳. 中西医结合治疗女阴溃疡 43 例疗效观察[J]. 山西中医,1992,8(2):11-12.

第十二节 阴 吹

阴吹,是指妇女阴道有气排出,并带有声响的一种病证。古书中早有记载,最早见于《金匮要略·妇人杂病脉证并治》,论中说:"胃气下泄,阴吹而正喧,此谷气之实也,膏发煎导之。"尤在泾在《金匮要略心典》中同意此观点说:"阴吹,阴中出声,大便结而不通,是以阳明下绝,故曰正行之气,不得从其故道,而为别走旁窍也。"历代医家亦有不同的意见,如清代萧赓六在《女科经论》中提出质疑:"妇人阴吹证,仲景以为谷气实,胃气下泄所致。此之病机,有不可解。程云来注云,胃实肠虚,气走胞门,亦是随仲景之文而诠之也。夫人谷气,胃中何尝一日不实,而见阴吹之证者,未之尝闻,千百年之书,其厥疑可也。"《医宗金鉴》则提出本病为:"胃气实而肾气虚""气血大虚,中气下陷"。清代吴鞠通则认为,阴吹病机是"痰饮蟠居中焦"所致,故在《温病条辨》中提出:"饮家阴吹,脉弦而迟,不得固执金匮法,当反用之,橘半桂苓枳姜汤主之。"可见阴吹的病机是复杂的。从现代医学的观点来看,认为本病病因有阴道壁松弛、外阴陈旧性裂伤、会阴裂伤等,或年老皮下组织萎缩,外阴哆开,不能遮盖阴道口,有气体进入,或认为有先天畸形——前庭肛门,或后天严重损伤——直肠阴道瘘,造成肛门矢气从前阴而出,或认为阴道产气的化学因素、神经因素、精神因素等。本病多见于 40 岁以上,经产体弱之妇,室女及未育者比较少见。

一、病因病机

1. 中气下陷:因多产、难产或产后劳作过早,或因房劳过度,或思虑伤脾,中气不足,陷而不升,波及冲任而致阴吹正喧。

2. 气血两虚:因产育过多、过频或产后大失血,气血虚弱,冲任失固,正所谓叶天士"胞门气虚,胃气下泄"之说。

3. 肾中亏损:禀赋不足或房劳过度,生育过多,或久病及肾,则肾气早衰,肾主二阴,肾中阴阳失调,肾虚不主固摄,浊气下泄而有阴吹。

4. 津亏便燥:大便燥结,排便艰难,气机不能畅顺下行从后阴走泄,则偏走前阴。

5. 肝郁气滞:情志不遂,肝气郁结,气滞不能循常道通行,沿其经脉所达之处下泄而有阴吹。

二、诊断要点

妇女阴道时有气出,如肛门矢气(放屁)状,簌簌有声,病人自己能够感觉出,而无气味。

三、中医治疗

辨证论治

1. 中气下陷

有多产、难产或产后劳动过早史。阴道时有气出,且有声响可闻,宛如谷道矢气,小腹坠胀,倦怠乏力,少气懒言,语声低微,白带量多清稀,舌质淡红,苔薄白,脉虚细无力。

[治法]补气升提。

[方药]补中益气汤(《脾胃论》)。

白术12 g,黄芪30 g,升麻9 g,柴胡9 g,当归9 g,党参15 g,陈皮9 g,炙甘草6 g。水煎服。

2. 气血两虚

大多数有产育过多、过频或产后大失血史。阴道出气有声可闻,面色苍白或萎黄,头晕目眩,心悸怔忡,神倦懒言,舌质淡,脉细弱无力。

[治法]大补气血。

[方药]十全大补汤(《和剂局方》)加味。

党参20 g,黄芪20 g,白术12 g,白芍12 g,当归12 g,茯苓9 g,升麻9 g,柴胡9 g,熟地黄12 g,川芎9 g,肉桂5 g,炙甘草6 g,生姜3 g,大枣 5 枚。水煎服。

3. 肾中亏损

①肾阴不足:阴道时有气出,簌簌有声。多有面色晦暗,头晕目眩,五心烦热,失眠多梦,舌红少苔,脉细数。

[治法]滋阴固摄。

[方药]六味地黄丸(《小儿药证直诀》)加减。

熟地黄20 g,山茱萸12 g,山药12 g,泽泻9 g,牡丹皮9 g,牛膝12 g,菟丝子15 g,龙骨(先煎)30 g,牡蛎(先煎)30 g,枸杞子15 g,甘草3 g。水煎服。

②肾阳不足:阴道有气排出,多有畏寒怯冷,腰膝酸软冷感,溲清便溏,

白带量多,舌淡,苔白,脉沉细或沉迟。

[治法]温补肾阳。

[方药]肾气丸(《金匮要略》)加减。

制附片6 g,肉桂4 g,熟地黄9 g,山茱萸9 g,山药12 g,茯苓12 g,白术12 g,杜仲15 g,川续断12 g,五味子6 g。水煎服。

4. 津亏便燥

阴道时有排气,大便燥结,数日一解,排便艰难,常伴有五心烦热,或午后潮热,口干尿黄,舌红,无苔或少苔、脉细数。

[治法]润肠通便,滋阴润燥。

[方药]麻子仁丸(《伤寒论》)加味。

麻子仁12 g,柏子仁12 g,枳实9 g,熟大黄6 g,杏仁9 g,厚朴9 g,白芍12 g,当归12 g,玉竹9 g,麦冬9 g,肉苁蓉15 g。水煎服。

5. 肝郁气滞

阴道排气有声,胸胁胀痛,腹中窜气胀痛,烦躁易怒,嗳气欲呕,经前乳胀,口干思饮,舌红薄苔,脉弦。

[治法]调理肝脾,疏理气机。

[方药]逍遥散(《和剂局方》)加味。

柴胡12 g,当归9 g,白芍12 g,白术12 g,茯苓12 g,甘草4 g,薄荷3 g,生姜3 片,香附12 g,郁金12 g,川楝子9 g,法夏6 g。水煎服。

四、现代治验

(一)中药治疗

1. 辨证分型治疗

孙小平采用中医辨证治疗阴吹 56 例,分为气虚、肠燥、肝郁 3 种类型。气虚型(32 例),治以益气升清,调理脾胃,用加味补中益气汤:炙黄芪30 g,党参20 g,炒白术、当归各15 g,升麻、柴胡、陈皮、枳壳、木香、乌药、炙甘草各10 g。每日 1 剂,水煎早晚分服。肝郁型(20 例),治以疏肝解郁,调达气机,方用柴胡疏肝散加减:白芍20 g,柴胡、川芎、郁金、川楝子各15 g,香附、枳壳、木香、甘草各10 g,每日 1 剂,水煎服。肠燥型(4 例),治以润燥通便,调理气机,方用大承气汤合增液汤:玄参、生地黄、麦冬各15 g,大黄(后下)、芒硝(冲服)、枳实各10 g。每日 1 剂,水煎服,待大便通利后,去芒硝,加瓜蒌仁10 g。

结果 56 例治愈 15 例,显效 28 例,好转 12 例,无效 1 例,总有效率 91%。提示临床治疗须根据其伴发症状,辨证论治方可取得较好疗效[1]。应燕辨证分 3 型治疗阴吹 18 例。肝胃蕴热,腑气不通型治以疏肝理气,清热通肠,方用四逆散合小承气汤加减:柴胡10 g,白芍12 g,枳实10 g,青皮10 g,川楝子10 g,熟大黄8 g,厚朴10 g,生甘草6 g,黄芩10 g。肝经蕴热,脾湿下流型治以清肝泄热,健脾燥湿,方用龙胆泻肝汤合止带汤加减:炒栀子15 g,龙胆草10 g,柴胡10 g,黄柏10 g,苍术10 g,茯苓15 g,生薏苡仁15 g,滑石15 g,地肤子20 g。脾胃虚弱,中气下陷型治以健脾益气,升举清阳,方用补中益气汤:黄芪20 g,党参15 g,白术15 g,当归10 g,茯苓10 g,升麻3 g,葛根10 g,炙甘草10 g,陈皮10 g。肾虚伴有腰酸乏力等,可加熟地黄15 g,山药15 g,山茱萸10 g。以上方药,水煎服,每日 1 剂。18 例中治愈 13 例,好转 5 例[2]。刘云将阴吹分 4 型辨证施治。①寒凝气滞型治宜行气疏肝、散寒通腑,方用天台乌药散加减:乌药15 g,木香15 g,炒茴香15 g,川楝子15 g,槟榔15 g,高良姜6 g,青皮9 g。②中气下陷型治宜益气升阳,调补脾胃,方用补中益气汤加减:黄芪15 g,炙甘草、党参、白术、当归各10 g,陈皮6 g,升麻、柴胡各3 g,枳壳10 g。③痰湿阻滞型治宜理气化痰,温中祛湿,方用橘半桂苓枳姜汤加减:半夏、橘皮、桂枝各10 g,枳实6 g,茯苓20 g,生姜少许。④肠燥津亏血瘀型治宜化瘀润肠通便,自拟方:玄参30 g,麦冬20 g,生地黄20 g,火麻仁、郁李仁、杏仁各15 g,桃仁、牡丹皮、赤芍、酒大黄、枳壳、厚朴各10 g。以上各型均随证加减,每日 1 剂,水煎服[3]。蔡以生临床治验 3 例患者,按中医同病异治之法辨证施药,效果满意。证属产后气虚下陷,肝肾不足,治当益气升陷,调补肝肾,用举元煎加减,处方:黄芪、党参、制首乌、淮山药各10 g,熟地黄、菟丝子、沙苑子、当归、白芍、陈皮各9 g,桑寄生12 g,升麻、炙甘草各6 g,7 剂。二诊阴吹渐少,乏力好转,宗原方出入,再进 14 剂,病愈。证属肝郁气滞,横逆乘脾,治当疏肝健脾,用柴胡疏肝散加减,处方:柴胡、白芍、枳壳、香附、当归、青皮、陈皮各10 g,白术、茯苓、郁金、丹参、乌药各15 g,败酱草30 g,甘草6 g,4剂。二诊月经来潮,去丹参,加牛膝、益母草各15 g,6 剂。三诊宗原方去枳壳,加菟丝子、枸杞子、覆盆子各12 g,6 剂。以后治疗采取经前疏肝,经后补肾,期中理脾之法。治疗近 1 个月,阴吹未再发。证属肝气横逆,胃气下泄,治以调肝和胃,泄热理气,处方:左金丸(另吞)2.4 g,白芍、枳壳、姜半夏、远志、紫苏梗、制川厚朴、香附、台乌药、赤茯苓各9 g,虎杖根30 g,路路通15 g,

白豆蔻6 g,生甘草6 g。7 剂。二诊,阴吹症减,胁肋胀痛未已,上方去白豆蔻,加九香虫6 g,丹参、蒲公英各30 g,6 剂。之后随证加减,病愈,随访至今未复发[4]。

2.专方专药治疗

王正红对确诊为阴吹辨证属脾虚气弱的 12 例患者,用补中益气汤(黄芪、人参、白术、炙甘草、当归、陈皮、升麻、柴胡)随证加减治疗,气虚明显者重用黄芪,如大便稀溏加茯苓、炒薏苡仁、神曲,白带量多者再加鸡冠花、车前子,胸胁脘闷者加炒枳壳、郁金、白芍,少腹冷者加炮姜,少寐多梦者加酸枣仁、远志,大便干结者加桑椹、肉苁蓉等。12 例全部治愈,治疗时间最短者 7 天,最长者 15 天,平均 11 天[5]。陈汝成用补中益气汤加味治疗阴吹病 20 例,药用:黄芪、枳壳各30 g,人参、陈皮、白术、当归各12 g,升麻、柴胡、炙甘草各6 g。失眠多梦者加炒枣仁15 g,腹冷者加肉桂6 g。结果:痊愈 16 例,占 80%,有效 3 例,占 15%,无效 1 例,占 5%。总有效率为 95%。用药最多 45 剂,最少 6 剂[6]。秦家修用解郁止喧汤治疗阴吹症 25 例,药用:合欢皮12 g,茯苓10 g,香附12 g,丹参15 g,白芍12 g,川芎10 g,当归12 g,枳壳6 g,陈皮 6 g,远志6 g,郁金6 g,甘草5 g,煅龙齿30 g。加减:大便干结,腑气不通去香附,酌减煅龙齿,加麻仁丸口服;神疲嗜睡,胃脘痞闷加党参、黄芪、白术;带下增多,黏腻无臭者加桂枝、薏苡仁、制半夏。结果治愈 12 例,显效 8 例,好转 4 例,无效 1 例[7]。吴晓慧用自拟益气固摄汤治疗产后阴吹 30 例,收到较好疗效。基本方:炙黄芪18 g,白术、党参、陈皮、当归各10 g,升麻、柴胡、炙甘草各6 g,金樱子、芡实各30 g,生山药、女贞子各15 g。加减:气血亏虚者重用黄芪30 g,加白芍、阿胶各10 g,肠燥便秘加火麻仁、肉苁蓉各10 g,肾虚者加川续断、杜仲各10 g,挟湿邪者去当归,加茯苓、佩兰各10 g。每日 1 剂,水煎,早晚分服,7 煎为 1 个疗程。结果:30 例中治愈 28 例,好转 1 例,无效 1 例,总有效率96.7%[8]。

张心夷认为阴吹证治,应以理气为先,气血流行,阴吹自愈。提出阴吹的病因病机应当从两个不同的层次上去认识,第一层次分为腑气不通、气虚下陷、痰湿下注 3 种证型,而每种证候的形成,都与气有密切关系,主要是气机郁滞,尤其是肝气郁结,因此气机郁滞可视为本病的第二层次,所以常用枳壳、桔梗、香附三味药疏理全身气机,作为制方首选之药,再配以经方,根据不同证候表现,随证施治[9]。

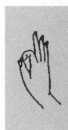

（二）针灸治疗

李琦泰报道阴吹针刺治验一例,病因病机责之于劳累过度,证属脾肾两虚,中气下陷,治以调理脾胃,补肾、益气升清,取穴:合谷、足三里、肾俞、三阴交、阴陵泉、百会。针刺方法:以上诸穴均取单侧,针刺得气后,采用捻转补法,留针30分钟,每隔10分钟行针1次。二诊时患者诉阴吹次数减少,继续按上方治疗3次而愈,随访3个月未复发[10]。

（三）中西结合治疗

苏慧敏采用中西医结合治疗阴吹108例,中医认为本病与中气不足,气机紊乱,肠胃燥结,痰湿盘踞中焦使腑气不循常道所致。该108例患者中以中气不足,脾虚不运,气机紊乱者多见,治疗常规给予甲硝唑0.2 g,每晚1次阴道上药,补中益气丸9 g,每日两次口服,10天为1个疗程,对有精神抑郁症状者,加服逍遥丸疏肝理气,大便干燥者,口服麻仁丸。结果108例病人全部治愈,除15例滴虫性阴道炎症状较重者,给予中药外洗,并外用3个月甲硝唑外,其余93例病人均外用1个疗程,同时口服补中益气丸3个疗程,酌情给予逍遥丸或麻仁丸,随访半年至1年无复发[11]。

参考文献

[1]孙小平.中药治疗阴吹56例[J].陕西中医,2002,23(11):970.

[2]应燕.阴吹18例辨证论治小结[J].北京中医,1999,18(3):22.

[3]刘云.辨证论治阴吹[J].山西中医,1998,14(5):37-38.

[4]蔡以生.阴吹治验3则[J].中医药临床杂志,2004,16(6):529.

[5]王正红.补中益汤加减治疗阴吹12例[J].陕西中医函授,1999(3):35-36.

[6]陈汝成.补中益气汤加味治疗阴吹病20例[J].天津中医,1997,14(2):66.

[7]秦家修.解郁止喧汤治疗阴吹症25例[J].河北中西医结合杂志,1998,7(7):1066.

[8]吴晓慧.益气固摄汤治疗产后阴吹30例疗效观察[J].安徽中医临床杂志,1997,9(1)::26-27.

[9]张心夷.浅谈理气药在阴吹辨治中的重要作用[J].光明中医,2003,18(5):52.

[10]李琦泰.阴吹针刺治验一例[J].广西中医药,1997,20(1):41.

[11]苏慧敏.中西医结合治疗阴吹108例[J].陕西中医,2005,26(5):445.

第十三节　女阴白斑

女阴白斑,又称为女阴白色病损,或称外阴营养不良,中医学中无此名称,但根据其症状表现似可属于中医阴痒、阴蚀、阴罿、阴肿范畴。妇女外阴白斑,是一种令人极其烦恼的顽疾。发病后外阴部皮肤变白、变厚,表皮干裂皱纹,局部瘙痒难忍。坐卧不安,夜不能眠。此类疾病多因肾阴虚损,寒凝血瘀或血虚肾亏,湿热下注等所致。

一、病因病机

1.肾阳虚损,寒凝血瘀:肾主前后二阴,肾阳虚损,失去温煦功能,寒凝血瘀阻于前阴致生本病。

2.血虚肾亏,湿热下注:肾开窍于二阴,肝经循绕阴器,肾阳不足无以温煦,血虚肌肤失养,肝经湿热下注,血虚肾亏,湿热蕴蒸发为本病。

二、诊断要点

阴部瘙痒,外阴皮肤黏膜呈白色,粗糙,甚至会发生黏膜皲裂并破溃,阴蒂、小阴唇粘连并萎缩,或粗糙肥大,病变范围可达一侧或两侧大阴唇,阴蒂及小阴唇,甚或波及阴道口、会阴或肛门周围。同时伴有一些全身症状。本病发病年龄以中老年居多,病程较长。

三、中医治疗

(一)辨证论治

1.肾阳虚损,寒凝血瘀:阴痒,阴痛,外阴色白,粗糙增厚,或萎缩,伴头目眩晕,腰膝酸痛,下肢无力,小便频数,腰下冷感,性欲淡漠,舌淡,苔白,脉沉细无力,尺部尤甚。

[治法]补肾壮阳,活血化瘀,温经通络,祛风止痒。

[方药]经验方(山西省中医研究所妇科女阴白色病损小组)。

丹参30 g,当归15 g,赤芍15 g,紫苏15 g,白芷15 g,巴戟天15 g,淫羊藿15 g,鸡血藤 30～45 g,牡丹皮20 g,桂枝 10～15 g。少气无力。头晕自汗,或局部萎缩明显者,加用黄芪 15～30 g,陈皮 5～10 g;口干舌燥,手足心热者,加用女贞子15 g,墨旱莲15 g,枸杞子15 g;局部肥厚,角化较甚者,加用三棱10 g,莪术10 g;阴痒甚、带下者,加土茯苓15 g,薏苡仁15 g。水煎服,每日一剂。

2.血虚肾亏,湿热下注:外阴瘙痒,甚至奇痒难忍,外阴白色病损,局部粗糙皲裂,甚至红肿破溃,伴白带增多色黄,小便短涩,心烦,口干,不思饮,舌质红,黄苔或黄白相兼苔,脉数。

[治法]养血补肾,清热利湿,祛风止痒杀虫。

[方药]消斑丸(浙江医大附属妇女保健院中医科)加减。

黄芪15 g,丹参30 g,当归9 g,白鲜皮30 g,菟丝子15 g,仙灵脾15 g,白蒺藜12 g,木香9 g,土茯苓12 g,蛇床子6 g,白花蛇舌草9 g,徐长卿9 g,补骨脂12 g。水煎服,日一剂。

(二)针灸疗法

1.艾灸足三里(双)、三阴交(双),每穴 10 分钟;外阴局部艾卷灸 20～30 分钟,每日 1 次,10 次为一个疗程。同时使用耳针,取穴:神门、外生殖器区、皮质下区、内分泌区。隔日 1 次,两耳交替进行,10 次为一个疗程。若一疗程不愈,休息 5～7 天,再行第二疗程。

2.主穴:曲骨、横骨、阴阜(阴蒂上方旁开一横指)、坐骨结节穴(位于坐骨棘处)。耳穴:神门、外生殖器区、皮质下区。配穴:三阴交、太冲。曲骨、横骨直刺 2～2.5 寸,针感放射至会阴部,在针柄加灸,留针 20～30 分钟。阴阜穴沿皮顺大阴唇向下刺达阴道口水平,两侧大阴唇有膨胀感。坐骨结节穴注入维生素 B_{12}100 μg,左右交替,针尖向阴道口,深 1.5～2 寸,具有向阴道口上下放射感时再注药。以上四穴每次都针,隔日 1 次,10 次为一个疗程。痒甚加耳穴或体针的配穴。

3.主穴:肾俞、横骨、止痒(即阴阜向大阴唇方向斜刺之阿是穴)、三阴交或蠡沟。配穴:脾俞、血海、阴廉、坐骨点(在大转子与尾骨尖连线中点下坐骨结节内侧)。针刺方法:肾俞用补法,止痒穴用泻法,横骨、三阴交、蠡沟用平补平泻法。萎缩加脾俞、血海,用补法。痒甚加阴廉、坐骨点用泻法。穴位注射法:分肾俞、阴廉组和脾俞、坐骨点组,两组交替,每次每穴注射丹参液 1～2 ml,痒甚加注射止痒穴。以上疗法每日或隔日 1 次,10～15 次为一个疗程,疗程间隔 7～10 天。

(三)外治疗法

1. 马齿苋30 g,艾叶10 g,川椒10 g,硼砂10 g,痒甚者,加生蒲黄15 g,当归15 g。每日煎汤熏洗一次。

2. 苦参30 g,蛇床子30 g,地肤子30 g,百部30 g,紫草茸20 g,雄黄20 g,蒲公英20 g,防风20 g。干枯皲裂者,加当归、赤芍;红肿者加红花、白藓皮。煎水趁热熏洗。每日一剂。经期停用。

3. 消斑膏 1 号(浙医大经验方):补骨脂9 g,生狼毒6 g,仙灵脾9 g,白藓皮5 g,蛇床子15 g,徐长卿15 g,薄荷1 g。用其酒精浸出液,回收浓缩后,制成霜剂。适用于外阴无破溃或皲裂者,每日涂阴部 1～2 次。

4. 消斑膏 2 号(浙医大经验方):即消斑膏 1 号去薄荷,加 0.1% 强的松粉拌匀而成(制法同上)。适用于对消斑膏 1 号有过敏反应但无癌变可能者。每日涂外阴 1～2 次。

5. 消斑膏 3 号(浙医大经验方):即消斑膏 1 号去狼毒、薄荷,加白花蛇舌草30 g,一枝黄花30 g(制法同上)。适用于局部有感染破溃或皲裂,或有霉菌、滴虫感染者。每日外涂阴部 1～2 次。

6. 消斑膏 4 号(浙医大经验方):即消斑膏 1 号去薄荷,加丙酸睾丸酮,做成 0.2% 的霜剂(制法同上)。适用于外阴萎缩,或有粘连者。每日外涂阴部 1～2 次。

7. 治白膏 1 号(山西中研所经验方):血竭16 g,马齿苋8 g,章丹4 g,玄胡2 g,枯矾2 g,制成软膏。每日局部外涂 1 次。适用于角化层较厚者,少数患者有过敏反应,儿童及局部皮肤黏膜菲薄者慎用。

8. 治白膏 2 号(山西中研所经验方):血竭8 g,生蒲黄20 g,章丹4 g,蛤粉4 g,白芷2 g,铜绿2 g,制成软膏。每日局部外涂 1 次。适用于病情较轻或对治白膏 1 号有反应者。可较长时间连续应用,副作用小。

9. 20% 富新钠水溶糊剂,每日局部外涂一次。适用于局部红肿、皲裂、溃疡等病变,尤其对兼有炎性反应或过敏性改变者甚宜。止痒作用明显。

10. 醋酸去炎松软膏或肤轻松软膏,在局部红肿及痛痒明显时,可间断外涂。

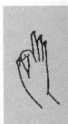

四、现代治验

外阴白斑又名外阴白色病变及慢性外阴营养不良,系由各种因素影响所致的外阴部皮肤及黏膜的不等程度变白、粗糙、萎缩,以外阴奇痒为主要症状,是妇科疑难重症之一。因其有1%~5%的恶变率,西医多采用手术治疗,但其复发率高达50%。目前国内外对其病因、治疗均无统一认识,缺乏有效的治疗手段,病程一般较长,治疗困难且易复发,该病发病率连年增加,成为临床一个顽症,给患者带来较大的痛苦,中医药治疗本病有较好的疗效。

（一）辨证分型治疗（多采用内外合治）

夏奇卉辨证分4型,内外结合治疗女阴白斑100余例,除6例无效、5例失访外,其余均临床治愈,①肝经湿热治宜清肝泻热、除湿止痒,予龙胆草8 g、白鲜皮12 g,栀子14 g,黄芩12 g,柴胡20 g,车前子15 g(包煎),当归15 g,赤、白芍各15 g,生薏苡仁15 g,川芎8 g,水煎服;另予苦参、蛇床子、三棱、莪术、防风、益母草各30 g,水煎取汁熏洗外阴,早晚各1次。②血虚化燥治宜养血祛风止痒,予生地黄15 g,白芍15 g,桑叶15 g,菊花15 g,枸杞子15 g,制何首乌12 g,白鲜皮12 g,川芎10 g,蛇床子10 g,防风12 g,当归15 g,大枣8枚,水煎服。另予当归、淫羊藿、白蒺藜各30 g,冰片3 g(后下),水煎取汁熏洗外阴,每日2次。③肝肾阴虚治宜滋补肝肾,予生地黄、熟地黄各15 g,制何首乌15 g,枸杞子5 g,续断15 g,桑寄生15 g,当归12 g,牡丹皮15 g,白芍15 g,菟丝子15 g,玄参12 g,益母草15 g,水煎服。另予仙灵脾、覆盆子、青蒿各50 g,水煎取汁坐浴,每次20分钟,每日2次。④脾肾阳虚治宜温补脾肾,养血活血,予丹参25 g,淫羊藿15 g,补骨脂15 g,当归20 g,赤芍20 g,白芷15 g,牡丹皮15 g,鸡血藤25 g,蛇床子10 g,桂枝8 g,水煎服。水煎取汁熏洗外阴,每日2次[1]。吕连凤等辨证分4型,采用中药内服结合统一的外阴熏洗治疗本病,疗效尤佳。①中药内服:a.肝经湿热型治以清肝泻火,清热利湿,予龙胆泻肝丸加减:土茯苓、龙胆草、泽泻、柴胡、栀子、黄芩、当归、何首乌、白花蛇舌草、牡丹皮各12 g,生地黄10 g,水煎服日1剂。b.血虚化燥型治以养血祛风,清热止痒,予自拟方乌蛇止痒丸加减:白芍、苍术、蛇床子、牡丹皮、防风、黄柏、当归各12 g,何首乌、鸡血藤各15 g,水煎服日1剂。c.肝肾阴虚型治以滋补肝肾、益精降火,予知柏地黄丸加减:知母、黄柏、熟地黄、枸杞子、墨旱

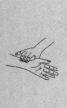

莲、山茱萸、当归、女贞子、菟丝子、何首乌各15 g,水煎服日 1 剂。d. 脾肾阳虚型治以健脾益气,温阳补肾,自拟方药用:何首乌20 g,当归15 g,党参、仙灵脾、山茱萸、巴戟天、牡丹皮、黄芪各12 g,白术、甘草各10 g,水煎服日 1 剂。②外阴熏洗法:药用:白花蛇舌草、半枝莲各30 g,徐长卿、紫草、何首乌各20 g,赤芍、丹参、白藓皮、苦参各15 g。文火水煎两次取汁 1 500～2 000 ml,局部熏洗日 1～2 次。结果:治愈70 例,显效 19 例,有效 11 例,无效 2 例,总有效率为98.04%[2]。李春英采用辨证分型结合外治法治疗外阴白斑320例。①内治:辨证分 5 型治疗,a. 肝肾阴虚型(108 例)治以滋补肝肾,佐以养血祛风,常用药:制首乌、生地黄、熟地黄、山茱萸、牡丹皮、白芍、当归、桑椹、女贞子、黄精、墨旱莲、黑芝麻、枸杞子、龟板等。b. 脾肾不足型68 例,治以补肾健脾,温阳益气,常用药:黄芪、党参、炒白术、茯苓、菟丝子、仙灵脾、仙茅、巴戟天、炮附子、鹿角霜、肉桂、川续断、寄生等。c. 肝经湿热下注型52 例,治以清肝泻热,利湿解毒,常用药:龙胆草、炒栀子、黄芩、黄柏、木通、牡丹皮、黄连、赤芍、土茯苓、蚤休、虎杖、绞股兰、生薏苡仁、生甘草等。d. 血瘀风燥型 63 例,治以养血活血,化瘀生新,佐以搜风通络,常用药:生地黄,赤芍,川芎,当归,桃仁,红花,牡丹皮,乳香,没药,三棱,莪术,僵蚕,全虫,蝉蜕,地龙等。e. 痰湿凝滞型 29 例,治以燥湿化痰,疏风通络,佐以行气活血,常用药:苍术、制南星、清半夏、白芷、土茯苓、香附、川芎、坤草、莪术、芥穗、黄柏、土鳖虫、全虫、地龙、海浮石等。②外洗法:a. 外洗方:紫草、蒲公英、五倍子、苦参、蛇床子各 15～30 g,冰片3 g,外熏洗,日二次。b. 外搽药 1 号:枯矾100 g,槟榔100 g,雄黄30 g,硵砂1 g,硼砂1 g,冰片2 g等药,研极细面和匀,香油调成膏,外搽患处,每日 2 次。适用于增生型、角化过度型。外搽药 2 号:鹿衔草100 g,仙灵脾100 g,人工牛黄6 g,冰片3 g,研极细面和匀,香油调成膏,外搽患处,每日 2 次。适用于萎缩型。结果:总有效率为 100%,治愈率57.81%,显效 29.06%,好转 13.13%[3]。张炎等采用中药综合疗法治疗外阴白斑51 例。以内服中药结合外洗、外搽的方法,实施综合治疗 3 个月,对51 例门诊病人疗效进行统计,并观察其病理组织变化。①内治方:a. 肝肾阴虚型治以滋补肝肾,佐以养血祛风,药用:制首乌30 g,生地黄、熟地黄各15 g,当归10 g,白芍15 g,牡丹皮10 g,山茱萸10 g,女贞子15 g,墨旱莲15 g。其他如桑椹、黄精、黑芝麻、枸杞子、龟板等随证加减;b. 脾肾不足型治以补肾健脾,温阳益气,药用:黄芪30 g,党参15 g,炒白术15 g,茯苓30 g,川续断10 g,桑

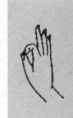

417

寄生15 g,巴戟天10 g,仙灵脾10 g,其他如菟丝子、仙茅、炮附子、鹿角霜、肉桂等随证加减。c.血瘀风燥型治以养血活血,化瘀生新,收风通络,药用:生地黄15 g,赤芍15 g,川芎10 g,当归10 g,桃仁10 g,红花10 g,牡丹皮10 g,僵蚕10 g,全虫6 g,白蒺藜10 g。其他如乳香、没药、三棱。莪术、蝉蜕、地龙等随证加减。②外洗方:a.外洗1号方:由紫草30 g,蒲公英15 g,大青叶15 g,五倍子30 g,苦参30 g,蛇床子30 g,冰片3 g组成。水煎。先熏后洗外阴部,2次/天,每剂药用2天。有清热燥湿,祛风止痛的功效。适用于痒痛较甚者。b.外洗2号方:由黄精30 g,当归30 g,地骨皮30 g,生薏苡仁30 g,仙灵脾30 g组成。有养血祛风功用。适用于外阴干涩者或愈合期使用。③外搽药:a.外搽1号膏:由枯矾、槟榔、硇砂、硼砂等组成。使用时取适量(约1~2 g)药粉,用麻油(香油)调成膏,熏洗完后均匀薄薄地搽于患处,1~2次/天,有清热燥湿的功用。适用于增生型。b.外搽2号膏:由鹿衔草、仙灵脾、人工牛黄、冰片等组成。有温补脾肾的功用,适用于萎缩型。结果51例中痊愈20例,显效21例,好转10例,总有效率100%。病理组织也有明显好转。说明综合治疗该病疗效明显[4]。

(二)专方治疗

1.单纯外治

黄玲采用中药外洗加外敷法治疗外阴白斑21例,取得较显著的疗效,药物组成:蛇床子10 g,鸡血藤10 g,仙灵脾10 g,白鲜皮10 g,土槿皮10 g,野菊花10 g,泽泻10 g,艾叶5 g,花椒4 g,冰片3 g。水煎,每日1剂,于温热时坐浴10~15分钟后,同时轻轻揉搓,一般每日2次。结果:治愈9例,显效5例,好转4例,无效3例,总有效率85.7%[5]。朱伯勤采取中药熏蒸法治疗老年性外阴白斑98例,取得较满意疗效,药用:蚤休30 g,陈鹤虱30 g,苦参15 g,蛇床子15 g,苏木15 g,威灵仙15 g,野菊花15 g,白鲜皮15 g,五倍子10 g,黄柏15 g,地肤子20 g,百部15 g,蒲公英20 g,水煎,熏患部,每次为30分钟,一日2次,5天为1个疗程。结果98人中,治愈率为96%,4人无效[6]。赵大勤采用中药熏洗法以荆防洗剂治疗外阴白斑14例,疗效肯定。方药组成:荆芥30 g,防风30 g,菊花30 g,透骨草30 g,仙灵脾20 g,苦参20 g。功效:清热解毒,杀虫止痒,散结消肿,收敛止痛。水煎外用,每日1剂,每剂水煎2次,第一次水煎400 ml,坐浴熏洗,第二次浓煎100 ml,用无菌纱布湿热外敷患处皮肤,每3~5分钟更换1次,5天为1个疗程。结果治愈9例,有效5例,有效率 100%[7]。杨准叶用外阴白斑膏、外阴白斑洗方治疗外阴白色病变 20 例。外阴白斑膏组成:绿矾、密陀僧、轻粉各0.6 g,破故纸1.2 g,五灵脂1.8 g,研细末,用凡士林30 g调匀备用。每晚涂局部,禁口服。外阴白斑洗方:一枝黄花、苦参、艾叶、泽漆各15 g,白藓皮、鸡血藤、仙灵脾、土槿皮各30 g,花椒、野菊花各10 g,冰片1 g(后冲入)。煎汤熏洗,1 日 2 次。治疗以 7 天为 1 个疗程,最长治疗 2 月,痊愈 15 例,显效 5 例,总有效率 100%[8]。惠筱筠等以自拟的养血润燥、解毒燥湿、祛风止痒等法组方的白蛇洗剂为主外治外阴白色病变 21 例:白藓皮30 g,蛇床子15 g,苦参15 g,明矾10 g,荆芥15 g,防风15 g,威灵仙15 g,补骨脂15 g,仙灵脾15 g,制首乌30 g,鸡血藤15 g,黄柏15 g,蒲公英15 g,土茯苓10 g。将以上药物水煎后乘热熏洗外阴,待药液温度适宜时,坐浴 20 分钟,即热熏温洗,10 天为 1 个疗程。结果:21 例患者治疗最短 3 个疗程,最长 12 个疗程,痊愈 4 例,显效 8 例,有效 7 例,无效 2 例,总有效率90.48%[9]。苏颖在临床中应用中药外洗方治疗外阴白色病变30 例,按病理诊断分为:外阴鳞状上皮增生者(增生型)11 例;外阴硬化性苔藓者(萎缩型)13 例;硬化性苔藓合并鳞状上皮增生者(混合型)6 例。①增生型:对外阴皮肤有皲裂、溃疡的患者,先以生肌象皮膏外搽患处 1 周,待皮肤破溃愈合后,使用外洗 1 号方,药物组成:苍术10 g,苦参10 g,黄柏10 g,川椒10 g,土茯苓10 g,地锦草30 g,鸡血藤15 g。洗至外阴瘙痒基本控制,增生变厚的皮肤恢复正常,改用外洗 2 号方,药物组成:鸡血藤15 g,何首乌30 g,鹿衔草30 g,淫羊藿10 g,覆盆子10 g,地锦草30 g。②萎缩型:对外阴皮肤有皲裂的患者,先以生肌象皮膏外搽患处 1 周,待皮肤破溃愈合后,使用外洗 2 号方。③混合型:先用外洗 1 号方,待皮肤增厚,角化好转,弹性正常后,再用外洗 2 号方。使用时将外洗药装入纱布袋内,以水煎 15 ~ 20 分钟后取出纱布袋,待药水温热时洗患处,每日 1 次,每剂药用 2 日,3 个月为 1 个疗程,治疗 1 ~ 3 个疗程。结果:30 例治愈 12 例,好转 16 例,无效 2 例,总有效率为93.33%[10]。

2. 内外合治

吴水仙报道中药内服外熏治疗女阴白斑 42 例。①内服用当归、熟地黄、淫羊藿各15 g,川芎、白芍、牡丹皮、菟丝子各12 g,肾阴亏虚加党参、麦冬、女贞子、枸杞子;阳虚阴寒加巴戟天、桂枝;血虚化燥加鸡血藤、白蒺藜、首乌;湿热下注加马鞭草、生地黄、龙胆草、苏木。日 1 剂水煎分 2 ~ 3 次服。②外用消斑方:当归、淫羊藿、白花蛇舌草各30 g,白蒺藜、补骨脂、白藓皮、紫草各

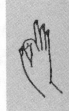

20 g,冰片6 g(后下)。每剂水煎 3 次取液,熏洗患处,坐浴 15 分钟。日 1 ～ 2 次,用 3 ～ 12 个月,结果:治愈 11 例,好转 29 例,未愈 3 例,总有效率 93%[11]。刘涛等报道中医药内服外治外阴白斑 150 例,采用口服中药,患部中药洗剂蘸洗、自制白斑软膏涂抹。①内服中药:党参15 g,白芍12 g,炙龟板 18 g,紫河车6 g,苦参12 g,黄连6 g,川楝子6 g,黄柏9 g,土茯苓12 g,白僵蚕 9 g。②中药洗剂:陈鹤虱30 g,蛇床子15 g,威灵仙15 g,苦参15 g,生薏苡仁 15 g,紫草15 g;③白斑软膏:玳瑁3 g,珍珠3 g,硫黄2 g,青黛2 g,生龙牡各9 g,研细粉,过 120 目筛,按 5% 调入凡士林中即成。结果:痊愈 68%(102 例),显效 26.7%(40 例),有效 5.3%(8 例)[12]。王术平等采取内服中药,外用洗剂、涂剂、膏剂综合治疗外阴白斑 42 例。①中药内服:自拟消白灵冲剂,方药组成:汉山七、绞股蓝、豨莶草、仙茅、仙灵脾、白蒺藜。每袋12 g,3 袋为 1 剂,每日早、中、晚各服 1 袋,3 个月为 1 个疗程。②中药外用,分洗剂、涂剂、膏剂 3 种:自拟消白灵洗剂,方药组成:红花、紫草、花椒、艾叶、防风、冷水浸泡 30 分钟,急火煮沸,慢火煎 20 分钟,熏洗于阴部,日 2 ～ 3 次,然后,阴部外用消白灵涂剂:雄黄、樟丹、枯矾、冰片、共研细面过 120 目筛,装瓶备用,每于熏洗之后涂于患部,嘱患者随身携带消白灵膏剂:乳香、没药、血竭、硼砂、硫黄、儿茶、麝香、研极细面,用凡士林油调剂成软膏备用,每于二便后随时涂擦于患部,并局部施以适度的揉按手法,微热为度。结果:42 例痊愈 13 例,占 30.95%;显效 18 例,占 42.86%;有效 9 例,占 23.43%;无效 2 例,占 4.76%,总有效率为95.24%[13]。陈玉庆采用中药内服外用治疗外阴白斑临床观察 35 例。①内服自拟方益气养阴,滋补肝肾:党参15 g,当归15 g,淫羊藿10 g,白术10 g,何首乌15 g,丹参12 g,女贞子12 g,怀牛膝12 g,益母草9 g,甘草6 g等。随证加减。每日 1 剂,水煎分 3 次服。②局部皮损用清水冲洗后,玉红膏外涂,每日 3 次,共同治疗 20 天为 1 个疗程。经期停用,一般治疗 2 ～ 4 个疗程。结果:痊愈 14 例,占 40%;显效 10 例,占 28.6%;好转 6 例,占 17.1%;无效 5 例,占 14.3%;总有效率为85.7%[17]。

(三)针灸治疗

田文平等采用针刺治疗女阴白斑43 例。①毫针治疗:取双侧代秩边穴(该穴位于秩边穴下面,为独创穴位),针感传至前阴,不留针,每日 1 次。②火针治疗:取八髎穴深而速刺,每周针治 1 次。③火针局部浅而速刺:用细火针在大阴唇两侧从上至下每隔 3 cm 针刺 1 针,深度 2 cm,然后再用细火针在白色病变区浅而散刺,深度可掌握在1 cm左右,针孔间隔2 cm。本治疗每周1次,3~5次后改为2周治疗1次,直至病变区恢复正常为止,一般需治疗7~10次。结果:43例治愈20例,占47%;显效8例,占18%;有效11例,占26%;无效4例,占9%;总有效率为91%[14]。周以琴等用火针治疗外阴白斑20例。用细火针一根,酒精灯一盏,自配麻沸散(生川乌60 g,生草乌60 g,川椒40 g,细辛50 g,冰片50 g,薄荷精5 g,加入云南白药1~2瓶,用70%酒精淹没药液3~7天即可用)少许。先用棉球浸麻沸散液外敷白斑处,10分钟左右待麻醉后,左手持酒精灯,右手的拇、食、中三指紧捏针柄,针尖部在酒精灯上烧至通红透亮时,即对准选定的白斑部位,迅速准确敏捷地刺入(深度2~3分)即拔出。这时,助手将蘸有麻沸散的棉球立即压住针孔,刺一针,压一次。针距约2~5 mm,每周2次,6次为一个疗程。对面积过大的患者,一次性治疗受不了,则分片轮换治疗,治疗一疗程未愈者休息一周后再治疗。结果:20例痊愈7例,占35%;显效7例,占35%;好转5例,占25%;无效1例,占5%;总有效率为95%[15]。朱鸿秋等采用温针灸及中药外用治疗外阴白色病变46例。温针灸:①膀胱截石位取穴组:曲骨、横骨、会阴、阴廉、阴阜(阴蒂上1寸,旁开1.5寸)。②俯卧位取穴组:肝俞、肾俞、脾俞、足三里、血海、三阴交、太溪。共灸3壮,留针30分钟,每次治疗,先取膀胱截石位温针灸,起针后再取俯卧位各穴进行针刺,采用平补平泻手法,留针30分钟,1周治疗3次,3周为1个疗程。中药外用。消斑止痒方:补骨脂、淫羊藿、防风、白藓皮、覆盆子各30 g,紫草10 g,共研为末,鱼肝油适量调敷患处,每晚睡前外敷1次,清晨去除,20天为1疗程。结果:痊愈11例,占23.9%;显效23例,占50%;好转9例,占19.6%;有效率为93.5%[16]。王卫红等用毫针针刺加火针点刺治疗外阴白斑49例。①取蠡沟穴:常规消毒,以4 cm毫针平刺蠡沟穴,行九六补法,留针30分钟起针,隔日1次,5次为1个疗程。②用1:1 000新洁尔灭溶液患部消毒,以粗火针快速点刺局部肤色变白处,5日1次。每次点刺局部7~8针,4次为1个疗程。观察3个疗程。如恐惧针者可用0.5%盐酸利多卡因溶液在白色病变处施浸润麻醉,月经期停止治疗。结果49例痊愈29例,占59%;显效11例,占22%;好转8例,占16%;无效1例,占0.2%[17]。刘敏采用耳穴贴压治疗老年性外阴白斑65例。将王不留行籽置于剪好的0.4 cm×0.4 cm的小胶布中央,湿热型取耳穴外生殖器、脾、三焦;阴虚型取肾、子宫、肝;嘱患者自行按压5~10分钟,每日3

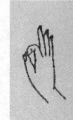

次,每2日换贴1次,两耳交替。65例临床治愈24例,占36.9%;显效18例,占27.7%;好转10例,占15.4%;无效13例,占20%;总有效率为80%[18]。卢晔采用穴位注射配合红外光治疗外阴白色病变20例。当归注射液2 ml+维生素 B_1 2 ml(100 mg)+维生素 B_{12} 1 ml(500 μg)+2%盐酸利多卡因4 ml,共9 ml。

曲骨穴注射混合液3 ml,于两侧大阴唇病变与正常皮肤分界处,分别注射3 ml。注射后用红外光照射10分钟,投照距离10 cm。每日1次,10次为1个疗程。停药1周后进行第2个疗程的治疗,共治疗3个疗程。结果:痊愈4例,显效13例,有效2例,无效1例。有效率为95%[19]。

(四)综合疗法

姜蓓等报道应用激光和中药结合,治疗22例患者的疗效。①中药采用蛇床子、地肤子、苦参、白藓皮、紫草各30 g,黄柏、大青叶、荆芥各15 g,赤芍、红花各6 g,水煎半小时后去渣,先以蒸气熏患处,待温度适宜后再以汤剂洗,每次30分钟,早晚各1次,20次为1个疗程。②外涂补骨脂浸膏,均匀涂在病变处,不宜过厚,每日或隔日1次,20次为1个疗程。③采用氦氖激光局部照射,输出功率为30毫瓦,照射距离60 cm,每日1次20分钟,20次为1个疗程,并用功率10~15瓦的 CO_2 激光对增生病变作扫描式炭化、气化治疗。CO_2 激光治疗部位待创面愈合后再用中药熏洗和外涂少量补骨脂膏并氦氖激光照射,促进组织修复。结果22例中治愈18例,显效1例,好转3例,总有效率100%[20]。雷艳等采用中药内外治相结合的方法治疗外阴白斑20例。①口服补肾活血煎剂:当归15 g,丹参15 g,赤芍15 g,鸡血藤30 g,紫苏15 g,白芷15 g,桂枝9 g,黄芪30 g,巴戟天15 g,菟丝子15 g,墨旱莲15 g,每日1剂,早晚分服,疗程为3~6个月。②外洗活血化瘀、清热利湿中药:红花15 g,蒲黄15 g,苦参15 g,川椒9 g,蛇床子15 g,冰片6 g(后下),硼砂9 g,补骨脂15 g,每日1剂,早晚外洗坐浴患处,疗程为3~6个月。③外阴封闭:选用红花注射液5 ml,每次注射1侧,1个月为1个疗程。结果:痊愈10例,占50%;显效5例,占25%;好转4例,占20%;无效1例,占5%;总有效率为95%[21]。徐国蓉应用自制的外阴白斑洗剂、油膏,丸剂治疗取得较好的效果。①洗剂:苦参30 g,白藓皮15 g,野菊花15 g,寻骨风12 g,乌梅15 g,蛇床子15 g,百部12 g,雄黄6 g,明矾6 g。每日1剂,水煎后熏洗外敷。②油膏:补骨脂9 g,仙灵脾9 g,生狼毒6 g,白藓皮6 g,蛇床子15 g,徐长卿15 g,薄荷1 g,冰片1 g。用酒精渗出液回收浓缩后制成霜剂,再加入甲硝唑片1 g、泼尼松25 mg研末,混合后再加入维生素 B_1 注射液500 mg,维生素 B_{12} 注射液5 mg,混匀后另取维生素 E 5 g,维生素 AD 60 ml、丙酸睾酮300 mg,与上述药物混合制成油膏样制剂,保存于0~3℃。③丸剂(每日用量):黄芪、丹参、当归、菟丝子、仙灵脾、白蒺藜各3 g,白藓皮4 g,木香0.2 g,共研细末制成蜜丸。④局封:当归注射液1 ml,维生素 B_1 注射液0.1 g,维生素 B_{12} 注射液1 000μg,地塞米松5 mg,庆大霉素4万U,丙酸睾酮20 mg。在阴蒂、两侧小阴唇、阴唇沟、阴道后联合、肛门周围病损区皮下缓慢注入,每周1~2次。治法:洗剂每日1次,连用1周,与局封每周1~2次交替应用,油膏:在外阴病损区涂擦,每日2次。丸剂:口服每次10 g,每日2次,3个月为1个疗程,一般用药1~2个疗程[22]。

参考文献

[1]夏奇卉. 中医辨治女阴白斑体会[J]. 中国中医急症,2004,13(5):330.

[2]吕连凤,等. 辨证分型治疗外阴白斑102例分析[J]. 中医药学刊,2004,22(7):1321.

[3]李春英. 中药治疗外阴白斑320例分析[J]. 北京中医,1997,16(4):43-45,F003.

[4]张炎,等. 中药综合疗法治疗外阴白斑51例的病理分析[J]. 时珍国医国药,2006,17(7):1147-1149.

[5]黄玲. 中药局部外用治疗外阴白斑21例临床观察[J]. 江苏中医药,2005,26(11):33.

[6]朱伯勤. 中药熏蒸法治疗老年性外阴白斑[J]. 中国农村医学杂志,2005,3(5):48,58.

[7]赵大勤. 荆防洗剂治疗外阴白斑[J]. 中医外治杂志,2003,12(2):44-45.

[8]杨准叶. 外阴白斑膏治疗外阴白色病变20例[J]. 四川中医,1998,16(8):45.

[9]惠筱筠,等. 白蛇洗剂治疗外阴白色病变21例[J]. 现代中医药,2008,28(3):45-46.

［10］苏颖. 中医外治外阴白色病变 30 例临床观察［J］. 河北中医，2005，27（8）:579.

［11］吴水仙. 中药内服外熏治疗女阴白斑 42 例［J］. 中华实用中西医杂志，2003，16（6）:871.

［12］刘涛，等. 中医药内服外治外阴白斑临床疗效研究［J］. 内蒙古中医药，2007，26（1）:2 - 3.

［13］王术平，等. 消白灵治疗外阴白斑 42 例临床观察［J］. 中医药学报，2005，33（4）:49 - 50.

［14］陈玉庆. 中药治疗外阴白斑临床观察 35 例［J］. 甘肃中医，1999，12（4）:42 - 43.

［15］田文平，等. 针刺治疗女阴白斑 43 例［J］. 山东中医杂志，2000，19（5）:286.

［16］周以琴，等. 火针治疗外阴白斑 20 例疗效观察［J］. 针灸临床杂志，1997，13（4）:58.

［17］朱鸿秋，等. 温针灸及中药外用治疗外阴白色病变 46 例［J］. 中国针灸，2004，24（5）:367 - 368.

［18］王卫红，等. 毫针针刺加火针点刺治疗外阴白斑［J］. 中国临床医生，2002，30（5）:62.

［19］刘敏. 耳穴贴压治疗老年性外阴白斑 65 例［J］. 中国针灸，1996，16（10）:45.

［20］卢晔. 穴位注射配合红外光治疗外阴白色病变 20 例［J］. 河南中医，2005，25（12）:63.

［21］姜蓓，等. 激光并中药治疗外阴白斑的疗效分析［J］. 黑龙江医药科学，2004，27（5）:74.

［22］雷艳，等. 中药内外治结合治疗外阴白斑临床观察［J］. 山西中医学院学报，2004，5（2）:39.

［23］徐国蓉. 自制方剂及局部封闭治疗外阴白斑 62 例［J］. 中国乡村医药，2006，13（4）:59 - 60.

第十四节　女阴痛

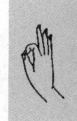

女阴痛,又名吊阴痛、小户嫁痛。泛指妇女阴户疼痛,甚则连及少腹,两胁乳房牵引作痛。《医宗金鉴》指出:"妇人阴中作痛,名小户嫁痛,痛极往往手足不能伸舒。由郁热伤损肝脾,湿热下注所致。"《傅青主女科》认为:"阴痛,产后起居太早,产门感风作痛,衣被难近身体。"临床上所见多因内伤七情,肝经郁滞;肝肾亏虚,失于濡养;或经期、产后调护不当,风邪外袭所致。

一、病因病机

1. 肝郁气滞:忧郁寡欢,肝失条达,气血运行受阻而作痛。
2. 肝肾亏虚:素体禀赋不足,或房劳多产,伤精耗血,或妇女七七冲任脉衰少,肾中阴阳俱虚,阴道失于濡养。
3. 风邪外袭:经期或产后调护失宜,胞络虚损,感受风邪。

二、诊断要点

妇女阴户疼痛,有时可连及少腹,甚至可上连两乳房牵引作痛。本病与交媾阴痛有所区别,交媾阴痛是性交时阴部疼痛,本病不因性交而时有疼痛。

三、中医治疗

（一）辨证论治

1. 肝郁气滞

阴中掣痛,连及少腹,甚则两胁乳房牵引作痛,胸闷太息,小便黄赤而短,口干苦,喜凉饮,舌暗红,苔薄黄,脉弦细。

［治法］疏肝解郁,理气止痛。

［方药］逍遥散(《和剂局方》)加减。

柴胡12 g,当归6 g,白芍12 g,茯苓12 g,炒川楝子12 g,玄胡9 g,香附12 g,白术9 g,甘草3 g。水煎服。若阴中灼热疼痛,心烦易怒,加栀子、牡丹皮、生地黄、黄柏。

2. 肝肾亏虚

阴道干涩疼痛,无分泌物或带下极少,腰膝酸软,神疲乏力,头晕耳鸣,舌红苔薄,脉沉细。

[治法]滋养肝肾。

[方药]左归饮(《景岳全书》)加味。

熟地黄15 g,山药12 g,枸杞子15 g,山茱萸9 g,炙甘草4 g,茯苓12 g,肉苁蓉9 g,白芍12 g,怀牛膝12 g,陈皮9 g,菟丝子12 g。水煎服。若烘热汗出,五心烦热,加知母、黄柏、生地黄、牡丹皮。

3. 风邪外袭

阴门疼痛,难近衣服,恶寒发热,或鼻塞,或头痛,舌苔薄白、脉浮缓。

[治法]养血祛风。

[方药]祛风定痛汤(《傅青主女科》)。

川芎6 g,当归12 g,独活6 g,防风9 g,肉桂3 g,荆芥9 g,茯苓9 g,熟地黄9 g,大枣2 枚。水煎服。

(二)针灸疗法

1.《针灸甲乙经》载:"妇人阴中痛,少腹坚急痛,阴陵泉主之。"

2.《医学纲目》载:"妇女阴中痛,大敦。"

3. 取穴:地机、中极、次髎、太冲、行间。用毫针,深浅适度,留针15 分钟,每日1 次。

(三)单秘验方

1. 甘草1.5 g,生姜1.5 g,白芍1.2 g,桂心0.6 g,以米酒60 g,煎3～4 沸服。

2. 海螵蛸烧为末,酒服3 g,日3 服。

(四)外治疗法

1.《医宗金鉴》载:四物汤料(当归、熟地黄、白芍、川芎)合乳香捣饼,纳阴中,其痛即定。

2. 小麦、甘草等份,煎汤熏洗甚效。

四、现代治验

(一)辨证分型治疗

李艳菊总结治疗女阴痛的五种方法。①肝郁气滞宜疏肝解郁通络,方用逍遥散加减：柴胡12 g，当归15 g，白芍30 g，云茯苓20 g，白术12 g，延胡索15 g，小茴15 g，夏枯草30 g，穿山甲10 g，全瓜蒌15 g，甘草10 g。②肝肾亏损治宜滋肾养肝补血，方用六味地黄丸加减：熟地黄30 g，淮山药30 g，吴茱萸15 g，枸杞子12 g，杭菊花15 g，川牛膝12 g，菟丝子20 g，当归15 g，白芍30 g，茯苓20 g，阿胶15 g（烊化），甘草10 g。③气血不足治宜养血补气缓痛，方用圣愈汤加减：党参30 g，黄芪30 g，白术15 g，当归15 g，川芎9 g，熟地黄25 g，白芍30 g，阿胶15 g（烊化），茯神12 g，怀牛膝15 g，大枣5枚，炙甘草10 g。④气虚下陷治宜益气升提温阳，方用补中益气汤加减：党参30 g，黄芪30 g，当归12 g，陈皮10 g，升麻9 g，柴胡9 g，白术15 g，白芍30 g，桂枝10 g，附子3 g，甘草10 g。⑤寒邪凝滞宜温经散寒通滞，方用当归四逆汤加减：当归15 g，桂枝12 g，白芍30 g，细辛3 g，木通15 g，附子3 g，艾叶15 g，麻黄9 g，甘草10 g[1]。特发性外阴痛属于皮肤科"外阴痛"或"外阴痛综合征"的范畴。症状多为经常性，非激惹性外阴灼痛或钝痛。目前国内外关于此病的报道不是很多。现代医学治疗上由于使用三环类抗抑郁药，其副作用大，患者的依从性差。刘冬梅等介绍了对本病的中医诊断和治疗经验。临床治疗特发性外阴痛一般辨证分为肝肾阴虚型、气血不足型、气滞血瘀型。①肝肾阴虚型外阴疼痛以灼痛为主，多为持续性，治以滋阴清热，养血通络，方用一贯煎、六味地黄丸、大补阴丸等加减。②气血不足型以外阴持续性、绵绵隐痛为主，治以益气养血、通络止痛，方选八珍汤、十全大补汤等加减。③气滞血瘀型多为刺痛，常伴有胁肋胀痛，心烦易怒，月经经期紊乱，行经腹痛，有血块，治以疏肝理气，活络止痛。方选逍遥散、血府逐瘀汤等加减，并认为本病无明显的临床体征，往往被忽略，或是治疗难以收效，患者痛苦异常，临床上加强心理治疗也是治愈本病的关键[2]。秦平山分4型从肝论治妇女阴痛症，多获良效：①寒凝肝经，治宜温经散寒，方选当归四逆汤加减；②肝经湿热，治宜清肝利湿，方选龙胆泻肝汤加减。③肝气郁结，治宜疏肝理气，方选逍遥散合甘麦大枣汤化裁。④肝血瘀滞，治宜行气活血化瘀，方选荔枝橘核汤化裁[3]。魏宏等认为本病的辨证，以疼痛为特征，辨证重在疼痛的性质。通常以阴中掣痛、冷痛的属寒湿凝滞；阴中灼痛的属肝经郁热；阴中隐隐作痛，缠绵不止的属气血虚弱，再结合兼证及舌脉等辨虚实，虚证多隐隐作痛，实者多掣痛，治法以缓急止痛为主。①寒湿凝滞治宜暖肝散寒，温经止痛，用暖肝煎加味：当归15 g，枸杞子25 g，小茴香15 g，茯苓15 g，肉桂5 g，乌药20 g，沉香15 g，生

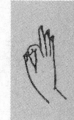

姜10 g，白芍30 g，吴萸15 g。②肝经郁热治宜疏肝解郁，清热利湿，用加味逍遥散加减：柴胡15 g，白芍30 g，当归15 g，茯苓15 g，薄荷10 g（后下），白术15 g，生姜10 g，甘草10 g，牡丹皮15 g，栀子15 g，黄柏15 g，泽泻15 g。③气血虚弱治宜补养气血，温阳冲任，以当归芍药散加味：当归15 g，白芍30 g，川芎10 g，茯苓15 g，白术15 g，党参30 g，黄芪50 g，泽泻15 g，升麻15 g[4]。

（二）临证治验

郭梅英等举吊阴痛病例 4 则。①48 岁女性患者，主诉阴道抽痛 1 年余，辨证属血虚肝郁，冲任虚损。治拟养血疏肝，调补冲任，药用四物汤加减：当归15 g，熟地黄20 g，白芍20 g，川芎10 g，川楝子15 g，乌药10 g，香附10 g，狗脊15 g，巴戟天15 g。服 6 剂后疼痛明显好转，上方去川楝子、乌药，经后连服24 剂，痊愈。②45 岁女性患者，主诉月经后阴道抽痛 6 月余，辨证属肝肾损伤，冲任失养。治拟温肾益气，填补冲任，药用补中益气汤和归脾汤加减：黄芪30 g，白术15 g，党参15 g，升麻10 g，当归10 g，炙甘草10 g，熟地黄15 g，白芍20 g，杜仲炭15 g，川续断10 g，狗脊10 g，巴戟天10 g，炒枣仁15 g，陈皮10 g。水煎服，连服 20 剂，阴痛消失。③50 岁女性患者，主诉阴中枯干坠痛 10 月余，证属肝肾亏虚，冲任失养。治拟滋养肝肾，补益冲任，药用左归饮和补中益气汤加减：熟地黄20 g，山药20 g，山茱萸20 g，枸杞子20 g，云茯苓15 g，炙甘草10 g，黄芪20 g，白术15 g，升麻10 g，当归10 g，党参20 g，陈皮10 g。服 12 剂疼痛明显好转，继服 24 剂诸症自除，至今未复发。④61 岁女性患者，主诉阴中发热掣痛 4 月余，证属肝气郁结，脾肾不足，肝脾肾多脏受累，病情寒热错杂，治疗上一诊疏肝解郁，清热利湿：柴胡15 g，当归15 g，白芍20 g，郁金20 g，牡丹皮15 g，栀子15 g，龙胆草15 g，紫菀10 g，百合15 g，合欢花15 g，鸡内金15 g；二诊清肝利湿，健脾补肾：柴胡15 g，龙胆草15 g，泽泻15 g，川楝子15 g，丹参20 g，蜈蚣 1 条，全蝎10 g，牡丹皮15 g，茵陈15 g，薏米20 g，仙灵脾20 g，仙茅15 g，吴茱萸15 g，苍术15 g；三诊补肾扶阳，养血柔肝，用二仙汤加味：当归15 g，白芍20 g，知母10 g，黄柏15 g，柴胡15 g，郁金20 g，甘草10 g，仙灵脾20 g，仙茅15 g。诸症消失[5]。

宋世华总结宋光济教授治疗顽固性阴痛经验，认为肝郁肾虚，湿热瘀滞是阴痛的发病机理，治疗用清经导滞汤加减取得满意效果。并举 2 则验案：例 1 为 38 岁女性阴痛患者，辨证属肝经郁热，气血瘀滞，湿热下注，治以清肝化湿理气镇痛，药用自拟清经导滞汤加减：柴胡9 g，炒当归、炒白芍、川楝子、

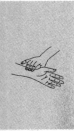
中医男女科诊疗学

延胡索各10 g,红藤、忍冬藤、白槿花、椿根皮各12 g,虎杖根15 g,徐长卿18 g,生甘草3 g,7 剂,水煎服,1 日 2 次。复诊:上方服药 7 剂后阴部肿痛明显消退,白带亦趋正常,原方继服 14 剂,阴部疼痛愈。例 2 为 40 岁女性阴痛患者,辨证属肝肾阴虚,精血不足,治以清肝滋肾,缓急止痛。方用清经导滞汤合知柏地黄丸加减:柴胡、陈茱萸肉各9 g,炒白芍、黄柏、川楝子、延胡索各10 g,生地黄、红花、忍冬藤、淮山药、茯苓各12 g,炒川续断15 g,7 剂,水煎服,1 日 2 次。复诊:上方服药 7 剂后阴部掣痛明显减轻,诸症均有改善,原方再服 7 剂后阴痛愈[6]。

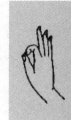

郭涛荣用疏肝和温经法治疗经行吊阴痛 2 例。①气阻肝脉。37 岁女性患者,1 月前因生气,突发乳房憋胀,乳头痛不可触,适逢月经来潮,又见外阴、阴道及小腹抽掣痛,牵引至两侧乳头似有绳索上下牵拉痛,月经过后,诸症消失。舌暗红,苔薄黄,脉弦数。证属肝气郁滞,郁而化热,治宜疏肝解郁,理气止痛,兼以清热,用柴胡疏肝散合丹栀逍遥散加减,药用:柴胡10 g,枳壳10 g,牡丹皮10 g,栀子10 g,陈皮10 g,当归12 g,白芍12 g,香附12 g,川芎6 g,白术8 g,甘草6 g,生姜 3 片为引。3 剂,水煎,每天 1 剂,分 2 次服。二诊基本守一诊方服 7 剂,吊阴痛未再出现。②寒滞厥阴。29 岁女性患者,患者月经来潮时恰遇天气骤变,冒雨收麦,淋雨 10 分钟,衣服湿凉,回家后即感阴道紧缩疼痛连及小腹两侧,上牵乳房憋胀,乳头痛,月经量少。舌苔薄白,脉弦紧。证属寒湿凝阻厥阴肝脉,治以暖肝祛寒,温经止痛。方用金匮温经汤加减:吴茱萸6 g,肉桂6 g,小茴香12 g,乌药12 g,橘核12 g,当归10 g,赤白芍各10 g,川芎6 g,半夏6 g,麦冬6 g,延胡索6 g,炙甘草6 g,生姜为引 3 剂,水煎服,每日 1 剂。二诊:上方减橘核、白芍,加阿胶 3 剂,若无不适加服 5 剂。三诊:吴茱萸6 g,肉桂6 g,当归12 g,赤白芍各10 g,川芎6 g,乌药10 g,橘核12 g,香附9 g,半夏9 g,麦冬10 g,甘草6 g。5 剂,水煎服。半年后见患者,告知:服三诊方 5 剂后,月经干净,之后除经前、经期少腹稍胀外,别无不适[7]。

参考文献

[1]李艳菊. 女阴痛证治五法[J]. 中国中医药信息杂志,1999,6(7):12.

[2]刘冬梅,等. 特发性外阴痛中医辨证论治举隅[J]. 中华中医药杂志,2007,22(8):534-536.

[3]秦平山. 妇女阴痛症从肝论治[J]. 浙江中医杂志，1996，31(11)：487.

[4]魏宏，等. 浅谈小户嫁痛症的辨证论治[J]. 黑龙江中医药，1992(2)：9-10.

[5]郭梅英，等. 吊阴痛病例4则[J]. 中国社区医师：综合版，2006，8(7)：57.

[6]宋世华. 宋光济教授治疗顽固性阴痛验案举偶[J]. 浙江中医药大学学报，2007，31(2)：189,191.

[7]郭涛荣. 经行吊阴痛治验2则[J]. 河南中医学院学报，2003，18(6)：50,60.

第十五节 阴 挺

阴挺，是妇女阴中有物下坠，或突出阴道口外，又称阴菌、阴脱等。相当于子宫脱垂、阴道壁膨出等病。《诸病源候论》指出，本病由于"胞络伤损，子脏虚冷，气下冲则令阴挺出，谓之下脱者。"《医宗金鉴》对本病发病更加清楚地指出："妇人阴挺，或因胞络伤损，或因分娩用力大过，或因气虚下陷，湿热下注，阴中突出一物如蛇，或如菌如鸡冠者，即古之癞疝类也。"

一、病因病机

1.气虚下陷：素体虚弱，中气不足，或分娩用力过度，或便秘努责，致气虚下陷，系胞无力。

2.肾虚不足：产育过多，或房事太过，肾气亏耗，胞络损伤，子宫虚冷，摄纳无力，以致下脱。

3.气血两虚：产后失血过多，气随血脱，无力系胞。

4.湿热下注：阴挺日久，感受邪毒或磨擦损伤，或因脾肾虚损，脾阳失运，其湿下注，蕴而化热。

二、诊断要点

妇女阴中有物下坠，或突出于阴道口。子宫脱垂分为三度。Ⅰ度，子宫颈下垂到坐骨棘水平以下，但不超越阴道口；Ⅱ度，子宫颈及部分子宫体脱

中医男女科诊疗学

出于阴道口外;Ⅲ度,整个子宫体脱出于阴道口外。

三、中医治疗

(一)辨证论治

1.气虚下陷:阴中有物突出,劳则加剧,小腹下坠,四肢无力,少气懒言,面色少华,小便频数,带下量多,质稀色白,舌淡苔薄,脉虚细。

[治法]补气升提。

[方药]补中益气汤(《脾胃论》)加味。

黄芪30 g,党参20 g,升麻6 g,柴胡6 g,当归9 g,陈皮6 g,青皮6 g,白术12 g,炙甘草6 g,枳壳12 g,金樱子12 g,乌梅6 g。水煎服。

2.肾气不足:阴中有物脱出,腰酸腿软,小腹下坠,头晕耳鸣,小便频数,夜间尤甚,舌淡红,脉沉弱。

[治法]补肾固脱。

[方药]大补元煎(《景岳全书》)加味。

党参15 g,山药15 g,熟地黄12 g,杜仲12 g,当归9 g,山茱萸9 g,枸杞子12 g,炙甘草6 g,金樱子12 g,芡实20 g,紫河车粉(吞服)4 g,鹿角胶(烊化)9 g。水煎服。

3.气血两虚:阴户有物脱出,面色萎黄,皮肤干燥,头眩脑晕,耳鸣眼花,腰酸骨痛,大便干结,舌质淡,脉虚细。

[治法]补益气血。

[方药]十全大补汤(《和剂局方》)加减。

党参20 g,熟地黄15 g,茯苓12 g,白术12 g,炙甘草6 g,黄芪30 g,当归12 g,白芍12 g,川芎6 g,枳壳9 g。水煎服。

4.湿热下注:阴户有物脱出,经久不收,局部红肿溃烂,黄水淋漓,带下量多,色黄如脓。有秽臭气,小便黄赤,大便秘结。心烦口苦,舌红苔黄腻,脉弦滑。

[治法]清利湿热。

[方药]龙胆泻肝汤(《医宗金鉴》)加减。

龙胆草9 g,栀子12 g,黄芩12 g,车前子12 g,泽泻12 g,生地黄12 g,木通9 g,败酱草30 g,茯苓12 g,黄柏9 g,山药12 g,甘草4 g。水煎服。待湿热清除后,再选用补中益气汤扶正升提固脱。

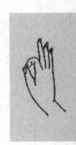

（二）针灸疗法

1. 取穴：气海、关元、归来（双）、三阴交（双）、大敦（双）、太冲（双）。用毫针，刺气海 1.2 寸，关元 1.2 寸，归来 1.2 寸，三阴交 1 寸，大敦 0.3 寸（针尖向上斜刺），太冲 0.8 寸。多插少提，留针 30 分钟，针后加灸。隔日针灸 1 次。

2. 取穴：上髎（双）、曲泉（双）、少府（双）、照海（双）、太溪（双）。用毫针，先针上髎 1~1.5 寸，次针曲泉 1~1.5 寸，太溪 0.5 寸，少府 0.5 寸。得气后留针 30 分钟，隔日针 1 次。

3. 取穴：关元、三阴交（双）、足三里（双）、百会。用毫针，刺关元 1.5 寸，三阴交 1.5 寸，足三里 2 寸，百会 1 寸（向前沿皮刺）。平补平泻。百会穴针感须达到鼻部。足三里、三阴交穴针感须达到大腿部。留针 30 分钟，隔日针 1 次。

4. 取穴：关元、中极、气海、百会、公孙（双）、上髎（双）、次髎（双）、中髎（双）、下髎（双）、大敦（双）、涌泉（双）、然谷（双）、申脉（双）、三阴交（双）。用毫针，直刺关元 2 寸，中极 2 寸，大敦 0.3 寸，气海斜向下刺 2 寸，百会向后斜刺 0.5 寸，八髎穴各向下斜刺 1.5 寸。均用补法，每隔 10 分钟捻针 1 次，留针 30 分钟，隔日针 1 次。临床使用时，每次酌情选用部分穴位。

5. 主穴：会阴、照海（双）。配穴：中脘、气海、中极、关元、合谷（双）、三阴交（双）。用毫针刺，主穴用补法，配穴补多泻少（轻捻进针，多插少提，按闭针孔）。百会向后斜刺 0.5 寸。会阴向上直刺 1.5 寸，照海直刺 0.5 寸，中脘 1.5 寸，气海 1 寸，中极 1.5 寸，关元 1.5 寸，合谷 0.8 寸。三阴交 0.8 寸。照海、三阴交针感使达外阴部，百会针感使达大椎穴附近。留针 30 分钟，气海加灸五分钟。隔两日针灸 1 次。

（三）单秘验方

1. 棉花根60 g，枳壳30 g，水煎服。

2. 金樱子根60 g，水煎服，连服 3~4 日。

3. 棉花根120 g，益母草30 g，水煎服，每日一剂，连服 3~6 天。适用于Ⅰ~Ⅱ度子宫脱垂患者。

4. 丝瓜络烧成炭，研细，每天早、晚饭前后各服2 g，用白酒 9~15 g送服。7 天为一疗程，间隔 5~7 天服第二疗程，也可连续服用。

5. 枳实15 g，茺蔚子15 g。浓煎成 100 ml，加糖适量。每日一剂，服六剂为一个疗程。本方适用于一度子宫脱垂患者。

（四）外治疗法

1. 蛇床子60 g，乌梅60 g，煎水熏洗。

2. 丹参15 g，五倍子9 g，诃子肉9 g，煎水趁热熏洗。

3. 苦参30 g，蛇床子30 g，黄柏15 g，乌梅9 g，五倍子9 g，水煎，先熏后洗。

4. 金银花30 g，紫花地丁30 g，蒲公英30 g，蛇床子30 g，黄连6 g，苦参15 g，黄柏10 g，枯矾10 g，煎水熏洗坐浴，用于湿热下注型。

5. 五倍子60 g，椿根白皮60 g，煎水趁热熏洗。

6. 益母草60 g，枳壳20 g，五味子15 g，煎水熏洗。

7. 按摩法：患者仰卧床上，用掌根摩其下腹部片刻后，向上推关元穴、子宫穴、曲骨穴、横骨穴、维胞穴、气冲穴。然后改为俯卧，由下沿脊椎两旁向上推数次后推命门穴，使之酸胀。按压足三里、阴陵泉、下巨虚、三阴交、太冲、昆仑穴，使之出现明显的酸胀感。每日1次。

8. 子宫托：适用于一度和二度子宫脱垂。早上放入，晚上取出，清水洗净抹干保存。月经期停放。

四、现代治验

（一）中药内服

姜美红以补中益气汤加味升提中气，固肾补脾，治疗子宫脱垂20余例，效果显著。药用：黄芪30 g，炙甘草5 g，人参5 g，白术15 g，当归15 g，熟地黄15 g，金樱子15 g，菟丝子15 g，升麻10 g，柴胡10 g。水煎，分3次服。脾虚者白术加至20 g，白带多、脱垂部分肿痛者加黄柏15 g，阴虚气虚者加人参15 g，阴虚者加枸杞子15 g，女贞子15 g[1]。赵国安报道补中益气丸加甲鱼头治疗气虚型子宫脱垂1例，①处方：补中益气丸20盒，每次1丸，每日2次，口服。②民间验方：将甲鱼头12个，用瓦片焙干，研成细面，早晚各1次，每次10 g，用黄酒一小盅冲服。上两方用完后，病情明显好转，停止服药，逐渐痊愈，至今已5年未复发[2]。刘克龙用加味乌头汤治疗子宫脱垂76例，药用：黄芪30 g，麻黄20 g，白芍、制川草乌(先煎)、川芎、黄芩、生地黄、生甘草各15 g，蜂蜜100 g(兑服)，加水久煎内服，1剂/天，每日3次。结果：Ⅰ度子宫脱垂23例中，痊愈20例，好转3例；Ⅱ度子宫脱垂12例中，痊愈6例，好转5例，无效1例；Ⅲ度子宫脱垂41例中，痊愈14例，好转18例，无效9例[3]。张德昌

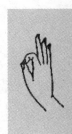

认为女子以肝为先天,治妇女病应重在治肝。天癸竭,进入老年期,以颐养天年为主,重在调理脾胃,疏畅气机,肝气不疏脾气虚弱,则肌肉松弛。应用这一观点,用补气升阳疏肝法,以补中益气汤、柴胡疏肝散合用加减治疗Ⅱ度、Ⅲ度子宫脱垂200例,疗效满意。处方:炙黄芪100 g,潞党参100 g,炙升麻30 g,陈皮12 g,金樱子50 g,炙粟壳40 g,炒续断30 g,炒柴胡30 g,当归30 g,炒白术40 g,五味子30 g,枳壳30 g,甘草18 g,大枣20 g,每2日一剂,水煎分6次服。结果:病程短、病情较轻者,一般连服10剂左右,症状缓解,重症者连服15剂痊愈,临证加减灵活运用,200例随访至今未见复发[4]。

（二）中药外治

郑世章报道乌梅外用治子宫脱垂,效果颇佳。因乌梅味酸平,具有收敛固涩作用,水煎熏洗能治疗子宫脱垂。验案:治疗一32岁Ⅱ度子宫脱垂患者,取乌梅20 g,水煎熏洗,每日2次,连用7天,1年后随访未再复发[5]。

（三）内外合治

陆龙涛等以中药补中益气汤内服治疗阴挺,外用自制蜘倍散,疗效颇佳。内服方:黄芪60 g,党参30 g,白术、炙甘草各15 g,当归10 g,陈皮、柴胡、升麻各8 g。自制蜘倍散:活捉大蜘蛛数只,用黄土泥封严,放火中烧,使泥烧红,拿出放凉,取蜘蛛研细末,再将五倍子研细末与蜘蛛炭相配,即成蜘倍散[6]。陈珍治采用自拟固脱汤配合三子汤熏洗治疗阴挺下脱100例,固脱汤组成:潞党参20 g,炙黄芪20 g,菟丝子10 g,绿升麻3 g,鹿角片10 g,全当归10 g,熟地黄10 g,春柴胡3 g,赤石脂10 g,炒枳壳18 g,川黄柏10 g,土茯苓10 g,日1剂,3煎,早、中、晚饭前服。功效:补脾肾、固冲任、清湿热。三子汤组成:蛇床子50 g,五倍子30 g,五味子30 g。日1剂煎汤,早晚各熏洗1次,每次20分钟。结果:治愈84例,治愈率84%,好转12例,有效率96%[7]。

（四）针灸、穴位疗法

1. 针灸治疗

王全权等采用电针配合头皮针治疗子宫脱垂51例。①电针治疗:取维道穴、曲骨穴,每次20分钟,双侧轮流取穴,1日1次。②头皮针:取双侧头部额旁线,毫针与头皮呈15°~30°夹角,快速将针刺入头皮下,当针达到帽状腱膜下层时针下阻力减小,可使针与头皮呈平行状继续推进1寸左右,快速捻转200次/min左右,每隔10分钟行针1次,每次2分钟,总共30分钟,隔日1次,10日1个疗程。结果治愈率56.9%,有效率88.2%[8]。王宛彭等以针灸并用治疗子宫脱垂 70 例,①针刺取穴:子宫、气海、关元、百会、足三里、三阴交。双侧子宫穴用电针仪通电 20 分钟,余穴留针 20 分钟,每日 1 次,10 次为 1 个疗程。②灸法取穴:神阙。在针刺上述腧穴的同时进行灸法,于神阙穴处用纯净干燥的食盐敷脐,使其与脐平,上置大艾炷施灸,每次灸 7～9 壮,使整个腹部有温热感,每日 1 次,10 次为 1 个疗程。70 例中,经 1 个疗程治疗痊愈者 22 例,经 2 个疗程治疗痊愈者 26 例,经 3 个疗程以上治疗好转者 18 例,无效 4 例,总有效率 91%,随访半年无复发。对于年龄大、病程长、多胎者疗效较差,甚至无效,Ⅲ度子宫脱垂治疗时间较长,需 3 个疗程以上,同时应嘱患者口服补中益气丸,并配合屏住呼吸,提肛工作每日 2 次,每次 30～50 次[9]。冯石松用针刺结合提肛法治疗子宫脱垂 43 人,收到较好疗效。取穴:维胞(关元穴旁开 6 寸,双穴)、足三里(单穴,左右交替使用)、提托(关元穴,旁开 4 寸,双穴)、三阴交(单穴,左右交替使用)两组穴位轮换,每日针 1 次,强刺激。每次留针 15～30 分钟,待得气后,嘱患者作深吸气,让肛门和子宫尽量上提,随气机之升降而升降,但要多升少降,连续 15～30 分钟,每日早、晚可重复 1 次提肛法。结果Ⅰ度子宫脱垂 21 人,治愈 20 人,Ⅱ度脱垂 14 人,治愈 8 人,Ⅲ度脱垂 8 人,无效。共治 43 例,愈 28 例,总治愈率 65%[10]。王科等用艾灸关元穴配合凯格氏锻炼治疗子宫脱垂 14 例,疗效显著,方法便捷。用温和灸法灸关元穴,以局部皮肤潮红为度,每次 40 分钟,每日 1 次,2 个月为 1 个疗程。凯格氏锻炼法:嘱患者在站立或静坐时做缩肛(提肛)动作,开始收缩 3 秒为 1 次,重复 10 次为一组,以后逐渐延长到每次收缩 10 秒钟,每天收缩 300 次。治疗 1 个疗程后,痊愈 2 例,显效 8 例,有效 4 例,总有效率 100%[11]。

2. 针药结合

王占慧等运用针刺加中药治疗子宫脱垂 17 例。①中药治疗:白胡椒 20 g,龙眼肉 20 g,附子 20 g,白芍 20 g,党参 20 g,共研粉后加入红糖 50 g 和匀后分为 30 包,每日早晚空腹服 1 包,服药前服 20 ml 黄酒为引,15 日为 1 疗程。②针刺治疗:取穴:子宫、环上、腰奇。留针 30 分钟,隔日 1 次,15 日为 1 个疗程。17 例经治 2～3 个疗程后,显效 8 例,占 47.1%;有效 7 例,占 41.2%;总有效率 88.2%[12]。胡大文采用温针加中药治疗子宫脱垂 63 例,①温针治疗,取穴:子宫(双)、足三里(双)。脾虚型配百会、气海、三阴交(双)、维道,肾虚配关元、照海、大赫。针刺后加艾条于针柄行温针治疗,每日 1 次,10 次为 1 个疗程。②中药治疗:将本病分脾虚型和肾虚型,脾虚型以补中益气汤加川续断、金樱子;肾虚型予大补元煎加金樱子、鹿角胶、紫河车、芡实。每日 1 剂,水煎服,10 天为 1 个疗程。结果痊愈 38 例(占60.32%),显效 12 例(占 19.05%),有效 11 例(17.46%),无效 2 例(占3.17%),总有效率为96.83%[13]。

（五）中医综合治疗

胡荣桂采用针灸、中药内服外用的方法治疗阴挺33 例,疗效较好。①内服:补中益气汤加枳壳(重用),随证加减。②外用:生枳壳、蛇床子煎水熏洗坐浴,③针灸治疗:主穴,子宫;配穴,百会、三阴交。④运动锻炼:患者取坐位,紧缩会阴并提肛,继而放松,如此一紧一松,交替进行,每日 2 次,每次 10分钟。结果治愈 29 例,好转 3 例,总有效率 97%[14]。常桃英等用加味赤石脂禹余粮汤水煎内服,配合针刺疗法、提肛缩肾法治疗子宫脱垂取得了良好的保守治疗效果,特别是对于Ⅰ、Ⅱ度脱垂患者部分能达到临床痊愈。患者20 例,其中Ⅰ度子宫脱垂 8 人,Ⅱ度脱垂 9 人,Ⅲ度脱垂 3 人。①加味赤石脂禹余粮汤:赤石脂18 g,禹余粮18 g,生芪40 g,党参10 g,炒白术12 g,升麻9 g,枳壳20 g,菟丝子15 g,益智仁15 g,补骨脂12 g,干姜6 g,炙甘草6 g。每日1 剂,分早晚 2 次水煎服。②针刺子宫、长强、气海、百会、三阴交、足三里穴,隔日 1 次,10 次 1 个疗程。③每晚做提肛缩肾法 1 次,每次 15 分钟,即吸气时,随着吸气以意念将肛门和外阴向脐部方向用力提,呼气时随呼出慢慢用意念将其放置正常位置,一提一松,反复做 15 分钟左右。结果Ⅰ度子宫脱垂痊愈 7 人,Ⅱ度脱垂痊愈 3 人,Ⅲ度脱垂痊愈 1 人。总有效率90%[15]。

参考文献

[1]姜美红. 补中益气汤加味治疗子宫脱垂[J]. 中华临床医药杂志(北京),2004,5(9):100.

[2]赵国安. 补中益气丸加甲鱼头治疗子宫脱垂1 例报道[J]. 中国民间疗法,2006,14(6):56.

[3]刘克龙. 加味乌头汤治疗子宫脱垂76 例[J]. 湖北中医杂志,2001,23(12):30 - 31.

[4]张德昌. 补气升阳疏肝法治疗重症子宫脱垂200 例[J]. 云南中医中药杂志,1995,16(6):13 - 14.

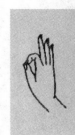

[5]郑世章.乌梅外用善治子宫脱垂[J].中医杂志,2002,43(9):652.

[6]陆龙涛,等.中药内服外用治疗阴挺脱肛验案[J].新疆中医药,2007,25(3):F0004.

[7]陈珍治.固脱汤配合三子汤熏洗下阴挺下脱100例疗效观察[J].云南中医中药杂志,2001,22(1):18-19.

[8]王全权,等.电针配合头皮针治疗子宫脱垂51例[J].北京中医药大学学报:中医临床版,2003,10(3):27-28.

[9]王宛彭,等.针灸并用治疗子宫脱垂70例临床观察[J].长春中医学院学报,2002,18(4):26.

[10]冯石松.针刺结合提肛法治疗子宫脱垂[J].新中医,1993(7):29-30.

[11]王科,等.艾灸关元穴配合凯格氏锻炼治疗子宫脱垂14例[J].中国针灸,2005,25(11):759.

[12]王占慧,等.针药结合治疗子宫脱垂17例[J].河北中医,2005,27(10):779.

[13]胡大文.温针加中药治疗子宫脱垂63例临床观察[J].山西中医,2002,18(1):36-37.

[14]胡荣桂.针药并施治疗阴挺[J].湖北中医杂志,1996,18(6):34.

[15]常桃英,等.加味赤石脂禹余粮汤治疗子宫脱垂[J].中医药研究,1995(3):42-43.

第十六节　花　癫

花癫,是指妇女相火过旺,欲火妄炽,心神被扰的病证。中医医籍《秘珍济阴》《石室秘录》《辨证录》中均有记载。《石室秘录》指出,"如人病花癫,妇人忽然癫痫,见男子则抱住不肯放,此乃思慕男子不可得,忽然病如暴风疾雨,罔识羞耻,见男子则以为情人也,此肝木枯槁,内火燔盛,脉必弦出寸口,法当用平肝散郁祛邪之味。"

一、病因病机

欲念思慕,情怀抑郁,郁而化火,肝木失荣,相火炽盛,心神被扰,甚或肝风内动。

二、诊断要点

患者不知羞耻,喜慕男子,痴笑无常,语无伦次,甚至衣被不敛,赤身裸体。严重者可出现四肢抽搐,牙关拘紧等症。

三、中医治疗

辨证论治

[治法]滋肾泻火,养肝安神。

[方药]散花去癫汤(《石室秘录》)。

柴胡15 g,白芍20 g,当归15 g,栀子9 g,茯神9 g,茯苓9 g,甘草3 g,菖蒲3 g,麦冬15 g,玄参9 g,白芥子9 g。水煎服。亦可选用散花丹(《辨证录》:栀子、柴胡、白芍、当归、生地黄、熟地黄、玄参、天花粉、陈皮、茯神)。若患者四肢抽搐,牙关拘紧者,加龙骨、牡蛎、钩藤。

第十七节 失合症

失合症,是指女子欲火亢盛而又不能交合发泄,性欲未遂,思虑日久,内伤七情所致的一种病证。好发于寡居的青年妇女,古医书中有记载,如《寿世保元》说:"室女寡妇师尼,恶风体倦,乍寒乍热,面赤心烦,或时自汗,症类时疫,但肝脉弦长,欲男子而不可得。"陈实功在《外科正宗》中也指出:"妇女久居寡室,淫火妄而又郁,郁而又妄,邪火久注,多致阴中作痒……口干发热,形消不食,咳嗽生痰……此又名失合症。"

一、病因病机

性欲未遂,久思久虑,影响情志,肝气不疏,郁而化火,气火郁结而导致本病。

二、诊断要点

本病好发于寡居之青年妇女,因不得交合而病,有夫之妇可以排除。证候变化多端,类似于更年期综合征,但患者年纪轻,思慕男子,多伴阴痒,白淫时下。临证注意分辨。

三、中医治疗

辨证论治

患者多形体消瘦,乍寒乍热,心烦易怒,胸闷善叹息,口干,头面烘热,或经闭不行,或见美男思慕。阴痒,白淫时下,梦交,倦怠乏力,舌红苔黄,脉弦长。

[治法]舒肝理脾,开郁降火。

[方药]柴胡益肝散(《寿世保元》)。

生地黄15 g,柴胡12 g,苍术6 g,香附9 g,地骨皮12 g,栀子9 g,牡丹皮6 g,神曲12 g,青皮3 g,川芎3 g,连翘6 g,赤芍6 g。水煎服。亦可用断欲丸(《寿世保元》:生地黄、黄芩、柴胡、赤芍、秦艽)治疗。

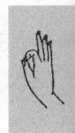

第十八节 阴 缩

阴缩,指前阴内缩。在男子又称为缩阳或茎缩。本病男女皆可发生。中医古籍对此病早有认识,《灵枢·经筋》说:"足厥阴之筋……结于阴器,络诸筋……伤于寒则阴缩入。"本病多发生于先天禀赋不足,或恣情纵欲,损伤肾气,故《素问·至真要大论》有"诸寒收引,皆属于肾"之说。《张氏医通》说:"阴缩,谓前阴受寒入腹内也。"《诸病源候论》说:"妇人亦有阴缩之病,则阴户急,痛引小腹是也。"现代认为,这一疾病,与人的心理、精神因素有关,故有人称此病为"心理传染病",此症在我国南方及东南亚华人中间较为流行。自20世纪60年代以来,阴缩症在新加坡、泰国及印度的东北方也有过几次大规模的流行。在世界其他地区,也间或发现个别的缩阴病例。现代医学对此病尚不能做出更科学的解释,需要进一步深入研究。

一、病因病机

1. 肾阳虚衰,寒滞肝经:肝主筋,足厥阴肝经绕络阴器,阴部乃为宗筋之所聚,肾开窍二阴,肾阳虚衰不能温煦,肝肾沉寒,寒甚则收引,则有阴缩之症。

2. 肝气郁结,阳气内阻:情怀不畅,情志异常,肝气郁而不通,阳气内郁,郁久而使宗筋失养,则发生阴缩之症。

3. 湿热内蕴,气血亏虚:素有湿热之人,或素嗜酒,湿热较盛,湿热阻滞经隧,气血亏虚,宗筋失于柔润和滋养,宗筋拘急内缩,正所谓"湿热不攘,大筋緛短,小筋弛长,緛短为拘,弛长为痿"(《素问·生气通天论》)。

二、诊断要点

患者突然间感觉阴茎缩小或缩入腹中,女性则自感阴唇或乳头内缩,同时多伴有极度恐惧死亡的感觉。有些患者,不是突然发生,而是逐渐感觉生殖器内缩。男性发病率较高、女性发病者较少。

三、中医治疗

(一)辨证论治

1. 肾阳虚衰,寒滞肝经:突然感觉前阴内缩,尤以阴茎、大阴唇紧缩抽搐为甚,小腹部寒冷,四肢厥逆,精神恐惧,恶寒战栗,面色苍白,小腹疼痛,多有汗出,舌质淡,苔白,脉沉细弱。

[治法]温通肝肾,散寒壮阳。

[方药]当归四逆加吴茱萸生姜汤(《伤寒论》)加味。

桂枝12 g,白芍15 g,细辛4 g,大枣 5 枚,吴茱萸6 g,生姜12 g,干姜12 g,肉桂6 g,制附子9 g,小茴香6 g,台乌9 g,当归12 g。水煎服。亦可选用阳和汤(《外科全生集》)。

2. 肝气郁结,阳气内阻:自觉前阴缓慢缩入,小腹隐痛不适,伴烦闷胸胁胀满,失眠,舌淡红,薄苔,脉弦。

[治法]疏肝解郁,以通其阳。

[方药]柴胡疏肝散(《景岳全书》)加味。

柴胡12 g,香附12 g,枳壳12 g,白芍12 g,川芎12 g,陈皮9 g,炙甘草6 g,当

归12 g,橘核9 g,郁金12 g,菟丝子15 g,补骨脂12 g。水煎服。

3. 湿热内蕴,气血亏虚:前阴内缩,伴肢体麻木拘急,少腹疼痛,头目眩晕,神倦乏力,面色萎黄,舌红,腻苔,脉弦滑或濡数。

[治法]清利湿热,益气养血。

[方药]三仁汤(《温病条辨》)加减。

杏仁9 g,白蔻仁6 g,薏苡仁15 g,黄芩12 g,滑石20 g,淡竹叶12 g,法半夏12 g,当归12 g,黄芪15 g,鸡血藤30 g,木瓜15 g,车前子仁12 g。水煎服。

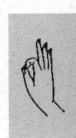

(二)针灸疗法

1. 取穴:关元、肾俞、三阴交、太冲、内关。针刺行补法,留针20分钟,针后加灸关元、肾俞。

2. 急救主穴:人中、百会,强刺激2分钟,不留针。针后灸百会。配穴:命门、腰阳关、长强、委中(双)、委阳(双)、足三里(双)、三阴交(双),强刺激留针15分钟。加灸神阙。

四、现代治验

(一)中药治疗

1. 辨证治疗

王明辉等从4方面总结缩阳症中医论治:①一般将缩阳症分为二型:a.肝经寒凝型:治以温经散寒,理气止痛。用暖肝煎,辅以柔肝舒经,养血通络之药。常用中药有桂枝(或肉桂)、当归、乌药、小茴香、吴茱萸、沉香、生姜、延胡索、橘核、荔枝、丹参、枸杞子、赤芍等。每药每剂用量一般为5~12 g,每日水煎一剂,日服3次。b.肾阳虚衰型:以温阳补肾为主,如金匮肾气丸,酌加滋阴益肾、散寒行气、活血通经等药以收振奋肾阳、温煦宗筋之功效,常用药有肉桂、附片、熟地黄、仙灵脾、巴戟天、小茴香、牛膝、山茱萸、枸杞子、乌药、橘核等。②若病情紧急,可即用鲜葱一大束(或姜、椒适量亦可),捣烂以酒炒热,敷脐部与小腹,复以盛热水之杯(或热水袋)于上熨之,以救其急。③单方验方有时亦显速效。a.《备急千金要方》介绍,对阳缩囊缩,大小便尚通,不渴不饮的缩阳病人,可急用生附子(去皮)、皂角(炙去皮弦)各30 g,干姜(炒)、甘草(炙)各5 g,麝香2 g(或用沉香5 g)研极细为末,每服3 g,水一盏,不拘时刻,和渣温服有效。b. 对沉寒固冷,兼有阳痿、遗精的缩阳病人,可用核桃仁一个,炒韭菜子6 g,水煎,黄酒饮服。对慢性延缓的病人,宜每日加核桃肉一枚,至见效为止。④针灸治疗。常用穴位有三阴交(双侧)、气海、关元,各灸五壮;亦可用艾条悬灸龟头 10~15 分钟,使四肢及阴茎转温,内缩掣痛多可消失[1]。李银昌辨证分 3 型治疗缩阳症 86 例,取得满意疗效。①寒凝肝脉型(31 例),治以温经散寒,理气止痛,方予暖肝煎加减:小茴香 12 g,乌药 10 g,当归 10 g,肉桂 6 g,炮附子 8 g,沉香粉 3 g(冲服),吴茱萸 10 g,橘核 10 g,荔枝核 10 g,延胡索 10 g,干姜 10 g。②肾阳不足型(26 例),治以温补肾阳,方予金匮肾气丸加减:巴戟天 12 g,仙灵脾 10 g,肉桂 6 g,附片 5 g,山药 15 g,熟地黄 12 g,小茴香 10 g,乌药 10 g,橘核 10 g,川牛膝 10 g。③阴虚火旺型(29 例)治以滋阴降火,缓急止痛。方予知柏地黄汤加减:知母 12 g,黄柏 10 g,生地黄、熟地黄各 10 g,山茱萸 10 g,女贞子 10 g,龟板 20 g,牡丹皮 10 g,泽泻 10 g,黄连 5 g,肉桂 5 g,小茴香 10 g。结果:治愈 64 例,显效 12 例,有效 9 例,无效 1 例,总有效率 98.84%[2]。邓成增等介绍缩阳症治验 3 则:①命门火衰:男性患者,26 岁,已婚。饮自酿冷酒后,阴茎突然缩入,少腹及阴囊挛痛。诊见:阴茎短小,龟缩状,睾丸及附睾正常,阴茎皮下见少许瘀血(为家人急救时损伤),面色㿠白,语言颤抖,惊恐不安,蜷缩而卧,畏寒喜衣,下腹喜温喜按,倦怠乏力,舌淡胖润,苔白滑腻,脉沉细微。治以温阳散寒,

处方:制附片 20 g,肉桂粉(冲)、细辛各 3 g,当归身、台乌各 10 g,小茴香 6 g,红参 15 g,干姜、炙甘草各 5 g,3 剂,水煎服,每日 1 剂。加服多虑平 25 mg,每日服 1 次,连服 3 天,服药 2 剂则感少腹温热,阴器伸缩如常,心悸不宁、体倦畏寒均减,面略华润,续服原方 3 剂,诸症除,痊愈出院。②肝郁气滞:男性患者,36 岁,已婚。时常自觉阴茎及阴囊反复缩入,发作时恐惧惊叫,气促心慌,精神紧张,失眠或饥饿时易发,舌红,舌边略黯,脉细数略弦,治以疏肝解郁,宁志安神,拟丹栀逍遥散加减:郁金、白芍各 12 g,酸枣仁、茯神各 15 g,柴胡、香附、玫瑰花、栀子各 15 g,牡丹皮、远志各 6 g,甘草 5 g,3 剂,水煎服。加服安定片 2.5 mg,每晚 1 次,连服 3 天,药后未见缩阳,续服 3 剂而愈,嘱续服逍遥丸、天王补心丹等中成药巩固疗效,随访未再复作。③寒邪直中:男性患者,40 岁,已婚。诊见:患者面色苍白,口中呻吟,双手紧抓阴器,恐全缩入内,汗流唇青,气促气短。询知其近日均在水中作业,辛劳过度,饥饱无常,数日前患病发热,初愈则下河捞沙。晚餐汤凉饭冷,食后胃胀不适而卧,起床小解,忽感畏冷,继则小腹阴部拘急,阴器缩入。查:阴茎缩内,但仍能窥见,阴囊较小,触之挛痛,形寒肢冷,舌淡白,苔白微腻,脉细弦无力。急用艾

中医男女科诊疗学

条隔姜灸膻中,热敷阴腹部,拟生姜、红枣、葱白、红糖煎汤1碗热服。加服安定片2.5 mg,疏导其情绪,使之安静入睡,寐安,晨起,诸症均除[3]。

2.专方治疗

孟庆林运用金匮肾气丸结合心理疏导治愈缩阳症9例。①药物治疗:以金匮肾气丸为基础方。伴少腹拘急疼痛者加小茴香、延胡索;心烦不寐者加炒枣仁、朱砂、琥珀(冲服);遗精者加金樱子、牡蛎;阳痿者加巴戟天、仙灵脾。水煎服,每日1剂,分早晚服。②心理疏导:每3天疏导1次,每服药3剂,开导1次为1个疗程。经药物治疗和心理疏导1~3个疗程后,9例患者均获痊愈[4]。张晓苏以暖肝煎加减治疗缩阳症,并举验案4例。例1男性患者因饮食、起居不节,内外受寒,寒滞肝脉而致病,用暖肝煎加附子、荔枝核、橘核等药温里回阳,疏肝散结。5剂厥回痛止,后用温补肾阳的金匮肾气丸善后。例2女性患者因夫妻离异,情志不遂,肝气郁结,寒凝气滞所致,出现经前期巅顶头痛欲裂,阴部抽痛上延少腹至乳房之候,故经前期用暖肝煎加蜈蚣、合欢皮等搜风通络,疏肝止痛之品煎服之,经后用加味逍遥丸合金匮肾气丸以疏肝温补肾阳。例3女性患者因房室受寒,寒邪直中厥阴经脉而发,阴内吊痛延至乳房,乃循肝经之病,用暖肝煎加艾叶、刘寄奴、川楝子等疏肝通络,散寒止痛。例4女性患者时值七八之年,天癸已绝,冲任虚亏,寒滞肝脉。故先用暖肝煎合芍药甘草汤温经散寒,缓急止痛,后加巴戟天、仙茅等药调补冲任而收全功[5]。

3.内外合治

张振卿将缩阳症辨证分为寒凝肝脉型和肾阳不足型,分别内服暖肝煎和金匮肾气丸合吴茱萸汤加减,均外用中药热敷会阴,并结合心理疏导治疗缩阳证24例。①辨证分型:a.寒凝肝脉型(18例),治以温经散寒,理气止痛,方于暖肝煎合吴茱萸汤加减:吴茱萸25 g,小茴香、乌药、当归、延胡索、干姜、党参各15 g,肉桂、炮附子、细辛各10 g。1日1剂,水煎分3次内服。b.肾阳不足型(6例),治以温补肾阳,散寒舒筋,方予金匮肾气丸合吴茱萸汤加减:附片、吴茱萸各25 g,肉桂10 g,熟地黄25 g,党参、山药、茯苓、干姜、小茴香、乌药、巴戟天、仙灵脾、川牛膝各15 g。1日1剂,水煎分3次内服。②外敷方:硫黄、川椒各50 g共为细末,加入捣碎的大葱500 g,炒至温度适宜,热敷外阴,冷后加热,每次30分钟,1日3次。③心理疏导:首先建立良好的医患关系,取得患者信任,抓住其主要心理因素,消除错误认识,解释本症的发病机理,消除恐惧心理,说明用药目的及预期效果,增强治疗信心。结果:治愈18 例,显效 6 例。有效率 100% 。治疗时间最短者当天即愈,长者 6 天始复[6]。

（二）针灸治疗

戴萦萦报道温针治疗阴缩症,疗效较好。治疗以温经暖,取太冲(双)、三阴交(双)、关元,体虚者加足三里(双),用 50～75 mm 毫针行针得气后在针柄上插入 25 mm 艾条,从底部点燃。艾条与皮肤距离 30 mm 左右,以皮肤耐受为度。隔天 1 次,5 次为 1 个疗程[7]。卢卫报道针灸并用治疗阴缩并包皮嵌顿一例。患者,男,20 岁,未婚。患者素有腰痛,遇劳则发,平素多以药膏敷贴,时发时止。求诊前两天复腰痛,以酸楚软弱为主,昨日腰痛加剧,至晚上出现尿频数现象,无灼热感,尿量少,尿后感阴茎疼痛。求诊当天早晨仍腰痛,且感头晕乏力,于是卧床休息。上午 11 时左右感五心烦热,且周身微汗出,随之整个阴茎向腹腔内缩入,包皮上翻,随着阴茎缩入腰痛明显减轻。症见:面色苍白,乏力,阴茎缩入腹内,仅龟头外露,颜色青紫,包皮紧束冠状沟。即针双侧足三里、三阴交穴,强刺激手法,留针。同时用艾条熏灸神厥、关元二穴。约 10 分钟后,阴茎逐渐回出,龟头颜色转红,用手轻拂包皮可翻下。20 分钟后患者自觉无不适,再用频谱仪照射下腹部 30 分钟结束治疗。次日患者复诊,言当夜睡眠较平时深沉,余无任何不适[8]。王世彪等采用民间验方"灯心草焠脐法"治疗男女阴缩症 13 例,均在 20 分钟～1 小时内治愈。取粗灯心草蘸茶油点燃,先焠关元穴一燋,次神厥及其上下左右各五分处各一燋,觉腹中有热感,症即缓解,无效重复焠脐至阴缩缓解为度[9]。

（三）中西医结合治疗

庞俊群治 8 例阴缩症患者,年龄在 31～46 岁之间,患者在发病时均以654－2 针剂为主进行治疗,用 654－2 针剂 10 mg 加入 10% 葡萄糖液体60 ml内静脉缓慢注射,肌肉注射安定注射液 10 mg,症状解除后,给予"龟鹿补肾丸",调理 7 天,每天 3 次,每次 1 丸。全部患者均在治疗后 20～30 分钟内临床症状消失。8 例患者追访 1 年均未见复发[10]。王燊应用中西医结合治疗缩阳 21 例,取得较好疗效。①中药自拟方:太子参30 g,小茴10 g,乌药15 g,肉桂4 g,柴胡10 g,川楝子15 g,山药20 g,熟地黄15 g,菟丝子15 g,橘核15 g,合欢皮15 g,茯神30 g,牛膝15 g。若为肾阳衰微者,加附子、鹿角胶、杜仲;若是寒滞肝脉者,则辅以沉香、吴茱萸;阴虚火旺者,加黄柏、黄连、山茱萸。服中药的同时,口服十一酸睾酮胶丸 40 mg,1 日 3 次,一周为 1 个疗程,治疗 1～4 个疗程。结果:21 例治愈 17 例,占 81%,好转 3 例,占 14.3%,无效 1 例,占 4.7%[11]。

参考文献

[1]王明辉,等. 缩阳症中医论治[J]. 中国性科学,2002,11(1):16 - 19.

[2]李银昌. 辨证分型治疗缩阳症 86 例[J]. 江苏中医,2000,21(12): 26 - 27.

[3]邓成增,等. 缩阳症治验[J]. 新中医,1996,28(5):17 - 18.

[4]孟庆林. 金匮肾气丸结合心理疏导治疗缩阳症临床分析[J]. 上海中医药杂志,2004,38(9):23.

[5]张晓苏. 暖肝煎加减治疗缩阳症[J]. 民航医学,2001,11(2):26 - 27.

[6]张振卿. 中药内外合用结合心理疏导治疗缩阳症[J]. 中国性科学,2005,14(7):45 - 46.

[7]戴萦萦. 温针治疗阴缩症三则[J]. 上海针灸杂志,1997,16(6):14.

[8]卢卫. 针灸并用治疗阴缩并包皮嵌顿一例[J]. 中医外治杂志,1996,5(5):33.

[9]王世彪,等. 灯心草焠脐法治疗阴缩症[J]. 中医外治杂志,1992,1(3):45 - 46.

[10]庞俊群. 阴缩症治验[J]. 河南中医,2005,25(7):40.

[11]王燊. 中西医结合治疗缩阳 21 例[J]. 光明中医,2008,23(3):315.

第十九节　狐惑病

狐惑病是以口、眼、外阴溃烂为主症,并见神情恍惚不安等表现的一种疾病。最早见于汉代张仲景所著《金匮要略》中,论中说:"狐惑之为病,状如伤寒,默默欲眠,目不得闭,卧起不安,蚀于喉为惑,蚀于阴为狐,不欲饮食,恶闻食臭。其面目乍赤、乍黑、乍白。"《医宗金鉴》指出:"狐惑,牙疳,下疳等疮之古名也。近时惟以疳呼之。下疳即狐也,蚀烂肛阴;牙疳即惑也,蚀咽、腐龈、脱牙、穿腮、破唇。"本病类似于现代医学的眼、口、生殖器三联综合征,即白塞氏综合征。

一、病因病机

1. 湿热蕴蒸

《千金方》指出,本病为"湿毒之气所为"感染虫毒,湿热不化,甚则湿热蕴蒸,上下相蚀,上蒸下注而致。

2. 阴虚热毒

六经遗邪,或饮食不化,留而成浊,与气血搏结,久蕴成热毒灼津,热毒循肺系上攻蚀于咽,走下焦循肝经蚀于阴,涉及目。

3. 肝肾阴虚

肝阳偏亢,肝火内炽,肾阳不足,浮火上炎,迫灼津液而生热生湿,湿热流注,而发此病。

二、诊断要点

本病的主要症状是口、眼、外阴出现溃浊(眼部症状一般出现较晚)。病情可周期性的加剧和缓解。发于口腔者,包括咽喉、牙龈、舌、口腔黏膜之溃疡。口腔内溃疡,初起多在舌底、牙龈等处,重则及于咽喉或全舌。损害初起为红点疼痛,以后形成米粒到绿豆大小的凹形溃疡,上覆黄白色苔膜,10日左右可以愈合,但往往此愈彼起。发于前阴者,男性常发于阴茎、龟头、阴囊等处;女性多发生在大小阴唇等处。疡面凹陷,大小不等,疼痛或肿痛。眼部损害出现,意味着病情进入严重阶段,多现目赤、畏光、肿痛、化脓、视力减退甚则失明。同时伴有全身症状,常有发热,头晕,疲乏无力,烦躁不安,神情恍惚,声音嘶哑,脘腹胀闷,恶心纳呆,关节酸痛等。有的患者面部的颜色会出现异样改变。或伴有小腿皮肤结节性红斑,脓疱疮,毛囊炎,疖等。

三、中医治疗

(一)辨证论治

1. 湿热蕴蒸

口腔、咽喉、外阴溃破灼痛、腐臭,多伴有发热,默默欲眠,或卧起不安,食欲不振,关节酸痛,小便色黄或刺痛,大便干结,舌红苔黄腻,脉滑数。

[治法]清热利湿解毒。

[方药]狐惑汤(《千金方》)合泻黄散(《小儿药证直诀》)合龙胆泻肝汤(《医宗金鉴》)加减。

黄连9 g,佩兰12 g,石膏25 g,栀子12 g,藿香6 g,龙胆草9 g,黄芩12 g,泽泻12 g,木通12 g,车前子草30 g,土茯苓15 g,淡竹叶12 g,甘草梢6 g。水煎服。

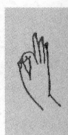

2.阴虚热毒

口、咽、外阴溃疡,患处暗红,溃烂灼痛,多伴低热起伏,手足心热,烦躁不安,失眠多梦,口苦咽干,男子遗精,女子月经不调,小便短赤,大便秘结,舌红,苔干黄,脉弦细数。

[治法]滋阴,清热,解毒。

[方药]知柏地黄汤(《医宗金鉴》)加味。

知母12 g,黄柏12 g,熟地黄15 g,山茱萸9 g,山药12 g,泽泻15 g,茯苓12 g,牡丹皮12 g,金银花藤30 g,酒大黄6 g,天花粉12 g,玄参15 g,甘草3 g。水煎服。

3.肝肾阴虚

午后潮热,手足心热,腰膝酸软,头昏目眩,心烦,口干,口、咽、外阴溃烂,色暗红,疡面久不愈,舌红苔剥,脉细数。

[治法]滋肾,养肝,清热。

[方药]一贯煎(《柳州医话》)合二至丸(《医方集解》)加减。

沙参15 g,麦冬12 g,大生地黄15 g,枸杞子12 g,川楝子9 g,女贞子12 g,墨旱莲12 g,当归9 g,淮山药15 g,知母9 g,黄柏9 g,白芍12 g,仙灵脾12 g。水煎服。

不论上述何型,有眼部损害者,加密蒙花、青葙子、木贼草、菊花;皮肤有结节性红斑者,加泽兰、川牛膝、桃仁;失眠多梦者,加酸枣仁、夜交藤;情绪变化无常者,可合甘麦大枣汤;阴损及阳、阳气不足者,加仙灵脾、仙茅、巴戟天肉;偏阳虚者,可合用桂附八味丸。

(二)单秘验方

1.当归12 g,甘草12 g,土茯苓30 g,守宫4~8条,赤小豆25 g,板蓝根25 g,鹿角25 g,蜂房15 g,连翘15 g,薏苡仁15 g,泽泻9 g。水煎服,一日2次。

2. 生甘草30 g,生地黄30 g,党参18 g,半夏12 g,黄芩9 g,生姜6 g,黄连6 g,干姜3 g,大枣 7 枚。水煎服,一日 2 次,

3. 金银花、甘草、白芍各适量,水煎,常服。

4. 甘草9 g,柴胡9 g,黄柏9 g,大黄9 g,黄芩15 g,龙胆草15 g,苦参15 g,金银花30 g,蒲公英30 g,紫花地丁30 g,水煎服,每日 2 ~ 3 次。

5. 龙胆泻肝丸4.5 g,每日吞服 2 次。

（三）外治疗法

1. 苦参30 g,生甘草12 g,煎汤,待温凉后,淋洗外阴,一日 2 次。

2. 陈艾叶30 g,黄药子20 g,白矾3 g,煎水洗外阴,一日 2 次。

3. 薄荷20 g,煎汤清洗溃疡处。然后用锡类散(成药)吹敷患处。

4. 口腔溃疡外用青吹口散(煅石膏9 g,煅人中白9 g,青黛3 g,薄荷0.9 g,黄柏2.1 g,川连1.5 g,煅月石18 g,冰片3 g。先将煅石膏、煅人中白、青黛各研细末,和匀,水飞,晒干,再研细,又将其余五味药各研细后,和匀,瓶装封固不出气)。外阴溃疡外用青黛散(青黛60 g,石膏120 g,滑石120 g,黄柏60 g,各研细末,和匀)。每日早晚各一次。

5. 吴茱萸适量,研粉,调醋成糊状,置纱布上,贴两足心涌泉穴,每晚 1次。

四、现代治验

狐惑病类似现代医学的白塞氏病（又称白塞氏综合征）,该病是一种异质性疾病,其病因尚不清楚,可能与病毒感染、微量元素含量变化、遗传因素有关;也有人认为是由某种原因诱发的自身免疫性疾病。西医一般多采用激素及免疫抑制剂进行对症治疗,控制病变的发展。但因病因不明,治疗缺乏针对性,疗效并不确定,长期疗效尤其不明显,且激素类药物或免疫抑制剂往往产生药物依赖性和较严重的副作用,难以避免其不良反应和并发症。而中医学的整体观念和辨证论治理论体系,在治疗该病方面具有较大的优势。

（一）专方治疗

1. 内服

孙月霞等用龙胆泻肝汤治疗狐惑病30 例,收到满意效果。基本方:酒炒龙胆草10 g,酒炒栀子10 g,酒炒生地黄10 g,炒黄芩12 g,泽泻12 g,木通10 g,

车前子12 g,当归12 g,柴胡15 g,甘草10 g。每日上药水煎口服2次,早晚分服250 ml,连服2周。停药2天后进行第2疗程,一般服药2~3个疗程。结果:治愈24例占80%,显效3例占10%,有效2例占7%,无效1例占3%,总有效率97%[1]。魏家亭运用自拟祛风活血解毒汤治疗白塞氏病28例,疗效满意,药用:金银花30 g,板蓝根30 g,蚤休12 g,柴胡15 g,葛根15 g,防风12 g,红花12 g,地肤子12 g,蝉蜕12 g,麻黄12 g。加减:湿盛者加苍术、佩兰;阴虚者去麻黄,加沙参、麦冬;糜烂较重者加败酱草、土茯苓。每日1剂,水煎分早晚2次服,小儿酌减,10天为1个疗程。结果28例中痊愈20例,占71.43%;有效6例,占21.43%;无效2例,占7.14%;总有效率为92.86%[2]。高小平等用白塞化解胶囊治疗白塞氏病60例,白塞化解胶囊组成:太子参、白术、佛手、茯苓、木瓜、白豆蔻、草果、鸡内金、白芷、桔梗、白及、沙参、生地黄、当归、甘草等。上药各取适量研细装入胶囊。疗程2~3个月。结果:治愈16例,占26.67%;显效34例,占56.67%;有效6例,占10%;无效4例,占6.67%;总有效率为83.33%。经临床观察总结,此药对本病疗效显著,且治愈后不易复发[3]。张立军等从"阴疽"论治白塞氏综合征17例,应用温阳补血,散寒通滞法治疗,基本方:熟地黄30 g,鹿角胶、赤芍、黄芪各15 g,皂角刺、白芥子、肉桂各6 g,麻黄、炮姜、生甘草各3 g,加减:口腔溃疡较重者,加竹叶、灯心草;兼生殖器溃疡者,加川楝子;兼眼部症状者,加枸杞子。每日1剂,水煎分2次服,连服30天为1个疗程。17例经2个疗程治疗后,9例痊愈,8例好转[4]。金学仁等用自拟檍葵饮为基本方治疗白塞氏病36例。以檍葵饮为基本方:檍根白皮15 g,龙葵20 g,地锦草30 g,玄参20 g,黄连6 g,黄柏10 g,牡丹皮12 g,当归15 g,车前子20 g。加减:如口腔、舌溃烂严重者加党参、金银花、青黛;有眼部症状者加夏枯草、龙胆草、蝉蜕、密蒙花;生殖器损害明显者,加木通、苦参、赤小豆;骨节酸痛者加桂枝、威灵仙;皮肤有红斑者加泽兰、红花;心烦不寐者加酸枣仁、磁石。服法:水煎服,每日1剂,连服12剂为1个疗程,休息2天,再服第2个疗程,共服36剂。结果:治愈8例,显效20例,无效4例,有效率为87.5%[5]。

2. 内外治结合

刘勇等认为对急性期病人,凡具有发热或溃疡渗出明显等症者,多因肝经湿热所致,以龙胆泻肝汤为主方加减应用。对于病情稳定,全身症状不显著,仅有溃疡或脾胃症状者,则以甘草泻心汤为主方,水煎取200 ml,每日

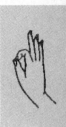

下编 各论

1剂,早晚2次服用,连服10剂为1个疗程。另用苦参汤(苦参50g煎汤)外洗前阴。以该法治疗白塞氏病14例,结果治愈8例,显效5例,无效1例,有效率为93%[6]。雷新民以中药内服外敷治疗白塞氏病34例,认为这类患者病机多为气虚,因此补法是治疗的关键,治以益气固本,健运脾胃,化生气血,药用:红参6g,黄芪30g,甘草10g为主方,湿热重者可酌情加车前子、茯苓、黄芩、黄柏、虎杖内服,兼用药渣局部热敷。急性期若见湿热侵淫证候者,可酌加车前子、茯苓、黄芩、黄柏、虎杖以利湿、清热、解毒。结果:临床治愈28例,有效4例,无效2例,总有效率为94.11%[7]。席斌等采用内服外洗治疗狐惑病20例。内服自拟方:金银花50g,连翘20g,蒲公英30g,黄芩10g,黄连20g,黄柏10g,车前子30g,土茯苓15g,滑石20g,竹叶10g,白茅根30g,每日1剂,水煎,早晚2次服用,儿童药量酌减。对外部溃疡配合外治法:用黄连30g,苦参30g,煎汤熏洗外生殖器溃疡,用口腔溃疡散吹于口腔溃疡处,每日2次。结果20例中痊愈18例,好转2例。18例中治疗2周痊愈者5例,3周痊愈者6例,5周痊愈者3例,8周痊愈者4例,随访1年无复发[8]。胡启梅应用中药内服外洗相结合治疗白塞氏病20例。①口服中药煎剂为:生石膏40g,黄芩10g,黄连6g,生地黄30g,丹参15g,当归10g,赤芍、白芍各15g,白花蛇舌草30g,蚤休15g,生甘草10g。根据病情加减:兼大便干燥加大黄10g,兼纳差加谷芽、麦芽各10g。每日1剂,重症每6小时口服1次,次者每日3次,好转后每日2次。②外洗中药为苦参30g,土茯苓40g,龙胆草30g,蒲公英30g,黄柏20g,白芨30g,明矾1汤匙(后冲入),每日1剂,煎水洗阴部,1日2次。结果:20例均获痊愈,经治疗1周后痊愈4例,2周后痊愈6例,3周后痊愈5例,4周后痊愈3例,5周后痊愈2例,平均疗程为2.5周,追访仅1例相隔1年复发,后经上药治疗获愈,至今未再复发[9]。孙昌茂对26例狐惑病患者按中医辨证分为3型,应用自拟方龙雷清肝饮结合外治法治疗,认为本病是肝经湿热邪毒为患,以清肝泻火,凉血解毒法治疗,效果显著。①内服方:自拟龙雷清肝饮,处方:雷公藤、甘草各5g,龙胆草、苦参、菊花、柴胡、黄芩、牡丹皮、陈皮各10g,枸杞子、生地黄各20g,赤芍、白芍各30g,随证加减,水煎,每日1剂,早、中、晚分服。②外治方:苦参30g,水煎取汁外洗阴部,每日2次;菊花30g,水煎取汁外洗眼目,每日2次;青黛散(中成药)频吹口腔。待溃疡愈合后,以枸杞子10g,薏苡仁50g合粳米煮粥频食之,服3~6个月。治疗25天为1个疗程,治疗3个疗程统计

结果。显效 16 例,好转 8 例,未愈 2 例[10]。孔红岩等在临床上选用益气养阴、清热凉血、利湿通络的中药随证加减并配合外用药共治疗白塞氏病 22 例,取得满意疗效。①内服中药:自拟金地解毒汤以益气养阴、清热凉血、利湿通络。方药组成:金雀根30 g,黄芪15 g,生地黄15 g,牡丹皮10 g,金银花 15 g,黄芩10 g,黄柏10 g,栀子10 g,白花蛇舌草30 g,茯苓10 g,赤芍10 g,甘草 10 g,当归10 g。临床上根据病位及病机侧重随证加减:如口腔溃疡较重者加竹叶6 g,黄连6 g;兼生殖器溃疡者加车前子10 g,泽泻10 g,苦参6 g,龙胆草 9 g;兼眼部症状者加菊花10 g,谷精草10 g,夏枯草10 g,石斛10 g等。每日 1 剂,水煎分 2 次,每次 200 ml 温服,连服 30 天为 1 个疗程,2 个疗程后判断疗效。②局部处理:凡有溃疡者均需配合外治法以加速溃疡面的愈合。眼部损害用菊花、薄荷、木贼煎汤熏洗,再选用眼药水滴眼。口腔及生殖器溃疡用金银花、白花蛇舌草、黄连、黄柏、苦参、蒲公英水煎取液,部分漱口,部分坐浴,每日 3 ~ 4 次,再用冰硼散、锡类散分别吹敷患处。经 2 个疗程治疗,临床治愈 12 例,占54.5%;显效 7 例,占 31.8%;好转 2 例,占 9.2%;无效 1 例,占 4.5%;总有效率为 95.5%[11]。

(二)专方结合辨证分型治疗

1. 内服

赵淑兰等运用中药治疗白塞氏综合征 47 例。47 例患者以血象、体温高低分步治疗。①白细胞 11 000 ~ 16 000 个/µl,体温38℃以上 27 例为高热型,这些患者一般为发热 4 ~ 7 天以上,抗生素治疗不退热,精神萎靡,咽喉、口舌、生殖器溃烂,口臭难闻,疼痛难忍,不能进食的重症。本着急则治其标的原则,投以凉膈散加减:薄荷6 g,连翘12 g,玄参12 g,蝉衣4 g,僵蚕10 g,酒大黄4 g,天花粉12 g,生甘草10 g,3 剂水煎服。3 剂后高热转低热,症状明显好转,减酒大黄2 g,原方继用 4 剂,热退,精神好转,溃疡糜烂好转,改用甘草泻心汤加减。扶正泻心,7 ~ 14 剂痊愈。②20 例属低热型,患者口、眼、外阴三联综合征,伴有下肢皮肤红斑,全身关节不适,胃脘堵塞,目涩,大便黏滞或下少,小便黄,脉细滑,苔白或黄腻,白细胞 11 000 个/µl 以下,体温38℃以下,证属湿困脾阳,气血阻滞,湿毒内热,上蒸下注,治以清热解毒,泻心扶正,健脾化湿,甘草泻心汤加减:生姜8 g,甘草8 g,半夏10 g,黄连4 g,干姜 5 g,黄芩10 g,党参10 g,黄柏10 g,沙参15 g,白芍18 g,瓜蒌10 g,柴胡12 g,延胡索15 g,天麻10 g。7 剂水煎服,7 例痊愈,13 例继用 7 ~ 14 剂后,除 2 例咽喉和阴道深部溃疡好转未愈,18 例溃疡均愈合,所有病例体温和白细胞总数均恢复正常[12]。刘西娟采用辨证分型治疗白塞氏病 50 例,辨证分为湿热内蕴(31 例)、气虚血瘀(11 例)、阴亏火旺(8 例)3 型,随证用中药治疗:①湿热内蕴型多见于急性发作期,治以清热除湿,方用龙胆泻肝汤加减:龙胆草9 g,栀子12 g,黄芩9 g,黄连6 g,泽泻12 g,木通6 g,赤小豆30 g,薏苡仁30 g,柴胡6 g,甘草15 g。②气虚血瘀多见于缓解期,治以健脾益气,活血解毒,方用四君子汤加味:党参12 g,黄芪15 g,茯苓15 g,白术9 g,当归12 g,丹参30 g,甘草6 g。③阴亏火旺多见于病程较长,缠绵难愈者。治以滋阴降火,方用知柏地黄汤加减:熟地黄24 g,山茱萸12 g,牡丹皮9 g,泽泻9 g,茯苓12 g,知母9 g,黄柏12 g,枸杞子12 g,五味子15 g,甘草6 g。各型根据患者病情随证加减。每日 1 剂,水煎服,60 天为 1 个疗程。结果:痊愈 19 例,显效 16 例,有效12 例,无效 3 例,总有效率为 94%[13]。

2. 内外治结合

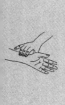

崔光革用土苓百合梅草汤加味治疗白塞氏病 28 例。辨证分为脾经湿热型(13 例)、肝经湿热型(10 例)和肝肾阴虚型(5 例)3 种证型,以七苓百合梅草汤为基本方,分别结合泻黄散、龙胆泻肝汤、一贯煎加减治疗。①脾经湿热型药用:土茯苓、百合各30 g,乌梅8 g,甘草20 g,生石膏15 g,栀子、防风、藿香、金银花各10 g,黄连、淡竹叶、当归各5 g。日 1 剂,水煎服。同时配合苦参煎汤外洗阴部,13 例患者平均服药 15 剂而诸症基本消失。原方减生石膏量为10 g,继服 20 剂以善后,随访 1 年,仅 2 例复发。②肝经湿热型药用:土茯苓、忍冬藤各30 g,乌梅8 g,甘草、生地黄各20 g,龙胆草、柴胡各6 g,炒栀子、黄芩、木通、车前子、泽泻各10 g。日 1 剂,水煎服,同时配合苦参煎汤外洗阴部,10 例患者服药 15 剂而诸症基本消失,续服原方 20 剂善后,随访 1年无复发。③肝肾阴虚型药用:土茯苓、百合各30 g,乌梅、甘草、北沙参、麦冬、生地黄、金银花各15 g,当归、栀子各10 g,竹叶6 g,日 1 剂,水煎服。亦配合苦参煎汤外洗,5 例患者服药 30 剂而痊愈,随访 1 年未复发[14]。张丰川等采用中医辨证分型从肝脾论治白塞氏综合征 23 例,并结合外治法治疗。①内治法:a.肝火脾湿,毒热炽盛证(11 例),相当于急性发作期:治当清肝除湿,解毒安中,用自拟治白Ⅰ号方:龙胆草10 g,黄芩10 g,土茯苓15 g,生地黄30 g,苦参6 g,金银花30 g,生薏苡仁30 g,白花蛇舌草30 g,车前子草15 g,云茯苓12 g,随证加减。b.肝阴不足,虚火上炎证(5 例),治当滋养肝阴,清解虚热,用自拟治白Ⅱ号方:生地黄30 g,白芍12 g,乌梅10 g,女贞子10 g,墨旱莲15 g,泽泻10 g,知母10 g,黄柏10 g,金银花30 g,白花蛇舌草30 g,土茯苓30 g,肉桂3 g,随证加减。c.脾虚湿阻,气阴两伤证(7 例),治当健脾除湿,益气养阴,用自拟治白Ⅲ号方:黄芪10 g,白术10 g,茯苓20 g,猪苓10 g,泽泻10 g,党参10 g,麦冬10 g,五味子10 g,土茯苓30 g,金银花30 g,白花蛇舌草30 g,随证加减。②外治法:马齿苋、金银花、板蓝根各30 g,煎水漱口,或湿敷患处,口腔溃疡者局部用养阴生肌散,生殖器溃疡日久不愈者外用生肌玉红膏[15]。郑昌发运用自拟二仙消痹汤结合外治法治疗白塞氏病22 例。中医辨证分3 型:湿热型12 例,血瘀型4 例,脾肾两虚型6 例。①均以自拟基本方二仙消痹汤辨证加味内服治疗。药物组成:生甘草、生地黄、丹参、土茯苓、石斛、仙茅、仙灵脾各20 g,生晒参、当归、金银花、赤芍各15 g。每日1 剂,水煎分2 次服。辨证分型加减:a.湿热型:治宜清热化湿,解毒消痹,基本方加车前子、黄柏各20 g,龙胆草15 g。b.血瘀型:治宜活血化瘀,透斑消痹,基本方加牛膝15 g,黄柏、苍术各15 g,红花10 g。c.脾肾两虚型:治宜温补脾肾,解毒消痹,基本方加川续断,补骨脂各20 g,炒白术15 g。30 天为1 个疗程,共治疗3 个疗程。②治疗期间嘱病人以苦参150 g水煎熏洗,锡类散0.5 g吹敷患处。结果:痊愈6 例,显效11 例,有效5 例,其中1 个疗程获效者7 例,2 个疗程获效者10 例,3 个疗程获效者5 例[16]。刘薇从"肝热脾湿"辨治白塞氏综合征50 例,采用内外治结合。分为:急性发作期、相对稳定期、恢复巩固期3 期论治。①急性发作期又分a.热毒蕴结,血脉失和:治以清热解毒,和血通脉,药用:青黛、苦参、连翘、忍冬花藤、蒲公英、川黄柏、猪苓、土茯苓、赤芍、川芎、丹参、全瓜蒌、甘草。b.湿热壅盛,阻滞血脉:治以清热利湿,通脉降浊,药用:青黛、苦参、川柏、苍术、茵陈、猪苓、土茯苓、鸡血藤、赤芍、泽泻、炒枳实、酒大黄、瓜蒌、甘草。随证加减。②相对稳定期:治以清利湿热,益气通脉,促津气化,药用:青黛、川柏、生地黄、肉桂、苍白术、赤白芍、猪苓、土茯苓、升麻、葛根、甘草、沉香面、苦参、细辛。③恢复巩固期:当以益气养阴,和血通脉巩固之。药用:生黄芪、桂枝、赤白芍、生地黄、生龙牡、甘草、猪苓、土茯苓、鸡血藤、瓜蒌、沉香面、青黛、川柏。以上每剂煎服两次后,再加水煎出200～1 000 ml,漱口或外洗溃疡处,药渣外敷结节及疖肿处。结果痊愈9 例,显效18 例,有效18 例,无效5 例,总有效率90%[17]。

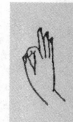

（三）针药结合治疗

胡永权等采用电针中药联合治疗白塞氏综合征3例。以补益肝肾,健脾燥湿,清泻心经邪热,调整经络,固本为主。采用电针中药联治法:①取穴:体穴:脾俞、胃俞、肝俞、肾俞、通里、内关、足三里、合谷、三阴交;耳穴:肝、脾、肾、生殖、子宫穴。②治法:选用耳穴探查治疗仪,取电极棒通电治疗。③药物:采用甘草泻心汤加减:人参10 g,焦术30 g,苍术15 g,干姜10 g,黄芩10 g,黄连10 g,赤茯苓10 g,生地黄10 g,金银花10 g,蒲公英30 g,木通10 g,甘草10 g。水煎服,每日1剂,连服30剂。疗程:每日治疗1次,每次通电25分钟,治疗8次为1个疗程。结果3例中痊愈1例,好转2例[18]。

参考文献

[1]孙月霞,等. 龙胆泻肝汤治疗狐惑病30例[J]. 广西中医药,2001,24(2):37.

[2]魏家亭. 自拟祛风活血解毒汤治疗白塞氏病28例[J]. 国医论坛,2006,21(2):30-31.

[3]高小平,等. 白塞化解胶囊治疗白塞氏病60例[J]. 甘肃中医学院学报,2004,21(2):28,31.

[4]张立军,等. 从"阴疽"论治白塞氏综合征17例[J]. 浙江中医杂志,2004,39(3):116.

[5]金学仁,等. 樗葵饮治疗白塞氏病36例[J]. 河南中医,2000,20(2):48.

[6]刘勇,等. 中医药治疗白塞氏病14例[J]. 河南中医,2005,25(4):55-56.

[7]雷新民. 中药治疗白塞氏病34例[J]. 陕西中医,1992,13(2):56.

[8]席斌,等. 中医药治疗狐惑病20例[J]. 河南中医,2000,20(5):49.

[9]胡启梅. 内服外洗治疗白塞氏病20例[J]. 中国民间疗法,2002,10(11):30-31.

[10]孙昌茂. 龙雷清肝饮治疗狐惑病26例疗效观察[J]. 新中医,1996,28(7):20-21.

[11]孔红岩,等. 中医药治疗白塞氏病22例临床观察[J]. 中国中医

药信息杂志，2007，14（1）：77，89.

［12］赵淑兰，等. 中医治疗白塞氏综合征 47 例临床观察［J］. 中国中医药信息杂志，2000，7（10）：62.

［13］刘西娟. 辨证治疗白塞氏病 50 例疗效观察［J］. 山西中医，1998，14（5）：18 - 19.

［14］崔光革. 土苓百合梅草汤加味治疗白塞氏病 28 例临床体会［J］. 吉林中医药，2006，26（11）：31 - 32.

［15］张丰川，等. 从肝脾论治白塞氏综合征 23 例［J］. 中国民间疗法，2002，10（6）：57 - 58.

［16］郑昌发. 二仙消疳汤治疗白塞氏病 22 例［J］. 中国民间疗法，1995（1）：31.

［17］刘薇. 从"肝热脾湿"辨治白塞氏综合征 50 例探讨［J］. 北京中医，1995（6）：28 - 30.

［18］胡永权，等. 电针中药联合治疗白塞氏综合征临床体会［J］. 河北中西医结合杂志，1998，7（7）：1070.

第二十节　阴　冷

阴冷，又称阴寒，是指男女外生殖器有寒冷感，甚至波及小腹。本病虽有虚寒，但总属寒证。《诸病源候论》指出："胞络劳伤，子脏虚损，风冷客之，冷乘于阴，故令冷也。"男子阴冷往往与肝肾病变有关；妇女阴冷除肝肾病变外，还与胞宫、冲脉、任脉有关。《医宗金鉴》认为："妇人阴冷，皆由风寒乘虚客于子脏，久之血凝气滞，多变他证，且艰于受孕。"阴冷患者常伴有性欲减退、阳痿、不育不孕等症。

一、病因病机

1. 寒湿凝滞：素体阳虚，寒邪内生，或久居湿地，寒湿内停，或饮食失节，过食肥甘厚味，滋生湿邪，寒湿停滞，浸淫于肝，循经下至阴器，形成外阴寒冷。

2. 风寒外袭：房事之后，或妇女经期、产后、风寒之邪袭于阴器或子脏，导致阴冷。

3.肝经湿热:湿热素盛,或饮食不调,脾胃运化失常,内生湿热,流注肝经,阻碍气血下荣阴部以致阴冷。

4.命门火衰:素体虚弱,肾阳不足,或房事不节,损伤肾阳,致命门火衰,不能温煦阴器而致阴冷。

二、诊断要点

自觉外阴寒冷。妇女阴中寒冷,甚则可波及至小腹;男子外阴寒冷以龟头尤甚,伴有阴茎、阴囊冷感。一般虚证病程长,实证病程短。

三、中医治疗

(一)辨证论治

1.寒湿凝滞:男子阴茎或阴囊有冷感,兼阳事不举,或阴囊肿痛;女性阴户冷感,多兼有形体肥胖,白带绵下,月经延后,或经闭不潮,畏寒,或手足不温,四肢酸倦,舌苔薄白或白腻,脉沉迟或濡缓。

[治法]温肝散寒,理气除湿。

[方药]十补丸(《沈氏尊生书》)合平胃散(《和剂局方》)加减。

制附片6 g,胡芦巴9 g,巴戟天12 g,肉桂4 g,川楝子9 g,延胡索9 g,小茴香6 g,破故纸6 g,荜澄茄6 g,陈皮6 g,厚朴9 g,苍术12 g,茯苓12 g,甘草3 g。水煎服。

2.风寒外袭:阴中寒冷,甚则连及两大腿外侧冷痛,小便清长,手足不温,舌质淡,苔薄白,脉沉紧。

[治法]温经散寒。

[方药]阴冷方(《妇人大全良方》)加减。

制附片6 g,蛇床子6 g,五加皮9 g,干姜6 g,桂枝6 g,丹参9 g,熟地黄9 g,杜仲炭9 g,川芎6 g,当归9 g,白芍6 g,甘草3 g。水煎服。

3.肝经湿热:阴冷兼汗出,男子阴囊湿痒,臊臭,或阳痿,早泄;女子兼阴痒,带下黄白;伴有烦闷,口渴,便干,尿赤或涩痛,苔黄或黄腻,脉弦滑而数。

[治法]清利湿热。

[方药]柴胡胜湿汤(《张氏医通》)加减。

龙胆草6 g,泽泻12 g,柴胡9 g,羌活6 g,黄柏9 g,栀子6 g,茯苓12 g,车前子草20 g。水煎服。

4.命门火衰:男子阴器觉冷,龟头尤甚,兼阳痿,遗精,或疝气;女子阴户寒冷,甚则冷至小腹,兼月经延后,经来量少,血色晦暗;伴有腰膝无力,肢冷畏寒,精神倦怠,面色㿠光白,小便清长,或伴五更泄泻,病程长,舌质淡胖有齿痕,苔薄白,脉沉迟。

[治法]温补元阳。

[方药]右归丸(《景岳全书》)加减。

熟地黄9 g,当归9 g,山药15 g,枸杞子12 g,制附片(先煎)12 g,杜仲15 g,鹿角胶(烊服)9 g,菟丝子12 g,肉桂6 g,蛇床子6 g,巴戟天12 g,甘草3 g。水煎服。

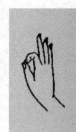

(二)针灸疗法

1.取穴:关元、气海、肾俞、命门,灸5~7壮;或艾条悬灸,每次以皮肤灼热充血起红晕为度,每日或隔日1次。

2.取穴:三阴交、血海、中极针刺,留针加灸,每日或隔日1次。

3.《针灸甲乙经》载:女子阴中寒,归来主之。

(三)单秘验方

1.《医宗金鉴》载:桂附地黄丸(成药)治阴冷。

2.《东垣十书》载固真汤治两丸冷,前阴萎弱,阴汗如水,小便后有余滴臊气,尻臀并前阴冷,恶寒而喜热,膝亦冷。升麻3 g,柴胡3 g,羌活3 g,炙甘草4.5 g,泽泻4.5 g,炒龙胆草6 g,炒知母6 g,黄柏6 g。水煎,稍热空腹服。

3.《医学纲目》载补肝汤治前阴如冰冷,并冷汗,两脚痿弱无力。黄芪14 g,人参6 g,葛根6 g,炙甘草10 g,升麻8 g,知母4 g,柴胡4 g,羌活4 g,陈皮4 g,当归身4 g,炒黄柏4 g,防风4 g,白茯苓4 g,泽泻4 g,苍术10 g,神曲末4 g,猪苓8 g,连翘4 g。水煎去渣,饭前稍热服。忌酒、面。

4.大蓟12 g,水煎服,一日2次。

(四)外治疗法

1.远志、干姜、蛇床子、吴茱萸等份研末,棉裹纳阴中,每日换药2次。

2.生川椒适量,煎水熏洗外阴。

3.艾叶30 g,良姜10 g,小茴10 g,煎水熏洗外阴。

4.华佗治阴冷神方:吴茱萸纳牛胆中令满,阴干,历百日后取27枚棉裹之,齿嚼令碎,纳入阴中良久,热如火。

四、现代治验

（一）辨证治疗

刘晓莹等总结阴冷的病机及治疗,认为导致阴冷的病机主要有肾虚脾衰、肝肾虚寒、肝经湿热3种,治疗上内治应补肾助阳、温中益脾、清热利湿等,外治有阴道纳药以求温肾阳,暖胞宫、燥湿杀虫之功[1]。王福珉临床辨治阴冷多以寒凝下元与湿热阻滞为主,寒凝下元治以温肾祛寒,方用金匮肾气丸或右归丸配暖肝煎同服。湿热阻滞治以利湿清热,方用柴胡胜湿汤或龙胆泻肝汤加减。并提出治疗阴冷除抓住寒凝下元、湿热阻滞的病机外,还有由湿热瘀浊之邪阻遏阳道,使阳气不达宗筋之末所致者,临床治疗不能一味温补,否则致误补益瘀,使湿热痰浊胶结愈甚,应当结合舌、脉、兼证,精审详辨,以利湿清热、祛痰化浊等法治之[2]。梁远杰报道阴冷症治验2则,例1:男性患者,40岁,因长期久居湿地,形体瘦弱,近1年来常觉疲乏无力,头晕且有沉重感,胸闷,渐出现阴茎阴囊寒冷感,冬季尤甚,伴见阳痿,或举而不坚,性欲淡漠,四肢不温,精神萎靡不振,面色晦暗,懒言声低,阴囊松弛,触之不温且有湿腻感,舌质淡白,脉沉弦,辨证为寒湿浸淫肝经之阴冷症,治以温肾暖肝,逐寒祛湿,处方:炙黄芪30g,熟附子(先煎)、当归、巴戟天、川续断各15g,小茴香、川楝子、补骨脂、延胡索各10g,菟丝子12g,肉桂(焗)、荜澄茄各6g。10剂,水煎服,日1剂。二诊:服上方后精神明显好转,阴部已有轻度温暖感,上方略增损再服15剂。三诊:四肢转暖,阴部已有明显温暖感,阴囊湿腻感消失,阴茎能勃起,舌质红润,脉和缓有力,为防上方久服过燥,原方加知母15g,续服20余剂巩固疗效,随访5年身体完全康复。例2:男性患者,57岁,曾患十二指肠球部溃疡并消化道出血,治疗后症状好转,但因屡次便血后头晕眼花,腰腿酸软,逐渐出现阴囊寒冷,自觉有湿腻之感,1~2个月阴茎不举1次,间有勃起而不坚,不能行房事,四肢冰冷,冬季更甚,整晚睡眠都没有暖感,日渐加重,精神不振,证属肝血不足,致命门火衰,寒湿内生,治以补肾壮阳为主,处方:熟地黄30g,山药、当归、鹿角胶(烊)各15g,山茱萸、枸杞子、菟丝子各12g,肉桂(焗)6g,川楝子9g,蛇床子10g。8剂,日1剂,水煎服,药后觉睡眠时阴囊有暖感,四肢亦转暖,仍有头晕短气,上方加炙黄芪30g,红参(另炖服)10g,连服20余剂,同时加服男宝,每日2次,每次2片,连服1个月,症状基本好转,阴囊无湿腻感,阴茎能正常勃起,继服

10 余剂以巩固疗效[3]。

（二）专方专药治疗

欧阳真理报道中药"香妃露"治疗女子阴冷带下病 300 例,香妃露的方药组成:蛇床子、狼牙、红花、荜澄茄、苍术、丁香、细辛、花椒、仙鹤草、苦参等。对阴冷的总有效率为 70%,显效率为 56%[4]。阴冷阳痿属肾阳虚弱者用温补肾阳多可获效,但不少患者无明显肾阳不足的脉症表现,用温补肾阳也无效果,杨金荣报道以升麻为主药辨治本病,常获显效。如治疗一男性患者,36 岁,3 年来阴部怕冷逐渐加重,甚至有冷气从尿道吸入感,阳事难举,早泄遗精,饮食不香,胸闷心烦,舌质暗淡,脉沉涩,曾服中药温肾散寒 200 余剂,效不明显。辨证为阳陷筋纵,土虚木郁,用升阳举陷,通补阳明宗筋,佐以条达肝经之法,处方:升麻20 g,党参10 g,茯苓10 g,苍术10 g,当归6 g,炒白芍10 g,地龙10 g,蜈蚣3 g。6 剂后,阴冷显著减轻,阳事能举,20 天后阴冷全除,诸症消失[5]。

（三）食疗

缪桂芳介绍女性阴冷食疗方,如五香羊肉、鲜虾炖豆腐、虾肉炒韭菜、枸杞子炖乳鸽、黑豆炖狗肉、米酒蒸仔鸡、枸杞子仔鸡、醉虾[6]。张余康介绍消除阴冷食疗方:如:肉苁蓉羊肉粥、油炸麻雀、三子酒（菟丝子、覆盆子、韭菜子各100 g,用黄酒3 000 g浸泡后饮用）、肉苁蓉海狗肾酒、虫草炖仔鸡、狗肉菟丝附片汤、附片炖猪腰等[7]。刘良等介绍女性"阴冷"症的药膳食疗方,如:①蛤草鸽子补益汤:冬虫夏草10 g,雌鸽 2 只,食盐、黄酒、生姜末、味精各适量。功效:温中益肾,固精壮阳,可治疗本病肾阳虚衰型。②韭菜子炖羊肉:韭菜子15 g,肉桂3 g,大茴3 g,羊肉300 g,食盐、姜丝、黄酒、味精各适量。功效:补肝益肾,固肾壮阳。适用于本病肾阳虚衰型。③枸杞子黄精炖白鸽:枸杞子50 g,黄精50 g,白鸽 2 只,食盐、黄酒、味精各适量。功效:补肝益肾,益精名目。适用于本病肝肾不足者。④鹿茸炖鸡:鹿茸10 g,母鸡500 g,姜片、盐、味精各适量。功效:补气养血,益精填髓。适用于本病命门火衰所致者。⑤益脾饼:面粉1 000 g,大枣500 g,鸡内金50 g,山药100 g,炒白术60 g,干姜10 g,盐、豆油、葱花各适量。功效:健脾补气,益肾固精,适用于本病脾肾虚弱型[8]。

参考文献

[1]刘晓莹,等. 阴冷浅述[J]. 新疆中医药,2003,21(4):2－4.

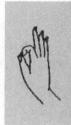

459

[2]王福珉. 阴冷辨治[J]. 辽宁中医杂志, 1991, 18(10):25.

[3]梁远杰. 阴冷症治验2则[J]. 新中医, 1996, 28(11):17.

[4]欧阳真理. 中药"香妃露"治疗女子阴冷带下病的临床研究[J]. 中华实用中西医杂志, 2004, 17(19):3005-3006.

[5]杨金荣. 升麻治疗阴冷阳痿[J]. 中医杂志, 2006, 47(4):257.

[6]缪桂芳. 女性阴冷食疗方[J]. 东方药膳, 2008(3):20.

[7]张余康. 消除阴冷食疗有方[J]. 东方食疗与保健, 2007(5):51.

[8]刘良, 等. 女性"阴冷"症的药膳食疗[J]. 药膳食疗, 2003(10):28-29,31.

第二十一节　阴汗

阴汗,是指外阴部出汗较多,而且常伴有臊臭气味。本病多由肾阳虚衰,湿热下注所致。

一、病因病机

1.肾阳虚衰:素体阳虚,或房事不节损伤阳气,肾阳虚衰,阴寒内盛,阴液下走。

2.湿热下注:脾经聚湿,湿与热合,湿热互结而流注下焦,以致阴部汗出。

二、诊断要点

阴部经常出汗,湿冷,或伴有臊臭气味,甚至阴部湿痒。

三、中医治疗

(一)辨证论治

1.肾阳虚衰:阴部汗出,湿冷,畏寒,手足不温,小便清长,夜尿多,阳举不坚,遗精,健忘,腰膝酸软,舌淡胖有齿痕,苔薄白,脉沉迟。

[治法]温补肾阳。

[方药]安肾丸(《世医得效方》)加减。

炒白蒺藜12 g,巴戟天12 g,肉苁蓉12 g,山药12 g,补骨脂9 g,茯苓9 g,白术9 g,萆薢9 g,胡芦巴9 g,小茴香6 g,菟丝子12 g,仙茅15 g,甘草3 g。水煎服。

2. 湿热下注:外阴汗出湿冷,臊臭,伴湿痒感,小便短赤,腰腿酸困,舌红,苔黄,脉濡数。

[治法]清热利湿。

[方药]柴胡胜湿汤(《医学纲目》)加减。

柴胡9 g,羌活9 g,黄柏9 g,苍术9 g,防风6 g,当归6 g,龙胆草6 g,茯苓9 g,五味子3 g,泽泻9 g,黄芩12 g,升麻6 g。水煎服。

(二)外治疗法

1. 吴茱萸15 g,煎水熏洗。

2. 密陀僧、蛇床子等份,研末擦之。

3. 牡蛎、蛇床子、官桂、紫梢花、破故纸、干荷叶各等份,入葱白3茎,煎水先熏后洗。

四、现代治验

阴汗,是指外生殖器及其周围(包括腹股沟处)部位经常有汗或多汗的症状。而且本病诊治亦非易,往往病程迁延。

(一)中药结合理疗

路艺等报道用睾丸理疗器及中成药(龟龄集胶囊、龙胆泻肝丸)治疗阴汗症。睾丸理疗器对阴囊进行理疗,每日1次,每次15~20分钟,理疗1个月为1个疗程。理疗器组成:①理疗包:含有竹炭、牦牛骨粉、阳起石等丰富的中药物质,能产生负离子,释放远红外线,可促进血液循环,促进新陈代谢,起到除味、抑杀细菌作用。②理疗杯:与按摩振动器相隔避免热传导。③按摩振动器:使理疗包更好的作用于阴囊促进血液循环。辨证分型治疗1个月为1个疗程,肾阳虚型17例服龟龄集胶囊温补肾阳,益气培元,2粒/次,1次/日;肝经湿热型14例服龙胆泻肝丸清热利湿,疏肝养血,9 g/次,2次/日。结果:一般5~10天起效,有效率100%,痊愈率90%,治疗后观察3个月,复发率10%。表明该方法可有效治疗阴汗症,疗效满意,值得推广[1]。

(二)辨证分型治疗

李秀飞分5型辨治阴汗。①肾阳虚证治宜温补肾阳,利湿止汗,方用《太平惠民和剂局方》安肾丸:肉桂9 g(后入煎或研末冲服)、巴戟天12 g,肉苁蓉15 g,补骨脂15 g,白术12 g,淮山药20 g,川乌9 g(或熟附片12 g,均先入煎后,再入余药同煎)、萆薢15 g,白蒺藜20 g,桃仁12 g煎汤内服,1 剂/天,日3 服。外用:《普济方》牡蛎散,治男女阴汗湿冷痒疾:牡蛎灰、蛇床子、川芎、菟丝子、良姜各半两(15 g),为细末,用药三钱(9 g),白面一钱(3 g),酒醋热调匀,外洗或浸泡。或用蛇床汤:蛇床子、吴茱萸、荆芥、细辛少许,煎汤洗。②肝经湿热证治宜清热利湿,疏肝养血,常用方剂《兰室秘藏》固真汤:升麻10 g,羌活10 g,柴胡10 g,炙甘草10 g,泽泻10 g,知母10 g,黄柏10 g,煎汤内服,或用柴胡胜湿汤:柴胡12 g,生甘草10 g,酒炒黄柏10 g,升麻12 g,泽泻2 g,当归梢10 g,羌活10 g,麻黄根15 g,汉防己10 g,龙胆草10 g,茯苓12 g,红花6 g,五味子10 g。煎汤内服。③肾气虚型治宜补益肾气,填补肾精,常用方:《医学正传》鹿角丸:鹿角胶10 g(烊化兑服),鹿角霜10 g,牛膝12 g,菟丝子15 g,白术12 g,熟地黄20 g,杜仲10 g(酒炒断丝),当归10 g,龟板10 g,人参6 g,煎汤内服。或用青娥丸:杜仲4 两(120 g),补骨脂4 两(120 g),胡桃肉30 枚研膏,入炼蜜和煎药末,丸梧桐子大,每服5 钱(15 g),砂仁汤送下,外用蛇床子末同密陀僧末扑之。④肾阴虚证治宜 滋阴补肾,常用左归饮:熟地黄18 g,山药24 g,枸杞子15 g,炙甘草9 g,茯苓15 g,山茱萸15 g,煎汤内服或用六味地黄汤,或用滑石3 钱(9 g),龙胆草、猪苓、泽泻、茯苓、白术各1 钱(3 g),加灯心草二枚,水煎服。⑤寒滞肝脉证治宜温经暖肝散寒,常用方《景岳全书》暖肝煎:当归12 g,枸杞子12 g,茯苓15 g,肉桂9 g(后入煎或研末冲服),小茴香10 g,乌药10 g,沉香3 g(制粉冲服),姜为引。外用《世医得效方》治阴湿痒方:炉甘石1 分,真蚌粉半分,为粉扑敷。除以上5 法外,临床体会对于肾阳不足、腰酸腿楚之症,用简便方青娥丸:杜仲100 g(切小块用酒或盐水炒断丝)、补骨脂100 g(盐水炒),胡桃200 g(温水泡去皮、晒干),上药为末,炼蜜为丸,梧桐子大,每服9 g,疗效颇佳,往往一二剂即愈。还有头昏腰酸虚实夹杂所致的一般阴汗,用黄柏10 g,苍术12 g,川椒30 粒,煎水内服,一二剂也能奏效[2]。刘绪银等份6 型辨治阴汗:①湿热蕴蒸,治宜清热利湿,方用茵陈五苓散加苍术、黄柏。有淋病史,用《医部全录》防风必效散(防风、连翘、白花蛇舌草、土茯苓、白藓皮、黄柏、苍术、赤芍、皂角刺、木通、木瓜)。有梅毒病史用甘露消毒丹加土茯苓,瘙痒甚加蛇床子、地肤子、苦参;皮疹明显加白藓皮、蛇床子、地肤子;湿热壅盛又伤阴而见口干咽燥,潮热盗汗、手足心热,可用知柏地黄丸加味。②阴湿伤阳,治宜温运化湿,用五苓散

或苓桂术甘汤加吴茱萸、生姜、独活、紫苏、防风、菖蒲。③阴虚内热治宜滋阴降火,益肾固液,方用知柏地黄汤加金樱子、沙苑蒺藜、龙骨、牡蛎。④阳虚失固,治宜壮阳益气,补肾封固,用肾气丸加龙骨、牡蛎、黄芪、白术、党参、五味子等。⑤肝胆郁热治当疏肝利胆,用龙胆泻肝汤加茵陈,若肝胆郁热伤阴者,用一贯煎加味。⑥气滞血瘀治宜行气活血,气血畅运,则清阳展,营卫和,腠理开合有权而汗止,用沉香散加减[3]。

（三）专方治疗

程祖耀报道在临床上用三妙丸成药治疗阴汗取得较满意疗效。三妙丸为《医学正传》方,以黄柏200 g,苍术300 g,川牛膝100 g,糊丸梧桐子大而成,每服50~70丸,空腹以姜、盐汤送服。成药每瓶120 g,每次服6 g,每日2次,一般服1~2瓶为1个疗程[4]。

参考文献

[1]路艺,等.睾丸理疗器和中成药治疗阴汗症初探[J].中外健康文摘:临床医师,2008,5(1):92-93.

[2]李秀飞."阴汗"施治五则[J].中华临床医学卫生杂志,2006,4(9):63-64.

[3]刘绪银,等.阴汗证治心得[J].甘肃中医,1999,12(1):9-10.

[4]程祖耀.三妙丸治疗阴汗[J].中国民间疗法,2001,9(12):50.

第二十二节　房事劳伤

房事劳伤,是指由于房事过度而导致虚损劳伤的一系列病理状态,或房事后引起的劳伤症状。《灵枢·邪气脏腑病形》说:"若入房过度,汗出浴水,则伤肾。"《素问·上古天真论》说:"以酒为浆,以妄为常,醉以入房,以欲竭其精,以耗散其真,不知持满,不时御神,务快其心,逆于生乐,起居无节,故半百而衰也。"已婚者,房事不节,纵欲无度;未婚者,因沉溺于色情之中,频繁手淫,同样可导致房事劳伤。正如古人云:"荒淫无伦,精神耗散,意淫于外,欲火内煽,虽不交合,但精已暗泄,自促其寿命。"亦可因为房事后起居、饮食等不慎,引发房劳伤损而出现症状。

一、病因病机

1. 精血亏虚：房事不节，纵欲无度，或频繁手淫，精血暗耗以致精血亏虚。

2. 脾肾阳虚：房事不节，肾阳匮乏，肾阳虚衰不能温煦脾土，脾阳亦虚，而导致脾肾俱不足。

3. 阴虚火旺：《医学集成》指出："大抵因于房事过伤而肾虚者为多，盖肾虚则火旺，火旺则阴愈消而不能荣养。"指出了房事不节导致阴虚火旺的病机。

4. 房后受邪：房事后精气外泄，腠理空虚，或劳汗当风，或饮食不节等，均可导致各种不同症候表现的房事劳伤证。

二、诊断要点

患者有房事不节，或频繁手淫或遗精、梦交病史。虚损劳伤证候在房事后，或手淫、遗精后加重，病程较长。房事后出现伤损，病因与房事密切相关的一类病证，亦可诊断为房事劳伤，此类病证起病突然，病程短。

三、中医治疗

(一)辨证论治

1. 精血亏虚：面容憔悴，肌肤无华，唇舌指甲色淡，神疲乏力，头昏耳鸣，性欲减退，腰膝酸软，舌淡红少苔，脉细。

[治法]补血生精。

[方药]四物汤(《和剂局方》)合龟鹿二仙胶(《医方考》)加减。

当归12 g，熟地黄15 g，白芍12 g，川芎9 g，制首乌12 g，枸杞子12 g，沙苑子12 g，龟胶(烊服)9 g，鹿胶(烊服)9 g，党参15 g，陈皮6 g，甘草6 g。水煎服。

2. 脾肾阳虚：面色㿠白或晦暗，乏力纳呆，腰脊疼痛，肢体羸瘦，畏寒肢冷，小便清长，大便溏泄，或伴阳痿，早泄，或带下不已，舌质淡胖，白苔，脉沉细。

[治法]温肾健脾。

[方药]十补丸(《济生方》)加减。

制附片(先煎)9 g,五味子3 g,山药20 g,鹿胶(烊服)12 g,肉桂5 g,茯苓9 g,白术12 g,菟丝子15 g,川续断12 g,杜仲12 g,补骨脂9 g,肉苁蓉9 g,山茱萸6 g。水煎服。

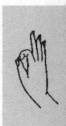

3.阴虚火旺:面颧红赤,午后潮热,心烦口渴,五心烦热,足膝疼热或痿软,盗汗遗精,舌红少苔,脉细数。

[治法]滋阴降火。

[方药]大补阴丸(《丹溪心法》)加味。

盐黄柏6 g,盐知母9 g,熟地黄20 g,炙龟板(先煎)20 g,猪脊髓1条,五味子4.5 g,生地黄9 g,麦冬12 g,山茱萸9 g,牡丹皮6 g。水煎服。

4.房后受邪:房后受邪可出现各种不同症状,或腹痛、腰痛,或眩昏晕厥,或盗汗、心悸,产后房劳可导致失血等症。临证时应根据具体证候辨证论治。

(二)单秘验方

1.枸杞子12 g,菟丝子12 g,白莲子12 g,五味子12 g。水煎服,每日一剂。

2.紫河车粉,每日吞服3 g。

四、现代治验

吴国建介绍本病的饮食疗法、药膳疗法及药汤疗法:

饮食疗法:①葱炖猪蹄:猪蹄2个,大葱150 g,一起置锅内,加入清水,食盐适量,先用旺火煮沸,加入料酒、酱油、味精等调味,再用小火炖烂即可。②羊肾羹:羊肾2具,切薄片,羊脂120 g,切片,胡椒6 g,陈皮3 g,葱、盐、姜适量,放入锅内同煮,即将熟时用湿淀粉勾芡即成。

药膳疗法:①枸杞子红枣粥:枸杞子15 g,红枣9枚,粳米75 g。开锅后放入枸杞子、红枣、炖煮至红枣烂熟即成,晚间临睡前做夜宵食用,能宁心安神,通心肾,适用于心慌失眠,头晕及肾气衰退所引起的房劳损伤。②核桃仁墨鱼:大墨鱼1条,去骨和皮、肠杂、洗净;核桃仁45 g,食盐、味精、酱油等适量备用。把墨鱼与核桃仁加水适量一起放入锅同煮,鱼熟后加食盐、酱油、味精等调味即可。墨鱼味咸性温,能活血通络,核桃仁性温,补肾壮阳,对因房事过度引起的劳伤有很好的疗效。③赤小豆粥:赤小豆20 g,粳米45 g,先煮赤小豆至熟,再放粳米做粥,入白糖即成。赤小豆甘酸性平,能清热利水,散血消肿,配粳米益胃生津,对湿热久蕴之房事劳伤症颇有效。

药汤疗法:①益智仁汤:益智仁、干姜、甘草(炙)、小茴(炒)各10 g,乌头(炮)、生姜各5 g,青皮6 g。水煎服,每日 1 剂。有补肾固精止遗的功效,适用于房劳损伤所致遗精,小便频数者。②龟板阿胶汤:炙龟板18 g,阿胶6 g,先水煎龟板,待水沸 50 分钟后取汤,放入阿胶溶化,每日 1 剂,空腹饮服。有滋阴养血的功效,适用于房劳过度,损伤阴血,潮热盗汗,头晕目眩等。③黄精河车汤:黄精20 g,紫河车半具。紫河车浸泡半小时后,切块,黄精切片,两味共煮汤,待紫河车熟烂时,分 2 ~ 3 次饮汤。功效:补肺健脾,滋肾益精。适用于房劳过度,损伤肺脾肾三脏,头晕、腰酸、气短、神疲乏力等[1]。

范述方报道中医治疗何某某,男,46 岁。1985 年 8 月 15 日来诊。遗精、滑精一年余,阳痿三月。患者 28 岁结婚,婚后多年分居两地。五年前夫妻团圆,尔后同房过频,一年前出现遗精,竟至早泄,阴茎勃起不坚,体力日弱,精神渐衰,心悸气短,耳鸣潮热,夜间自汗,腰酸畏寒。三月前出现阳痿,辗转多方求医不愈。刻诊:气怯声低,形体消瘦,目眶暗黑,神情焦虑,舌边尖红而苔滑润,脉沉细涩。血压正常,前列腺液化验无明显异常。证属房劳太过,阴阳两虚,心肾不交。治拟泻火育阴,潜阳固涩,调理冲任法,以淫杞龟鹿丸加味:淫羊藿30 g,枸杞子30 g,龟板30 g,鹿角胶30 g,巴戟天15 g,淮知母15 g,盐炒黄柏15 g,酸枣仁25 g,牡蛎25 g,山茱萸25 g,沙苑25 g,党参20 g,杜仲20 g,淮山药20 g,补骨脂20 g,芡实50 g,黄芪20 g,益智仁20 g。诸药研细,蜜为丸。每次服12 g,日服 3 次。服 20 天后复诊,滑精减,精神好。嘱短期暂远房帏。宗上方连服两剂丸药,诸症悉除。随访治后三年一切正常[2]。

胡文康报道中医治疗马某某,男,45 岁,农民。一个月前房事后,随即发生小便短频,涩痛带血,昼夜达 10 余次,且腹部发生胀满。经几个医院治疗月余,其症如故,遂来我院诊治。初诊以败精死血感染论治,投解毒活血通淋之品不效。后又经几个医院求治月余,其症如前,复来我处诊治。诊见形体略肥胖,面色稍黄,神疲。说话语声不扬,时心慌,动辄似喘。舌淡苔薄白,脉弱无力。据证投以补中益气法治疗。处方:党参15 g,炙黄芪12 g,升麻3 g,柴胡3 g,陈皮3 g,当归10 g,白术10 g,车前子6 g,栀子6 g。同时配服补中益气丸,每服9 g,每日 3 次。经服煎药二剂,丸药二天,诸症全失[3]。杨光和等报道,患者,女,28 岁。产后 22 天,恶露已净,因误犯房帏,致突然大出血而昏厥,伴汗出肢冷,乳汁顿减,给予止血定、仙鹤草素注射液、麦角碱等均不止血。面色苍白,短气,神志昏沉,四肢冰冷,脉微细,有脱厥之势,即以别直参

15 g调服。四小时后，血下减少，神色转华，但四肢未见转暖，脉仍细沉。再拟参附汤加味：党参30 g，藕节炭30 g，炙黄芪24 g，川续断15 g，艾炭3 g，狗脊炭12 g，阿胶珠10 g，血余炭10 g，附片5 g，炙甘草5 g。服两剂。出血已止，以后根据其有心悸恍惚、乳汁短少等症，以益心脾、补气血作善后调理[4]。余建华报道，邹某，男，27 岁，工人。自述早晨睡醒后行房媾合，事后片刻便感左侧少腹挛急疼痛，并引及阴股内至膝上部。症见表情痛苦，呻吟不已，时而头身出汗，四肢厥冷。检查：左少腹及阴股内侧明显压痛，肌肉紧张，患肢呈屈曲型保护性姿态，皮肤欠温。"4"字试验患侧阳性，膝腱及跟腱反射消失。用传统经穴按摩手法。方法：病者取仰卧位，医者立于患侧。先用抚摩、按摩法，从患侧胁腹并沿阴股至膝部3～5分钟；点拨患侧足厥阴肝经大敦、行间、曲泉、阴包、足三里、阴廉、急脉、章门、期门诸穴，重点揉按阿是穴4～6分钟；滚、搓、擦患肢3～5分钟；最后医者一手握拿患肢足背部做提拉抖动而告结束。经用上述按摩手法，恙情顿减，患肢已能作内收、外展及屈伸等活动。嘱其下床，亦能独自行走，次日复原法续治一次而告病瘥。随访至今未见复发[5]。

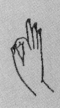

参考文献

[1]吴国建. 房事劳伤与食疗调补[J]. 东方食疗与保健, 2007(5):49.

[2]范述方. 男性更年期综合征25 例治验[J]. 四川中医, 1987(10):26.

[3]胡文康. 房室伤从中焦治疗一得[J]. 新中医, 1985(10):16.

[4]杨光和，等. 男女科古今名医秘方[J]. 济南：学术期刊出版社. 1989:115.

[5]余建华. 按摩治疗男性媾合后少腹阴股痛[J]. 四川中医, 1987(5):封三.

附 小儿情感性交叉症

小儿情感性交叉症,全称为小儿情感性交叉两腿摩擦症。现代医学儿科与精神病学中一般认为属于儿童神经官能症及不良习惯。小儿可因此导致汗多,消瘦,休息不好,以致影响正常发育。西方精神分析学的创始人弗洛伊德认为,性并不是到了青年期才能体验,而是从乳幼儿期就开始体验了,故将幼儿从出生到12岁阶段对性的体验分为口唇期(出生~1岁半)、肛门期(1岁~4岁)、阴茎期、生殖器期。小儿情感交叉症则属于儿童和少年时期的欲望行为障碍。祖国医学中以往没有记载,现在中医治疗本病多以辨证论治治疗,疗效比较满意。

一、病因病机

1. 阴阳失调:小儿为稚阴稚阳之体,容易出现阴阳偏差失调,如果阴不敛阳,阳气外浮,则可导致本病。

2. 痰热内扰:素体热盛,或饮食过燥,以致痰热蕴结,扰动心肾,可致发本病。

3. 相火妄动:患儿里热素盛,下元火盛,而致相火亢旺,发为本病。

4. 肾虚肝旺:肾阴不足,津液耗损,肝火旺盛,肾虚肝旺而致本病。

二、诊断要点

睡前伸直两腿,交互摩擦,屏气,面红汗出,往往神情迷蒙,平时也可发生,或以其他姿势扭动,反复阵作。

三、中医治疗

(一)辨证论治

1. 阴阳失调:症见阵发两腿交叉相互摩擦,或以其他姿势、方式自我刺激,满面通红,头汗如淋。面色无华,夜眠欠安,两脉细弱,舌淡白,苔薄白润。可兼见尿频或遗尿。

[治法]协调阴阳,摄阳入阴。

［方药］桂枝加龙骨牡蛎汤(《金匮要略》)。

桂枝3 g，白芍6 g，生姜 3 片，大枣 5 枚，甘草3 g，龙骨(先煎)20 g，牡蛎(先煎)20 g。水煎服。若小便频数、夜间遗尿者，加莲须、芡实、金樱子、桑螵蛸；眠少易醒、梦呓躁扰者，加钩藤、龙齿、磁石、朱茯神；有阴津不足者，舌净喜饮，加沙参、麦冬、五味子；中脘不和，苔腻纳少，加陈皮、法夏、焦楂、神曲。

2. 痰热内扰：症见阵发性两腿交叉摩擦，屏气，头面汗出，满脸通红，反复阵作。平时常有咳嗽痰多，胆怯易惊。每见女孩有外阴分泌物，小便黄赤，大便干结，脉弦数，舌苔滑腻。

［治法］清泄化痰。

［方药］黄连温胆汤(《千金要方》)。

枳实3 g，竹茹6 g，陈皮5 g，法半夏5 g，茯苓6 g，甘草3 g，黄连2 g。水煎服。若尿赤短少者，加竹叶、灯心草、黄柏、车前子仁等；痰鸣时咳者，加杏仁、川贝母、前胡等。

3. 相火妄动：不良行为反复阵作，女孩外阴分泌物多，小溲热赤而臭浊，大便干结，口渴喜饮，目红眵多，畏热烦躁，眠少易醒，舌红，薄苔，两脉细数。

［治法］泻火滋阴。

［方药］知柏地黄丸(《医宗金鉴》)。

知母6 g，黄柏6 g，生地黄6 g，山茱萸6 g，牡丹皮5 g，泽泻6 g，茯苓6 g，山药6 g。水煎服。舌苔腻浊者，为湿热相交结，加黄芩、栀子、薏苡仁、车前子仁；渴饮者，加麦冬、天花粉、石斛；便燥者，加瓜蒌仁、火麻仁、柏子仁等。

4. 肾虚肝旺：不良行为反复阵作，面色少华、消瘦，胃纳一般，口干欲饮，夜寐不安盗汗，烦躁易怒，小便黄，大便干结，舌红少苔，或薄白苔，脉细数。

［治法］平肝潜阳，滋肾养阴。

［方药］补肾磁石丸(《审视瑶函》)加减。

石决明15 g，磁石(先煎)20 g，菊花6 g，菟丝子6 g，白芍6 g，熟地黄5 g，山茱萸5 g，潼蒺藜6 g，龙骨(先煎)20 g，炙甘草3 g。水煎服。若便结、尿赤甚者，加麦冬、竹叶、麻子仁、泽泻；胃纳较差者，加神曲、白术、山药；盗汗不止者，加浮小麦、牡蛎。

四、现代治验

张春燕等报道小儿情感性交叉擦腿综合征验案 1 则。患儿，女，5 岁，

2001 年 2 月 5 日初诊,阵发性双腿交叉摩擦 5 年,无明显发病原因,发作时双腿交叉,用力摩擦,憋气,满面通红,全身汗出后方止,每日发作 10 余次,发作后疲乏无力,头痛昏沉。平素体质弱,常感冒,流鼻血,易冷,喜冷饮,饮食量少,大便次数多,不成形,混有不消化食物,夜尿床 1~2 次。脑电图报告:不正常脑电图。查:舌淡红,脉数。证属脾胃不和,心肾失调。治法:健脾和胃,调理心肾。处方:制半夏2.5 g,黄连2.5 g,黄芩2.5 g,干姜5 g,槟榔5 g,炙甘草10 g,山药5 g,山茱萸5 g,莲子芯5 g,砂仁5 g,防风5 g,知母5 g。每日1 剂,水煎服,日服 3 次。服药 7 剂后,症状缓解,尿床未见。治疗近 1 个月,症状减轻,发作时自己害羞,躲避另室。以此方稍事加减调治 3 个月,症状全消,身体健康,随访至今未复发[1]。

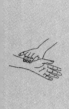

张玉明运用育肾阴泻相火与清实火的疗法治疗小儿情感性交叉发作症 16 例,疗效满意。以加味知柏地黄汤为主方:知母10 g,黄柏6 g,生地黄10 g,山茱萸10 g,山药10 g,牡丹皮10 g,茯苓10 g,泽泻10 g,生大黄3 g,滑石15 g。加减:阴津受损者加生白芍10 g,相火亢盛发作频繁者加生栀子6 g。每日 1 剂,水煎 2 次频饮。16 例患儿经治均痊愈,随访 1 年内不再发作[2]。宋知行等报道:辨证治疗小儿情感性交叉两腿摩擦症 32 例,32 例中,男 10 例,女 22 例,小于 3 岁者 9 例,3~6 岁者 15 例,6 岁以上者 8 例。共分三型治疗,阴阳失调型 18 例,治以桂枝龙骨牡蛎汤为主,12 例获显效,6 例好转,病程在一个月以内者 17 例,其中 10 例于两周内取效。痰热内扰型 9 例,以黄连温胆汤治疗为主,显效 4 例,好转 3 例,有效 2 例,疗程超过一个月者 2 例。相火妄动型 5 例,治以知柏地黄汤为主,显效 3 例,好转、有效各 1 例[3]。

参考文献

[1]张春燕,等. 金东明教授治疗小儿情感性交叉擦腿综合征验案举隅[J]. 长春中医学院学报,2002,18(3):17.

[2]张玉明. 育阴泻火法治疗小儿情感性交叉发作症 16 例[J]. 广西中医药,1995,18(4):18－19.

[3]宋知行等. 辨证治疗小儿情感性交叉两腿摩擦症 32 例[J]. 中国医药学报,1988(4):36.